国家卫生健康委员会"十四五"规划教材

全国中医药高职高专教育教材

供中医学、针灸推拿、中医骨伤、康复治疗技术、护理等专业用

方 剂 学

第5版

主　编　赵宝林　张　彪

副主编　区绮云　朱志芳　姬水英　夏　丽

编　委　（按姓氏笔画排序）

区绮云（广东江门中医药职业学院）

朱志芳（南阳医学高等专科学校）

刘　闯（肇庆医学高等专科学校）

李庆伟（黑龙江中医药大学佳木斯学院）

张　彪（遵义医药高等专科学校）

张俊美（安徽中医药高等专科学校）

郑　波（重庆三峡医药高等专科学校）

赵宝林（安徽中医药高等专科学校）

夏　丽（四川中医药高等专科学校）

姬水英（渭南职业技术学院）

彭　樱（江西中医药高等专科学校）

曾姣飞（湖南中医药高等专科学校）

人民卫生出版社

·北 京·

图书在版编目（CIP）数据

方剂学 / 赵宝林，张彪主编. —5 版. —北京：
人民卫生出版社，2023.7（2024.5 重印）
ISBN 978-7-117-34961-1

Ⅰ. ①方⋯ Ⅱ. ①赵⋯ ②张⋯ Ⅲ. ①方剂学 – 高等
职业教育 – 教材 Ⅳ. ①R289

中国国家版本馆 CIP 数据核字（2023）第 140344 号

人卫智网	www.ipmph.com	医学教育、学术、考试、健康， 购书智慧智能综合服务平台
人卫官网	www.pmph.com	人卫官方资讯发布平台

方 剂 学
Fangjixue
第 5 版

主　　编：赵宝林　张　彪
出版发行：人民卫生出版社（中继线 010-59780011）
地　　址：北京市朝阳区潘家园南里 19 号
邮　　编：100021
E - mail：pmph @ pmph.com
购书热线：010-59787592　010-59787584　010-65264830
印　　刷：人卫印务（北京）有限公司
经　　销：新华书店
开　　本：850 × 1168　　1/16　　印张：18
字　　数：508 千字
版　　次：2005 年 6 月第 1 版　　2023 年 7 月第 5 版
印　　次：2024 年 5 月第 3 次印刷
标准书号：ISBN 978-7-117-34961-1
定　　价：62.00 元
打击盗版举报电话：010-59787491　E-mail：WQ @ pmph.com
质量问题联系电话：010-59787234　E-mail：zhiliang @ pmph.com
数字融合服务电话：4001118166　E-mail：zengzhi @ pmph.com

《方剂学》
数字增值服务委员会

主　编　赵宝林　张　彪
副主编　区绮云　朱志芳　姬水英　夏　丽

编　委（按姓氏笔画排序）

区绮云（广东江门中医药职业学院）

朱志芳（南阳医学高等专科学校）

刘　闯（肇庆医学高等专科学校）

李庆伟（黑龙江中医药大学佳木斯学院）

张　彪（遵义医药高等专科学校）

张俊美（安徽中医药高等专科学校）

郑　波（重庆三峡医药高等专科学校）

赵宝林（安徽中医药高等专科学校）

夏　丽（四川中医药高等专科学校）

姬水英（渭南职业技术学院）

彭　樱（江西中医药高等专科学校）

曾姣飞（湖南中医药高等专科学校）

修订说明

为了做好新一轮中医药职业教育教材建设工作，贯彻落实党的二十大精神和《中医药发展战略规划纲要（2016—2030年）》《教育部 国家卫生健康委 国家中医药管理局关于深化医教协同进一步推动中医药教育改革与高质量发展的实施意见》《教育部等八部门关于加快构建高校思想政治工作体系的意见》《职业教育提质培优行动计划（2020—2023年）》《职业院校教材管理办法》的要求，适应当前我国中医药职业教育教学改革发展的形势与中医药健康服务技术技能人才培养的需要，人民卫生出版社在教育部、国家卫生健康委员会、国家中医药管理局的领导下，组织和规划了第五轮全国中医药高职高专教育教材、国家卫生健康委员会"十四五"规划教材的编写和修订工作。

为做好第五轮教材的出版工作，我们成立了第五届全国中医药高职高专教育教材建设指导委员会和各专业教材评审委员会，以指导和组织教材的编写与评审工作；按照公开、公平、公正的原则，在全国1 800余位专家和学者申报的基础上，经中医药高职高专教育教材建设指导委员会审定批准，聘任了教材主编、副主编和编委；确立了本轮教材的指导思想和编写要求，全面修订全国中医药高职高专教育第四轮规划教材，即中医学、中药学、针灸推拿、护理、医疗美容技术、康复治疗技术6个专业共89种教材。

党的二十大报告指出，统筹职业教育、高等教育、继续教育协同创新，推进职普融通、产教融合、科教融汇，优化职业教育类型定位，再次明确了职业教育的发展方向。在二十大精神指引下，我们明确了教材修订编写的指导思想和基本原则，并及时推出了本轮教材。

第五轮全国中医药高职高专教育教材具有以下特色：

1. 立德树人，课程思政 教材以习近平新时代中国特色社会主义思想为引领，坚守"为党育人、为国育才"的初心和使命，培根铸魂、启智增慧，深化"三全育人"综合改革，落实"五育并举"的要求，充分发挥思想政治理论课立德树人的关键作用。根据不同专业人才培养特点和专业能力素质要求，科学合理地设计思政教育内容。教材中有机融入中医药文化元素和思想政治教育元素，形成专业课教学与思政理论教育、课程思政与专业思政紧密结合的教材建设格局。

2. 传承创新，突出特色 教材建设遵循中医药发展规律，传承精华，守正创新。本套教材是在中西医结合、中西药并用抗击新型冠状病毒感染疫情取得决定性胜利的时候，党的二十大报告指出促进中医药传承创新发展要求的背景下启动编写的，所以本套教材充分体现了中医药特色，将中医药领域成熟的新理论、新知识、新技术、新成果根据需要吸收到教材中来，在传承的基础上发展，在守正的基础上创新。

3. 目标明确，注重三基 教材的深度和广度符合各专业培养目标的要求和特定学制、特定对象、特定层次的培养目标，力求体现"专科特色、技能特点、时代特征"，强调各教材编写大纲一定要符合高职高专相关专业的培养目标与要求,注重基本理论、基本知识和基本技能的培养和全面素质的提高。

4.能力为先,需求为本　教材编写以学生为中心,一方面提高学生的岗位适应能力,培养发展型、复合型、创新型技术技能人才;另一方面,培养支撑学生发展、适应时代需求的认知能力、合作能力、创新能力和职业能力,使学生得到全面、可持续发展。同时,以职业技能的培养为根本,满足岗位需要、学教需要、社会需要。

5.规划科学,详略得当　全套教材严格界定职业教育教材与本科教育教材、毕业后教育教材的知识范畴,严格把握教材内容的深度、广度和侧重点,既体现职业性,又体现其高等教育性,突出应用型、技能型教育内容。基础课教材内容服务于专业课教材,以"必需、够用"为原则,强调基本技能的培养;专业课教材紧密围绕专业培养目标的需要进行选材。

6.强调实用,避免脱节　教材贯彻现代职业教育理念,体现"以就业为导向,以能力为本位,以职业素养为核心"的职业教育理念。突出技能培养,提倡"做中学、学中做"的"理实一体化"思想,突出应用型、技能型教育内容。避免理论与实际脱节、教育与实践脱节、人才培养与社会需求脱节的倾向。

7.针对岗位,学考结合　本套教材编写按照职业教育培养目标,将国家职业技能的相关标准和要求融入教材中,充分考虑学生考取相关职业资格证书、岗位证书的需要。与职业岗位证书相关的教材,其内容和实训项目的选取涵盖相关的考试内容,做到学考结合、教考融合,体现了职业教育的特点。

8.纸数融合,坚持创新　新版教材进一步丰富了纸质教材和数字增值服务融合的教材服务体系。书中设有自主学习二维码,通过扫码,学生可对本套教材的数字增值服务内容进行自主学习,实现与教学要求匹配、与岗位需求对接、与执业考试接轨,打造优质、生动、立体的学习内容。教材编写充分体现与时代融合、与现代科技融合、与西医学融合的特色和理念,适度增加新进展、新技术、新方法,充分培养学生的探索精神、创新精神、人文素养;同时,将移动互联、网络增值、慕课、翻转课堂等新的教学理念、教学技术和学习方式融入教材建设之中,开发多媒体教材、数字教材等新媒体形式教材。

人民卫生出版社成立 70 年来,构建了中国特色的教材建设机制和模式,其规范的出版流程,成熟的出版经验和优良传统在本轮修订中得到了很好的传承。我们在中医药高职高专教育教材建设指导委员会和各专业教材评审委员会指导下,通过召开调研会议、论证会议、主编人会议、编写会议、审定稿会议等,确保了教材的科学性、先进性和适用性。参编本套教材的 1 000 余位专家来自全国 50 余所院校,希望在大家的共同努力下,本套教材能够担当全面推进中医药高职高专教育教材建设,切实服务于提升中医药教育质量、服务于中医药卫生人才培养的使命。谨此,向有关单位和个人表示衷心的感谢!为了保持教材内容的先进性,在本版教材使用过程中,我们力争做到教材纸质版内容不断勘误,数字内容与时俱进,实时更新。希望各院校在教材使用中及时提出宝贵意见或建议,以便不断修订和完善,为下一轮教材的修订工作奠定坚实的基础。

人民卫生出版社有限公司

2023 年 4 月

前　言

为了更好地贯彻落实《国家职业教育改革实施方案》《职业教育提质培优行动计划》和新时代全国中医药高职高专教育工作会议精神，促进教学质量和人才培养质量的不断提高，在全国中医药高职高专教材建设指导委员会的组织规划下，根据《职业教育专业目录（2021年）》的新要求，按照全国中医药高职高专院校专业的培养目标，确立本课程的教学内容并编写本教材。

本版教材在遵循教学大纲和中医执业助理医师资格考试大纲的基础上，对全国中医药高职高专教育教材《方剂学》第4版进行修订。教材的内容包括方剂学的基础理论部分和方剂学的各论部分。基础理论部分重点阐述方剂及方剂学的概念，方剂的起源与发展，方剂与病证、治法、中药的关系，方剂的分类，方剂的组成与变化，方剂的剂型，方剂的使用等基础理论和基础知识。各论部分按照以法统方的原则将方剂分类归章，选择具有代表性且临床常用的基本方为正方，计198首（要求掌握的一级方剂103首，熟悉的二级方剂51首，了解的三级方剂44首）；以衍化方及组成、功用相近者为附方，计122首。并设中成药一章，主要介绍中成药的发展过程、使用知识及110种常用中成药。各论部分每章节有概说、正方、复习思考题等部分。概说的内容包括定义、立法依据、治法、功用、适用范围、使用注意事项等；正方的内容分列组成、用法、功用、主治、方解、临床应用、附方、鉴别、方歌等项；复习思考题用以自测本章重点内容的把握程度。为了激发学生学习热情，满足教学互动需求，提升教材的可读性、趣味性和适当增加信息量，本教材增加病案分析、知识链接，病案分析体现中医药临床特色，与临床接轨、与岗位对接，知识链接加强对教材内容的必要补充。本教材采用了融合教材编写模式，增加了"知识导览""扫一扫，测一测"等富媒体资源模块，便于学习理解、掌握教材内容。

本教材的编写，坚持科学性、先进性、实用性的原则，坚持服从并服务于高职高专中医学等专业的培养目标，以方剂学基本理论和基本成方为主，结合中医执业助理医师资格考试大纲的内容，并针对现代方剂学的进展和中成药市场的迅猛发展对其知识需求的现状，本教材在方剂学的基础理论中，增强了现代方剂发展的新理论、新知识；在基本方剂选择上涵盖了中医执业助理医师资格考试大纲的范围；另将中成药专设章节，旨在加强学生掌握中成药知识的能力和及时了解方剂现代研究方法和手段。本教材适用于高职中医学、针灸推拿、中医骨伤等专业，康复治疗技术、护理等其他相关医学类专业也可选用，亦可作为中医执业助理医师资格考试和临床各科医师的参考用书。

本教材的编写得到全国中医药高职高专教材建设指导委员会、人民卫生出版社及各参编同志的全力支持,得到前 4 版主编王义祁老师的大力支持。本教材同时参阅了多位专家、学者及同行的著作及相关资料,在此一并表示衷心的感谢!

限于编者的水平,书中难免有错漏和不妥之处,敬请专家学者和各校师生指正,以便进一步修订完善。

《方剂学》编委会

2023 年 4 月

目　录

第一章 绪 论

PPT 课件

知识导览

学习目标

掌握方剂、方剂学的概念和方剂学的基本任务。

熟悉方剂学在中医药学体系中的地位及方剂学的研究方法。

了解历代医家在方剂学方面的代表著作和主要成就。

第一节 方剂与方剂学的概念

方剂，是在辨证审因，确定治法的基础上，按照组方原则，选择恰当的药物合理配伍并酌定合适的剂量、剂型、用法而成，是中医运用中药防治疾病的主要形式和手段，是中医理、法、方、药中的重要环节。

方剂是中医运用中药防治疾病的处方，又称"医方""药方"，俗称"方子"。方剂最初是临床医家治疗疾病有效药物的记载，随着中医药理论体系的不断完善，医家们逐渐认识到某些药味的配合使用与某些病证有着固定的疗效关系，这些有着特定适用病证的有效方剂，通常也被称为"成方"。而这些大量的经过历代医家不断使用和创制的成方，便是中医临床防治疾病的有效工具，同时也成为方剂学中的主要内容。

方剂虽然是以药物为基础，但绝不是药物的简单组合或药物功能的简单相加，而是在中医理论的指导下，经过辨证求因、审因论治后，按照组方的配伍原则，形成一定的结构和特定的疗效，重要的是诸药配合后，能共同发挥治疗疾病的功用。药物经过有目的的合理配伍，组成了一个新的有机整体，而每一味药物是方剂中的一个分子，这种质的变化，便是方剂与药物的根本区别。所以，在临床选药组方时要本着以人为本、以病为标、安全有效的治病原则，要重视所选药物的效毒二重性，权衡治疗得失，优化配伍以寻求机体最佳平衡状态，既要追求方剂的疗效，又要避免任何对患者不利、有毒副作用的药物。由此可见，方剂中的药物之间有着复杂的交互配伍的关系，方剂功用正是方内药物共同作用于机体产生的综合效应。所以，药物是方剂的基础，方剂是药物治病的进一步发展。药有个性之特长，方有合群之妙用，药的作用只有在方剂中才能更好发挥，方剂只有有目的、有法度地运用药物才能更有效地防治疾病。

方剂学是研究和阐明方剂的治法、配伍规律及其临床运用规律的一门学科，与中医临床各科有着广泛而密切的联系，是中医学主干基础学科之一。方剂学的基本理论和知识是在中医理论指导下运用中药防治疾病的经验总结，起着沟通基础课与临床课的桥梁作用。

由于方剂是历代医家治疗疾病有效药物的记载，所以历代医家较为重视方剂的创立，经历数千年的积累，目前中医方剂数量已浩如烟海。中医方剂的创立，不但能反映出中医不同学术流派的学术思想，也体现出了不同制方者的学术风格及其独特的诊疗经验，给后世医家防治疾病奠定了坚实的基础。但由于方剂理论一直散见于历代医籍中，虽然历代医家从不同方面对其进行过整理,但方剂的理论一直未成体系,直到 20 世纪 50 年代方剂理论体系才得以初步形成,方剂学才逐渐地从中医药学中分化出来,形成一门独立的学科。

方剂学在中医学中既是内容相对独立、理论相对完善的一门分支学科,同时又与中医基础和临床各科有着广泛而密切的联系。它不仅涵盖了历代医家的不同学术思想和中医防治疾病的各种治法,同时也整合了古今医家在方剂理论和运用研究方面所取得的大量成果,反映了学科知识在历史与逻辑、理论与经验方面的统一。方剂学作为一门基础课程,综合了中医基础理论、中医诊断学、中药学以及临床各科知识,充分展现了辨证论治的丰富内容,对临床遣药组方发挥着重要的指导作用。不仅如此,方剂学还以其独特的学科功能,在沟通多个学科联系和促进多学科发展中发挥桥梁作用。方剂学首先将中医基础理论与中医临床相互联系,使理论与实践相结合;其次,沟通了中医与中药,使医理和药理紧密结合,并高度统一于临床防治疾病的实践中。随着方剂学科的发展,当今方剂学与现代多学科互渗,特别是包括生命科学在内的现代多学科对方剂学的渗透,方剂正成为中医药现代研究的前沿领域。可见,方剂学是一门联系中医基础和临床,沟通中医和中药,衔接传统中医和现代生命科学的综合学科。所以,方剂学具有基础和临床的双重属性。

方剂学的基本任务是阐明方剂与病证、治法之间的关系,揭示构成方剂的诸要素与功效之间的关系。所以,方剂学的研究范围主要是以古人经典方剂的制方原理为主线。经典方剂不仅作为中医临床的基本用方和临床防治疾病的有效工具,而且作为辨证论治指导下中药运用的一种模式,其蕴含的治法理论、组方思路、配伍原理以及运用规律等构成方剂学的核心内容。制方原理包括依据病证病机确立治法、组方思路、方剂配伍以及服用方法等方面的理论;方中药物配伍的主次关系和功效与主治病证病机相关的配伍原理;以及方剂适用范围、使用要点、加减变化及剂型选择的规律等。研究和阐明经典方剂制方原理对提高中医学术思想和临床诊疗水平具有重要意义。历代医家从方名解释、方源探流、方证比较、配伍特点、运用宜忌等不同角度阐述的方剂论说则是方剂学科理论的基础。同时随着方剂学的发展,方剂学与现代药理、化学、制剂及生命科学等多学科的渗透,运用实验研究的手段,从实证的角度认识方剂效用与方内药物之间的配伍关系,阐明方剂效用的物质基础和作用机制,发现方剂的潜在功效和新用途以及改进传统剂型,研发复方新药等,已成为方剂学现代研究的新领域。

方剂学的研究方法,是以中医学术思想为基础,以科学方法论为指导,以方剂为主要研究对象,旨在揭示方剂学科规律的研究方法。也就是说方剂学研究方法是在传统中医临床观察和思辨方法的基础上,引入和吸取现代科学方法发展起来的,体现了中医学整体、系统、辨证的基本思想与现代自然科学方法的结合,方剂学科理论与现代多学科技术手段的结合。根据方剂学发展的规律,方剂学研究方法主要有:临床试验、文献整理、逻辑分析、实验研究、多学科研究等。

学习方剂学首先要有坚实的相关学科的基础知识,学习中要注意复习和掌握中医基础理论、中医诊断学和中药学相关的基础知识。要明确方剂学的学科特点,抓住方剂学最重要的学术特征,即方证。在全面掌握方证病机、理解方中药物间的配伍关系的基础上,深刻体会方药配伍与方证病机之间的关系。学习时还应注意在了解学科整体结构的基础上,将同章与跨章内容联系起来学习,运用类比方法,分析相关方剂在辨证、立法、组方配伍等方面的异同,以加深对课程知识的理解。要重视重点内容和基本功的训练,方剂的药物组成、功用和主治是方剂的基本内容,要熟记药物组成,深刻理解功用,牢固掌握主治病证是本门课程学习的基本要求。方歌背诵是帮助记忆和加强理解的一种有效手段,初学者应该在理解的基础上,熟记方歌。同时还要注重加强实践,随师从诊、研读医案等。总之,在学习中必须处理好理解和记忆的关系,培养较强的辨证、立法、组方的能力,为顺利学习临床各科奠定基础。

第二节 方剂的起源与发展

一、秦汉时期

方剂的历史悠久,追溯方剂的起源,早在原始社会,我们的祖先在长期的生活和生产实践中,经过世世代代、日积月累的口尝身受,逐步形成了动植物药物知识。单味药物的使用,是方剂产生的基础。随着有意识利用单味药物治病,到认识到几味药物配合起来比单味药疗效更好,方剂就是在这种从偶然到必然,由感性认识到理性认识的漫长过程中产生的。相传商代的伊尹为"汤液"的创始人,汤液的出现,为后世方剂的诞生奠定了基础。

知识链接

伊尹以滋味说汤

伊尹为商朝著名政治家、思想家,也是中华厨祖,被称为"华夏第一贤相"。约公元前16世纪初,伊尹辅助商汤灭夏朝,为商朝的建立立下汗马功劳。据说伊尹继承了神农本草学说,他知五味入五脏,以君臣佐使配伍,以寒热温凉调性,把旧有的单味药治病,发展到方剂治病,成为中药汤剂第一人。《史记·殷本纪》有伊尹"以滋味说汤"的记载。《资治通鉴》称他"悯生民之疾苦,作汤液本草,明寒热温凉之性,酸苦辛甘咸淡之味,轻清重浊阴阳升降走十二经络表里之宜"。《针灸甲乙经·序》亦谓"伊尹以亚圣之才,撰用《神农本草》,以为《汤液》"。

我国现存最早的方书是《五十二病方》。据考证,该书为殷商至春秋战国期间的作品,反映的是先秦时期的方剂成就,早于《黄帝内经》。1973年在湖南长沙马王堆3号汉墓出土了一批帛书和竹、木简,其中有《五十二病方》《养生方》《杂疗方》《杂禁方》等,尤其以《五十二病方》卷帙较大,内容较多,而且保存较好。全书共有医方283个,涉及临床各科病证100余种,同时还记载了药方的用法及丸、汤、饮、散等剂型。该帛书的出土,也充分说明了最迟至战国晚期,方剂在临床的运用就已初具规模。

《黄帝内经》约成书于春秋战国时期,是中医理论的经典著作,为中医学的发展起着重要的奠基作用。此书虽是专门阐述中医基本理论的重要巨著,但对方剂学的发展也很有贡献。书中的治法内容多为后世立法组方的理论基础;在制方的基本结构方面,提出了"君、臣、佐、使"的组方理论,并对君药、臣药、佐使药的含义做了概括性的界定。书中还记载了生铁落饮等13首方剂,数目虽少,但剂型并不单一,给药途径也有特色,所用药物对炮制、组方、用法和要求都十分讲究。

东汉时期,临床医学发展得较快,在本草学的基础上,方剂有了新的提高。尤其在汉末,疫病流行,医圣张仲景"勤求古训,博采众方",以《黄帝内经》为理论基础,结合自己的诊疗经验,著成临床巨著《伤寒杂病论》。后经晋代王叔和及宋代林亿等先后整理成为《伤寒论》和《金匮要略》两书,并广为流传。《伤寒论》载方113首,《金匮要略》载方262首,除去两书并见的重复方,共载方314首。张仲景的方剂,理法并见、组方严谨、选药精当、药味不多、主次分明、变化巧妙,至今深为医家推崇。《伤寒杂病论》创造性地融理、法、方、药于一体,开中医辨证论治及临床治疗学之先河。故其书被誉为"方书之祖",其方称为"经方"。至此方剂学的体系已初步形成。

二、魏晋南北朝时期

这一时期由于战乱不息，社会动荡，经济生活受到严重影响。在这种特殊的历史条件下，临床制方选药多注重实用，略于理论探讨，提倡用药简捷，故而民间单方、验方的大量涌现，促进了经验方书的出现。其代表为东晋医家葛洪的《肘后备急方》，该书共收单方 510 首、复方 494 首，文字简要，并载录药方用法。所收之方力求"单行径易，约而有验"，为治疗中风、昏厥、溺水、外伤、中毒等突发急症为主的方剂，如黄连解毒汤、青蒿治疟等流传至今。《刘涓子鬼遗方》收录和论述了金疮、痈疽、疥癣、汤火伤等外科方剂，反映了魏晋南北朝时期外科的用药成就，为现存最早的外科方书。

三、隋 唐 时 期

隋唐盛世，社会经济发展较快，由于国内外各民族之间交往密切，加之当朝对医药的重视，方剂学取得了较大的发展，出现了大量集唐以前方剂之大成的医学类书。如唐代医药大家孙思邈的《备急千金要方》和《千金翼方》，王焘的《外台秘要》等。其中《备急千金要方》共 30 卷，132门，载方 5 300 余首。《千金翼方》亦为 30 卷，载方 2 200 余首。二书虽以方书为名，但实为综合类医学巨著。书中还收录了若干保健、美容方剂，为后世补虚弱、抗衰老、保健美容留下许多珍贵的方剂和经验。此外，其中的温胆汤、独活寄生汤、苇茎汤、孔圣枕中丹、紫雪等影响深远，至今仍为医家所用。《外台秘要》是唐代又一部大规模的方书和临床医学著作。全书共 40 卷，1 104门，收方 6 800 余首。本书的特点是整理并保存了一大批唐代及唐以前的医方，如《小品方》《刘涓子鬼遗方》等，是研究唐以前方剂资料的重要文献。

此时期方书虽多，但绝大多数早佚。现存的《备急千金要方》(简称《千金要方》)《千金翼方》和《外台秘要》则基本上代表了唐代方剂学的真实水平。

四、宋 元 时 期

宋代是高度中央集权的王朝，国家的统一，经济的振兴使科学文化达到了前所未有的高峰，方剂学也得到了相应的发展。由于雕版印刷术的推广使用、活字印刷术的发明，为医药方书的刻印提供了极大的方便，再加上当权的皇族十分重视中医药的发展，先后由政府刊行方书，使宋代成为本草和方书校刊汇纂的重要时期。这一时期的方书，影响较大的有《太平惠民和剂局方》《太平圣惠方》《圣济总录》三部集大成性巨著。《太平圣惠方》是由北宋翰林医官院组织王怀隐等人编著的，共 100 卷，载方 16 834 首，书中先列诊法，次述处方用药法则，然后按类分叙各科病证并出治方，是一部切合临床实用的方书。《圣济总录》是北宋徽宗时期由朝廷组织人员编著的。全书共有 200 卷，载方约 20 000 首。《太平惠民和剂局方》是北宋大观年间政府令陈师文等人将官办药局"太平惠民和剂局"所收的成药处方范本加以校订而成。书中共载方 788 首，所收方剂均为"天下高手医"进献的有效秘方，每方除分列主治证和药物外，对药物的炮制法及剂型亦记述颇详，成为我国历史上第一部由政府编制的成药药典。此时期，民间刊行的方书也层出不穷，如钱乙的《小儿药证直诀》、陈无择的《三因极一病证方论》、陈自明的《妇人大全良方》、严用和的《济生方》等。这些来自临床实践的方书，从各个方面反映了宋朝时期医学的成就，对后世方剂学的发展起到了极大的推动作用。

金元时期的战争，给方剂学的发展造成一定影响，但许多临床医家仍潜心于医方的研究和总结，除危亦林《世医得效方》之外，方剂学从以研究载方主治向注重说理方向变化，其主要表现为刘、张、李、朱四大医家的出现，产生了不同流派的学术争鸣。其中刘完素善用寒凉，著《黄帝素问宣明论方》；张从正主张攻下，著《儒门事亲》；李东垣专补脾胃，著《脾胃论》；朱震亨力倡滋阴，著《丹溪心法》。这些著作均述理甚辨，制方都有各自的特点和创新。在宋儒理学"格物致知"的理论影响下，金代成无己著的《伤寒明理论》，系统阐述了张仲景《伤寒论》中常用方的配伍关系，开方剂学中方论研究之先河，拓展了方剂学的学术领域。

宋金元时期的医家，创制了许多著名方剂，如钱乙《小儿药证直诀》中的六味地黄丸、导赤散、泻白散，刘完素《黄帝素问宣明论方》中的防风通圣散，王好古《此事难知》引张元素的九味羌活汤，李东垣《脾胃论》中的补中益气汤、当归补血汤，《东垣试效方》中的普济消毒饮，朱丹溪《丹溪心法》中的左金丸、大补阴丸、二妙散等，这些著名方剂已被广大医家作为经典之方运用于临床实践中。

五、明 清 时 期

这一时期，方剂学和本草学相辅相成发展较快。明代不仅本草学昌盛，方剂学同样获得了巨大成就。先后出现了我国有史以来规模最大的方剂大全《普济方》，该书共168卷，载方61 739首，成为15世纪前收方最多的方书。吴崑的《医方考》成为第一部方论专著。施沛的《祖剂》则立足于追溯诸方的衍化源流。王肯堂的《证治准绳》广收临床灵验之方。张介宾《景岳全书》中的"古方八阵"，将历代众多方剂按"以法分类"的原则，由博返约地分为八阵，从而使治法成为方剂学研究的重要内容；其自制的方剂列为"新方八阵"。这种以法分类的方法和部分自制的方剂，对后世影响很大。此外，吴又可的《温疫论》、虞抟的《医学正传》、薛己的《外科发挥》、陈实功的《外科正宗》等，均对方剂学的发展有很大的贡献，留下了许多传世的新方。这一时期的本草书中也载有很多附方，如《本草纲目》一书，就有简便灵验的单方11 000多首，丰富了方剂学的内容，加强了方和药的有机结合。明代方剂学，不仅体现在方书卷帙之浩繁、方剂数目之巨大，而且方剂理论日臻成熟，已成为一门具有较完整理论体系的学科。

清代的方剂学虽没有出现鸿篇巨制的方书，但仍有若干特色和成就。如陈修园的《时方歌括》、张秉成的《成方便读》等便于诵读和记忆的入门方歌的著作出现，对方剂知识进一步普及起到了推动作用；汪昂的《医方集解》促进了方剂释义的深入，还首开综合分类方剂的先例；吴仪洛的《成方切用》收方1 000余首，以汪氏分类法为主，列为24门，对方剂学的分类有一定影响。清代还出现了一大批方论性专著，如罗美《古今名医方论》、王子接《绛雪园古方选注》、费伯雄《医方论》、吴谦等《删补名医方论》等。另外，在方剂理论、创制新方等方面，积累了宝贵经验，如温病学派的辛凉解表、清营凉血、息风潜阳、解毒开窍等治法，以及银翘散、清营汤、止嗽散、补阳还五汤、通窍活血汤、阳和汤等，都促进了方剂学的新发展。

六、近现代时期

近代以来，特别是中华人民共和国成立以后，随着中医药事业的振兴，众多医家又研制出许多新的行之有效的方剂，同时对一大批古代的重要方书，如《肘后备急方》《小品方》《备急千金要方》《外台秘要》《太平惠民和剂局方》等，进行了校刊出版、影印或辑复，为古方和方剂学史的研究提供了极大的方便。重新编辑的古今医方、验方、方书辞典及其他方剂工具书亦大量涌现，其中尤以南京中医药大学主编的《中医方剂大辞典》（第2版）最具代表性。此书分9个分册，收录历代方剂99 584首，汇集了古今方剂学研究的成果，内容浩瀚，考订严谨，填补了自明初《普济方》问世以来缺少大型方书的空白。另外，在方剂学教学及教材、方剂理论研究、方剂应用范围等方面也更加深入。

随着现代科学技术的飞速发展，中药制剂学的分化，中成药在生产工艺、剂型改进、药效、药理、毒理、质量标准和临床应用等方面，取得了举世瞩目的进步。研制了许多具有时代特点的质量好、疗效优的新成药剂型，如注射剂、颗粒剂、滴丸剂、气雾剂、软胶囊剂、袋泡剂等，弥补了传统剂型的不足。方剂的实验研究得到了前所未有的重视与发展。采用生物学、生物化学、病理学、药理学、免疫学、医学生物工程学等多学科密切配合和交叉渗透进行研究，对方剂的作用机制进行研究，加速了方剂现代化的进程。

总之，方剂学是在历代医药学家广泛实践的基础上，不断发展成熟的一门学科，随着中医学的全面发展，方剂学的独特优势将会进一步得到发挥，并对人类的健康做出新的贡献。

（赵宝林）

ER 1-3

扫一扫，测一测

? 复习思考题

1. 试述方剂、方剂学的概念。
2. 试述方剂的起源及形成的过程。
3. 试述方剂与药物的根本区别。
4. 试述秦汉、隋唐、宋元、明清四个时期中对方剂学发展有影响的主要医学著作。

第二章　方剂与证、法、药的关系

PPT 课件

知识导览

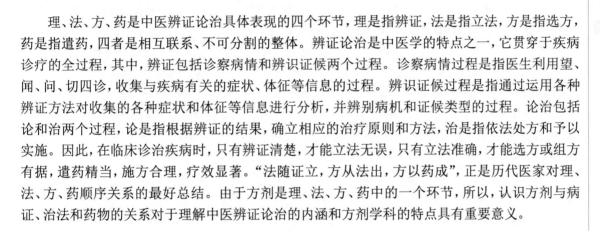

　　理、法、方、药是中医辨证论治具体表现的四个环节,理是指辨证,法是指立法,方是指选方,药是指遣药,四者是相互联系、不可分割的整体。辨证论治是中医学的特点之一,它贯穿于疾病诊疗的全过程,其中,辨证包括诊察病情和辨识证候两个过程。诊察病情过程是指医生利用望、闻、问、切四诊,收集与疾病有关的症状、体征等信息的过程。辨识证候过程是指通过运用各种辨证方法对收集的各种症状和体征等信息进行分析,并辨别病机和证候类型的过程。论治包括论和治两个过程,论是指根据辨证的结果,确立相应的治疗原则和方法,治是指依法处方和予以实施。因此,在临床诊治疾病时,只有辨证清楚,才能立法无误,只有立法准确,才能选方或组方有据,遣药精当,施方合理,疗效显著。"法随证立,方从法出,方以药成",正是历代医家对理、法、方、药顺序关系的最好总结。由于方剂是理、法、方、药中的一个环节,所以,认识方剂与病证、治法和药物的关系对于理解中医辨证论治的内涵和方剂学科的特点具有重要意义。

第一节　方剂与病证

　　方剂的特征是以中医理论为指导,按照组方配伍原则而形成一定的结构,针对具体病证而具有相应的疗效。所以方剂是临床辨证论治的产物,也是临床对具体病证做出的针对性治疗用药的方案。任何一首方剂都不可缺少药物组成和具体适用病证这两个主要内容。每一首方剂中的药物相互作用产生的整体功用总是与其所主病证的病机相对应,尤其是历代名方之所以疗效卓著,组方法度垂范后学,就是因为这些方剂内的药物配伍与其主治病证之间有着高度的一致性。可见,方药配伍与方证病机之间的相关程度,是决定疗效的关键。因此,在方剂学中方剂与病证总是相提并论的,方与证如影相随,不可分割。方与证之间的这种类似锁钥对应的关系被称为"方证相关"或"方证对应"。

　　方证是方剂学的重要的学术特征,"方证相关"则是学习和研究方剂应当遵循的逻辑。由于方剂与病证相应,所以,在临床遣药组方时应力求配伍用药与病机丝丝入扣,运用成方时则需证变方变,随证加减;研究制方原理时要以方证对应的认识为依据。既然方剂与病证是不可分割的统一体,所以我们在学习和研究前人成方时,绝不能将方证分开研究,首先要弄清病证的病机,在病证的基础上,来深刻理解前人制方配伍的精髓,同时在临证运用成方时还应充分考虑到当前病证与原方病证之间的差异程度,而随证变化。创制新方时更要力求所用药物的配伍与其主治病证之间的高度对应,只有辨清所治病证的病机证候,才能对证下药,制定出高效的处方。

"方证相关"还蕴含有方(药物组成)与其作用对象(证)之间存在着相互作用的关系。证是非健康机体整体状态的综合概括,是机体疾病状态的本质反映。方药的直接作用对象是非健康机体,而机体对方药的效用反应呈现个体差异。由于方药呈现的效用与受作用的机体整体状态有密切的关系,因而有效方药所含有的多种物质与生物体之间存在着一定的相关性,认识这种相关性有助于揭示方药与机体之间的相互作用过程,是阐明中医辨证论治机制的重要途径,对进一步提高方药与病证之间的相关程度的研究有着重要意义。

第二节　方剂与治法

方剂是中医临床治疗疾病的重要手段,是在辨证、立法的基础上选药配伍而成的。只有首先理解方剂与治法的关系,才能正确地遣药组方或运用成方。治法是在辨清证候、辨证审因、辨明病机的基础上,有针对性地采取的基本治疗方法。从中医学的形成和发展来看,治法是在积累了相当医疗经验的基础上总结而来,是后于方剂而形成的一种理论。治法的具体内容也是古代有关药物和方剂的各种分类以及在此基础上从配伍、功用不同角度抽象出的共性规律而赋予的。当治法已经由经验总结上升为理论之后,就完成了病证与方药之间的衔接,就成了临床运用成方和创制新方的依据和指导原则。即"方从法出,以法统方"。所以,治法是遣药组方的指导原则,方剂是体现和完成治法的主要手段,二者之间是辩证统一、相互依存的关系。

中医治法可以归纳为两个层次。一是具有一定概况性的、针对某一类病机共性所确立的治法,称为治疗大法,如:"八法"。二是针对具体证候所确定的治疗方法,即具体治法。其中"八法"则是清代医家程钟龄提出的,"论病之源,以内伤外感四字括之。论病之情,则以寒热、虚实、表里、阴阳八字统之。而论治病之方,则又以汗、和、下、消、吐、清、温、补八法尽之"(《医学心悟》)。所以后世医家通常把"八法"作为常用治法的代表。现将"八法"的内容简要介绍如下:

1. 汗法　即通过开泄腠理、调畅营卫、宣发肺气,以促进发汗,使邪气随汗而解的一种治疗方法。汗法具有发汗解表、透邪外出及发越水湿、宣通血脉等作用。汗法不仅是解除表证的主要治疗方法,对某些虽非表邪所致,但邪气有外出趋向的病证,也配合汗法因势利导以治之。故汗法除了用于治疗外感表证外,对于麻疹初起,疹未透发者;风湿在表和水肿实证兼有表证者;疮疡、痢疾、疟疾初起而有寒热表象者,都是汗法的治疗范围。由于病情有寒热之分,体质有强弱之异,邪气有兼夹的不同,故汗法又有辛温、辛凉之别,汗法常与补法、下法、消法、清法、温法等治法结合运用。

2. 吐法　即通过引起呕吐,使停留于咽喉、胸膈、胃脘等部位的痰涎、宿食或毒物从口排出的一种治疗方法。"其高者,因而越之"(《素问·阴阳应象大论》)是本法最早的理论根据。由于吐法具有引导、促使呕吐,以使有形实邪从口迅速排出,以达愈病目的的作用,所以吐法主要适用于有形病邪停滞、发病部位较高、邪气有上越趋势的病证。如咽喉痰涎壅阻、顽痰停滞胸膈、宿食留滞胃脘、误食毒物尚在胃中等。吐法虽为祛邪捷径,但究系祛邪外出之法,易损胃气,禁忌较多,且涌吐中多有不适反应,患者不易接受,现今临床已较少使用。如确需使用,应严格掌握适应证,谨慎从事。必要时,还应做好相应的防护救急措施,以防意外之变。

3. 下法　即通过泻下通便,使积聚肠胃的宿食、燥屎、冷积、瘀血、痰结、水饮等有形实邪从大便排出体外的一种治疗方法。"其下者,引而竭之""中满者,泻之于内"(《素问·至真要大论》)是下法最早的理论依据。下法具有泻下积滞、攻逐水饮、破瘀通经、逐痰催生等作用。主要适用于热结便秘、冷积便秘、蓄血蓄水、宿食结痰、虫积及水肿等实证,在外感温热病和杂病如中风等危重急证的治疗中,下法也常与其他治法配合应用。由于积滞有寒热之别,正气有盛衰之分,邪气有兼夹的不同,所以下法又分为寒下、温下、润下、逐水、攻补兼施等。下法以攻逐为特点,易耗伤正气,故临床以有形实邪停留肠胃的里实证为宜,对于孕妇、年老体弱者、失血者及妇女产后、月经期等,均应慎用。

4. 和法　是通过和解与调和作用,以达到疏解邪气、调整脏腑功能的一种治疗方法。该法的特点是作用缓和,照顾全面,应用较广泛,适应的证情比较复杂。和法源于《伤寒论》中主治少阳病证的和解少阳法。因少阳病的发病部位在半表半里,治疗此证,既要疏散半表之邪,又要清泄半里之邪,使邪气从表里同时分消,即有"伤寒在表者,必渍形以为汗;邪气在里者,必荡涤以为利。其于不内不外,半表半里,既非吐下之所宜,又非吐下之所对,是当和解则可矣。小柴胡汤为和解表里之剂也"(《伤寒明理论》)之说。由于少阳属胆经,肝胆、脾胃相表里,胆胃肝脾在发病中关系密切,而此类相关病证的病因病机比较复杂,非攻、补、温、清法所宜,后世医家在和解少阳法的基础上,发展了针对肝脾不和、肠胃不和、表里不和等病证的调和肝脾法、调和胃肠法、表里双解法等。故和法主要适用于少阳证、肝脾不和、肠胃不和、表里同病、疟疾等病证。

5. 温法　即通过温中、祛寒、回阳、通络等作用,使寒邪去、阳气复、经络通、血脉和的一种治疗方法。"寒者热之""治寒以热"(《素问·至真要大论》)等是本法最早的理论依据。温法具有温中祛寒、回阳救逆、温通经脉等作用,主要适用于中焦虚寒、亡阳厥逆、经脉寒凝等病证。由于寒邪的部位在中、在下、在脏、在腑及在经络骨节的不同,因而温法中又有温中散寒、温暖肝肾、温通经脉、回阳救逆之区分。寒证的发生常表现为阳虚与寒邪并存,故温法也常与补法等配合运用。其他尚有温肺化痰、温胃降逆、温肾纳气、温中行气、温经活血、温里解表等治法。

6. 清法　即通过清热、泻火、凉血等以消除里热的一种治疗方法。"热者寒之""温者清之""治热以寒"(《素问·至真要大论》)是本法最早的理论依据。清法主要适用于气分热盛证、热入营血证、火毒壅盛诸证、暑热证、脏腑热证、久病阴虚热伏于里的虚热证等。清法具有清气分热、清营凉血、清热解毒、清脏腑热、清热祛暑、清虚热等作用。里热证多为外邪入里化热或五志过极化火所致,又涉及温热病、火毒证、湿热病、暑热证、虚热证等多种病证,发病也有气分、营分、血分等不同阶段,病位也分布在不同脏腑,因此清法又有清热泻火法、清营凉血法、清热解毒法、清热祛暑法、清脏腑热法、清虚热法等多种具体治法。由于火热毒邪最易伤津耗气,故清法常与生津、益气之品配伍。至于温病后期阴伤,或久病阴虚热伏于里的虚热,又当清热与滋阴并用,切不可纯用苦寒泻火之品,服之热必不除,且又有耗阴伤津之弊。

7. 消法　即通过消食导滞、消坚散结等方法,使结聚于体内的气、血、痰、食、水、虫等有形之邪渐消缓散的一种治疗方法。"坚者消之""结者散之"(《素问·至真要大论》)为本法最早的理论依据。消法具有消滞、消坚、散结等作用,以渐消缓散为特点,主要适用于饮食停滞、气滞血瘀、癥瘕积聚、水湿内停、痰饮不化、疳积虫积等逐渐形成的有形实邪。消法与下法虽皆治有形之实邪,但两者有所不同。下法是对于病势急迫,形证俱实,必须在急下使邪从下窍而出的情况下使用。消法则是针对病在脏腑、经络、肌肉之间,渐积而成,病势较缓,而多虚实夹杂,必须渐消缓散而不宜急于排出的情况下使用。但两者亦可配合使用,并依据病情之寒热,与温法、清法合用,若有正虚者,又需与补法配合应用。

8. 补法　即通过滋养、补益人体气血阴阳,或加强脏腑功能,以主治人体气、血、阴、阳不足或脏腑虚弱所引起虚证的一种治疗方法。"虚则补之""损者益之"(《素问·三部九候论》)以及"形不足者,温之以气,精不足者,补之以味"(《素问·阴阳应象大论》)都是本法最早的理论依据。补法具有补益虚损,扶正祛邪的作用,主要适用于气、血、阴、阳不足或脏腑虚弱所致的各种虚证。故补法有补气、补血、补阴、补阳以及气血双补、阴阳并补几类。由于"气血相依""阴阳互根",因此,补法中又有"补气生血"和"阳中求阴""阴中求阳"等法的运用。对于脏腑虚证,补法还有五脏分补法,其中有直接针对某一脏腑的直补法(即正补法),结合脏腑相生理论所采用"虚则补其母"的间补法(即隔补法),如常用的"培土生金""滋水涵木""补火生土"等法。根据虚证的轻重缓急,补法又有平补法与峻补法。平补法作用平和轻缓,适用于病势较缓,病程较长的虚弱证;

峻补法则效强而速,适用于病势较急,病情危重之证。补法不仅能扶虚助弱,增强脏腑功能,而且可以通过恢复和加强正气,促进机体自然康复,达到祛邪防病的效果,但一般是在无外邪时使用,以避免"闭门留寇"之弊。

"八法"除吐法较少使用外,都是临床常用的。由于病情的复杂性,往往一法难以胜任治疗的需要,常需数法配合应用,如汗法之中常兼清法、温法;温法之中常兼补法;清法之中常兼下法等。因此,在具体运用时要通常达变,灵活运用,体现法中有法。正如程钟龄在《医学心悟·医门八法》中所说"一法之中,八法备焉,八法之中,百法备焉"。随着临床治法的发展,"八法"已经不能概括目前的所有治法,故后世医家先后发展了开窍法、固涩法、安神法、息风法等均从不同角度对"八法"予以补充。

知识链接

程钟龄和《医学心悟》

程国彭,字钟龄,天都(今安徽歙县)人。自幼学医,博采众长,后积三十年临床经验著成《医学心悟》,书中明确提出辨证八纲、施治八法理论,并对伤害及内、外、妇、五官疾病做了全面论述。其论全面中肯,语言简明平易、治法切于实用,故自清代以来,成为中医入门者的必读之书。《医学心悟》不仅以首创"八法"而著称于世,所载诸多验方,三百多年来也屡试不爽。著名的验方有启膈散、治痢散、止嗽散、消瘰丸等。陆以湉的《冷庐医话》、聂云台的《温热标准捷效附篇》以及唐容川等医家医著,或记载运用《医学心悟》效方的验案,或高度评价了程氏所拟方剂的高效。

总之,治法是关于病证病机和方剂功效以及中药药性等主要方面的概括。治法是指导临证应用成方和创制新方以及方剂分类的依据,方剂是实现治法的具体手段和体现治法内容的载体。随着治法理论的日趋完善,方剂的理论水平和数量也必然会提高和增加。同样,由于方剂数量的日益增多,治法理论亦在不断丰富和深化。

第三节　方剂与中药

中药是我国传统药物的总称,它的认识和使用是以中医理论为基础,具有独特的理论体系和应用形式,目前,中药的应用主要是通过方剂这一形式体现出来。方剂包括针对特定病证采用的单味中药应用形式和两味药以上相互配伍的应用形式。这里所论方剂和中药之间的内在联系主要是指两味药以上配合成方和方中单味药之间的关系。

在中医药发展的历史过程中,方剂与中药之间的关系表现为并存互动,相互促进,共同发展。从中药与方剂的起源看,最初人类通过采食植物和狩猎,偶然发现某些动植物会引起药效反应。其后经过无数次有意识的试验、观察,形成了由使用单味药的单方到几味药配合起来的复方,出现了药物在方剂中的运用形式。伴随药物数量的增加,方剂的数量也不断增加。而且,随着方剂数量的增加和制方原理、配伍应用理论的不断完善,单味药的功用也不断增扩,且中药学的基本理论及各种单味中药的性能,功效应用也不断发展。所以,中药的发现是方剂产生的基础,方剂的药物配伍运用促进了对中药的炮制和功用的进一步确定和新的发现。因此,方剂和中药是长期并存、共同发展、相互促进的。

方剂与中药之间具体配伍运用过程中,还表现出一种离合的关系。中药是方剂构成的基础,方剂的效用是方中药物功效的集合。所以,方剂是在中医理论指导下的中药运用的形式。由于单味药的功用各有所长,集其所长,避其所短,以增强疗效,扩大治疗范围,即"方有合群之妙用",正是药物组成方剂的基本要求。但在一个方剂中,单味药既不能体现出其全部功用,又会在组方后还可产生出的新的功效。正所谓"方之既成,能使药各全其性,亦能使药各失其性"。可见,单味药物的多种功用,在方剂中并不能都得到全面地发挥,只能合其方证所需的部分功用,而其他功用则需通过配伍使其削弱或完全消失。而且单味药的使用宜忌也不一定适用于方剂,在方剂中单味药物的炮制、功用、副作用及宜忌均有所改变,而且还会产生新的功用。所以,方剂与中药在配伍过程中既表现出相合的一面,又表现出相离的一面。但离仍是为了更好地体现出合。

方剂和中药都是以中医基本理论为指导,在理论上一脉相承。没有离开中医理论的中药,也没有离开中医理论的方剂。方剂集中体现出中医理论和中药理论的高度统一。虽然本草与方书各自独立,医家与药家各自分工,方剂学与中药学各自分科,但方剂是中医运用中药的最重要形式。所以,二者有着不可分割的密切关系。目前,虽然从表面上看二者是相对独立的两门学科,把二者这种密切关系掩盖了。但一定要注意医药的整体性和方药的紧密联系性,绝不能误入"医药分离"的歧途。

（赵宝林）

? 复习思考题

1. 如何理解方剂与治法的关系?
2. 什么是和法?和法的适用范围有哪些?
3. 如何理解"一法之中,八法备焉,八法之中,百法备焉"?

ER 2-3

扫一扫,测一测

第三章　方剂的分类

学 习 目 标

掌握七方、十剂、八阵、八法及治法分类的含义。
熟悉方剂的分类方法及其主要代表著作。

从单味药物治病，逐渐发展到方剂治病，这一过程是初级向高级发展的过程。方剂学作为一门学科，也是循序渐进的，是伴随着自然科学的发展，临床经验的积累，逐渐完善起来的。从《黄帝内经》《五十二病方》开始，经过汉朝《伤寒杂病论》，唐朝《备急千金要方》，宋朝《太平惠民和剂局方》，到明清时期的《普济方》《医方集解》等方剂代表著作的出现，方剂学已经发展成熟。尤其是方剂的数量急剧增加，当时《普济方》中已记载了 61 739 首方剂。面对浩如烟海的方剂，如果不能科学地分类，不能举一反三，我们将无法记忆、无法掌握，特别是给后来人学习方剂带来了困难。因此，方剂必须分类。

在方剂的分类方法上，历代医家见仁见智，从不同的角度对众多的方剂进行归类，由此形成了不同的方剂分类法。其中主要有按病证（脏腑、病因）分类、按主方（祖方）分类、按治法（功用）分类、综合分类等。

第一节　方剂分类的理论

一、"七方"之说

"七方"之说，源于《黄帝内经》。其记载"七方"虽早，但并无具体的分类内容，至金代成无己在《伤寒明理论·药方论序》中提出："制方之用，大、小、缓、急、奇、偶、复七方是也"。这时才明确提出"七方"的名称，并将《黄帝内经》的"重方"改为"复方"，后世又引申其义，将"七方"称为方剂的分类法之一。所谓大方，是指药味多或药味少而用量大，以治疗病邪较盛之证或下焦疾患的方剂；小方是指药味少或药味多而用量小，以治疗病邪较轻之证或上焦疾患的方剂；缓方是指药性缓和，气味较薄，用于一般慢性虚弱病证，需长期服用治疗的方剂；急方是指药性峻猛，气味较厚，用于病势危急，须迅速治疗急于取效的方剂；奇方是指由单数药味组成的方剂；偶方是指由双数药味组成的方剂；复方则是两方或数方合用而治疗较为复杂病证的方剂。由此可见，"七方"应当是古代的一种组方理论。虽然迄今尚未见到按"七方"分类的方书，但"七方"这种以病邪轻重、病位高下、病势缓急、药味奇偶及病体强弱作为方剂分类的方法，对后世的方剂分类产生了积极的影响。

二、"十剂"之说

"十剂"最早源于唐代陈藏器对药物功效进行归类而提出的"十种"。《重修政和经史证类备用本草》卷一引《本草拾遗》中"诸药有宣、通、补、泄、轻、重、涩、滑、燥、湿，此十种者，是药之大体"，并于每种之后举药为例，如"宣可去壅，生姜，橘皮之属是也……轻可去实，麻黄、葛根之属是也；重可去怯，磁石、铁粉之属是也"等。宋代赵佶《圣济经·审剂篇》则在"药物十种"的讨论中将"十种"后各加一个"剂"字，如"故郁而不散为壅，必宣剂以散之，如痞满不通之类是也；留而不行为滞，必通剂以行之，如水病痰癖之类是也；不足为弱，必补剂以扶之，如气弱形羸之类是也"。而明确提出"十剂"这一名词的是金代成无己。成氏在其著作《伤寒明理论·药方论序》中提出十剂与七方的概念（见上），并谓"是以制方之体，欲成七方之用者，必本于气味生成，而制方成焉"。至此方剂之"十剂"正式确立。

此后，刘完素、张子和等人对"十剂"均有详细论述。张子和在《儒门事亲》中说："剂不十，不足以尽剂之用。剂者，和也；方者，合也。故方如瓦之合，剂犹羹之和也。"并且于各剂叙述之后，列出具体方剂，蕴含了"十剂"的方剂分类功能。至此，"十剂"之说广为传播。不过在相当长一段时间内，药物十种与方剂十剂常常是混提并论，反映了方药间的密切关系。由于"十剂"分类尚不足以概括临床常用方药的功效，故宋代寇宗奭《本草衍义》在药物十种基础上增"寒、热"为"十二种"，明代缪希雍《本草经疏》增"升、降"而为"十二剂"，徐思鹤《医家全书》则增"调、和、解、利、寒、温、暑、火、平、夺、安、缓、淡、清"而成"二十四剂"。

虽然金元时期已经有明确的方剂"十剂"之说，但并未见有按十剂分类的方书。至清代，柯琴在其《伤寒论翼·制方大法》中提出："仲景方备十剂之法：轻可去实，麻黄葛根诸汤是已；宣可决壅，栀豉、瓜蒂二方是已……寒能胜热，白虎、黄连是已；热能制寒，白通、四逆诸汤是已。"将伤寒方分为"宣、通、轻、重、补、泄、滑、涩、燥、湿、寒、热"十二剂。此后，陈修园在《时方歌括》中按柯琴"十二剂"，对所收唐宋以后之时方108首进行分类。此二者均是"十剂"在方剂分类中的具体应用。方以药成，方剂的功效以组成药物的功效为基础，因此将基于药物功效的"十剂"引入方剂的分类，是方剂分类史上的一大进步。

三、"八阵"之说

"八阵"为明代医家张景岳所提出。张氏将古代的军事法思想引入方剂分类中，在其所著的《景岳全书》中，对所选集的古方和自制新方，均按"补、和、攻、散、寒、热、固、因"八阵进行归类，即"古方八阵"与"新方八阵"。"补方之制，补其虚也"；"和方之制，和其不和者也"；"攻方之制，攻其实也"；"用散者，散表证也"；"寒方之剂，为清火也，为除火也"；"热方之制，为除寒也"；"固方之制，固其泄也"；"因方之制，因其可因者也。凡病有相同者，皆可按证而用之，是谓因方"。此外，考虑到八阵不能概括一切古方，故又列"妇人规""小儿则""痘疹诠"和"外科钤"四门来罗列其他方剂。"八阵"是针对所治疗病证的基本类型，结合了治法或功效来分类方剂的，体现了方剂与治证及治法之间的紧密联系，赋予各"阵"因证立法与类方功效的双重含义。"八阵"在方剂分类史上具有重要意义，对其后汪昂以治法为主的方剂分类和程钟龄"八法"的提出均有一定的影响。

四、"八法"之说

"八法"由清初程钟龄在归纳总结前人治疗经验的基础上，结合自己的临床体会而提出，所谓"论病之原，以内伤、外感四字以括之。论病之情，则以寒、热、虚、实、表、里、阴、阳八字以统之。而论治病之方，则又以汗、和、下、消、吐、清、温、补八法尽之"（《医学心悟》）。程氏在书中对八法的各法含义、适用范围及用法要点等均进行了较为详尽的阐发，并于各法之下列出数方以示之。程氏的"八法"是基于八纲辨证，在总结临床八大基本病证的基础上提出的治疗大法。尽管程钟龄并未用于专门的方剂分类，但其八法的论述以方为基础，显然含有按治法归类方剂之意图。

其实依法分类在此前的《医方集解》中就已被使用，不过汪昂并没有明确提出"按法分类"的概念。"八法"理论将病证、治法与方剂紧密联系起来，不仅为汪昂以治法为主分类方剂的思路提供了理论支持，也为后世"以法类方"在方剂分类中的地位确立提供了一定的实践依据。"以法类方"符合中医临床辨证立法遣药组方的规律，对近现代方剂的分类产生了重要的影响。

第二节　方剂分类的主要方法

一、病 证 分 类

以病证分类方剂要首推《五十二病方》。该书记载了医方 283 首，可辨认的由药物组成的医方 197 首，涉及内、外、妇、儿、五官等科。但组成简单，用量粗略，部分病名、药名已无从查考，现已不具有临床指导意义。汉代的《伤寒杂病论》，唐代的《外台秘要》，宋代的《太平圣惠方》，明代的《普济方》，清代的《张氏医通》《兰台轨范》等，都是按病证分类的代表著作。以病证分类统领方剂，便于临床以病索方。

病因分类是以病因为纲，分列诸证，故亦可归属病证分类，如宋代的《三因极一病证方论》、清代的《张氏医通》中都包含了病因分类的内容。

由于现代临床分科的细化，按照科别及病名对方剂进行分类更为普遍，如《临床方剂丛书》《专科专病实用方系列》等。按照科别及病名对方剂进行分类是病证分类法的进一步发展，也更有利于医务工作者在临床快捷选用方剂。

二、主方(祖方)分类

以主方（祖方）归纳分类方剂，首见于明代施沛的《祖剂》。该书选《黄帝内经》《伤寒论》《金匮要略》《太平惠民和剂局方》以及后世医家的部分基础方剂，冠以祖方，用于归纳其他同类方剂。即"首冠《素》《灵》二方，次载伊尹汤液一方以为宗，而后悉以仲景之方为祖，其《局方》二陈、四物、四君子等汤以类附焉"。共载历代名方 800 余首，其中主方 75 首，附方 700 余首。清代张璐在《张氏医通·祖方》沿用了《祖剂》的类方思路，每一类方剂中先列祖方，后述子方（由祖方化裁而成的经方或时方）。子方一般含有祖方中的主要药物及某一功效，如小建中汤、黄芪建中汤、阳旦汤、阴旦汤等，均涉及祖方桂枝汤并含有桂枝、芍药等药味，即所谓祖方的加减变化方。清代徐大椿将《伤寒论》113 方分为桂枝汤、麻黄汤、葛根汤、柴胡汤等 12 类，也是按主方（祖方）分类方剂的实践。其后，王泰林《退思集类方歌注》参考徐大椿的类方思路，进一步细分为二十四类，以仲景方为"方祖"，间附后人数方，复归了施沛的类方思路。另外，现代《方剂类方辞典》《中医十大类方》等方书，也都是按主方（祖方）分类的。

以主方（祖方）分类方剂的方法，对病机、治法有共性的类方的研究具有较好的作用，有助于进一步深刻理解主方（祖方）的理法证治，并推其演变，求其法度，掌握类方的配伍变化规律。但若主方（祖方）的成方年代较近，则有时不能推原所自，始末欠清。

类　方

　　类方是方剂学中的一个重要术语，是指在药物组成上具有一定相似性的方剂的集合，而集合中的每一首方剂即为类方元。类方群体，大多是以中医四大经典及后世医家的部分名方为基本方，并以此归纳其他同类方剂。如《伤寒论》的麻黄汤类方、桂枝汤类方，《仙授理伤续断秘方》的四物汤类方，《太平惠民和剂局方》的二陈汤类方等。作为古代医家融治法、遣药、配伍一体归类而来的类方系列，正因其特有的认知体系优势受到越来越多的关注，类方配伍规律的研究已经逐渐成为认识方剂复杂体系、揭示配伍规律、创新方药研究的一个重要方面。

三、治法（功用）分类

　　方剂的功用与其所体现的治法是密切相关的，故以治法分类方剂的方法是在早期功效分类的基础上逐渐发展成熟的。以治法（功用）分类，始于方剂"十剂"。但运用"十剂"分类，尚不足以全面概括临床常用方剂，所以后世各家又有增益，如《本草衍义》在"十剂"外，又增寒、热二剂；《神农本草经疏》又增加升、降二剂；《医家全书》则补充了调、和、解、利、寒、温、暑、火、平、夺、安、缓、淡、清而成为"二十四剂"。方书中除清代陈修园《时方歌括》将所选108首方剂按上述十二剂分类外，其余者尚不多见。但"十剂"所体现出的按治法（功用）分类方剂的思想，对于后世方剂分类法影响较大。

　　明代张景岳鉴于"古方之散列于诸家者，既多且杂，或互见于各门，或彼此之重复"，而"类为八阵，曰补、和、攻、散、热、寒、固、因"。并解释说："补方之制，补其虚也"；"和方之制，和其不和者也"；"攻方之制，攻其实也"；"用散者，散表证也"；"寒方之制，为清火也，为除热也"；"热方之制，为除寒也"；"固方之制，固其泄也"；"因方之制，因其可因者也"（《景岳全书·新方八略引》）。将选集的古方1 516首，自制新方186首，皆分别于"古方八阵"与"新方八阵"分类。此外，为便于专科临证运用，在"八阵"之外又另列有妇人、小儿、痘疹、外科诸方，作为补充。清代程钟龄在《医学心悟》中提出："论治病之方，则又以汗、和、下、消、吐、清、温、补八法尽之"，明确提出了"以法统方"的思想，也是对治法分类方剂的理论总结。

四、综合分类法

　　清代汪昂著《医方集解》，开创了新的综合分类法，将所选方剂分为补养、发表、涌吐、攻里、表里、和解、理气、理血、祛风、祛寒、清暑、利湿、润燥、泄火、除痰、消导、收涩、杀虫、明目、痈疡、经产及救急良方共22剂。之后吴仪洛的《成方切用》、张秉成的《成方便读》等，都仿其法而略加增删。这种分类方法，既体现以法统方，又能结合方剂功用和证治病因，并照顾到所有专科。是治法与方剂内在本质联系的进一步揭示，符合中医临床辨证立法遣药制方的一般规律，对方剂学理论体系的形成做出了贡献。

　　综上所述，历代医家对于方剂的分类，各有取义，繁简不一。古今方书浩瀚，前人所累积的有效方剂，不计其数。加之一方可以多用，一方常兼几法，在整理历代方剂时，如何使分类细而不犯烦琐，简而不致笼统或挂漏，还需要很好地研究总结。

　　本教材遵循"以法统方"的原则，参考汪氏综合分类法，将所辑之方分为解表、泻下、和解、清热、祛暑、温里、表里双解、补益、固涩、安神、开窍、理气、理血、治风、治燥、祛湿、祛痰、消散化积、驱虫、涌吐 20 章，每章又分若干小节，使之纲目分明，概念精准，条理清楚，便于学习和应用。

（赵宝林）

扫一扫，测一测

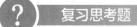 **复习思考题**

1. 试述大方、小方、急方、缓方、复方的含义。
2. 叙述本教材所用的方剂分类方法。

第四章　方剂的组成与变化

PPT课件

学习目标

掌握方剂的组成原则与基本结构及君、臣、佐、使的含义。

熟悉药物配伍及药物配伍在方剂中的作用。

了解方剂变化的形式。

第一节　药物配伍

一、药物配伍概念及形式

药物配伍是方剂组成的基础，常用药对是构成方剂的基本单位。配伍是指根据病情的需要和用药法度，有目的、有序列地将两味或两味以上的药物配伍使用。配伍的"配"，有组织、搭配之义；"伍"，有队伍、序列之义。也就是说，药物只有通过合理组织，调其偏性，制其毒性，增强或改变原有功能，消除或缓解其对人体的不良因素，发挥其相辅相成或相反相成的综合作用，使各具特性的群药组合成一个新的有机整体，这种运用药物的组合过程，就是药物的配伍过程。由于药物的药性各有所偏，其功用各有所长，不同的药物之间存在着多样的相互作用，《神农本草经》将其概括为相须、相使、相畏、相杀、相恶、相反六种类型，反映了两味药物以上同用时既可能增强疗效，也可能对人体造成不利的影响。药物只有通过合理的配伍应用，才能够增强疗效，消除或缓解某些药物对人体的不利影响，扩大治疗范围，适应复杂多变的病情。所以，药物配伍是中医临床用药的主要形式，也是方剂组成的基础。

常见的药物配伍形式有同类相须、异类相使、相反相成、制毒纠偏、引经报使等。

同类相须，是指性能功用相类似的药物配合运用，通过药物之间在某些方面特殊的协同作用而增强疗效。这种协同作用一方面缘于各药效能的相加，另一方面是利用药物的不同特点而加强疗效，如麻黄与桂枝的配伍。

异类相使，是指主要功用虽异但作用环节关联的药物配合应用，其中以一种（类）药为主，另一种（类）药为辅，通过辅药对主药的协同作用而提高疗效，或产生新的功用。根据配伍增效的机制不同，又有不同的形式。一是将性能功用方面有某些共性的药物配伍同用，借其共性以协同增效，并利用辅药之个性特长而增强主药的治疗效果。如燥湿化痰的半夏与行气化痰的陈皮合用，能增强燥湿化痰之功用。二是根据阴阳气血以及脏腑相关的理论，利用药物作用上的沟通互补，将主要功用不同的药物配伍同用以增强疗效。如以补血的当归配伍补气的黄芪，有助于加强补血功用。三是根据病机中的病势特点和治法中导邪外出的理论，将针对主因的药物配伍通利透散类药，使邪有去路，以缩短病程，提高疗效。如以清热的黄连为主配伍导热下行的大黄，"以泄代清"加强清热泻火功用。

相反相成，是指性能相反的药物在寒热温凉、升降浮沉、开阖补泻等不同意义上的配伍。在相反配伍中，药物的双方一方面通过相互牵制而制约药物的某种偏性，另一方面又通过互补或相助以增强其疗效，或产生新的功用。主要有寒热并用，即将寒凉药与温热药配伍同用。补泻同施，即将补益与祛邪药配伍同用。升降相随，即将升浮上行之药与沉降下行之药配伍同用。散收同用，即将收敛固表之药与辛散宣发之药配伍同用。刚柔相济，即将药性柔润与药性刚燥之药配伍同用。通涩并行，即将通利之药与固涩之药配伍同用。

制毒纠偏，是指在使用某些药性峻猛或者有毒药物时，通过配伍适当的药物以制约其毒烈偏性，从而减轻或消除对人体可能产生的不良影响。如大枣配芫花制约其毒性，甘草配大黄缓解其烈性等。另外，为避免因过用寒凉伤阳、温热伤阴、滋补滞气、攻伐伤正等，常常通过配伍药性或功用相反的药物来缓解或消除药物的偏性，以使方药获得最佳的效用。

引经报使，是指利用药物"归经"的特性，针对主治证候的病位，配伍适当的"引经报使"药物，以引导其他药物直达病所，使药力选择性发挥作用以加强疗效。如在治疗肝胆疾病的方剂中配以柴胡为引，在治疗上部病变的方剂中配以桔梗以载药上达，在治疗下部病变的方剂中配以牛膝以引药下行等。

由于临床的病情是复杂的，药物配伍的形式在方剂中也不可能是以单一形式出现的，故药物配伍的形式也常常是随着病情的变化和治疗的需要而相互联系、相互交叉、综合变通、多种形式地运用。

二、药物配伍在方剂中的作用

由于大多数单味中药都具有多功用的特点，在治疗疾病时往往需要发挥其中部分功用。况且，药物既有其治疗作用的一面，也有因其药性偏胜而致不同程度毒、副作用的一面。如何充分发挥药物对治疗疾病有"利"的一面，同时又能控制、减少甚至消除药物对人体有"弊"的一面，这就是方剂学运用配伍手段最根本的目的。一般来说，药物通过配伍，在方剂中要达到的作用有以下几个方面：

1. 增强药力 功用相近的药物配伍，能增强治疗作用。这种配伍方法在组方运用中较为普遍。如荆芥、防风同用以疏风解表，党参、黄芪同用以健脾益气，桃仁、红花同用以活血祛瘀等。另外，药物之间在某些方面具有一定的协同作用，常相互需求而增强某种疗效。如麻黄和桂枝相配，通过"开腠"和"解肌"协同，比单用麻黄或桂枝方剂的发汗力量明显增强；附子和干姜相配，俗称"附子无姜不热"，体现了先后天脾肾阳气同温，"走而不守"和"守而不走"协同，大大增强温阳祛寒的作用。

2. 影响单味药物在方剂中功用发挥的方向和程度 每味中药的功用都是多样的，如桂枝具有解表散寒、调和营卫、温经止痛、温经活血、温阳化气等多种功用。当单味药物组成方剂后，其功用发挥方向和程度往往受到方剂中包括配伍环境在内的诸多因素的影响和控制。如桂枝在发汗解表方面，多和麻黄相配；温经止痛方面，往往和细辛相配；调和营卫、阴阳方面，与白芍相配；温经活血方面，常与牡丹皮、赤芍相配；温阳化气方面，常需与茯苓、白术相配。又如柴胡具有疏肝理气、升举阳气、发表退热的作用，但调肝多配芍药，升阳多伍升麻，和解少阳则须配黄芩等。通过药物的配伍，可以调节和控制药物功用的发挥方向和力度，从而减少临床运用方药的随意性，这也是方剂配伍中一个十分重要的方面。

3. 扩大治疗范围 在长期的医疗实践中，经历代医家反复经验总结，中医方剂积累了很多行之有效的基础方剂，如四君子汤、四物汤、二陈汤等。随着临床病情的不断变化，为了应对疾病的复杂多变，往往通过对基础方剂的随证配伍，使其不断扩大治疗范围。如四君子汤具有益气健脾的功用，是主治脾胃气虚证的基础方。若脾虚生湿，气机阻滞，配伍陈皮，则方名为异功散。若痰湿较重，再配半夏，则为六君子汤；若再配伍木香、砂仁入方，则方为香砂六君子汤。通过药物的配伍使基础方剂派生出大量的衍生方,扩大了治疗范围,适应了疾病的变化,也丰富了方剂学的内容。

4. 控制药物的毒副作用　上古时期由于人们缺乏对药物毒副作用的认识,故将中药统称为"毒药",并有"神农尝百草,一日而遇七十毒"的传说。这充分反映了当时运用药物能产生毒副作用的普遍性。但随着药物运用经验的积累和方剂学的发展,人们认识到药物的配伍,是控制药物毒副作用的有效方法之一。

利用药物的配伍控制毒副作用,主要表现在两个方面。一是利用"相杀"和"相畏"的作用来减轻药物的毒副作用,如生姜能减轻和消除半夏的毒性,砂仁能减轻熟地黄滋腻碍脾的副作用等。二是利用多味功用相近药物同时配伍的方式减轻药物的毒副作用。如十枣汤中的甘遂、芫花、大戟都有毒,都能泻下逐水,单味药习惯用量亦大致相似,在组成十枣汤时,以三味各等分为末,枣汤调服。其三味药合用总量相当于单味药的常用量,这种方式既可利用相近功用药物的协同作用,又能有效减少药物毒副作用的发生。由于功用相近的多味药物同用,可以减少单味药物的用量,而多味药物之间,其副作用的发挥方向往往不尽一致,即同性毒力共振、异性毒力相制。对药物毒副作用的控制,也可以通过准确的用量,特定的炮制方法,药材的选择,以及不同的煎药方式、服药方法、剂型选择等方式实现。

总之,正确、全面地学习和掌握有关配伍知识及技能,掌握历代名方中常用的配伍组合规律,对于今后正确地遣药组方、灵活运用成方、减少临床运用方药的随意性、提高临床动手能力、保证临床疗效等,均有着指导意义。

第二节　方剂的组成

方剂是由药物组成的,是在辨证立法的基础上选择合适的药物组合成方。药物的功用各有所长,也各有所偏,通过合理的配伍,增强或改变其原有的功用,调其偏性,制其毒性,消除或减缓其对人体的不利因素,使各具特性的药物发挥综合作用,即所谓"药有个性之专长,方有合群之妙用"。所以,药物配伍是方剂组成的基础,常用药对是构成方剂的基本单位,而方剂则是针对病证、病机的诸多方面,利用药物之间的相互协同和相互制约的关系,使群药配伍成一个有机的整体,最大限度地发挥其治疗作用,从而适应较为复杂病情的治疗需要。因此,药物的偏性、病情的复杂性等,都使得单味药物必须要通过药物间组合成方剂,来加以解决。同时,药物的组合也要符合方剂的组成原则和基本结构的要求。

一、方剂的组成原则

方剂的组成不是药物随意的堆砌、主观的选择,而是必须遵循一定的组成原则。组方是在辨证立法的基础上,针对病因病机,以药物的性味、归经、功用为依据,所用药物与其病证的病机丝丝入扣,使药物配伍后的综合效用与所立治法高度统一。所以,方剂组成的原则可概括为"依法选药,主次有序,辅反成制,方证相合"。遣药组方既要重视药物之间的配伍关系,还应重视药物配伍与病证的针对性,做到以法统方,方中有法,药证相应。

二、方剂的组成结构

方剂是以药物为基础,以中医理论为指导,按照组方的配伍原则,形成一定的结构和特定的疗效,这是方剂组成的基本要素,其中方剂的基本结构,则是方剂组成必备的条件之一。

　　方剂是由相对独立效能的药物或药群构成的若干部分而组成,方剂中的这些部分相互联系并构成了一个有机整体。而从整体与部分的关系来看,方剂的基本结构应当包括"君、臣、佐、使"四个部分。把"君、臣、佐、使"作为组方基本结构的理论,最早见于《黄帝内经》。《素问·至真要大论》曰:"主病之谓君,佐君之谓臣,应臣之谓使。""君一臣二,制之小也。君一臣三佐五,制之中也。君一臣三佐九,制之大也。"即通过借喻封建国家体制中君、臣、佐、使的等级设置,以说明药物在方中的主次地位与从属关系。后世医家先后对君、臣、佐、使的具体职能做了进一步的阐明,如"大抵药之治病,各有所主。主治者,君也;辅治者,臣也;与君相反而相助者,佐也;引经及引治病之药至病所者,使也"等论述。随着历代医家对君、臣、佐、使含义的不断完善和内容的充实,君、臣、佐、使已经成为方剂基本结构的理论。

知识链接

君药历史沿革

　　《说文解字》中,"君,尊也,从尹发号……故从口",可知君字本义为发布命令治理国家。"君药"一词最早可以追溯到《神农本草经》和《黄帝内经》,《神农本草经》指出,"上药一百二十种为君,主养命以应天,无毒,多服久服不伤人",可见《神农本草经》的君药是指三品分类法中的上药,即古人认为的无毒并且可以久服的药物。《素问·至真要大论》云"主病之谓君",成无己《伤寒明理论》正式开创了方剂方论的先河,奠定了君臣佐使的基本地位,张元素《医学启源》指出,"为君最多,臣次之,佐使又次之",从药量角度对君药做出了定性分析,李东垣《脾胃论》指出,"力大者为君",基本奠定了君药的含义,吴仪洛《成方切用》中指出,"主病者,对证之药也,故谓之君,味数少而分量重",对君药的特点做出了概括。

　　君药:即针对主病或主证起主要治疗作用的药物。

　　君药是为解决疾病主要矛盾或对矛盾的主要方面起主要作用的药物,即针对病证的主要病因、病机或主要症状而设,是方剂组成中的核心、不可或缺的部分。君药通常具有药力较强,药味较少以及用量较大的特点。

　　臣药:有两种含义。一是辅助君药加强其治疗主病或主证作用的药物。二是针对重要的兼病或兼证起主要治疗作用的药物。

　　臣药一般药味较君药多。

　　佐药:有三种含义。一是佐助药,即配合君、臣药以加强治疗作用,或用以治疗次要兼证的药物;二是佐制药,即用于消除或减弱君、臣药毒性,或能制约君、臣药峻烈之性的药物;三是反佐药,即病重邪甚以及拒药不受的情况下,配用与君药性味相反而在治疗中起相成作用的药物,防止药病格拒。现代反佐药的含义有所扩大,通指方剂中与君药的部分性能相反在全方中有相成配伍效用的药物。

　　佐药一般用量较小。在方剂中佐助药、佐制药使用较多,反佐药使用较少,应视病情治疗的需要和君、臣药物的性能而定。

　　使药:有两种含义。一是引经药,能引导方中药物直达病所的药物;二是调和药,指能调和方中诸药的性能,协调诸药的相互作用或起到矫味作用的药物。

　　使药通常药味较少,用量较小。

　　上述方剂结构中君、臣、佐、使的设定是以所治病情和被选药物在方中所起的主次地位为依据的。君药是方剂中的核心部分,臣、佐、使药则是方剂中的配伍部分。不是所有方剂都是君、臣、佐、使四个部分俱全,但所有方剂中君药不可缺少。方剂中君、臣、佐、使是否齐全,由病情的复杂程度和治疗的需要所决定。为了进一步说明君、臣、佐、使理论的具体运用,以麻黄汤为例分析如下：麻黄汤出自《伤寒论》，主治外感风寒表实证。症见恶寒发热，头身疼痛，无汗而喘，苔薄白，脉浮紧等。本方证的病因为外感风寒之邪；病机是风寒束表，毛窍闭塞，肺气失宣；治法为发汗解表，宣肺平喘。其方义：

麻黄汤 {
君药——麻黄——辛温，发汗解表以发散风寒，宣发肺气以止咳平喘
臣药——桂枝——辛甘温，解肌发表，助麻黄发汗散寒；温经通脉，以解头身之痛
佐（助）药——杏仁——苦温，宣肺平喘，助麻黄止咳平喘
使药——炙甘草——甘温，调和诸药
}

麻黄汤如此配伍，重点突出，主次分明，层次清晰，结构严谨，恰合病情。

通过对麻黄汤的分析，可知遣药组方时既要针对病机考虑配伍用药的合理性，又要按照组方的基本结构要求将方药组合成为一个主次分明、全面兼顾的有机整体。所以，君、臣、佐、使方剂结构理论强调作为整体的方剂内部各部分之间的关系，要求组方时应根据病情的轻重缓急、标本虚实以及治法的具体要求，做到选药精当，配伍层次分明，结构严谨。

随着现代临床组方和中药新药研究的不断深入，医药学家们在临床组方时，不仅要考虑方剂结构的完整性与严谨性，也要考虑组方用药对疾病病情的针对性与适应性。"病—证—症"结合组方理论就是对传统"君、臣、佐、使"制方理论的一个重要补充。

第三节　方剂的变化

方剂的变化既有药物组成变化、药物用量变化，也有剂型的变化。清代医家徐大椿在《医学源流论》中说："欲用古方，必先审病者所患之症，悉与古方前所陈列之症皆合，更检方中所用之药，无一不与所现之症相合，然后施用；否则必须加减，无可加减，则另择一方。"由此可见，任何古方、成方都是针对某一特定证候而制定的。由于患者的体质、年龄、性别、生活习惯的不同，所处环境、季节、气候的差异，使得临床所见证候千差万别。因此，临床运用成方时，要做到"师其法而不泥其方，师其方而不泥其药"，应针对具体病情，在组方原则的指导下，对所选方剂进行必要的加减化裁，既谨守组方原则，又强调灵活变化的运用。方剂的变化主要有以下三种形式：

一、药味加减的变化

药味加减变化是指原方在主证、主病不变的情况下，随着次要症状或兼证的不同，通过增减原方的某些与现证不相适宜的药物，或加上某些应用需要的而原方中又没有的药物，以适应变化了的病情需要，又称为"随证加减"。由于方剂的功用是药物配伍后综合作用的反映，当增加或减去某些药物时，全方的功用也随之发生变化。药味加减的变化又有佐使药物增减和臣药增减两种形式，方剂中佐使药物增加或减少，其变化不会引起原方功用的根本改变；方剂中臣药的增减，则会引起原方主要配伍关系的改变，导致原方功用发生本质的变化。例如，将麻黄汤中的桂枝换成石膏，就成为麻黄杏仁甘草石膏汤。前者以麻黄为君药，与桂枝配伍以发汗散寒，治疗风寒表实证；后者以麻黄与石膏配伍共为君药，以宣泄肺热，治疗肺热咳喘证。虽然二方仅一药之差，但各自的君药及其配伍关系的不同，使辛温解表之方变为辛凉解表之剂。在古方变化中，因药味加减导致方内配伍关系的改变，进而引起原方的功效与主治出现较大变化时，都应看作是另立方名，不属于方剂"药味增减"的范畴。

二、药量加减的变化

药量加减变化是指方剂的药物组成不变,因病情的需要,将方中的药量进行增减,从而改变其药效的强弱乃至配伍关系,以达到治疗的目的。药量的加减对于方剂功效的影响主要有两种情况:一是由于药量的加减而使原方的药力增强或减弱。如四逆汤和通脉四逆汤均由附子、干姜、炙甘草三药组成,且均以附子为君,干姜为臣,炙甘草为佐使。但两方中附子、干姜用量的不同,使其功用、主治甚至方名均不相同(表4-1)。二是由于药量的增减导致原方君药的改变,从而使其主要功用发生变化。如小承气汤与厚朴三物汤均由大黄、枳实、厚朴组成,由于方中药物的用量发生了变化,所以两方中的君药各不相同(表4-2)。从以下鉴别表中加以区别。

表4-1　四逆汤和通脉四逆汤比较

方名	药物组成				主治证候	功用
	君	臣	佐	使		
四逆汤	生附子一枚	干姜一两五钱	炙甘草二两		阴盛阳微所致四肢厥逆,恶寒蜷卧,下利清谷,脉沉微细	回阳救逆
通脉四逆汤	生附子一枚(大者)	干姜三两	炙甘草二两		阴盛格阳所致四肢逆厥,身反不恶寒,下利清谷,脉微欲绝	回阳通脉

表4-2　小承气汤和厚朴三物汤比较

方名	药物组成				主治证候	功用
	君	臣	佐	使		
小承气汤	大黄四两	枳实三枚	厚朴二两		阳明腑实证(热结)。潮热谵语,大便秘结,腹痛拒按	泻热通便
厚朴三物汤	厚朴八两	枳实五枚	大黄四两		气滞便秘(气滞)。脘腹满痛不减,大便秘结	行气通便

注:上述药物剂量,是《伤寒论》原方记载的用量。

从以上举例来看,四逆汤和通脉四逆汤的主治证候和病机基本相同,仅有病情的轻重之别,故两方在药物的用量上就有大小之异,但两方药物剂量的改变并未影响原方的配伍关系。小承气汤和厚朴三物汤则由于药量的增减导致了方中君药及其配伍关系的改变,以致两方的功用和主治证发生了较大的变化。由此可知,方剂中药物剂量的适度增减,可以是单纯药力的改变,也可以随着组方配伍关系的改变,而功用主治均发生变化。

三、剂型更换的变化

剂型更换的变化是指同一方剂,因治疗的需要,而将剂型加以改变,其治疗作用和主治病证也相应发生变化。这种变化主要表现为药力强、弱、峻、缓和所治证候轻、重、缓、急的不同。如理中丸和人参汤,两方组成与用量完全相同,但前方研末炼蜜为丸,治疗脾胃虚寒,脘腹疼痛,纳差便溏,虚寒较轻,病势较缓,取丸以缓之;后方水煎作汤内服,主治中上二焦虚寒之胸痹,症见心胸痞闷,自觉气从胁下上逆,虚寒较重,病势较急,取汤以速治。类似变化的方剂还很多,如有抵当汤改为抵当丸,银翘散改为银翘解毒片等。正如《汤液本草》所说:"汤者,荡也,去大病用之；散者，散也，去急病用之；丸者，缓也，不能速去之。"所以，临床上经常将汤剂改为丸、散、膏剂，或将丸、散、膏剂改为汤剂，主要是取其功用缓急不同之意，以适应临床病情的变化和治疗的需要，同时药物的性质也是剂型更换的原因之一。

近年来，随着新剂型的不断出现和制剂工艺的不断发展，除传统剂型外，注射剂、气雾剂、片剂等制剂也在中医临床上广泛应用。由于制备工艺和给药途径不同，尤其是静脉给药，其功用与原剂型的差异更为显著。如具有清热解毒作用的中药从静脉给药，其效应较之肌肉给药增强 8 倍，较之口服则增强 20 倍以上。但有些方剂只有使用原剂型，其应有的效应才能得到充分发挥。如黄连解毒汤中黄连与黄柏的有效成分为盐酸小檗碱，可与黄芩中的黄芩苷产生沉淀反应，若制成注射剂去除沉淀则影响药效；而传统的黄连解毒汤剂中黄连、黄柏与黄芩、栀子等共同煎煮后，沉淀混悬物质与药液一起内服，经胃肠道吸收还原后发挥作用，因此药效不受影响。

除了以上常见的三种变化形式外，改变方剂的用法（煎煮方法、服药时间、给药频次等）也可能会引起原方效用的变化。就方剂的运用而言，改变任何一个方面都可能引起原方的功效和主治的变化，认识这些变化对于临证变化用方是非常重要的。对于以上各种变法，临床上可根据治疗的需要，或单独运用，或合并运用，使变化后的方剂与当前治证更加吻合，以获得最大程度的疗效。学习方剂的最终目的在于运用，要想用好方剂不仅需要有一定的方剂学理论基础，而且还需要经过反复的临证实践，深入理解名方的立法制方思路，弄清方中君臣佐使的配伍关系，掌握方剂变化运用的规律，才能做到师古而不泥古，变化而不离宗。

（赵宝林）

? 复习思考题

1. 试述异类相使配伍的含义。
2. 试述方剂的组成变化形式。
3. 以小承气汤与厚朴三物汤为例，说明药量增减对方剂功效、主治的影响。

ER4-3

扫一扫，测一测

第五章 方剂的剂型

第一节 剂型的概念

剂型是将处方按照医疗需要或药物特点制成一定大小和不同规格的制剂。临床治病，不但要求能做到正确处方和选用成方，而且还要求能根据病情需要和药物特性去选择或制作适宜的剂型，这样才能保证方剂更好地发挥作用。

方剂剂型历史悠久，有着丰富的理论和宝贵的实践经验。商汤时期，伊尹首创汤剂，说明汤剂于商代即已开始使用。秦汉时期的《五十二病方》《山海经》就记载将药物制成酒剂、汤剂、药末剂、洗浴剂、饼剂、曲剂、丸剂、膏剂等剂型使用。《黄帝内经》中就有汤、丸、散、膏、酒、丹等剂型，历代医家又有很多发展。东汉张仲景的《伤寒论》和《金匮要略》著作中记载有栓剂、洗剂、软膏剂、糖浆剂等 10 余种剂型。晋代葛洪著《肘后备急方》，书内记载了铅硬膏、干浸膏、蜡丸、浓缩丸、锭剂、条剂、尿道栓剂，并将成药、防疫药剂及兽用药剂列为专章论述。唐代孙思邈著《备急千金要方》《千金翼方》，对制药的理论、工艺和质量问题等都有专章论著，促进了方剂剂型的发展。宋代由太医院颁布，陈师文等校正的《太平惠民和剂局方》是我国历史上由官方颁布的第一部制剂规范，书中收载的许多方剂和制法沿用至今。明代李时珍编著的《本草纲目》，收载的药物剂型 40 多种，为方剂剂型提供了丰富的研究资料，对世界药学的发展也有重大贡献。

中华人民共和国成立以后，方剂的剂型发展主要体现在改进传统剂型和开发新剂型方面。20 世纪 90 年代，更多的中药新型制剂出现，如小柴胡冲剂、银翘散袋泡茶、银翘解毒片、十全大补口服液、生脉注射剂、藿香正气水等，将现代剂型引入传统中药制备之中。此外，复方丹参滴丸、复方丹参片、柴胡注射液、清开灵注射剂、双黄连粉针剂等，更是结合中药复方化学研究开发出的新中药制剂。近年来，相关研究部门和制药企业注重中药新剂型、新技术、新设备、新工艺、新辅料等的研究和攻关，取得了显著成就，如长效制剂、控释制剂、靶向制剂相继问世，促进了方剂剂型的发展。

第二节 常 用 剂 型

一、汤 剂

汤剂，古称汤液，是将处方药物加水或酒浸泡后，再煎煮一定时间，去渣取汁制成的液体剂型。

汤剂主要作内服用,如麻黄汤、桂枝汤等。外用的多作洗浴、熏蒸及含漱。汤剂的特点是吸收较快,能迅速发挥药效,特别是便于根据病情的变化而随证加减使用,适用于病证较重或病情不稳定的患者。其灵活加减的特点,能全面照顾到不同患者或各种病症的特殊性,是中医临床使用最广的一种剂型。汤剂的不足之处是口味不佳,服用量大,煎煮不便,某些药物的有效成分不易煎出或易挥发散失,不适宜大量生产,也不便于携带。根据制法上的差异,汤剂又可分为煮剂、煎剂、饮剂、煮散等。

1. 煮剂　是用一般的温度和加热时间将药物饮片煎煮去渣所得的液体剂型。煮剂浓度适中,具有吸收快、奏效迅速、作用强的特点。

2. 煎剂　是将经过煎煮、去渣的药液,再经加热、浓缩所得的液体剂型。煎剂加热时间比较长,药液的浓度比较高,能减弱药物的毒性。

3. 饮剂　是将药物经过沸水浸泡、去渣所得的液体剂型。用时频频饮之。由于沸水泡药加热时间短,温度比较低,药液微薄气清,故善于清泄上焦之邪。

4. 煮散　是将药材适当粉碎成粗颗粒,用时与水共煮,去渣取汁而制成的液体剂型。煮散与煮剂相比,具有节省药材,便于煎服等优点。

知识链接

煮散剂应用历史

　　把药物制成粉末的散剂加水煮汤服用谓"煮散"。在中医药发展的早期,由于切药工具的限制,药材都用杵臼捣碎成粗颗粒状。"煮散"一词首见于唐代孙思邈《备急千金要方》中续命煮散、独活煮散、防风煮散、茯神煮散等。从唐代医书中记载煮散这一事实,可知当时已将这一剂型与一般汤、散区别开来。唐末至五代,连年战争,药材供不应求,为节约药材,故非常提倡应用"煮散"。至宋代,社会对药材需求大增,进而引起药材资源的相对不足。在这种情况下,煮散剂便成为解决药材供需矛盾的不二选择,煮散得以大量推广应用。明清后,药材开始私营,切制技术提高,中药煮散的应用虽逐年减少,但是并没有灭绝,许多"煮散汤剂"至今仍有沿用,如《温病条辨》中的银翘散、《伤寒直格》中的六一散等。

二、散　　剂

　　散剂是将药物粉碎,混合均匀而制成的粉末状制剂。根据其用途,分内服和外用两类。内服散剂一般是研制细粉,以温开水冲服,量小者亦可直接吞服,如七厘散、行军散等。亦有制成粗末,临用时加水煎煮去渣取汁服的,称为煮散,如银翘散、败毒散等。外用散剂一般作为外敷、掺撒疮面或患病部位,如金黄散、生肌散等;亦有作点眼、吹喉等外用的,如八宝眼药、冰硼散等。散剂的特点是制备简便,吸收较快,节省药材,性质较稳定,不易变质,便于服用与携带。

三、丸　　剂

　　丸剂是将药物研成细粉或用药材提取物,加适宜的黏合剂制成的圆形固体剂型。丸剂的特点是吸收较慢,药效持久,节省药材,体积较小,便于携带与服用。多适用于慢性、虚弱性疾病,如六味地黄丸、补中益气丸等;也有取峻药缓治而用丸剂的,如十枣丸、抵当丸等;还有因方剂中含较多芳香走窜药物,不宜入汤剂煎煮而制成丸剂的,如安宫牛黄丸、苏合香丸等。常用的丸剂有蜜丸、水丸、糊丸、浓缩丸等。

1. 蜜丸　是将药物细粉用炼制的蜂蜜为黏合剂制成的丸剂,分为大蜜丸和小蜜丸两种。蜜丸性质柔润,作用缓和持久,并有补益和矫味作用,常用于治疗慢性病和虚弱性疾病,如理中丸、六味地黄丸等。

2. 水丸 是将药物细粉用水(冷开水或蒸馏水)或酒、醋、蜜水、药汁等为黏合剂制成的小丸,又称水泛丸。水丸较蜜丸易于崩解,吸收快,易于吞服,适用于多种疾病,如银翘解毒丸、左金丸等。

3. 糊丸 是将药物细粉用米糊、面糊等为黏合剂制成的小丸。糊丸黏合力强,质地坚硬,崩解、溶散迟缓,内服可延长药效,减轻毒药的不良反应和对胃肠的刺激,如舟车丸、黑锡丹等。

4. 浓缩丸 是将药物或方中部分药物煎汁浓缩成膏,再与其他药物细粉混合干燥、粉碎,用水或蜂蜜或药汁制成丸剂。因其体积小,有效成分含量高,服用剂量小,可用于治疗多种疾病。

其他还有蜡丸、水蜜丸、微丸,以及具有现代制剂特点的滴丸等。

四、膏 剂

膏剂是将药物用水或植物油煎熬去渣而制成的剂型。有内服和外用两种,内服膏剂有流浸膏、浸膏、煎膏三种;外用膏剂分软膏、硬膏两种。其中流浸与浸膏多数用于调配其他制剂使用,如合剂、糖浆剂、冲剂、片剂等。现将煎膏与外用膏剂分述如下。

1. 煎膏 又称膏滋。是将药物加水反复煎煮,去渣浓缩后,加炼蜜或炼糖制成的半液体剂型。其特点是体积小,含量高,便于服用,口味甜美,有滋润补益作用,一般用于慢性虚弱的患者。如鹿胎膏、八珍益母膏等。

2. 软膏 又称药膏。是将药物细粉与适宜的基质制成具有适当稠度的半固体外用制剂,其中用乳剂型基质的亦称乳膏剂。软膏具有一定的黏稠性,外涂于皮肤、黏膜或创面后渐渐软化或溶化,使药物慢慢吸收,持久发挥疗效,多适用于外科疮疡疖肿、烧烫伤等。

3. 硬膏 又称膏药。是用植物油将药物煎至一定程度后去渣,再煎至滴水成珠状,加入黄丹等搅匀、冷却制成的硬膏。用时加温摊涂在布或纸上,软化后贴于患处或穴位上,硬膏具有药效持久,使用与携带方便的优点,可用于治疗局部疾病和全身性疾病,如疮疡肿毒、跌打损伤、风湿痹证以及腰痛、腹痛等,常用的有狗皮膏、暖脐膏等。

五、酒 剂

酒剂又称药酒,古称酒醴。是将药物用白酒或黄酒浸泡,或加温隔水炖煮,去渣取液供内服或外用。酒有活血通络,易于发散和助长药效的特性,故常在祛风通络和补益剂中使用,如风湿药酒、参茸药酒、五加皮酒等。外用酒剂尚可祛风活血、止痛消肿。

六、丹 剂

丹剂并非一种固定的剂型,内服丹剂有丸剂,也有散剂,每以药品贵重或药效显著而名之曰丹,如至宝丹、活络丹等。外用丹剂亦称丹药,是以某些矿物类药经高温烧炼制成的不同结晶形状的制品。常研粉涂撒疮面,亦可制成药条、药线和外用膏剂,主要用于外科的疮疖、瘿瘤等病。

七、茶 剂

茶剂是将药物粉碎加工而制成的粗末状制品,或加入适宜黏合剂制成的块状制剂。用时以沸水泡汁或煎汁,不定时饮用。多用于治疗感冒、食积、腹泻等。近年来许多健身的新产品也多用茶剂,如午时茶、刺五加茶等。

八、露　剂

露剂亦称药露。是用新鲜含有挥发性成分的药物,用蒸馏法制成的芳香气味的澄明水溶液。一般作为饮料及清凉解暑剂,常用的有金银花露、青蒿露等。

九、锭　剂

锭剂是将药物研成细粉,或加适当的黏合剂制成规定形状的固体剂型,有纺锤形、圆柱形、条形等。可供外用与内服,研末调服或磨汁服,外用则磨汁涂患处,常用的有紫金锭、万应锭等。

十、线　剂

线剂是将药物线或棉线置药液中浸煮,经干燥制成的外用制剂。用于治疗瘘管、痔疮或赘生物,通过所含药物的轻度腐蚀作用和药线的机械紧扎作用,使其引流通畅或萎缩、脱落。

十一、条　剂

条剂亦称药捻,是将药物细粉用桑皮纸黏附药后搓捻成细条,或将桑皮纸捻成细条再黏附药粉而成。用时插入疮口或瘘管内,能化腐拔毒,生肌收口,常用的有红升丹药条等。

十二、栓　剂

栓剂古称坐药或塞药,是将药物细粉与基质混合制成一定形状的固体制剂,用于腔道并在其间溶解而释放药物,有杀虫止痒、润滑、收敛等作用。《伤寒杂病论》中有蛇床子散坐药及蜜煎导法,即最早的阴道栓与肛门栓。近年来栓剂发展较快,可用以治疗全身性疾病。它的特点是通过直肠(也有用于阴道)黏膜吸收,有 50%～70% 的药物不经过肝脏而直接进入大循环,一方面可减少药物对肝脏的毒性和副作用,同时还可以避免胃肠对药物的影响及对胃黏膜的刺激作用。婴儿直肠给药尤为方便,常用的有小儿解热栓、消痔栓等。

十三、搽　剂

搽剂是将药物与适宜溶媒制成的专供揉搽皮肤表面或涂于敷料贴用的溶液型、乳状液或混悬液制剂。有保护皮肤和镇痛、消炎及抗刺激作用。常用搽剂有松节油搽剂、樟脑油搽剂等。

十四、冲　剂

冲剂是将药材提取物加适量赋形剂或部分药物细粉制成的干燥颗粒状或块状制剂,用时以开水冲服。冲剂具有作用迅速,味道可口,体积较小,服用方便等特点。常用冲剂有感冒退热冲剂、复方羊角颗粒等。

十五、片　剂

片剂是将药物细粉或药材提取物与辅料混合压制成片状的剂型。片剂用量准确,体积小,便于服用。片剂包上糖衣还有矫正药物苦味的作用，如需在肠道吸收的药物，则又可包肠溶衣，使之在肠道中崩解。此外，尚有口含片、泡腾片等。

十六、糖　浆　剂

糖浆剂是将药物煎煮、去渣取汁、浓缩后，加入适量蔗糖溶解制成的浓蔗糖水溶液。糖浆剂具有味甜量小、服用方便、吸收较快等特点，尤其适用于儿童服用。常用糖浆剂如止咳糖浆、桂皮糖浆等。

十七、膜　　剂

膜剂是将药物溶解或分散于成膜材料溶液中，通过成膜机制成的薄膜状分剂量制剂。根据给药途径可分为口服、舌下、植入、眼用、阴道外用等膜剂。膜剂具有药物含量准确、稳定性好、吸收快、奏效快等优点，但由于不适宜剂量较大的药物，故品种受限制。近年来膜剂的研究和应用发展很快，中药膜剂的生产使用日益增多，如复方青黛散膜剂和丹参、万年青苷膜剂等。

十八、注　射　剂

注射剂亦称针剂，是将药物经过提取、精制、配制等步骤而制成灭菌溶液、无菌混悬液或供配制成液体的无菌粉末，供皮下、肌内、静脉注射的一种制剂。具有剂量准确，药效迅速，给药方便，药物不受消化液和食物的影响的特点。主要适用于急救，对神志昏迷、难于口服用药的患者尤为适宜。如清开灵注射液、生脉注射液等。但由于中药注射剂受药材质量、成分复杂、生产工艺、过敏体质等因素影响，临床应用时有过敏等不良反应发生。

十九、胶　囊　剂

胶囊剂分硬胶囊、软胶囊（胶丸）和肠溶胶囊剂，大多供口服用。硬胶囊是将一定量的药材提取物与药粉或辅料制成均匀的粉末或颗粒，充填于空心胶囊中而成；或将药粉末直接分装于空心胶囊中制成，如全天麻胶囊、羚羊感冒胶囊等。软胶囊剂是指将一定量的药材提取物密封于球形或椭圆形的软质囊材中，可用滴制法或压制法制备。软胶囊外观整洁，易于服用，可掩盖药物不良气味，提高药物稳定性，有的尚能定时定位释放药物，为较理想的药物剂型之一。常用的中药软胶囊有牡荆油胶丸、荽香油胶丸、麻仁软胶囊等。肠溶胶囊剂由硬胶囊或软胶囊经药用高分子材料处理或用其他适宜方法加工而成，其囊壳不溶于胃液，但能在肠液中崩解而释放活性成分。

以上诸种剂型，各有特点，临证应根据不同病证和方剂的特点，选择制作不同的剂型。此外尚有灸剂、熨剂、灌肠剂、气雾剂等，临床中都在广泛应用，而且一些新的剂型还在不断地研制。

（赵宝林）

ER 5-3

扫一扫，测一测

? **复习思考题**

1. 试述汤剂、散剂的含义及特点。

2. 试述针剂、片剂的含义及特点。

第六章 方剂的使用

学习目标

掌握汤剂的煎法。

熟悉服药时间与服药方法。

了解中医处方的一般书写方法。

根据"病之愈不愈,不但方必中病,方虽中病,而服之不得其法,则非特无功,而反有害,此不可不知也"(《医学源流论》)之说,临床治病,不但要做到辨证准确,立法得当,组方严谨,所制定或选用的处方对病情有针对性外,方剂服用等方法的正确与否,也是影响方剂疗效的重要因素之一。所以正确地掌握方剂的使用方法,对提高临床治病的疗效是十分有利的。方剂的使用主要包括汤剂制备、服药方法及处方的使用。

第一节 汤剂制备

汤剂是方剂在中医临床最为常用的剂型。由于汤剂大多由患病方自行制备,所以汤剂制备方法的正确与否,直接影响着治病的疗效,正如《医学源流论》所说:"煎药之法,最宜深讲,药之效不效,全在乎此。"

一、煎药用具

以砂锅、瓦罐为好,因其化学性质稳定,导热均匀,保暖性能好且价廉。亦可用搪瓷或不锈钢器皿。忌用铁、铜、铝等金属器具,因为有些药物与铜、铁一起加热后,会产生沉淀,降低溶解度,甚至会引起化学变化,产生副作用。选用的煎药器皿要有盖子且容量要稍大一些,有利于药物沸腾时不断翻滚,促使有效成分加速浸出,并可避免药液外溢耗损,同时煎药时要加盖煎煮,不宜频频打开盖子,防止水分蒸发过快,药物有效成分不能完全溶出。

二、煎药用水

除处方有特殊规定用水外,一般以水质洁净为原则,可供人类饮用的水都可用来煎煮中药,如自来水、井水或蒸馏水等。根据药物的特点和疾病的性质,也有用酒或水酒合煎的。用水量视药物质地、药量及煎药时间而定,由于中药饮片均为干品,一旦遇到水则药材细胞膨胀,将会吸收大量的水分,因此在煎煮时,一定要加足够量的水。每剂药一般煎煮 2 次,有的煎煮 3 次,第一煎水量可适当多些,一般以漫过药面 3～5cm 为宜。对质地坚硬、黏稠,或需久煎的药物加水量略多即可。第二、三煎水量则可略少,每次煎得药汁 100～200ml。

⊕ 　　　　　　　　　　　　知识链接

古代医家对煎药溶媒的应用

　　水是煎煮中药汤剂的主要溶媒，古今医家在制备汤剂时历来讲究煎药溶媒，因为溶媒的种类不同及水质的优劣直接影响汤剂的煎煮效果和质量。早在汉代，张仲景就根据汤剂的不同组成、功用和临床应用特点，对煎药溶媒提出了不同的要求。如茯苓桂枝甘草大枣汤方以"甘澜水"煎，枳实栀子豉汤以"清浆水"煎。据初步统计，《伤寒论》中的煎药溶媒有水、白饮、甘澜水、酒水、蜜水、麻沸汤、潦水、清浆水、苦酒9种之多。明代著名医药学家李时珍在继承前人经验的基础上，亦在《本草纲目》卷五综述记载了10余种可用来作为制作汤剂的溶媒。其中天水类5种，地水类3种，还有酒、醋、童子小便等。清代医家程国彭亦在《医学心悟》卷首中指出："煎药误，水不洁，油汤入药必呕哕，呕哕之时病转增，任是名医审不决。"由此可见，古代医家对煎药溶媒的研究是较为深入和十分重视的。

三、煎 药 用 火

　　煎药用火有文武之分，武火是指火势急、火候大；文火是指火势慢、火候小。一般煎煮药物宜先武后文，即用武火使其沸腾，沸后用文火保持微沸状态。另外，还要根据药物性味及煎煮所用时间的要求，酌定火候。一般解表剂、清热剂、泻下剂及其他以芳香药物为主组成的方剂，宜武火急煎，煎煮时间应较短，加水量亦较少，即用大火迅速煮沸，改用小火煎煮5～10分钟即可；补益剂和有效成分不易煎出的矿物类、贝甲类、有毒药等，宜文火久煎，煎煮时间较长，加水量亦较多。如果不慎将药物煎煮焦枯，则应弃去不用，以免产生不良反应。

四、煎 药 方 法

　　煎药前应先将药物放入容器中，先加冷水浸泡，一般药物浸泡20～30分钟，以种子、果实为主的可达1小时。夏天、冬天因气温的高低，浸泡时间宜适当缩短或延长，经过加冷水浸泡后再煎煮，以利于药物有效成分的煎出。一般一剂药煎煮2～3次，应将每次煎得药液混合后，再分次服用。汤剂煎后应榨渣取汁，以免有效成分的损失。

　　方剂中一般的药物可以同时共煎，但有部分药物因其性质、性能及临床用途不同，在煎煮时间和方法上有些特殊要求。因而对这些有特殊煎法的药物，应在处方中加以注明，并按规定的要求制备。

　　1. 先煎　介壳类、矿石类药物，因质地坚实，有效成分难以煎出，应打碎先煎，煮沸后20分钟，再下其他药物，如龟甲、鳖甲、石决明、赭石、生龙骨、生石膏、磁石等。某些泥沙多的药物如灶心土、糯稻根等，以及质轻量大的植物药如芦根、白茅根、夏枯草等，亦先煎取汁澄清，然后以其药汁代水煎煮其他药物。对一些有毒烈性质的药物，要先煎30～60分钟，以降低其毒烈之性，如川乌、草乌、附子等。

　　2. 后下　气味芳香的药物，用其挥发油取效的，宜在其他药物即将煎好时放入，煎煮5分钟左右即可，以防其有效成分走散，如薄荷、钩藤、砂仁、白豆蔻等。大黄等泻下药物，取其攻下时，一般煎煮10分钟即可。番泻叶、胖大海等甚至可以用开水泡服。后下的药物，也要先浸泡再煎煮。

　　3. 包煎　有些药物，煎煮时易飘浮在药液面上，或使药液混浊不便于煎煮和服用的药，如蒲黄、海金沙等；药材较细，又含淀粉、黏液质较多，煎煮时容易粘锅、煳化、焦化的药，如车前子、葶苈子等;药材有绒毛,对咽喉有刺激的药,如辛夷、旋覆花等,煎煮前均宜用纱布包裹,再同其他药物共同煎。

4. 另炖或另煎 某些贵重药物,为了保存其有效成分,避免同时煎煮有效成分被其他药吸附,可另炖或另煎,如人参、西洋参可切片,放入加盖碗内,隔水炖1~2小时。对于贵重而又难于煎出气味的羚羊角等,应切成薄片另煎2小时取汁合服,亦可磨汁或锉成细粉调服。

5. 烊化(溶化) 胶质、黏性大而且容易溶解的药物,如阿胶、鹿角胶、蜂蜜、饴糖等,用时应单独加温溶化,趁热与煎好的药液兑服。和其他药物同煎时,容易黏附于其他药物及锅底,既浪费药材又容易煮焦,影响药效,注意避免。

6. 冲服 某些芳香或贵重药物不宜加热煎煮的,应研为细末,用药液或温开水冲服,如麝香、牛黄、琥珀等;散剂、药物的粉末及药物鲜品的自然汁液亦需冲服,如紫雪、肉桂末、沉香粉、三七粉、芒硝、生藕汁、竹沥、猪胆汁等。

第二节 服药方法

服药法包括服药时间、服用方法、服药食忌、药后调护等。

一、服药时间

应根据病位上下、病情轻重、药物剂型以及病证特点来决定药物服用的时间。一般来说,宜在饭前1小时服药,以利于药物尽快吸收,但对胃肠道有刺激的方药,宜饭后服用,以减轻药物对胃肠道的刺激;急病、重病不拘时服用;慢性病应定时服用。补益剂与泻下剂宜空腹服用;安神剂宜临睡前1小时服用;治疟剂宜在发作前2小时服;此外,为使药物充分发挥作用,有的药物还应在特定的时间服用,如十枣汤应平旦时服,鸡鸣散应五更时服等。

二、服用方法

服用汤剂一般一日1剂,将两次或三次煎煮之药液合并,分2~3次温服。对病情急重者,可顿服或一日数服或煎汤代茶频服,必要时一日连服2剂,以保证药力的集中、持续、有效。慢性病多用丸、散、膏、酒等剂型,一般一日服2~3次,若用汤剂时,可少量服用,一日1~2次。呕吐患者宜小量频服。发汗剂、泻下剂服药应中病即止,一般以得汗、得下为度,不必尽剂,以免汗、下太过损伤正气。对于峻烈或毒性药品,宜先少量进服,而后逐渐增加,有效则止,慎勿过量,以免中毒。对于服用汤药后有恶心呕吐者,可在药液中加入少量姜汁,或用鲜生姜擦舌,或嚼少许陈皮,然后再服汤药,或少量频频冷服。对昏迷吞咽困难的患者,可用鼻饲法给药。

汤药一般多温服,特殊情况下,也可以冷、热服。通常是治疗热证可寒药冷服,治疗寒证可热药热服,以辅助药力。但当病重邪深时还应寒药热服、热药冷服,以防药病格拒。

三、服药食忌

服药食忌,又称"忌口",是指服药期间要注意饮食禁忌。由于在服药期间,不适当的饮食可能会加重旧病或变生新病,或降低药效或诱发不良反应,因此,为了保证临床用药的安全和有效,要重视服药期间的饮食禁忌。

服药后的饮食宜忌主要有两个方面,一方面是疾病对饮食的宜忌,如水肿病宜少食盐,消渴病宜忌糖，下利慎油腻，寒证禁生冷等。另一方面是药物对饮食的宜忌，如服用含人参的方剂应忌食萝卜，服含有土茯苓的方剂应忌饮茶，服荆芥时宜忌食河豚与无鳞鱼等，服地黄、何首乌时忌葱、蒜、萝卜。总之，一般服药期间应忌食生冷、油腻、鱼腥、辛辣、酒酪等不易消化吸收之品。正如李时珍在《本草纲目》所说："凡服药，不可杂食肥猪犬肉，油腻羹鲙，腥臊陈臭诸物；凡服药，不可多食生蒜、胡荽、生葱、诸果、诸滑滞之物。"

四、药后调护

药后调护就是通过观察患者服药后的反应，而有针对性地实施调护，以提高药物疗效，帮助患者早日康复。一般服用发汗解表类方剂，应观察患者出汗的情况，如有无汗出，汗量多少，汗液性质以及颜色、肢温、脉象、伴随症状的变化等。若药后微有汗出，热退身凉，说明表证已解，则停后服，以防过汗伤正；若汗出而热不退，则应继续给药；若无汗或汗出不彻，可加服热粥，或适当提高室温、添加衣被等，以助取汗。若大汗淋漓、脉微欲绝，即为汗出太过、亡阳虚脱之象，应及时施以回阳固脱之法。服用泻下、驱虫杀虫类方剂，应注意观察患者大便的情况，如大便形状、颜色、数量、气味、有无虫体的排出，第一次排便时间、排便次数等。一般润下剂药力和缓，药后便通还可继续服用1～2日；而服峻下剂后，若大便不下或仅有数枚燥屎，可间隔4小时后再服药；若燥屎后带稀便，表明药已中病，应停服后药。服逐水方剂后泻下不止，在停药同时可服冷粥或饮冷开水止之；若服药后患者出现剧烈腹痛，泄泻不止或频繁呕吐，大汗淋漓，心悸气短等反应，表明气随液脱，应及时施以益气回阳固脱之法，同时给患者饮用糯米粥或小米粥、红枣汤等以养胃止泻。由于泻下剂极易损伤脾胃，一般药后用米汤或清淡素食以养胃护脾。此外，服用药物后一般还要告诫患者不宜劳累，节制房事，调畅情绪，心态平衡等，对于患者的康复亦十分重要。

思政元素

煎服法与人文关怀

徐大椿《医学源流论》曰："煎药之法，最宜深讲，药之效不效，全在乎此。"如桂枝汤方后注："服已须臾啜热稀粥一升余，以助药力。"十枣汤强调"强人服一钱匕，羸人服半钱，温服之，平旦服。若下少，病不除者，明日更服，加半钱，得快下利后，糜粥自养"；如在煎煮时间中，小建中汤注明"以水七升、煮取三升……更上微火消解，温服一升。"黄连汤"煮取六升，去滓，温服，昼三夜二"。

方剂中这些煎服细节都体现了古人对患者细致入微的人文关怀之情，注重用药调护，处处以患者为中心，关注患者感受，提升患者归属感和满意度。医道乃"至精至微之事"，医者在"穷致天人之理，精思竭虑于古今之书"的同时，要"视人犹己""勿问贵贱，勿择贫富，专以救人为心"。时至今日，中国传统医学道德和职业操守，对后世医者的职业素养发展仍具有重大的指导意义。作为医学生，我们不仅要追求医术的精湛，还要有高尚的医德，以行动诠释"大医精诚"精神，用担当彰显医者仁心使命。

第三节　处方的使用

处方是指由注册的执业医师和执业助理医师在诊疗活动中为患者开具的，由取得药学专业技术职务任职资格的药学专业技术人员审核、调配、核对，并作为患者用药凭证的医疗文书。处方包括医疗机构病区用药医嘱单。中医饮片处方还是医生辨证论治的方案,临床运用中药的具体形式。医师是根据医疗、预防、保健需要,按照诊疗规范,以及药品说明书中的药品适应证、药理作用、用法、用量、禁忌、不良反应和注意事项等开具处方。开具麻醉药品、精神药品、医疗用毒性药品、放射性药品的处方,必须严格遵守有关法律、法规和规章的规定。所以,处方不仅在内容上应做到药证相符,配伍合理,药量恰当,而且在形式上也应做到规范书写,药物剂量及用法标注明确,字迹清晰端正等。中华人民共和国卫生部于2007年2月14日发布《处方管理办法》(卫生部令第53号),并从2007年5月1日起施行。由于处方可以直接反映出医生的辨证论治水平和职业责任心,所以掌握处方的格式和规范书写等基本内容,是医学生们必备的基本技能之一,也是方剂学不可缺少的教学内容。

一、处方类型与格式

(一)处方类型

处方标准由国家主管的卫生行政部门统一规定,处方格式由省、自治区、直辖市卫生行政部门统一制定,处方由医疗机构按照规定的标准和格式印制。医疗处方分为普通处方、急诊处方、儿科处方、麻醉药品和第一类精神药品处方、第二类精神药品处方。其中,普通处方印刷用纸白色;急诊处方印刷用纸淡黄色;儿科处方印刷用纸淡绿色;麻醉药品和第一类精神药品处方印刷用纸为淡红色,右上角标注"麻、精一";第二类精神药品处方白色,右上角标注"精二"。

(二)处方格式由三部分组成

1. 前记 包括医疗机构名称、费别、患者姓名、性别、年龄、门诊或住院病历号,科别或病区和床位号、临床诊断、开具日期等。可添列特殊要求的项目。麻醉药品和第一类精神药品处方还应当包括患者身份证明编号,代办人姓名、身份证明编号。

2. 正文 以 Rp 或 R(拉丁文 Recipe"请取"的缩写)标示,分列药品名称、规格、数量、用法用量。

3. 后记 医师签名或者加盖专用签章,药品金额以及审核、调配,核对、发药药师签名或者加盖专用签章。

二、处方书写要求

处方是供药房配药的依据,关系到治病的效果甚至患者性命安危,绝不可马虎从事。处方书写必须符合下列规则:

1. 处方记载的患者一般项目及临床诊断填写清楚、完整,并与病历记载相一致。

2. 每张处方限于一名患者的用药。

3. 处方字迹清楚,不得涂改;如需修改,应当在修改处签名并注明修改日期。

4. 处方药品名称应当使用规范的中文名称书写,没有中文名称的可以使用规范的英文名称书写;医疗机构或者医师、药师不得自行编制药品缩写名称或者使用代号;书写药品名称、剂量、规格、用法、用量要准确规范,药品用法可用规范的中文、英文、拉丁文或者缩写体书写,但不得使用"遵医嘱""自用"等含糊不清字句。

5. 患者年龄应当填写实足年龄,新生儿及婴幼儿写日、月龄,必要时要注明体重。

6. 西药和中成药可以分别开具处方,也可以开具一张处方,中药饮片应当单独开具处方。

7. 开具西药、中成药处方,每一种药品应当另起一行,每张处方不得超过5种药品。

8. 药品用法、用量应当按照药品说明书规定的常规用法用量使用,特殊情况需要超剂量使用时,应当注明原因并再次签名。

9. 除特殊情况外,应当注明临床诊断。

10. 开具处方后的空白处画一斜线以示处方完毕。

11. 处方医师的签名式样和专用签章应当与院内药学部门留样备查的式样相一致,不得任意改动,否则应当重新登记留样备案。

12. 药品剂量与数量用阿拉伯数字书写。剂量应当使用法定剂量单位:重量以克(g)、毫克(mg)、微克(μg)、纳克(ng)为单位;容量以升(L)、毫升(ml)为单位;国际单位(IU)、单位(U);中药饮片以克(g)为单位。片剂、丸剂、胶囊剂、颗粒剂分别以片、丸、粒、袋为单位;溶液剂以支、瓶为单位;软膏及乳膏剂以支、盒为单位;注射剂以支、瓶为单位,应当注明含量;中药饮片以剂为单位。

13. 处方一般不得超过7日用量;急诊处方一般不得超过3日用量;对于某些慢性病、老年病或特殊情况,处方用量可适当延长,但医师应当注明理由。医疗用毒性药品、放射性药品的处方用量应当严格按照国家有关规定执行。

14. 医师利用计算机开具、传递普通处方时,应当同时打印出纸质处方,其格式与手写处方一致;打印的纸质处方经签名或者加盖签章后有效。药师核发药品时,应当核对打印的纸质处方,无误后发给药品,并将打印的纸质处方与计算机传递处方同时收存备查。

麻醉药品、精神药品的处方按照《麻醉药品和精神药品管理条例》的要求书写。中药处方的书写按照国家中医药管理局《中药处方格式及书写规范》书写。

三、中药处方格式及书写规范

(一)中药处方包含内容

1. 一般项目,包括医疗机构名称、费别、患者姓名、性别、年龄、门诊或住院病历号、科别或病区和床位号等。可添列特殊要求的项目。

2. 中医诊断,包括病名和证型(病名不明确的可不写病名),应填写清楚、完整,并与病历记载相一致。

3. 药品名称、数量、用量、用法,中成药还应当标明剂型、规格。

4. 医师签名或加盖专用签章,标明处方日期。

5. 药品金额,审核、调配、核对、发药药师签名或加盖专用签章。

(二)中药饮片处方书写要求

1. 应当体现"君、臣、佐、使"的特点要求。

2. 名称应当按《中华人民共和国药典》规定准确使用,《中华人民共和国药典》没有规定的,应当按照本省(区、市)或本单位中药饮片处方用名与调剂给付的规定书写。

3. 剂量使用法定剂量单位,用阿拉伯数字书写,原则上应当以克(g)为单位,"g"(单位名称)紧随数值后。

4. 调剂、煎煮的特殊要求注明在药品右上方,并加括号,如打碎、先煎、后下等。

5. 对饮片的产地、炮制有特殊要求的,应当在药品名称之前写明。

6. 根据整张处方中药味多少选择每行排列的药味数,并原则上要求横排及上下排列整齐。

7. 中药饮片用法用量应当符合《中华人民共和国药典》规定,无配伍禁忌,有配伍禁忌和超剂量使用时,应当在药品上方再次签名。

8. 中药饮片剂数应当以"剂"为单位。

9. 处方用法用量紧随剂数之后,包括每日剂量、采用剂型(水煎煮、酒泡、打粉、制丸、装胶囊等)、每剂分几次服用、用药方法(内服、外用等)、服用要求(温服、凉服、顿服、慢服、饭前服、饭后服、空腹服等）等内容，例如"每日1剂，水煎400ml，分早晚两次空腹温服"。

10. 按毒麻药品管理的中药饮片的使用应当严格遵守有关法律、法规和规章的规定。

（三）中成药处方书写要求

1. 按照中医诊断（包括病名和证型）结果，辨证或辨证辨病结合选用适宜的中成药。

2. 中成药名称应当使用经药品监督管理部门批准并公布的药品通用名称，院内中药制剂名称应当使用经省级药品监督管理部门批准的名称。

3. 用法用量应当按照药品说明书规定的常规用法用量使用，特殊情况需要超剂量使用时，应当注明原因并再次签名。

4. 片剂、丸剂、胶囊剂、颗粒剂分别以片、丸、粒、袋为单位，软膏及乳膏剂以支、盒为单位，溶液制剂、注射剂以支、瓶为单位，应当注明剂量。

5. 每张处方不得超过5种药品，每一种药品应当分行顶格书写，药性峻烈的或含毒性成分的药物应当避免重复使用，功能相同或基本相同的中成药不宜叠加使用。

6. 中药注射剂应单独开具处方。

【附】某某市中医医院处方笺

某某市中医医院
处方笺

普通

处方 NO：00080

姓名：某某某　性别：男　年龄：30岁　住址：某某市某街68号

门诊/住院号：002867　科别：内科　　　　2023年5月16日

诊断：外感风寒湿邪，兼里热证

R

羌　活 6g	苍　术 6g	白　芷 6g
防　风 6g	川　芎 5g	黄　芩 6g
当　归 10g	苦　参 6g	知　母 5g
生石膏（先煎）10g	生地黄 10g	炙甘草 3g

剂数：3剂

用法：水煎内服。每日1剂，水煎400ml，分早晚两次温服。忌食辛辣、浓茶、鱼腥。

医师签名：某某某

药费金额：￥28.9　　发药：某某某　　审核：某某某

调剂：某某某　　核对：某某某

【附】古方药量考证

由于历代度量衡制度的改变和地区的不同，所以，方药的古今用量差别很大，计量单位的名称亦不一致。

古秤以黍、铢、两、斤计算，而无分名。到了晋代，则以十黍为一铢，六铢为一分，四分为一两，十六两为一斤。及至宋代，遂立两、钱、分、厘、毫之目，即十毫为一厘，十厘为一分，十分为一钱，十钱为一两，以十累计，积十六两为一斤。元、明以及清代，沿用宋制，很少变易。故宋、元、明、清之方，凡言分者，均是分厘之分，不同于晋代二钱半为一分之分。清代之称量称为库平，后来通用市称。

古方容量，有斛、斗、升、合、勺之名，均以十进制，即十勺为一合，十合为一升，十升为一斗，十斗为一斛。但其大小，历代亦多变易，考证亦有差异，如李时珍在《本草纲目》中说："今古异制，古之一两，今用一钱可也。"再如张景岳认为："古之一两，为今之六钱，古之一升，为今之三合三勺。"如何折算重量,宋代《重修政和经史证类备用本草》记载:"凡方云半夏一升者,洗毕秤五两为正;蜀椒一升者,三两为正;吴茱萸一升者,五两为正。"依据药物质地的轻重,一升约三至九两。现多从李、张之说,汉之一两,可用 3g。

至于古方云其"等分"者,非重量之分,是指各药斤两多少皆相等,多用于丸、散剂,在汤、酒剂中较少应用。古代尚有刀圭、方寸匕、钱匕、一字等名称,大多用于散药。所谓方寸匕者,即作匕正方一寸,抄散取不落为度;刀圭,即方寸匕的十分之一;钱匕者,即以汉五铢钱抄取药末,亦以不落为度;半钱匕者,则为抄取一半;一字者,即以开元通宝钱币(币上有"开元通宝"四字)抄取药末,填去一字之量。其中一方寸匕药散约合五至八分(今用 2~3g);一钱匕药散约合三至五分(今用 1~2g)。另外,丸剂的大小、数量,有弹丸大、梧桐子大,以至麻子大等,如一鸡子黄 =1 弹丸 =40 梧桐子 =80 粒大豆 =160 粒小豆 =480 粒大麻子 =1 440 粒小麻子(古称细麻,即胡麻)。

根据国务院的指示,从 1979 年 1 月 1 日起,全国中医处方用药计量单位一律采用"克"即"g"为单位的公制。

十六进制与公制计量单位换算率如下:

一斤(16 两)=0.5kg=500g

一两 =31.25g

一钱 =3.125g

一分 =0.312 5g

一厘 =0.031 25g

(注:换算时尾数可以舍去)

方剂中药物的用量一般应以最新版《中华人民共和国药典》为指导,根据药物性质、剂型、配伍关系,患者的年龄、体质、病情,以及季节的变化而酌定。本教材每首方剂中药物标注的剂量多为两种:一种是录其古方原著之用量,冀以领悟古方的配伍意义、组方特点,并作为今人临证用药配伍比例之参考;另一种则以"(×g)"标注,此为现代临床作为汤剂使用时的参考剂量[个别不宜作汤剂者,其组成药物下之"(×g)"剂量,为作丸、散等时的现代参考用量]。后者是依据古今度量衡、方剂用法之差异,并参考当代临床习用剂量而定,其与原方古代剂量并非度量衡制上的绝对等值换算,切忌以此推算古今剂量之换算标准。而且,同一时代,甚至同一原著各方中同一药物之剂量相同,但教材中所提供之当今临证参考用量亦不尽一致。学者当以今人临床实际应用为准,不可过于刻板,拘泥于古今度量衡折算之剂量。

(赵宝林)

? 复习思考题

1. 试述汤剂煎药的方法。

2. 试述汤剂的服用方法。

3. 中药饮片处方书写的要求。

ER6-3

扫一扫,测一测

第七章　解　表　剂

PPT 课件

知识导览

学习目标

　　掌握麻黄汤、桂枝汤、九味羌活汤、小青龙汤、银翘散、桑菊饮、麻黄杏仁甘草石膏汤、败毒散的组成、功用、主治、方解、组方特点和临床应用。

　　熟悉止嗽散的组成、功用、主治及主要配伍意义。熟悉解表剂的概念、适用范围、分类及应用注意事项。

　　了解柴葛解肌汤、升麻葛根汤、再造散、加减葳蕤汤功用和主治。

　　凡以解表药为主要组成，具有发汗、解肌、透邪外出等作用，主要治疗表证的方剂，统称解表剂，属"八法"中的"汗法"。

　　肌表为人体的藩篱，肺主皮毛，与口鼻相通。外感六淫邪气侵袭人体时，肌表、肺卫当先受之，故出现表证的症状。此时，说明邪气在表，邪未深入，同时表明病势较浅，可用辛散轻宣的药物使外邪从肌表而出。如果失时不治，或治不如法，病邪不得外解，必转而深入，变生他证。故对外感六淫邪气而致的表证，要遵循"其在皮者，汗而发之""因其轻而扬之"（《素问·阴阳应象大论》）的治疗原则，及时运用解表剂治疗，使邪从表而解，早期治愈，防止传变。

　　解表剂主要治疗表证，其病位在肌表、肺卫，致病因素主要为六淫邪气，主要症见恶寒发热、头疼身痛、脉浮等。对于麻疹未透，疮疡初起，水肿初期，疟疾等而见表证症状的，也可用解表剂治疗。

　　病邪性质有寒热的不同，患者体质有虚实之差别，因此解表剂相应地分为辛温解表、辛凉解表、扶正解表三类，分别适用于风寒表证、风热表证及体虚外感表证等。

　　使用解表剂要辨证准确，辨明邪之内外、邪之寒热以及有无兼证。对于表邪未尽，又出现里证，则先解表后治里；表里并重，应表里双解；若表邪已解，或病邪已入里，如麻疹已透、疮疡已溃、虚证水肿、痹证日久、吐泻失水、失血家、热病后期津液亏损等，均不宜使用解表剂。解表剂多为辛散轻宣之品组方，故不宜久煎，以免药性耗散，影响疗效。解表剂是以发汗祛除邪气，发汗的程度以遍身微汗出为佳。切不可发汗太过，以免耗气伤阴，甚至导致亡阴亡阳之变。也不能发汗不彻，使病不得解。同时，为了助药发汗和避免复感，服用解表剂一般要温服，服后要增加衣被或辅之以热粥。服药期间，应忌食生冷、油腻等不易消化之品，以免影响药物的吸收与药效的发挥。

第一节　辛温解表

　　辛温解表剂，适用于外感风寒表证。症见恶寒发热、头痛项强、肢体酸痛、口不渴、舌苔薄白、脉浮紧或浮缓等。常以辛温解表、宣肺止咳药如麻黄、桂枝、羌活、苏叶、防风、杏仁、桔梗等为主组成方剂。代表方如麻黄汤、桂枝汤、九味羌活汤、小青龙汤、止嗽散等。

麻黄汤(《伤寒论》)

【组成】麻黄去节,三两(9g)　桂枝二两(6g)　杏仁去皮尖,七十个(6g)　甘草炙,一两(3g)

【用法】汤剂:麻黄先煎去沫,再与余药同煎,去渣温服,一日2次,覆取微汗。

【功用】发汗解表,宣肺平喘。

【主治】外感风寒表实证。症见恶寒发热,头痛身疼,无汗而喘,舌苔薄白,脉浮紧。

【方解】本方证为风寒束表,肺气失宣所致。风寒束表,卫阳被遏,营阴郁滞,皮毛闭塞,经脉不通,故恶寒发热、无汗、头痛身疼;肺主气,合皮毛,寒邪袭表,肺失宣肃,则上逆为喘;舌苔薄白,脉浮紧均为风寒袭表之象。治宜发汗解表,宣肺平喘。

方中麻黄味苦性辛温,入肺与膀胱经,善开腠理,具发汗解表、宣肺平喘之功,为君药。桂枝辛温,解肌发表,温通经脉,既助麻黄发汗解表,使其发汗之力倍增,又畅行营阴,使疼痛之症得解,为臣药。杏仁苦温,宣降肺气,止咳平喘,与麻黄相伍,一宣一降,以恢复肺气之宣降,增强宣肺平喘之力,为佐药。炙甘草既能调和麻、杏之宣降,又能缓和麻、桂相合之峻烈,使汗出不致过猛而耗伤正气,是使药而兼佐药之用。四药合用,表寒得散,营卫得通,肺气得宣,则诸症可愈。

本方配伍特点有二:一是麻黄与桂枝相须为用,发卫气之闭以开腠理,透营分之郁以和营卫,则发汗解表之力倍增,使其成为辛温解表之峻剂;二是麻黄与杏仁相使,宣降相应,平喘之效更著,有"麻黄以杏仁为臂助"之说,也使本方成为宣肺止咳平喘的基础方。

【临床应用】

1. 辨证要点　本方是治疗外感风寒表实证的代表方。以恶寒发热,无汗而喘,脉浮紧为辨证要点。

2. 临证加减　若喘急胸闷、咳嗽痰多而表证不甚者,可去桂枝,加苏子、半夏化痰止咳平喘;若有里热之烦躁、口干,可酌加石膏、黄芩以清泻郁热。

3. 现代运用　常用于治疗感冒、流行性感冒、急性支气管炎、支气管哮喘等属风寒表实证者。

4. 使用注意　因本方为辛温发汗之峻剂,凡体虚外感、表虚自汗以及"疮家""淋家""衄家""亡血家"等均不宜使用。由于本方中麻黄含有麻黄碱,有收缩血管、升高血压的作用,对心脏病、高血压等患者要慎用。本方不宜久服,汗出即止。

【附方】

1. 麻黄加术汤(《金匮要略》)　组成及用法:即麻黄汤原方加白术四两(12g)。水煎温服,温覆取微汗。功用:发汗解表,散寒祛湿。主治:风寒湿痹证,症见身体烦疼,无汗等。

2. 三拗汤(《太平惠民和剂局方》)　组成及用法:麻黄不去节　杏仁不去皮尖　甘草不炙　各等分,为粗末,每服五钱(15g),加生姜五片(6g)　水煎温服。功用:宣肺解表。主治:外感风寒,肺气不宣证。症见鼻塞声重,语音不出,咳嗽胸闷。

3. 大青龙汤(《伤寒论》)　组成及用法:麻黄去节,六两(12g)　桂枝二两(6g)　甘草炙,二两(6g)　杏仁去皮尖,四十枚(6g)　石膏如鸡子大,碎(18g)　生姜三两(9g)　大枣十二枚(3g)　水煎温服,取微汗。功用:发汗解表,清热除烦。主治:外感风寒,里有郁热证。症见恶寒发热,头身疼痛,无汗,烦躁,脉浮紧。

【鉴别】麻黄加术汤由麻黄汤加白术而成,主治素体多湿,又感风寒之证。方中用麻、桂与白术相伍,发汗解表、散寒除湿力量强。麻黄、白术既去表里之湿,又无发汗太过之虑,相辅相制,配伍精妙。三拗汤由麻黄汤去桂枝而成,主治风寒犯肺之咳喘证。方中麻黄和杏仁相配,宣肺止咳力量强,失去桂枝则发汗解表作用弱。大青龙汤由麻黄汤倍用麻黄再加石膏、姜、枣而成,主治外感风寒表实重证而兼有郁热者。方中用石膏清热除烦;用姜、枣和倍用炙甘草,有缓和辛温峻散之力,又有益气和中之效。

【方歌】麻黄汤中用桂枝,杏仁甘草四般施,

发热恶寒头项痛,喘而无汗服之宜。

桂枝汤(《伤寒论》)

【组成】桂枝去皮,三两(9g) 芍药三两(9g) 甘草炙,二两(6g) 生姜切,三两(9g) 大枣擘,十二枚(3g)

【用法】汤剂:水煎分2次温服,服后即时啜热稀粥或喝少量热开水,冬季并盖被保温,以助药力,令取微汗。若服后汗出病瘥,不必尽剂;若不汗,照前法再服。病重者,可昼夜给药。

【功用】解肌发表,调和营卫。

【主治】外感风寒表虚证。症见头痛发热,汗出恶风,或鼻鸣干呕,苔白不渴,脉浮缓或浮弱。

【方解】本方证由风寒束表,营卫不和所致。风寒伤人肌表,原应恶寒发热而无汗,今汗自出而恶风,是因外感风邪,风性疏泄,卫气失其固护之性,"阳强而不能密",不能固护营阴,营阴不能内守而外泄所致。风寒外袭,邪正相搏于肌表,故头痛,发热,脉浮。邪气郁滞,肺胃失和,故鼻鸣干呕。风寒在表,治应辛温发散以解表,但本方证属表虚,腠理不固,故以解肌发表,调和营卫,即祛邪与调正兼顾为治。

方中桂枝辛甘而温,透营达卫,温通经络,解肌发表,外散风寒,用治"卫强"为君药。芍药为臣,酸甘以益阴敛营,敛固外泄之营阴,用治"营弱"。君臣二药等量合用,一治卫强,一治营弱,一散一收,调和营卫,使发汗而不伤阴,止汗而不恋邪,有"相反相成"之妙用。生姜辛温散寒,可助桂枝解肌,又可温胃散寒止呕;大枣、甘草,意在益气补中,且可滋脾生津。姜枣相配,既调和脾胃,又助桂、芍二药调和营卫,共为佐药。炙甘草甘缓调和,益气和中,与桂枝相合,可辛甘化阳以实卫;与芍药相伍,则酸甘化阴以和营;功兼佐使之用。本方药虽五味,但配伍严谨,发中有补,散中有收,邪正兼顾,既调和营卫,又调和阴阳,故柯琴《伤寒论附翼》称本方"为仲景群方之冠,乃滋阴和阳,调和营卫,解肌发汗之总方也"。

本方配伍严谨而有层次,以桂枝配芍药为主,生姜配大枣为辅,共同调和营卫。以桂枝、生姜配炙甘草、大枣辛甘化阳,以芍药配炙甘草、大枣酸甘化阴,调和阴阳。同时,本方在用法上也有特殊要求。

本方与麻黄汤相较,都是辛温解表剂,均能发汗解表,治外感风寒表证。但麻黄汤以麻黄配桂枝为配伍核心,发汗散寒力强,佐以杏仁宣肺平喘,既为辛温发汗之峻剂,又为止咳平喘之基础方,主治外感风寒表实证。桂枝汤以桂枝配芍药为配伍核心,佐以姜枣,发汗解表之力逊于麻黄汤,但有调和营卫之功,为辛温解表之和剂,主治外感风寒表虚证。

【临床应用】

1. 辨证要点 本方是治疗外感风寒表虚证的代表方剂,也用于病后、产后、体弱而表现为营卫不和者。以恶风、发热、汗出、脉浮缓为辨证要点。

2. 临证加减 若兼项背强而不舒,可加葛根增强解肌发表、生津舒筋之力;若素有喘咳,又感风寒而见桂枝汤证者,可加厚朴、杏仁下气平喘。

3. 现代运用 常用于治疗感冒、流行性感冒、原因不明的低热、荨麻疹、皮肤瘙痒证、冻疮、妊娠呕吐、产后或病后低热等属营卫不和者。

4. 使用注意 本方不宜用于表实无汗、表寒里热而无汗烦躁者以及温病初起、中焦湿热等证。禁食生冷、油腻、五辛、酒酪、臭恶等物。

【附方】

1. 桂枝加芍药汤(《伤寒论》) 组成及用法:桂枝去皮,三两(9g) 芍药六两(18g) 甘草炙,二

两(6g)　大枣擘,十二枚(3g)　生姜切,三两(9g)　水煎,分三次温服。功用:温脾和中,缓急止痛。主治:太阳病误下伤中,土虚木乘之腹痛。

2. 桂枝加葛根汤(《伤寒论》)　组成及用法:桂枝去皮,二两(6g)　芍药二两(6g)　生姜切,三两(9g)　甘草炙,二两(6g)　大枣擘,十二枚(3g)　葛根四两(12g)　水煎温服,取微汗。功用:解肌舒筋。主治:风寒客于太阳经输,营卫不和证。症见项背强几几,汗出恶风者。

【鉴别】桂枝加芍药汤、桂枝加葛根汤两方皆为桂枝汤类方,其病机都以营卫不和或气血阴阳失调为共性。桂枝加芍药汤因芍药的用量大于桂枝,使原治表之剂变为治里之剂,主治太阳病误下损伤脾气,肝木乘脾而致腹痛之证,方中以桂枝汤通阳温脾,倍芍药以柔肝缓急止痛。桂枝加葛根汤为桂枝汤减桂、芍用量,加葛根而成,具有解肌发表、生津舒筋之功,主治外感风寒,太阳经气不舒,津液不能敷布,经脉失去濡养所致之项背强几几证候。

【方歌】桂枝汤治太阳风,芍药甘草姜枣同,
　　　　解肌发表调营卫,表虚有汗此为功。

九味羌活汤(张元素方,录自《此事难知》)

【组成】羌活一两半(9g)　防风一两半(9g)　苍术一两半(9g)　细辛五分(3g)　川芎一两(6g)　白芷一两(6g)　生地黄一两(6g)　黄芩一两(6g)　甘草一两(6g)

【用法】汤剂:水煎服,一日2次。除汤剂外,还有九味羌活丸、九味羌活颗粒剂、九味羌活袋泡剂、九味羌活片等制剂用于临床和研究。

【功用】发汗祛湿,兼清里热。

【主治】外感风寒湿邪,兼有里热证。症见恶寒发热,无汗,头痛项强,肢体酸楚疼痛,口苦微渴,舌苔白或微黄,脉浮。

【方解】本方证由外感风寒湿邪,内有蕴热所致。风寒湿束于肌表,则恶寒发热,无汗头痛;湿邪郁滞经络,气血运行不畅,则肢体酸楚疼痛;口苦微渴者,是兼有里热之象。舌苔白,脉浮为邪在表之征。治宜发散风寒湿邪为主,兼清里热为辅。

方中羌活辛苦温,散表寒,祛风湿,利关节,止痹痛,为治风寒湿邪在表之要药,为君药。防风辛甘温,长于祛风除湿,散寒止痛;苍术辛苦温燥,除湿力强;两药共助羌活散寒除湿止痛,为臣药。细辛、白芷、川芎均辛温透达,散寒祛风,通行气血,宣痹以止头身疼痛;生地黄、黄芩清泄里热,并防辛温燥烈之品伤津之弊,为佐药。甘草调和诸药为使。诸药配伍得宜,共成发汗祛湿,兼清里热之剂。

本方配伍特点有二:一是辛散药和清热药结合运用。汗、清二法合施,可使温散而不致助热,清热而不凉遏表邪,散而不峻,寒而不滞。二是体现了"分经论治"的思想。本方药备六经,通治四时感冒,运用灵活,对后世颇有启迪。

【临床应用】

1. 辨证要点　本方为主治四时感冒属外感风寒湿邪,表实无汗而兼有里热证的常用方剂。以恶寒发热、头痛无汗、肢体酸楚疼痛、口苦微渴为辨证要点。

2. 临证加减　若肢体关节痛剧者,可倍用羌活以增通痹止痛之力;若湿邪较轻,酸楚不甚者,可减去温燥之性的苍术、细辛;湿重胸满者,可去滋腻之生地黄,加枳壳、厚朴行气化湿宽胸;里热甚而烦渴者,可加石膏、知母清热除烦止渴。

3. 现代运用　常用于治疗感冒、急性肌炎、风湿性关节炎、偏头痛、腰肌劳损等属外感风寒湿邪,兼有里热者。

4. 使用注意　本方中虽有性寒之生地黄、黄芩,但总属辛温燥烈之剂,故风热表证及阴虚内热者不宜使用。

【方歌】九味羌活用防风，细辛苍芷与川芎，

黄芩生地同甘草，分经论治宜变通。

小青龙汤（《伤寒论》）

【组成】麻黄去节，三两(9g)　芍药三两(9g)　细辛三两(3g)　干姜三两(6g)　甘草炙，三两(6g)　桂枝去皮，三两(9g)　半夏半升，洗(9g)　五味子半升(6g)

【用法】汤剂：水煎服一日2～3次。除汤剂外，还有小青龙汤合剂、小青龙汤精制颗粒剂、小青龙汤滴丸、小青龙汤口服液、小青龙汤贴、小青龙汤糖浆等制剂用于临床和研究。

【功用】解表散寒，温肺化饮。

【主治】外寒内饮证。症见恶寒发热，无汗，喘咳，痰多而稀，胸痞，或痰饮喘咳，不得平卧，或身体疼重，头面四肢浮肿，舌苔白滑，脉浮。

【方解】本方证是素有痰饮，复感风寒，外寒引动内饮所致。风寒外束，皮毛闭塞，卫阳被遏，营阴郁滞，故见恶寒发热、无汗、身体疼痛。素有痰饮之人，寒邪袭表则易引动内饮，水寒相搏，寒饮犯肺，肺失宣降，则咳喘痰多而稀；水停心下，阻滞气机，则胸痞；饮溢肌肤，则浮肿身重。舌苔白滑，脉浮均为外寒内饮之征。治宜解表化饮，表里同治。

方中麻黄、桂枝相须为君，发汗散寒，解外寒而宣肺气。干姜、细辛为臣，温肺化饮，兼助麻、桂解表。由于肺气逆甚，纯用辛温发散，既恐耗伤肺气，又虑其温燥伤津，故佐以五味子敛肺气而止咳喘；芍药益阴血而敛津液，以制诸药辛散温燥太过之弊。半夏燥湿化痰，和胃降逆，共为佐药。炙甘草益气和中，又能调和辛散酸收之品，是兼佐、使之用。诸药配伍，开中有合，宣中有降，共奏解表散寒，温肺化饮之功。

本方配伍特点有二：一是散中有收。以麻黄、桂枝散在表之风寒，配白芍酸寒敛阴，制麻、桂而使散中有收。二是开中有合。以干姜、细辛、半夏温化在肺之痰饮，配五味子敛肺止咳，使之开不伤正，合不留邪。

【临床应用】

1. 辨证要点　本方是治疗外寒内饮证的主要方剂。以恶寒发热，无汗，喘咳，痰多而稀，舌苔白滑，脉浮为辨证要点。临床上见有咳喘，痰多清稀而有泡沫，舌淡苔白滑者，有无表证，皆可使用。

2. 临证加减　若外寒较轻或无表证者，可去桂枝，麻黄改用蜜炙；若兼热象而出现烦躁者，可加生石膏、黄芩以清郁热；若口渴者，可去温燥之半夏，加天花粉以清热生津；若喘甚者，加杏仁以利肺平喘。

3. 现代运用　常用于治疗慢性气管炎急性发作、支气管哮喘、肺炎、百日咳、肺源性心脏病、过敏性鼻炎、卡他性眼炎、卡他性中耳炎等证属外寒内饮者。

4. 使用注意　本方不宜用于阴虚干咳无痰或痰热者。

【附方】**射干麻黄汤**（《金匮要略》）　组成及用法：射干三两(9g)　麻黄四两(9g)　生姜四两(6g)　细辛三两(3g)　紫菀三两(6g)　款冬花三两(6g)　大枣七枚(3g)　半夏半升(9g)　五味子半升(3g)　水煎，分3次温服。功用：宣肺祛痰，下气止咳。主治：咳而上气，喉中有水鸡声者。

【鉴别】射干麻黄汤是在小青龙汤基础上减桂枝、白芍、甘草，加入祛痰利肺、止咳平喘之射干、款冬花、紫菀而成。小青龙汤与射干麻黄汤的功用、主治基本相同，但小青龙汤表里同治，发汗解表力较强，射干麻黄汤以治里为主，止咳平喘力较优，常用于痰饮郁结，肺气上逆，而风寒表证较轻者。

【方歌】小青龙汤最有功，风寒束表饮停胸，

辛夏甘草和五味，姜桂麻黄芍药同。

张仲景与中医人家国情怀

本章所列麻黄汤、桂枝汤、小青龙汤都选自张仲景《伤寒论》。仲景年轻时被州郡举为孝廉，被朝廷指派为长沙太守。他指定每月初一和十五不问政事，专司诊疗，为百姓解疾。因其在大堂内坐诊，故后世有"坐堂医生"之称。"建安纪年以来，犹未十稔，其死亡者三分有二，伤寒十居其七。"张仲景潜心研究伤寒病的诊治，取得巨大的成就和满意的疗效，写出了《伤寒杂病论》这部传世巨著，被后人尊称为"医圣"，书中方剂也被后世称为"经方"。

张仲景的经历说明，中医人一直以来就拥有深厚的家国情怀，所谓"医国医人理相通"，历代以来，在瘟疫为患之际，中医人都义不容辞地投入。在抗击新型冠状病毒感染的战役中，当代中医人积极参与，疗效显著，体现出为党为国为人民的昂扬斗志和高尚医德。

止嗽散（《医学心悟》）

【组成】桔梗炒　荆芥　紫菀蒸　百部蒸　白前蒸，各二斤（各9g）　甘草炒，十二两（3g）　陈皮去白，一斤（6g）

【用法】散剂：共为末，每服6～9g，温开水或姜汤送服。亦可作为汤剂，水煎服，一日2次。除散剂和汤剂外，还有止嗽散颗粒剂用于临床和研究。

【功用】宣肺利气，疏风止咳。

【主治】风邪犯肺证。症见咳嗽咽痒，咯痰不爽，或微有恶风发热，舌苔薄白，脉浮缓。

【方解】本方证为风邪犯肺，肺失宣降所致。风邪犯肺，肺失清肃，虽经发散解表，但邪未尽除，故有咽痒咳嗽，微恶风发热之症。由于外邪尚存一二，治以宣肺止咳为主，微加疏散之品。

方中紫菀、百部为君，味苦，性温，入肺经，温而不热，润而不寒，止咳化痰，对于新、久咳嗽均可使用。桔梗苦辛，善于开宣肺气；白前辛甘，长于降气化痰，两药协同，一宣一降，以复肺气宣降之功，并增强君药止咳化痰之力，共为臣药。荆芥辛而微温，疏风解表，可除在表之余邪；橘红理气化痰，均为佐药。甘草缓急和中，调和诸药，合桔梗又有利咽止咳之作用，为佐使药。诸药相合，共奏宣肺利气、疏风止咳之功。

本方的配伍特点是药虽七味，用量轻微，药味平淡，具有温而不燥，润而不腻，散寒不助热，解表不伤正的特点。对于新、久咳嗽，咯痰不爽者，加减运用得宜，每能获效。

【临床应用】

1. 辨证要点　本方为治疗表邪未尽，肺失宣肃而致咳嗽的常用方。以咳嗽咽痒，微恶风发热、苔薄白为辨证要点。

2. 临证加减　本方加减可用于多种咳嗽，其咳嗽无问新久，尤其适用于外感咳嗽表邪未尽者。若外感风寒初起，头痛鼻塞、恶寒发热等表证较重者，加防风、苏叶、生姜以散表邪；若湿聚生痰、痰涎稠黏者，加半夏、茯苓、桑白皮以除湿化痰；若燥邪伤肺，干咳无痰者，加瓜蒌、贝母、知母以润燥化痰。

3. 现代运用　常用于治疗上呼吸道感染、急慢性支气管炎、百日咳等证属风邪犯肺者。

4. 使用注意　本方不宜用于阴虚劳嗽或痰热咳嗽者。

【附方】**金沸草散**(《博济方》) 组成及用法：旋覆花去梗 麻黄去节 前胡去芦,各三两(各9g) 荆芥穗四两(12g) 甘草炙 半夏洗净,姜汁浸,一两(各3g) 赤芍药一两(3g) 共为粗末,每服6～9g。亦可水煎服,日三服。功用：发散风寒,降气化痰。主治：伤风咳嗽。症见恶寒发热,咳嗽痰多,鼻塞流涕,舌苔白腻,脉浮。

【鉴别】止嗽散与金沸草散均为治疗风邪犯肺的方剂。止嗽散利肺止咳之力强,而解表祛邪之力不足,故偏于治疗外邪将尽,肺气不利之咳嗽不止者;金沸草散宣肺解表药力强,并佐以化痰之品,故善治风邪犯肺初起,而咳嗽痰多者。

【方歌】止嗽散内用桔梗,紫菀荆芥百部陈,

            白前甘草共为末,姜汤调服止嗽频。

第二节 辛凉解表

辛凉解表剂,具有疏散风热的作用,适用于外感风热或温病初起的表证。症见发热,头痛,咽痛,咳嗽,口渴,舌尖红,苔薄黄,脉浮数等。常用辛凉解表、清热解毒之薄荷、牛蒡子、桑叶、菊花、金银花、连翘等为主组成方剂。代表方如银翘散、桑菊饮、麻黄杏仁石膏甘草汤。

银翘散(《温病条辨》)

【组成】连翘一两(15g) 金银花一两(15g) 苦桔梗六钱(6g) 薄荷六钱(6g) 淡竹叶四钱(4g) 生甘草五钱(5g) 荆芥穗四钱(4g) 淡豆豉五钱(5g) 牛蒡子六钱(6g)

【用法】散剂：共为粗末,每次用18g,以鲜芦根煎汤代水煎服,一日2～3次。汤剂,加鲜芦根15～30g,水煎服。除散剂和汤剂外,还有银翘散丸剂、银翘散合剂、银翘散片剂、银翘散内服膏剂、银翘散口服液、银翘散袋泡剂等制剂用于临床和研究。

【功用】辛凉透表,清热解毒。

【主治】温病初起。症见发热无汗,或有汗不畅,微恶风寒,头痛口渴,咳嗽咽痛,舌尖红,苔薄白或微黄,脉浮数。

【方解】本方证为温热邪气初犯肺卫所致。温病初起,邪在卫分,卫气被遏,开合失司,则发热、微恶风寒、无汗或有汗不畅;风热上犯而致咳嗽咽痛;温邪伤津,故口渴;舌尖红,苔薄白或微黄,脉浮数均为风热在表之征。治宜辛凉透表,清热解毒。

方中金银花、连翘为君,既有辛凉透表、清热解毒的作用,又具芳香辟秽的功效,在透解卫分表邪的同时,兼顾了温热病邪多夹秽浊之气的特性。薄荷、牛蒡子辛凉,疏散风热,清利头目,且可解毒利咽;荆芥穗虽辛而微温,但配入淡豆豉等大队辛凉解表药中,恰能助君药辛散透表之力,四药共为臣药。淡竹叶清上焦热;芦根清热生津;桔梗宣肺止咳,三药共为佐药。甘草调和诸药,配桔梗以利咽,为佐使之用。诸药相合,共奏辛凉透表,清热解毒之功。

本方配伍特点有二：一是辛凉为主,辛温为辅。即辛凉药之中配伍少量辛温之品,既利于发表透邪,又不悖辛凉之意;二是解表为主,解毒、辟秽为辅。即疏散风邪与清热解毒、芳香辟秽之品相配,而成清疏兼顾之剂。但全方总体构成仍为辛凉大于辛温,解表大于清热。

【临床应用】

1. 辨证要点 本方是治疗风热表证的常用方剂,有"辛凉平剂"之称。以发热、微恶风寒,咽痛,口渴,脉浮数为辨证要点。

2. 临证加减 若渴甚者,加天花粉以清热生津;若项肿咽痛者,加马勃、玄参以清热解毒;若衄者,去荆芥、淡豆豉,加白茅根、侧柏炭、栀子炭以清热凉血;若咳者,加杏仁以利肺气;若胸

膈闷者,加藿香、郁金芳香化湿,辟秽祛浊。

3. 现代运用　常用于治疗流行性感冒、急性扁桃体炎、急性上呼吸道感染、乙型脑炎、流行性脑脊髓膜炎、腮腺炎等属风热表证者。

4. 使用注意　因本方中多为芳香轻宣之品,故不宜久煎。对于外感风寒及湿热病初起者,当禁用本方。

病案分析

王某,男,3岁。1960年3月3日初诊。患儿昨晚早起发热,体温38.5℃,伴咳嗽、喷嚏、流涕,大便干,小便黄。诊查:全身皮肤遍起红疹,舌边尖红,苔薄白而干,脉搏象浮数。

辨证:温邪犯肺,肺气不宣,郁热波及营血,外发成疹。

病证:温病初起。

治法:辛凉解表,宣肺透疹。

方药:银翘散加减。

金银花10g　连翘10g　薄荷5g　豆豉6g　牛蒡子10g　桔梗5g　竹叶6g　芦根15g　浮萍6g

随访:服上药两剂后,热退疹消而愈。(董建华.中国现代名中医医案精华[M].北京:北京出版社,1990.)

【**方歌**】银翘散主上焦疴,竹叶荆牛豉薄荷,
　　　　　甘桔芦根凉解法,清疏风热煮无过。

桑菊饮（《温病条辨》）

【**组成**】桑叶二钱五分(7.5g)　菊花一钱(3g)　杏仁二钱(6g)　连翘一钱五分(5g)　薄荷八分(2.5g)　桔梗二钱(6g)　生甘草八分(2.5g)　芦苇根二钱(6g)

【**用法**】汤剂:水煎,温服,一日2次。除汤剂外,还有桑菊合剂、桑菊饮片、桑菊丸、桑菊颗粒、桑菊感冒散等制剂用于临床和研究。

【**功用**】疏风清热,宣肺止咳。

【**主治**】风温初起证。症见咳嗽,身热不甚,口微渴,舌苔薄白,脉浮数。

【**方解**】本方证为外感风温袭肺,肺失清肃所致。风温初起,邪在肺络,肺气失宣,故以咳嗽为主症。受邪轻浅,故身热不甚,口微渴。治宜疏风清热,宣肺止咳。

方中桑叶甘苦性凉,疏散上焦风热,且善走肺络,能清宣肺热而止咳;菊花辛甘苦凉,散风热,长于清散上焦风热而利头目,二药相须,旨在清上焦邪热,共为君药。桔梗、杏仁,一升一降,宣利肺气而止咳;薄荷疏散风热,以助君药疏散上焦风热,三药共为臣药。连翘清热解毒;芦根清热生津而止渴,共为佐药。甘草调和诸药,为使药,且与桔梗相合而利咽喉。诸药合用,使上焦风热得以疏散,肺气得以宣降,则表证解,咳嗽止。

本方与银翘散都是治疗温病初起的辛凉解表剂,组成中均有连翘、桔梗、甘草、薄荷、芦根五药,但银翘散有金银花配伍荆芥穗、淡豆豉、牛蒡子、淡竹叶,且连翘用量偏重,解表清热之力强;桑菊饮有桑叶配杏仁,宣肺止咳之力大。故吴鞠通在其《温病条辨》中称桑菊饮为"辛凉轻剂",银翘散为"辛凉平剂"。

【**临床应用**】

1. 辨证要点　本方是治疗风温或风热犯肺轻证的常用方剂,有"辛凉轻剂"之称。以咳嗽、

发热不甚、微渴、脉浮数为辨证要点。

2. 临证加减 若见气粗似喘,是气分热势渐盛,加石膏、知母以清解气分之热;若肺中热甚,咳嗽痰黄,可加黄芩、桑白皮以清肺止咳;若口渴者,加天花粉以清热生津;若热盛伤络、咳痰夹血者,可加白茅根、藕节、牡丹皮以凉血止血。

3. 现代运用 常用于治疗流行性感冒、急性支气管炎、急性扁桃体炎、上呼吸道感染、急性结膜炎等属风热犯肺轻证者。

4. 使用注意 本方为轻清宣透之剂,不宜久煎。不宜用于风寒咳嗽。

【方歌】桑菊饮中桔杏翘,芦根甘草薄荷饶,

　　　　清疏肺卫轻宣剂,风温咳嗽服之消。

麻黄杏仁甘草石膏汤(《伤寒论》)

【组成】麻黄去节,四两(9g)　杏仁去皮尖,五十个(9g)　炙甘草二两(6g)　石膏碎,绵裹,半斤(18g)

【功用】汤剂:水煎,温服,一日2次。除汤剂外,还有麻杏石甘散、麻杏石甘合剂、麻杏石甘颗粒剂、麻杏石甘软胶囊、麻杏石甘滴丸等制剂用于临床和研究。

【功效】辛凉宣泄,清肺平喘。

【主治】外感风热,肺热咳喘证。症见身热不解,有汗或无汗,咳逆气急,甚或鼻煽,口渴,舌苔薄白或黄,脉浮滑而数者。

【方解】本方证是表邪入里化热、壅遏于肺,肺失宣降所致。风热袭表,表邪未解而入里,或风寒之邪入里化热,邪热充斥内外,故身热不解、汗出、口渴、苔黄、脉数;邪热郁闭于肺,肺气失宣,故见咳逆气急,甚或鼻翼煽动。治当辛凉透邪,清热平喘。

方中麻黄、石膏为君,麻黄辛苦而温,发汗解表,宣肺平喘;石膏辛甘大寒,清泄肺热以生津,二药相伍,既能宣肺,又能泄热,相制为用。麻黄得石膏,则宣肺平喘而不助热;石膏得麻黄,清解而不致凉遏。且石膏用量倍于麻黄,使本方不失为辛凉之剂。杏仁苦辛,降利肺气而平喘咳,与麻黄相配,一宣一降,宣降相因,与石膏相合,一清一肃,清肃结合,增强了止咳平喘之功,为臣药。炙甘草既能调和诸药,协调寒温,又益气和中,配石膏甘寒生津,为佐使之用。综观全方,药虽四味,配伍严谨,清宣降三法俱备,共奏辛凉宣泄、清肺平喘之功。

本方的配伍特点是辛寒大于辛温,清宣降三法合施,相助又相制,解表且清肺。

【临床应用】

1. 辨证要点 本方是治疗外邪未解、肺热咳喘的常用方剂,有"辛凉重剂"之称。以发热、喘咳,苔薄黄,脉数为辨证要点。本方麻黄与石膏相配,重在清宣肺热,不在发汗,故无汗或有汗均可应用。

2. 临证加减 若汗出而喘,为热壅于肺,肺热极盛,石膏用量可五倍于麻黄;若无汗而喘,为热闭于肺,且表邪偏重,石膏量可三倍于麻黄,并可酌加薄荷、苏叶、桑叶等以助解表宣肺之功;若高热、口渴汗出、舌苔黄者,可加知母、黄芩以清泄肺胃炽热;若痰多气急,可加葶苈子、桑白皮以肃降肺气;若咳嗽痰黄稠,加瓜蒌实、鱼腥草、浙贝母以清热化痰。

3. 现代运用 常用于治疗感冒、上呼吸道感染、急性支气管炎、支气管肺炎、大叶性肺炎、支气管哮喘、麻疹合并肺炎等属表证未解、热邪壅肺者。

4. 使用注意 本方中石膏用量必须大于麻黄。不宜用于风寒咳喘、痰热壅盛者。

【附方】**越婢汤**(《金匮要略》)　组成及用法:麻黄六两(9g)　石膏半斤(18g)　生姜三两(9g)　甘草二两(5g)　大枣十五枚(5g)　水煎,温服。功用:发汗利水。主治:风水。症见一身悉肿,恶风,脉浮,不渴,续自汗出,无大热者。

【鉴别】越婢汤与麻杏甘石汤俱用麻黄配石膏,清肺泄热。越婢汤证以一身悉肿为主,是水

在肌表,故增大麻黄用量以宣肺通调水道;并配生姜以发散肌表之水湿;用大枣、甘草益气健脾,旨在培土制水。麻杏甘石汤证是肺失宣降,以咳喘为主,故用麻黄配杏仁、甘草宣降肺气,止咳平喘。

【方歌】伤寒麻杏甘石汤,汗出而喘法度良,
　　　　辛凉宣泄能清肺,定喘除热效力彰。

柴葛解肌汤(《伤寒六书》)

【组成】柴胡(6g)　干葛(9g)　甘草(3g)　黄芩(6g)　羌活(3g)　白芷(3g)　芍药(6g)　桔梗(3g)(原书未注用量)

【用法】汤剂:加生姜3片、大枣2枚、石膏12g,水煎温服。除汤剂外,还有柴葛解肌颗粒剂、柴葛解肌汤袋泡剂等制剂用于临床和研究。

【功用】解肌清热。

【主治】外感风寒,郁而化热证。症见恶寒渐轻,身热增盛,无汗头痛,目痛鼻干,心烦不眠,眼眶痛,舌苔薄黄,脉浮微洪。

【方解】本方证为表邪未解,又入里化热所致。外感风寒,邪在肌表,本应恶寒较甚,但现恶寒渐轻,身热增盛,是寒郁肌腠入里化热所致。因表邪尚未尽祛,故头痛无汗、脉浮等症仍在。入里之邪初犯阳明、少阳,故见心烦不眠,眼眶痛,鼻干,脉微洪等内热表现。本证初病在肌表,后成太阳、阳明、少阳三阳合病,而以阳明经证为主。治当辛凉解肌,兼清里热。

方中葛根辛甘凉,为阳明经之表药,既可升发脾胃清阳,又能发表解肌;柴胡辛苦凉而气轻入少阳,长于疏畅气机,透表泄热,两药合用,解肌透热而为君药。羌活、白芷分入太阳、阳明,助柴胡、葛根解肌表,散风邪,尤善止头痛;黄芩、石膏清泄里热,四药共为臣药。其中葛根配白芷、石膏,清透阳明之邪热;柴胡配黄芩,透解少阳之邪热;羌活发散太阳之风寒,如此配合,则三阳兼治。桔梗宣畅肺气以利解表;白芍、大枣敛阴养血,防辛散太过而伤阴;生姜发散风寒,均为佐药。甘草调和诸药而为使。全方寒温并用,辛凉为主,共成辛凉解肌、兼清里热之剂。

【临床应用】

1. 辨证要点　本方是治疗表寒未解,入里化热,初犯阳明或三阳合病的常用方。以发热重,恶寒轻,头痛,眼眶痛,鼻干,脉浮微洪为辨证要点。

2. 临证加减　若无汗而恶寒者,可去黄芩,加麻黄增强发散之力,夏秋之季可用紫苏叶代替麻黄;若口渴甚者,可加知母、天花粉清热生津;若兼烦躁、舌质偏红者,重用石膏,并酌加金银花、连翘以增清热之功。

3. 现代运用　常用于治疗感冒、流行性感冒、牙龈炎、急性结膜炎等属表寒未解,入里化热者。

4. 使用注意　若太阳表证未入里者,不宜用本方,恐引邪深入。禁用于阳明腑实证。

【方歌】陶氏柴葛解肌汤,邪在三阳热势张,
　　　　芩芍桔甘羌活芷,石膏大枣与生姜。

升麻葛根汤(《阎氏小儿方论》)

【组成】升麻(3g)　葛根细锉(3g)　芍药(6g)　炙甘草(3g)各等分

【用法】汤剂:共为细末,每服12g,水煎,分2次温服。除汤剂外,还有升麻葛根汤浓缩颗粒剂用于临床。

【功用】解肌透疹。

【主治】麻疹初起。症见疹出不透,身热恶风,头痛身痛,咳嗽喷嚏,目赤流泪,口渴,舌红,脉数。

【方解】麻疹之疾,阳毒为患,以透为顺。若外邪郁表,肺气失宣,疹毒郁而不得畅发,以致麻疹不出或发而不透,则身热恶风,头痛肢疼,咳嗽,脉浮数;风邪疹毒上侵则目赤流泪;热灼津伤则口渴,舌红。治当辛凉解肌,透疹解毒。

方中升麻辛甘性寒,入肺胃之经,升阳解肌,透疹解毒,为君药。葛根入胃经,味辛甘性凉,内清里热而生津,外开腠理以发汗,尤能解肌透疹,为臣药。君臣相伍,解肌透疹,解毒清热,相得益彰。芍药酸寒和营泄热,为佐药。炙甘草既可配芍药酸甘化阴,增强益阴之力,又可调和诸药,为佐使之用。四药相合,共收解肌透疹之功。

【临床应用】

1. 辨证要点 本方为麻疹未发,或发而不透的常用方剂。以疹出不畅,舌红,脉数为辨证要点。

2. 临证加减 若要加大本方透疹清热之力,可加薄荷、蝉蜕、荆芥、牛蒡子、金银花等。若麻疹未透,疹色深红,方中芍药宜用赤芍,并加玄参、牡丹皮、紫草、大青叶等以凉血解毒;若咽喉肿痛,可加桔梗、玄参、马勃以清利咽喉;若气虚血弱,疹子内陷者,可加黄芪、党参、当归、荆芥以助透疹。若因风寒外袭,疹不得透发者,可加防风、荆芥等以发表透疹。

3. 现代运用 常用于治疗麻疹初起,疹发不透以及带状疱疹、单纯性疱疹、水痘、肠炎、急性细菌性痢疾等属邪郁肌表,肺胃有热者。

4. 使用注意 本方不宜用于麻疹已透及疹毒内陷而见气急喘咳者。

【附方】**竹叶柳蒡汤**(《先醒斋医学广笔记》) 组成及用法:西河柳五钱(15g) 荆芥穗一钱(3g) 干葛一钱五分(4.5g) 蝉蜕一钱(3g) 薄荷叶一钱(3g) 炒牛蒡一钱五分(4.5g) 知母蜜炙,一钱(3g) 玄参二钱(6g) 甘草一钱(3g) 麦门冬去心,三钱(9g) 竹叶三十片(3g) 甚者加石膏五钱 冬米一撮 水煎服。功用:透疹解表,清泄肺胃。主治:痧疹透发不出,喘咳,烦闷躁乱,咽喉肿痛,口渴,苔薄黄而干,脉浮数。

【鉴别】升麻葛根汤、竹叶柳蒡汤都具透疹解毒作用。但升麻葛根汤专于解肌透疹,用于麻疹初起未发或发而不透者,是透疹的基础方。竹叶柳蒡汤兼具清热生津除烦作用,是治麻疹透发不出,热毒内蕴兼有津伤的常用方。

【方歌】阎氏升麻葛根汤,芍药甘草合成方,

麻疹初期发不透,解肌透疹此为良。

第三节 扶 正 解 表

扶正解表剂,具有扶助正气,发散表邪的作用,适用于体质素虚又感受外邪的表证。对于体虚感冒,既要解表,又虑正虚。若单纯解表,则正虚不堪发散,单纯补虚,又恐恋邪,治疗必须正邪兼顾。扶正解表剂根据阴阳、气血虚弱之不同,以解表药分别配伍益气、助阳、滋阴、养血等药物组成方剂。代表方如败毒散、加减葳蕤汤、再造散等。

败毒散(《太平惠民和剂局方》)

【组成】 柴胡去苗 前胡 川芎 枳壳 羌活 独活 茯苓 桔梗炒 人参 甘草各三十两(各9g)

【用法】散剂:共为粗末,每服 6g,加生姜、薄荷煎。亦可作汤剂,加生姜 3 片,薄荷 2g,水煎

服。除散剂和汤剂外,还有败毒散胶囊用于临床和研究。

【功用】益气解表,散寒祛湿。

【主治】气虚外感风寒湿表证。症见憎寒壮热,无汗,头项强痛,肢体酸痛,鼻塞声重,咳嗽有痰,胸膈痞满,舌淡苔白腻,脉浮而按之无力。

【方解】本方证为正气素虚,又外感风寒湿邪,表阳被遏,肺气失宣所致。外邪袭于肌表,卫阳被遏,正邪交争,故见憎寒壮热、无汗;外邪客于肢体、骨节、经络,气血运行不畅,故头痛项强,肢体酸痛。风寒夹湿犯肺,肺气不宣,故鼻塞声重,咳嗽有痰,胸膈痞闷。舌苔白腻,脉浮、按之无力,是虚人外感风寒兼湿之征。治宜散寒祛湿,益气解表。

方中羌活、独活发散风寒,除湿止痛,通治周身风寒湿邪而止头身疼痛,共为君药。川芎行血祛风,善止头痛;柴胡疏散解肌,助羌、独散外邪,除疼痛,共为臣药。桔梗宣肺,枳壳降气,升降结合,宽胸利气;前胡化痰;茯苓渗湿,皆为佐药。更少佐人参,用之益气扶正,既可扶助正气,鼓邪外出,又能散中有补,不致耗伤正气。甘草调和诸药,兼以益气和中,生姜、薄荷为引,以助解表之力,皆属佐使之品。诸药相合,共奏益气解表、散寒祛湿之功。

本方的配伍特点是邪正兼顾、祛邪为主。以大队祛风散寒除湿之品,配少量补气药,祛邪不伤正,扶正而不留邪。

知识链接

逆 流 挽 舟

逆流挽舟,是指用升散药物,治疗泄痢的一种方法。此法,实为张仲景开其先河,张子和继承于后,喻嘉言从而发挥之。张仲景对于太阳与阳明合病自下利,和桂枝证下后里热夹表热下利,均采用解表法或解表清里相合的方法,选用升散药或以升散为主的药物治疗,使表邪发散,表解里自和。张子和根据《黄帝内经》"春伤于风,夏生飧泄",提出"设若飧泄不止,日夜无度,完谷下出,发汗可也"之论,采用发汗法治飧泄。

清代医家喻嘉言从而发挥之,用败毒散治疗外邪陷里之痢疾初起。治痢之常法当是"通因通用",但由外邪从表陷里而致者,治用解表散湿之品疏散表邪,表气疏通,里滞亦除,痢疾自愈。这种让内陷之邪复从表解的不同于常规的治痢之法,犹如在逆水中挽舟上行,故称为"逆流挽舟"法。

【临床应用】

1. **辨证要点**　本方为治疗气虚外感风寒湿表证的常用方剂,又名人参败毒散。以恶寒发热,肢体酸痛,无汗,脉浮按之无力为辨证要点。

2. **临证加减**　若气虚明显者,可加重人参用量,或加黄芪益气补虚;若肢体酸楚疼痛甚者,可酌加威灵仙、桑枝、防风祛风除湿,通络止痛;若咳嗽痰多者,加杏仁、白前止咳化痰;若用于风毒瘾疹,可加蝉蜕、苦参以疏风止痒,清热除湿。

3. **现代运用**　常用于治疗感冒、支气管炎、过敏性皮炎、荨麻疹、湿疹、风湿性关节炎等属外感风寒湿邪兼气虚者。

4. **使用注意**　对于外感风热,邪已入里化热;阴虚外感及湿热痢疾者,均忌用本方。

【附方】

1. **荆防败毒散**(《摄生众妙方》)　组成及用法:羌活　柴胡　前胡　枳壳　茯苓　荆芥　防风　桔梗　川芎各一钱五分(5g)　甘草五分(3g)　水煎温服。功用:发汗解表,消疮止痛。主治:疮肿初起,红肿疼痛,恶寒发热,无汗不渴,舌苔薄白,脉浮数者。

2. **参苏饮**(《太平惠民和剂局方》)　组成及用法:人参　紫苏叶　葛根　半夏姜汁炒　前胡

茯苓各三分(各6g)　木香　枳壳麸炒　桔梗　甘草　陈皮去白,各半两(各4g)　加生姜7片,大枣1枚,水煎温服。功用:益气解表,理气化痰。主治:气虚外感风寒,内有痰湿证。症见恶寒发热,无汗,头痛,鼻塞,咳嗽痰白,胸脘满闷,倦怠无力,气短懒言,苔白脉弱。

【鉴别】败毒散与荆防败毒散两方功效大致相同,但败毒散用适量人参补虚,适用于正气不足,而感受风寒夹湿者。荆防败毒散减去人参、生姜、薄荷,而加荆芥、防风,则祛风散寒之力较强,多用于风寒湿邪较重者。败毒散与参苏饮均用人参,均用于风寒表证,兼顾气虚之体。但参苏饮偏于理肺化痰,用于外感风寒,内有痰阻气滞者;败毒散则偏于解表,主治风寒湿邪在表,气虚不甚者。

【方歌】人参败毒茯苓草,桔枳柴前羌独芎,
　　　　薄荷少许姜三片,时行感冒有奇功。

再造散(《伤寒六书》)

【组成】黄芪(6g)　人参(3g)　桂枝(3g)　甘草(1.5g)　熟附子(3g)　细辛(2g)　羌活(3g)　防风(3g)　川芎(3g)　煨生姜(3g)(原书未注药量)

【用法】汤剂:加大枣2枚,炒赤芍3g,水煎温服。

【功用】助阳益气,解表散寒。

【主治】阳虚外感风寒表证。症见恶寒发热,热轻寒重,无汗肢冷,倦怠嗜卧,面色苍白,语言低微,舌淡苔白,脉沉无力,或浮大无力。

【方解】本方证为素体阳气虚弱,复感风寒所致。外感风寒,邪在肌表,故身热恶寒,无汗头痛。素体阳虚,复受风寒,故见热轻寒重,肢冷嗜卧,神疲懒言,面色苍白,脉沉细无力。治当助阳益气与解表散寒兼顾。

方中黄芪、人参、附子三药为君,补元气,固肌表,助阳气,既能助药势以鼓邪外出,又可防止阳随汗脱。桂枝、细辛辛温通阳,助阳散寒以解表邪,为臣药。羌活、川芎、防风辛温发散,助臣药解表祛邪;赤芍药炒用泄热行血,并制附、桂、羌、辛等诸药之辛燥;煨姜温胃;大枣滋脾,合以升腾脾胃生发之气,调营卫而资汗源。上六味均为佐药。甘草甘缓,令作汗不致过猛,又有安中调和之用,为佐使。诸药配伍,扶正而不留邪,发汗而不伤正,相辅相成,共奏助阳益气、解表散寒之功。

【临床应用】

1. 辨证要点　本方是治疗阳虚外感风寒表证的代表方剂。以恶寒重、发热轻,无汗肢冷,舌淡苔白,脉沉无力或浮大无力为辨证要点。

2. 临证加减　表闭无汗,加苏叶、荆芥;中焦虚寒,腹痛便溏,煨姜易干姜,加白术;内有寒饮,咳嗽痰稀,加半夏、茯苓。

3. 现代运用　常用于治疗老年人感冒、风湿性关节炎等证属阳虚外感风寒者。

4. 使用注意　本方不宜用于血虚感寒或湿温初起者。

【附方】**麻黄细辛附子汤(《伤寒论》)**　组成及用法:麻黄二两(6g)　附子一枚(9g)　细辛二两(3g)　先煎附子至入口不麻为度,再纳余药同煎,温服。功用:助阳解表。主治:少阴病始得之,反发热,脉沉者。

【鉴别】再造散与麻黄附子细辛汤均可治疗阳虚外感风寒表证,功效相近,都能助阳解表。但麻黄附子细辛汤药仅三味,主治阳虚感寒之轻证;再造散乃为桂枝汤合麻黄附子细辛汤去麻黄,意在发散中兼和营卫,且与参、芪、附等助阳益气之品相合,以兼顾标本,故主治阳虚感寒之重证,且有益气健脾、调和营卫之功。

【方歌】再造散用参芪甘,桂附羌防芎芍含,
　　　　细辛煨姜大枣入,阳虚外感服之安。

加减葳蕤汤（《通俗伤寒论》）

【组成】生葳蕤二钱至三钱(9g)　生葱白二枚至三枚(6g)　桔梗一钱至钱半(5g)　东白薇五分至一钱(3g)　淡豆豉三钱至四钱(9g)　苏薄荷一钱至钱半(5g)　炙甘草五分(1.5g)　红枣2枚

【用法】汤剂：水煎温服，一日2次。

【功用】滋阴解表。

【主治】素体阴虚，外感风热证。症见头痛身热，微恶风寒，无汗或有汗不多，咳嗽，心烦，口渴咽干，舌红脉数。

【方解】本方证为素体阴虚，外感风热所致。风热袭表，肺失宣降，故头痛身热，微恶风寒，无汗或有汗但汗不畅，咳嗽。阴虚津伤生热，故见口渴，咽干，心烦，舌红，脉数之症。治宜辛凉解表，滋阴清热。方中葳蕤味甘性寒，入肺胃经，善滋阴润燥，且滋而不腻，用以润肺养胃，清热生津，为君药。葱白、淡豆豉、薄荷疏散外邪，为臣药。白薇味苦性寒，其性降泄，善于清热而不伤阴，治疗阴虚有热者尤为适宜；桔梗宣肺止咳祛痰，大枣甘润养血，助葳蕤之滋阴润燥，均为佐药。甘草调和诸药，为使药。诸药配伍，则汗不伤阴，滋不碍邪，共奏滋阴解表之功。

【临床应用】

1. 辨证要点　本方是治疗素体阴虚，感受风热表证的常用方剂。以身热微寒，咽干口燥，舌红，苔薄白，脉数为辨证要点。

2. 临证加减　若表证较重者，酌加防风、葛根以祛风解表；若心烦口渴甚，加淡竹叶、天花粉以清热生津除烦；若咳嗽咽干，咳痰不爽，加牛蒡子、瓜蒌皮以利咽化痰。

3. 现代运用　常用于治疗老年人及产后感冒、急性扁桃体炎、咽炎等属阴虚外感者。

4. 使用注意　本方不宜用于外感表证而无阴虚者。

【方歌】加减葳蕤用白薇，豆豉生姜桔梗随，
　　　　草枣薄荷八味共，滋阴发汗功可慰。

（张　彪）

扫一扫，测一测

? 复习思考题

1. 桂枝汤中桂枝和芍药配伍等量合用的寓意何在？

2. 小青龙汤主治外寒内饮的咳喘痰，何以配伍五味子、芍药？

3. 银翘散治疗温病初起，方中为何伍用辛温的荆芥、豆豉？

4. 败毒散中配伍人参的意义是什么？

5. 什么叫"逆流挽舟"法？

第八章 泻下剂

PPT课件

学习目标

  掌握大承气汤、温脾汤、麻子仁丸、十枣汤的组成、功用、主治、方解、组方特点和临床应用。

  熟悉大陷胸汤、济川煎、黄龙汤的组成、功用、主治及主要配伍意义。熟悉泻下剂的概念、适用范围、分类及应用注意事项。

  了解大黄附子汤、五仁丸、舟车丸、增液承气汤的功用和主治。

知识导览

  凡以泻下药为主要组成，具有通导大便、泻下积滞、攻逐水饮等作用，以治疗里实证为主的方剂，统称为泻下剂。以"其下者，引而竭之""中满者，泻之于内"（《素问·阴阳应象大论》）的理论为立法依据。属于"八法"中的下法。

  泻下剂适用于病变部位在肠胃，病因为实热、燥屎、冷积、停痰、积饮、虫积、宿食、瘀血等有形实邪积聚，结滞不通的里实证。由于里实证的病因不同，证候表现各异，故证有热结、寒结、燥结、水结的区别，同时人体有虚实的差异，因此立法处方亦随之不同。根据泻下剂的不同作用，本章方剂分为寒下、温下、润下、逐水、攻补兼施五类。

  使用泻下剂，要辨证准确，一般是在表邪已解，里实已成的情况下使用泻下剂。若表证未解，里实已成，应视表、里证的轻重，先治表后治里，或表里双解。若兼瘀血、虫积、痰浊，则宜配合活血祛瘀、驱虫、化痰等法。由于泻下剂药性较峻猛，对年老体弱、孕妇、产后或月经期、病后伤津、失血者，均应慎用或禁用，必要时宜配伍补益扶正之品以攻补兼施。泻下剂多易伤胃气，使用时应得效即止，慎勿过剂。同时，服药期间应注意调理饮食，忌油腻或难以消化的食物，以免重伤胃气。

第一节 寒 下

  寒下剂具有泻热通便的作用，适用于里热积滞实证。症见大便秘结，腹部胀满疼痛，甚或潮热，舌苔黄厚，脉实等。常以寒下药如大黄、芒硝等为主组方。由于里热积滞证易阻滞胃肠气机，甚则导致气滞血瘀，故在方中常配伍行气、活血之品，如枳实、厚朴、桃仁、牡丹皮等。代表方如大承气汤、大黄牡丹汤。

大承气汤（《伤寒论》）

【组成】大黄酒洗，四两（12g） 炙厚朴八两（24g） 枳实五枚（12g） 芒硝三合（6g）

【用法】汤剂：先煎枳实、厚朴，后下大黄，去渣取汁，芒硝溶服，日服2次。除汤剂外，还有大承气冲剂、大承气合剂、大承气袋泡茶、大承气颗粒等制剂用于临床和研究。

【功用】峻下热结。

【主治】

1. 阳明腑实证。症见大便不通,频转矢气,脘腹痞满,腹痛拒按,按之则硬,甚或日晡潮热,神昏谵语,手足濈然汗出,舌苔黄燥起刺或焦黑燥裂,脉沉实。

2. 热结旁流。症见下利清水,色纯青,其气臭秽,脐腹疼痛,按之坚硬有块,口舌干燥,脉滑数。

3. 里热实证之热厥、痉病或发狂等。

【方解】本方是《伤寒论》治疗阳明腑实证的主要方剂。由于伤寒邪传阳明之腑,入里化热,或温病热邪入里,与肠中燥屎相结,阻塞肠道,灼伤津液,腑气不通,故见大便不通,频转矢气,脘腹痞满,腹痛拒按,按之则硬,舌苔黄燥起刺,脉沉实等。前人将阳明腑实证归纳为四字症状,即"痞、满、燥、实"。"痞",是指自觉胸脘有闷塞压重感;"满",是指脘腹胀满,按之有抵抗;"燥",是指肠中燥屎,干结不下;"实",是指腹痛拒按,大便不通或下利清水而腹痛不减,以及谵语,潮热,脉实有力等。至于"热结旁流"证,实为肠中实热积结较重,机体为排出热结,逼迫粪水从旁而下。当实热积滞闭阻于内,阳气受遏,不能布达四肢时,可见四肢不温之热厥证;热盛伤津,筋脉失养、可见抽搐之痉病;热扰神明,心神浮越,则见神昏,甚至发狂。上述各证,证候虽异,但病机相同,皆为实热积滞内结肠胃,腑气不通,里热亢盛,津液急剧耗伤。治当急下肠胃实热积滞,以救阴液。即"釜底抽薪、急下存阴"之法。

方中用苦寒之大黄,泻热通便、荡涤肠胃积滞,消除致病之因,为君药。芒硝咸寒泻热,软坚润燥通便。二药相须为用,大黄荡涤下行,芒硝软化燥屎,峻下热结之力更强。厚朴苦温下气,除满消胀;枳实苦辛破结,导滞消痞,两药行气导滞,消痞除满,以助大黄、芒硝荡涤积滞,攻下热结,共为佐使。四药相合,泻下、行气并用,共奏峻下热结之功。因六腑以通为用,胃气以降为顺,本方峻下热结顺承胃气下行,故方名冠以"承气"。

【临床应用】

1. **辨证要点**　本方是治疗阳明腑实证的基础方剂,又是寒下剂的代表方。以"痞、满、燥、实"及苔黄、脉实为辨证要点。

2. **临证加减**　若气虚者,宜加人参补气,以防泻下气脱;若兼津液不足者,宜加玄参、生地黄等以滋阴润燥;若痞满较重者,可重用厚朴;痞满较轻者,可减轻厚朴用量。

3. **现代运用**　常用于治疗急性单纯性肠梗阻、粘连性肠梗阻、蛔虫性肠梗阻、急性胆囊炎、急性胰腺炎,以及某些热性病过程中出现高热、谵语、神昏、惊厥、发狂而见大便不通、苔黄脉实者。

4. **使用注意**　本方大黄后下,芒硝溶服是为了保持泻下的力度。若大黄、芒硝煎煮过久,则会减缓其泻下作用。对于气虚阴亏,燥热不甚者,以及年老体弱者、孕妇等,均应慎用。本方不宜久服,中病即止。

病案分析

岳某,男,67岁。1965年7月3日初诊,患者恶寒发热5天,伴头痛、咳嗽、吐黄痰,体温39.5℃。曾服桑菊饮加减2剂,热不退。又用银翘散加减2剂,汗出而热仍不退。又予麻杏石甘汤加减1剂,汗大出而热更高,体温41.1℃。请胡先生会诊时症见汗出,烦躁不宁,时有谵语,咳嗽吐黄痰,腹胀,大便5日未行。舌红苔黄腻,脉弦滑数。

辨证:患者恶寒发热5天,伴头痛、咳嗽、吐黄痰,是风热外感之象,因治不及时引发高热,汗出,烦躁不宁,时有谵语,腹胀,大便5日未行,舌红苔黄腻,脉弦滑数,是表证转化为里实证的表现,现症与阳明腑实证辨证要点相符。

病证：阳明腑实证。

治法：峻下热结，釜底抽薪。

方药：大承气汤。

大黄（后下）12g　厚朴18g　枳实12g　芒硝（分冲）15g

上药服1剂，大便通4次，热退身凉。余咳嗽吐黄痰，继与小柴胡加杏仁、桔梗、生石膏、陈皮，服3剂而愈。（段治钧，冯世纶，廖立行.胡希恕医论医案集萃[M].北京：中国中医药出版社，2018.）

【附方】

1. 小承气汤（**《伤寒论》**）　组成及用法：大黄酒洗，四两（12g）　炙厚朴去皮，二两（6g）　炙枳实三枚大者（9g）　水煎，分2次温服，大便通，止后服。功用：轻下热结。主治：阳明腑实轻证。症见大便不通，谵语潮热，脘腹痞满，舌苔老黄，脉滑而疾；或痢疾初起，腹中胀痛，里急后重者。

2. 调胃承气汤（**《伤寒论》**）　组成及用法：大黄去皮，清酒洗，四两（12g）　炙甘草二两（6g）　芒硝半升（9g）　先煎大黄、甘草，去渣下芒硝，微火稍煎，温服。功用：缓下热结。主治：阳明腑实肠胃燥热证。症见大便不通，恶热口渴，舌苔正黄，脉滑数。以及胃肠积热引起的发斑，口齿咽痛等症。

【鉴别】大承气汤、小承气汤、调胃承气汤又称三承气汤。三方均属寒下剂，用于阳明腑实证。大承气汤芒硝、大黄并用，且加枳实、厚朴，而厚朴用量倍于大黄，泻下与行气并重，其功峻下，主治"痞、满、燥、实"俱备的阳明腑实重证。小承气汤不用芒硝，枳实、厚朴用量亦轻，且三味同煎，其攻下之力较轻，主治以痞满为主，燥证不甚之阳明腑实轻证。调胃承气汤不用枳实、厚朴，而大黄、芒硝并用，且甘草与大黄同煎，其功缓下，主治阳明燥热内结而无痞满之证。三方同名承气，但药力强弱有别，使用时应当明辨。

【方歌】大承气汤用硝黄，配伍枳朴泻力强，

　　　　痞满燥实四症见，峻下热结宜此方，

　　　　去硝名曰小承气，便秘痞满泻热良，

　　　　调胃承气硝黄草，便秘口渴急煎尝。

大陷胸汤（《伤寒论》）

【组成】大黄去皮，六两（10g）　芒硝一升（10g）　甘遂一钱匕（1g）

【用法】汤剂：煎大黄，溶芒硝，冲服甘遂末，日服2次。除汤剂外，还有大陷胸丸用于临床和研究。

【功用】泻热逐水。

【主治】大结胸证。心下疼痛，拒按，按之硬，或心下至少腹硬满疼痛而痛不可近，大便秘结，日晡潮热，或短气烦躁，舌上燥而渴，脉沉紧，按之有力。

【方解】本方主治大结胸证为太阳病误治、邪热内陷、水热互结所致。水热互结，则气机不通，轻者出现心下疼痛拒按，甚者心下至少腹硬满疼痛而痛不可近；里热成实，腑气不通，故见大便秘结；水热互结，津液不能上承，故舌燥而口渴；由于邪热内陷，燥热累及阳明，故日晡潮热；脉沉紧，按之有力表明邪气盛而正气未虚。据证立法，宜泻热逐水。

方中甘遂苦寒，峻逐水饮，泻热破结，故为君药。大黄、芒硝性寒攻下，通便泻热，润燥软坚，为臣药。三药配伍，使水热之邪从大便而去，腑气通畅，诸证自平。全方泻热通便与逐水相配，专司攻下，药简量大，力专效宏，为泻热逐水之峻剂。

本方与大承气汤同为寒下峻剂，都用大黄、芒硝，但主治、配伍及用法上有明显差异。大承气汤主治里实热结于胃肠之中，燥屎在肠，必借枳实、厚朴的推荡之力，大黄后下以求"生者行速"之功；本方主治水热互结于胸腹之间，结滞在胃，故用甘遂逐饮之长，大黄先煎以求"熟者行迟"，是"治上者制宜缓"之意。

【临床应用】

1. 辨证要点　本方是治疗大结胸证的常用方。临床以心下硬满而痛不可近，苔黄舌燥，脉沉为辨证要点。

2. 临证加减　若结实深重而合并气滞，加枳实、厚朴、木香等理气破结；结实不甚，可将芒硝改为瓜蒌；里热甚者，加黄连、黄芩清解里热；兼血瘀者，加桃仁、赤芍活血化瘀。

3. 现代运用　常用于急性胰腺炎、急性肠梗阻、渗出性胸膜炎、胆石症、胆道感染等属水热互结者。

4. 使用注意　煎药时应先煎大黄；本方药力峻猛，中病即止，以防过剂伤正；素体虚弱者忌用。

【方歌】大陷胸汤用大黄，溶入芒硝冲服遂，
　　　　水热互结于胸腹，泻热逐水效力强。

第二节　温　下

温下剂，适用于里寒积滞实证。症见大便秘结，脘腹胀满，腹痛喜温，手足不温，脉沉紧等。治疗里寒积滞证，单纯祛寒，积滞难去，仅仅攻下，沉寒不除，只能采取温里散寒与通下并用之法，方能祛除里寒积滞。常以泻下药大黄配伍温里药附子、干姜等为主组成方剂。代表方如大黄附子汤、温脾汤。

大黄附子汤（《金匮要略》）

【组成】大黄三两(9g)　炮附子三枚(9g)　细辛二两(3g)

【用法】汤剂：水煎温服，一日2～3次。除汤剂外，还有大黄附子口服液、大黄附子散等制剂用于临床和研究。

【功用】温里散寒，通便止痛。

【主治】寒积里实证。症见便秘腹痛，或胁下偏痛，发热，手足不温，舌苔白腻，脉弦紧。

【方解】本方证为里寒积滞内结，阳气不运所致。寒邪内侵，阳气不通，气血阻滞，则见腹痛；寒积肠道，传化失职，故见便秘；积滞留阻，气机被郁，故发热；阳气不能布达四肢，则手足不温；舌苔白腻，脉弦紧为寒实之征。治宜温通并用。

方中附子大辛大热，温里散寒；大黄性味苦寒，泻下通便，荡涤积滞，二者共为君药。二药合用，寒热并行，相反相成，附子之热制大黄苦寒之性，泻下冷积而无伤阳之弊。细辛辛温宣通，散寒止痛，助附子温里散寒为佐药。本方药虽三味，但寒热并施，方中大黄虽为苦寒之品，但配伍附子、细辛辛散大热之品，则制其寒性、存其走泄之性，泻下之力犹存，共成温散寒凝，苦辛通降之剂。

本方在配伍上体现了"去性取用"之法，即用附子温阳祛寒，以治其本，并制大黄之寒性取用其泻下之力，以达温里通下之效。

【临床应用】

1. 辨证要点　本方是治疗寒积里实证的代表方剂。以便秘腹痛，手足不温，苔白腻，脉弦紧为辨证要点。

2. 临证加减 若腹痛甚,喜温,可加肉桂温阳散寒;若腹胀满,可加厚朴、木香以行气导滞。

3. 现代运用 常用于治疗胆囊炎、阑尾炎、胆囊术后综合征、慢性痢疾、急性肠梗阻、尿毒症等属寒积者。

4. 使用注意 本方大黄用量不宜超过附子。服用本方后,若大便通利,则可转危为安;若药后大便不通,反见呕吐、肢冷、脉细,为病势恶化之象,应予注意。

【方歌】金匮大黄附子汤,细辛散寒止痛良,
　　　　冷积内结成实证,功专温下妙非常。

温脾汤(《备急千金要方》)

【组成】大黄五两(15g) 当归 干姜各三两(各9g) 附子 人参 芒硝 甘草各二两(各6g)

【用法】汤剂:水煎服,一日2～3次。除汤剂外,也有制成浓缩液用于临床治疗和研究。

【功用】攻下寒积,温补脾阳。

【主治】阳虚寒积证。症见便秘,腹痛,手足不温,苔白不渴,脉沉弦而迟。

【方解】本方证为脾阳不足,阴寒内盛,寒积中阻所致。寒实冷积阻于肠间,腑气不通,则便秘,腹痛;脾阳不足,不能温煦四肢,则手足不温;脉沉弦而迟是寒积阳虚之象。治宜攻逐寒积与温补脾阳并用。

方中附子温补脾阳,祛除寒邪;大黄泻下,攻逐积滞,且得附子相配,而具温下之功,二者共为君药。芒硝、当归润肠软坚,助大黄泻下攻积;干姜温中助阳,助附子温阳祛寒,均为臣药。人参合甘草益气补脾,是助阳先益气之意,为佐药。另,甘草又能调和诸药,兼使药之功。诸药合用,温通、泻下与补益三法兼备,是为温下之著名方剂。

本方与大黄附子汤同属温下剂,都是由辛热温阳之附子、苦寒泻下之大黄为主要组成,均能主治寒积便秘。温脾汤证是由脾阳不足,中气虚寒,而致冷积内停,证属虚中夹实,故方中配以干姜、人参、甘草以顾护中阳;大黄附子汤为寒积里实证,证实无虚,故配细辛辛温宣通,助附子散寒止痛。

【临床应用】

1. 辨证要点 本方为治疗阳虚寒积证的常用方剂。以腹痛、便秘、手足不温、苔白、脉沉弦而迟为辨证要点。

2. 临证加减 若腹中胀痛者,加厚朴、木香以行气止痛;若腹中冷痛,加肉桂、吴茱萸以增温中散寒之力。

3. 现代运用 常用于治疗急性单纯性肠梗阻或不完全性肠梗阻等属中阳虚寒,冷积内阻者。

4. 使用注意 本方选自《备急千金要方》卷十三处,另在《备急千金要方》卷十五中也有温脾汤,但两方用药、主治及功效均不相同。

【方歌】温脾参附与干姜,甘草当归硝大黄,
　　　　寒热并行治寒积,脐腹绞结痛非常。

第三节 润　　下

润下剂,适用于肠燥便秘证。症见大便秘结,或小便短赤,身热;或小便清长,腰膝酸软,手足不温等。对于热邪伤津,或素体火盛,胃肠干燥所致"热结",常用润下药如火麻仁、杏仁等为主,或与寒下药组成方剂,代表方如麻子仁丸、五仁丸。对于肾气虚弱或病后虚

损,关门不利所致"虚秘",常用温补滋润通便药如肉苁蓉、当归等为主组成方剂,代表方如济川煎。

麻子仁丸(《伤寒论》)

【组成】麻子仁二升(20g)　芍药半斤(9g)　枳实半斤(9g)　大黄去皮,一斤(12g)　厚朴一尺,炙,去皮(9g)　杏仁去皮尖,熬,别作脂,一升(10g)

【用法】丸剂:上药为末,炼蜜为丸,每次9g,一日1～2次,温开水送服,亦可煎服。除丸剂和汤剂外,还有麻仁胶囊与麻仁合剂用于临床和研究。

【功用】润肠泻热,行气通便。

【主治】肠胃燥热之便秘证。症见大便秘结,小便频数,苔微黄,脉细涩。

【方解】本方证乃因胃肠燥热,脾津不足所致。本方在《伤寒论》中为脾约便秘证而设。由于胃中燥热,脾受约束,津液不能四布,而偏走膀胱,肠失濡润,故小便频数,大便秘结。治宜润肠泄热,行气通便。

方中重用麻子仁,味甘性平,质润多脂,入脾胃大肠,益脾胃之阴,尤能润肠通便,为君药。杏仁甘平润燥,入肺与大肠,宣肺降气,润燥通便;白芍养血敛阴,柔肝理脾,共为臣药。大黄、枳实、厚朴即小承气汤,以轻下热结,除胃肠燥热为佐。蜂蜜甘润,既助麻子仁润肠通便,又可缓和小承气攻下之力,以为佐使。诸药相合,共奏润肠泻热,行气通便之功。

本方的配伍特点:攻润相合,下不伤正,润而不腻。方中虽用小承气以泻下胃肠积滞,但大黄、厚朴用量俱减从轻,更取质润多脂之麻仁、杏仁、芍药、白蜜等,一则益阴增液以润肠,使津液行、腑气通,二则甘润减缓小承气攻下之力。故本方攻润相合,意在缓下,润肠缓下而通便。

 知识链接

脾 约 证

脾约证最早出现于《伤寒论》,《伤寒论》第247条云:"跌阳脉浮而涩,浮则胃气强,涩则小便数,浮涩相搏,大便则硬,其脾为约,麻子仁丸主之。"成无己在《伤寒明理论》中曰:"约者,约结之约,又约束也。《内经》曰:饮入于胃,游溢精气,上输于脾,脾气散精,上归于肺,通调水道,下输膀胱,水精四布,五经并行,是脾主为胃行其津液者。今胃强脾弱,约束津液,不得四布,但输膀胱,致小便数而大便硬,故曰其脾为约。方以麻子仁润肠通便为主药,且服用中制以丸剂,故名脾约麻仁丸,或名麻子仁丸。"后世多认为脾约证为"胃强脾弱""脾阴不足""脾不能为胃行其津液"所致的大便秘结,小便频数病证。

【临床应用】

1. 辨证要点　本方是治疗胃肠燥热,津液不足之便秘的常用方剂。以大便秘结,小便频数,舌苔微黄为辨证要点。

2. 临证加减　若痔疮便秘者,可加桃仁、当归以养血和血,润肠通便;若燥热伤津甚者,可加生地黄、玄参、石斛以增液通便。

3. 现代运用　常用于治疗习惯性便秘、痔疮便秘、老人及产后便秘等属胃肠燥热者。

4. 使用注意　本方为缓下之剂,故对于孕妇应慎用;对血虚津亏便秘者,不宜久服。

【方歌】麻子仁丸治脾约,大黄枳朴杏仁芍,
　　　　胃热津枯便难解,润肠通便功效高。

五仁丸（《世医得效方》）

【组成】桃仁一两(15g)　杏仁炒,去皮尖,一两(15g)　柏子仁半两(9g)　松子仁一钱二分五厘(5g)　郁李仁炒,一钱(5g)　陈皮四两(15g),另研末

【用法】丸剂:五仁研为膏,再入陈皮末,炼蜜为丸,如梧桐子大,每服五十丸。亦可作汤剂,剂量酌定,水煎服。

【功用】润肠通便。

【主治】津枯便秘证。症见大便干燥,艰涩难出,以及年老或产后血虚便秘。

【方解】素体阴虚,或年老阴亏,或产后失血,血虚津少,均可导致津枯肠燥,大肠传导失司,大便艰难。此证若攻下,恐更伤津液,治宜润肠通便。

方中杏仁质润多脂,以润肠燥,降肺气,以利于通便,为君药。桃仁润燥滑肠,活血散结,以助杏仁润肠之力,为臣药。柏子仁性多润滑,润肺治燥,善治虚秘;郁李仁质润性降,润滑肠道,专治肠胃燥热,大便秘结;松子仁润五脏,治虚秘;陈皮重用,理气行滞,气行浊降,以助大肠传导之力,共为佐药。炼蜜为丸,更能助其润下之功,而为佐使。五仁合用,滋液润肠,以治津枯肠燥之便秘。

【临床应用】

1. 辨证要点　本方是治疗津枯肠燥之便秘的常用方剂。以大便秘结,口干唇燥,舌燥少津,脉细涩为辨证要点。

2. 临证加减　若津亏较甚者,可加瓜蒌仁、麻子仁以加强润肠之力;若用于产后便秘者,可加当归以养血润肠;若兼腹胀者,可加莱菔子、枳壳以理气除胀。

3. 现代运用　常用于治疗痔疮便秘、习惯性便秘等属津枯肠燥者。

4. 使用注意　本方桃仁、郁李仁均能活血破瘀,孕妇慎用。

【附方】**润肠丸（《脾胃论》）**　组成及用法:大黄　当归梢　羌活各五钱(各15g)　桃仁一两(30g)　火麻仁一两二钱五分(37g)　除火麻仁研末如泥,余药捣细,炼蜜为丸,每次12g,一日2次,空腹温开水送服。功用:润肠通便,活血祛风。主治:饮食劳倦,大便秘结,或干燥闭塞不通,不思饮食等。

【鉴别】麻子仁丸、五仁丸、润肠丸三方均有润肠通便之功,同治肠燥便秘之证。但麻子仁丸以润肠药配伍小承气汤组成,润下之中兼能泄热导滞,适于津液不足而兼肠胃燥热之便秘;五仁丸多由富含油脂的药物组成,以润燥滑肠为主,专用于治疗津枯肠燥之便秘;润肠丸以润肠药配伍活血祛风药组成,主治风热入大肠与血燥而结所致的肠燥便秘。

【方歌】五仁柏仁杏仁桃,松仁陈皮郁李饶,
　　　　炼蜜为丸米饮下,润肠通便效力高。

济川煎（《景岳全书》）

【组成】当归三至五钱(9～15g)　牛膝二钱(6g)　肉苁蓉酒洗去咸,二至三钱(6～9g)　泽泻一钱半(5g)　升麻五分至七分或一钱(3g)　枳壳一钱(3g)

【用法】汤剂:水煎服,一日2次。除汤剂外,还有济川胶囊和口服液用于临床和研究。

【功用】温肾益精,润肠通便。

【主治】肾虚便秘证。症见大便秘结,小便清长,腰膝酸软,头目眩晕,舌淡苔白,脉沉迟。

【方解】本方证因肾虚开合失司所致。肾主五液而司二便,肾阳虚弱,气化无力,津液不布,故小便清长;肾虚精亏,肠失濡润,传导不利,故大便秘结。腰为肾之府,肾虚故腰膝酸软。治宜

温肾益精,润肠通便。

方中肉苁蓉咸温润降,专入肾经,温肾助阳,益精润肠,为阳虚便秘之要药,为君药。当归养血润肠;牛膝补肝肾,强筋骨,壮腰膝,善下行,共为臣药。枳壳下气宽肠而助通便;泽泻甘淡泄浊,又入肾补虚,配合枳壳,使浊阴降则大便得通;升麻少量用之,轻宣升阳,使清阳上升,浊阴自降,有欲降先升之妙,共为佐药。诸药合用,既可温肾益精治其本,又能润肠通便治其标,共奏温肾益精、润肠通便之功。

本方具有"寓通于补之中,寄降于升之内"的配伍特点。用药灵活,补泻得当,升降有序。方名"济川",乃资助河川以行舟车之意。

【临床应用】

1. 辨证要点 本方是治疗肾虚便秘的常用方。以大便秘结,小便清长,腰膝酸软为辨证要点。

2. 临证加减 若兼气虚者,加人参以补气;若肾虚重者,加熟地黄以补肾滋阴;虚甚者,枳壳可不用,以免伤气。

3. 现代运用 常用于治疗习惯性便秘、老年人便秘等属肾虚津亏肠燥者。

4. 使用注意 热邪伤津、阴虚便秘者忌用本方。

【方歌】济川归膝肉苁蓉,泽泻升麻枳壳从,
　　　　肾虚津亏肠中燥,寓通于补法堪宗。

第四节 逐 水

逐水剂具有攻逐水饮的作用,适用于水饮壅盛于里的实证,症见胸胁引痛,或水肿腹胀,二便不利,脉实有力等。本类方剂常以峻下逐水药如大戟、芫花、甘遂、牵牛子等为主组方。因其药力峻猛,且有一定的毒性,故方中常须配伍养胃扶正之品如大枣等。代表方如十枣汤。

▌ 十枣汤(《伤寒论》) ▌

【组成】芫花　甘遂　大戟各等份

【用法】上三味等分为末,或装入胶囊,每服0.5～1g,每日1次,以大枣10枚煎汤送服,清晨空腹服。得快下利后,糜粥自养。除汤剂、散剂合用及胶囊剂外,还有肠溶剂和丸剂用于临床和研究。

【功用】攻逐水饮。

【主治】

1. 悬饮。症见咳唾胸胁引痛,心下痞硬胀满,干呕短气,头痛目眩,或胸背掣痛不得息,舌苔滑,脉沉弦。

2. 水肿。症见一身悉肿,尤以身半以下为重,腹胀喘满,二便不利。

【方解】本方证因水饮壅盛于里,停于胸胁,或水饮泛溢四肢所致。水停胸胁,气机阻滞,故胸胁作痛,甚则胸背掣痛不得息;水饮迫肺,肺失宣降,则咳唾短气;水停心下,气结于中,故心下痞硬胀满;水气犯胃,胃失和降,则干呕;水饮上扰清阳,故头痛目眩;水饮外溢肌肤,则为水肿。治宜峻剂攻逐,使水邪速下。

方中甘遂、大戟、芫花三药,皆为逐水之峻品,但各有所长,甘遂善行经隧水湿,大戟善泄脏腑之水,芫花善消胸胁伏饮痰癖,三药峻烈,各有专攻,合而用之,攻逐水饮之功甚著。但均为峻泻有毒之品,故用大枣10枚,煎汤送服,取其益脾缓中之性,培土制水,防止逐水伤及脾胃,并缓和诸药毒性,使邪去而不伤正,减少药后反应。

【临床应用】

1. 辨证要点　本方为攻逐水饮之峻剂，又是治疗悬饮及水肿实证之常用方。以咳唾胸胁引痛，或水肿腹胀，脉沉弦为辨证要点。

2. 临证加减　本方药性峻烈，服用时应注意：一是甘遂、大戟、芫花等分为末，大枣煎汤送服。从小量(1g)开始。二是每日1次，清晨空腹服用。三是服药得快利后，食糜粥以保养脾胃。四是水饮未尽时，根据具体情况而定，体质尚可，渐加量再服；体力不支者停服。

3. 现代运用　常用于治疗渗出性胸膜炎、肝硬化腹水、肾炎水肿，以及晚期血吸虫病所致的腹水等属水饮内结，形气俱实者。

4. 使用注意　本方逐下之力峻猛，只宜暂用，不能久服。孕妇忌服。忌与甘草配伍。

【附方】**控涎丹**(《三因极一病证方论》)　组成及用法：甘遂去心　大戟去皮　白芥子各等份　共为细末，水泛为丸，如绿豆大。每服1～3g，晨起以温开水送服。功用：祛痰逐饮。主治：痰伏胸膈证。症见忽然胸背、颈项、股胯隐痛难忍，筋骨牵引灼痛，走易不定，或令头痛不可忍，或神志昏倦多睡，或饮食无味，痰唾稠黏，夜间喉中痰鸣，多流涎唾等。

【鉴别】控涎丹与十枣汤均为攻逐水饮之剂，主治水饮内停之证。控涎丹由十枣汤去芫花、大枣，加白芥子而成。白芥子辛温，善治胸膈间、皮里膜外之痰涎，与甘遂、大戟合用，则擅长祛痰逐饮，且改丸剂应用，其力较缓，用治痰涎水饮停于胸膈，而见胸背、颈项、腰胯隐痛等。十枣汤则以逐水作用峻猛之甘遂、芫花、大戟与大枣相配，使邪去而不伤正。用于悬饮胸胁引痛及水肿腹胀实证。

【方歌】十枣逐水效堪夸，大戟甘遂与芫花，

　　　　悬饮内停胸胁痛，大腹肿满用无差。

舟车丸(《景岳全书》)

【组成】黑牵牛末四两(120g)　炒甘遂　炒芫花　炒大戟各一两(各30g)　大黄二两(60g)　青皮　陈皮　木香　槟榔各五钱(各15g)　轻粉一钱(3g)

【用法】丸剂：上药研末，水糊为丸如梧桐子大，每服3～6g，一日1次，清晨空腹温开水送服。除丸剂外，汤剂也是临床常用剂型。

【功用】行气逐水。

【主治】水肿水胀，形气俱实。症见水肿臌胀，口渴，气粗，腹坚，便秘，尿少，脉沉数有力。

【方解】本方所治水肿水胀之证为水饮壅盛，气机受阻，饮邪泛滥内外所致，属形气俱实之证。治宜行气逐水。

方中黑牵牛苦寒，泻下逐水，且利小便，使水湿之邪，从二便排出，为君药。甘遂、大戟、芫花皆为行水之峻药；大黄攻导泄下，助水下行，皆为臣药。佐以青皮、陈皮、木香、槟榔以行气，使气行则水行，则肿胀两消。少用轻粉，则使诸攻水行气之药无窍不达，作用更加迅猛。因其逐水使二便俱泄，水陆并行，能下十二经之水，无处不达，故名曰"舟车"。

本方与十枣汤均为攻逐水饮之峻剂。但舟车丸是在十枣汤基础上加行气之品，更添峻猛攻逐之黑牵牛、大黄，其攻逐水饮和行气除胀之力较十枣汤更强，能使水热壅实之邪，从二便而出，故尤宜于水肿胀满而体质水实者。

【临床应用】

1. 辨证要点　本方为攻逐水饮之峻剂。以水肿臌胀，腹坚，便秘，尿少，脉沉数有力为辨证要点。

2. 临证加减　若伴见口渴较重、发热等里实热者，可加石膏以清热；便秘较重者，可加重大黄用量或加入厚朴、芒硝等。

3. 现代运用 常用于治疗肝硬化腹水、肾炎水肿等证属形气俱实者。

4. 使用注意 本方有毒之品较多，要注意用量和服法，不可久服，忌与甘草同用。对正虚气弱而见水肿者慎用，孕妇禁用。

【方歌】舟车黑丑与大黄，遂芫大戟轻粉攘，
　　　　青皮陈皮香槟榔，逐水行气用此方。

第五节　攻补兼施

攻补兼施剂具有泻下大便，补虚扶正的功效，适用于里实正虚，大便秘结之证。对于里实正虚之便秘证，此时不攻则不能去其实，不补则无以救其虚，唯有攻补兼施，邪正兼顾，方可两全。常用攻下药如大黄、芒硝等与补益药如人参、当归、生地黄、玄参等为主组成方剂。代表方如黄龙汤、增液承气汤。

黄龙汤（《伤寒六书》）

【组成】大黄(9g)　芒硝(6g)　枳实(9g)　厚朴(9g)　甘草(3g)　人参(6g)　当归(9g)（原书未注药量）

【用法】汤剂：加桔梗 3g、生姜 3 片、大枣 2 枚，水煎，芒硝溶服。除汤剂外，还有胶囊剂用于临床和研究。

【功用】泻热通便，益气养血。

【主治】阳明腑实，气血不足证。症见自利清水，色纯青，或大便秘结，脘腹胀满，腹痛拒按，身热口渴，神疲少气，谵语甚或循衣撮空，神昏肢厥，舌苔焦黄或焦黑，脉虚。

【方解】本方证为素体气血不足，邪热入里而成阳明腑实所致。伤寒之邪入里化热；或温热之邪传里。邪热入里与肠中积滞互结，腑气不通，故大便秘结，脘腹胀满，疼痛拒按，身热口渴，舌苔焦黄或焦黑，或见自利清水，色纯青之"热结旁流"征象；气血不足，则神疲少气，脉虚；里热炽盛，热扰神明，则谵语、神昏、肢厥、循衣撮空等。治宜攻下热结，益气养血。

方中大黄、芒硝、枳实、厚朴攻下热结，荡涤肠胃实热积滞。人参、甘草、当归益气养血，扶正以祛邪，下而不伤正。桔梗宣肺气，通肠胃。生姜、大枣养胃和中。诸药合用，共奏泻热通便、益气养血之功。

本方的配伍体现了攻下而不伤正，扶正而不留邪的特点。

【临床应用】

1. 辨证要点 本方是治疗阳明腑实兼气血不足证的常用方，又是攻补兼施的代表方。以大便秘结，或自利清水，腹痛拒按，身热口渴，神疲少气，舌苔焦黄或黑，脉虚为辨证要点。

2. 临证加减 若热结里实而气阴不足较甚者，加玄参、麦冬、生地等滋阴增液；年老体虚者，去芒硝以减泻下之力。

3. 现代运用 常用于治疗伤寒、副伤寒、流行性脑脊髓膜炎、乙型脑炎等属阳明腑实而兼气血不足者。

4. 使用注意 本方虽有扶正之品，但泻下之力较强，不宜多服、久服。孕妇忌用本方。

【附方】**新加黄龙汤**（《温病条辨》） 组成及用法：细生地黄五钱(15g)　生甘草二钱(6g)　人参一钱五分(5g)，另煎　生大黄三钱(9g)　芒硝一钱(3g)　玄参五钱(15g)　麦冬连心，五钱(15g)　当归一钱五分(4.5g)　海参洗，二条(2条)　姜汁六匙(6匙)　水煎服三杯，先以一杯冲参汁五分，姜汁 2 匙，顿服之。如腹中有响声，或转矢气者，为欲便也。候一二时不便，再如前法服一杯；候

二十四刻不便,再服第三杯。如服一杯,即得便,止后服。酌服益胃汤一剂。余参或可加入。功用:泻热通便,滋阴益气。主治:热结里实,气阴不足证。症见大便秘结,腹胀,神倦少气,口干咽燥,唇裂舌焦,苔焦黄或焦黑燥裂。

【鉴别】黄龙汤与新加黄龙汤均为攻补兼施之剂,但黄龙汤中用大承气汤峻下热结,配伍人参、甘草、当归益气养血之品,主治热结较甚而气血不足者;新加黄龙汤取调胃承汤缓下热结,配伍玄参、麦冬、生地黄、海参滋阴增液,人参、甘草、当归益气养血。故攻下之力较缓,而滋阴益气之力强,主治阳明温病,热结里实而气阴不足者。

【方歌】黄龙汤用朴硝黄,参归甘桔枳枣姜,
　　　　阳明腑实气血弱,攻补兼施效力强。

增液承气汤(《温病条辨》)

【组成】玄参一两(30g)　麦冬连心,八钱(25g)　细生地黄八钱(25g)　大黄三钱(9g)　芒硝一钱五分(4.5g)

【用法】汤剂:水煎,芒硝溶化服,一日2次。除汤剂外,还有增液承气合剂用于临床和研究。

【功用】滋阴增液,泻热通便。

【主治】热结阴亏证。症见燥屎不行,下之不通,脘腹胀满,口干唇燥,舌红苔黄,脉细数。

【方解】本方证为热结肠胃,津液受灼,燥屎不行所致。阳明温病,热结肠胃,津液受灼,肠腑失润,传导失常,"无水舟停"则燥屎不行,下之不通,脘腹胀满;热结愈盛,阴津愈伤,则口干唇燥;舌红苔黄,脉细数者,乃热伤津亏之象。对于"无水舟停"之热结,要采用"增水行舟"法,故治宜甘凉濡润以增阴液;咸苦润下以泻热结。

方中重用玄参滋阴泻热,润肠通便,为君药。麦冬、生地黄滋阴生津为臣药。三药相合即增液汤,有滋阴清热,增液通便之功效。大黄、芒硝泻热通便,软坚润燥,为佐药。诸药配合,阴液得复,热结得下,实乃"增液汤"与"调胃承气汤"之合方,故方名为"增液承气汤"。

【临床应用】

1. 辨证要点　本方为治疗热结阴亏之便秘证的常用方。以燥屎不行,下之不通,口干唇燥,苔黄,脉细数为辨证要点。

2. 临证加减　若兼腹中坚实、疼痛拒按者,加桃仁、当归、川芎、丹皮以活血化瘀,攻下通便;若兼烦热口干,口臭者,加银花、菊花、知母以清热养阴生津,润肠通便。

3. 现代运用　常用于习惯性便秘、痔疮便秘、大叶性肺炎、急性传染病高热等属热结阴亏者。

4. 使用注意　本方有泻下之品,不宜久服;阳虚便秘者忌用。

【方歌】增液承气玄地冬,硝黄加入力更雄,
　　　　热结阴亏大便秘,增水行舟肠腑通。

（姬水英）

? 复习思考题

1. 试述泻下剂的定义、适用范围及使用注意事项。
2. 三承气汤在药物组成、功用及主治上有何异同?
3. 麻子仁丸与济川煎用药配伍的特点有何不同?

第九章 和 解 剂

凡具有和解少阳、调和肝脾、调和寒热等作用，治疗伤寒邪在少阳、肝脾不和、肠胃不和等证的方剂，统称和解剂。属于"八法"中的"和法"。

和解剂原为治疗伤寒邪入少阳而设。少阳一脉，居于人体之半表半里，感邪之时既不宜发汗，又不宜吐下，唯有和解之法最为适宜。少阳之府为胆，胆与肝相表里，生理上相互联系，疾病时相互影响；且又常累及脾胃，致肝脾不和；若中气虚弱，寒热互结，又可致肠胃不和。故和解剂类方剂中，除和解少阳以治少阳病证外，还包括调和肝脾以治肝郁脾虚，肝脾不和证的方剂；调和寒热以治寒热互结，肠胃不和证的方剂。所以本章方剂分为和解少阳、调和肝脾、调和肠胃三类。

和解剂组方配伍较为独特，虽然本类方剂大多强调平和，既非大寒大热，也不大泻大补，往往既祛邪又扶正，既疏肝又治脾，既透表又攻里，照顾全面，是本类方剂的优势所在。但是，本类方剂毕竟以祛邪为主，兼顾正气，故在使用和解剂时，要辨证准确。若邪在肌表，未入少阳，或阳明热甚者，皆不宜使用和解剂，否则会贻误病情，使其迁延难愈，甚者引邪入里，或变生他证。和解剂是和方之制，和其不和也。故凡病兼虚者，补而和之；兼滞者，行而和之；兼寒者，温而和之；兼热者，凉而和之；兼表者，散而和之；兼里者，攻而和之。若劳倦内伤、饮食失调、气血虚弱而症见寒热夹杂者，非和解剂所宜。

第一节 和 解 少 阳

和解少阳剂，适用于伤寒少阳证。症见往来寒热，胸胁苦满，心烦喜呕，默默不欲饮食，口苦，咽干，目眩，脉弦等。少阳位居半表半里，是津液出入之通道，病邪进退之枢纽，故邪在少阳，易引起气滞不行、痰浊湿热内阻之证。因此，和解少阳剂除常用柴胡、青蒿与黄芩相配为主组方外，尚需根据临床证候的不同配伍其他药物，如兼有气虚者，佐以益气扶正之品，以防邪陷入里；兼有湿邪者，佐以通利湿浊之品，从下而解。代表方如小柴胡汤、蒿芩清胆汤等。

小柴胡汤（《伤寒论》）

【组成】柴胡半斤（24g） 黄芩三两（9g） 人参三两（9g） 半夏半升，洗（9g） 生姜三两，切（9g）大枣十二枚，擘（4枚） 甘草三两，炙（9g）

【用法】汤剂：以水一斗二升，煮取六升，去滓，再煎取三升，温服一升，日三服。除汤剂外，还有小柴胡颗粒剂、小柴胡冲剂等制剂用于临床和研究。

【功用】和解少阳。

【主治】

1. 伤寒少阳证。症见往来寒热，胸胁苦满，默默不欲饮食，心烦喜呕，口苦，咽干，目眩，舌苔薄白，脉弦。

2. 热入血室证。症见妇人经水适断，寒热发作有时。

3. 疟疾、黄疸等病而见少阳证者。

【方解】本方证为邪居少阳，枢机不利，胆火上炎犯胃所致。少阳经脉循胸布胁，位于太阳、阳明表里之间。伤寒邪犯少阳，病在半表半里，邪正相争，正胜欲拒邪出于表而发热，邪胜欲入里并于阴而恶寒，正邪交争，故往来寒热。足少阳之脉起于目外眦，循胸胁，邪在少阳，经气不利，郁而化热，胆火上炎，则胸胁苦满，心烦，口苦，咽干，目眩；胆热犯胃，胃失和降，故默默不欲饮食而喜呕。若妇人经期，感受风邪，邪热内传，热与血结，血热瘀滞，疏泄失常，故经水不当断而断，寒热发作有时。舌苔薄白，是病邪尚未入里之征，脉弦是肝胆气郁之象。治宜和解少阳。

方中重用柴胡，入肝胆经，疏泄肝胆，散邪透表，使少阳半表之邪得以疏散，为君药。黄芩苦寒，清泄少阳半里之热，使半里之邪得以内消，为臣药。柴胡、黄芩，一散一清，相互协同，而达到和解清热之目的。半夏、生姜和胃降逆止呕；因本方证多由体虚或误治而伤正气，邪气乘虚陷入少阳所致，故用人参、大枣、甘草益气健脾，扶正祛邪，防邪内传入里，共为佐药。炙甘草助参、枣扶正，且能调和诸药，为使药。诸药合用，共奏和解少阳之功。

全方结构严谨，以祛邪为主兼顾正气，和解少阳为主兼和胃气为本方配伍特点。故柯琴将本方喻为"少阳机枢之剂，和解表里之总方"。

【临床应用】

1. 辨证要点　本方为治疗少阳病证的基础方，又是和解少阳法的代表方。以往来寒热，胸胁苦满，心烦喜呕，苔薄白，脉弦为辨证要点。亦用于妇人热入血室，以及疟疾、黄疸和内伤杂病而见少阳证者。

2. 临证加减　若肝气乘脾而致腹中痛者，可去黄芩，加芍药柔肝缓急止痛；若气滞痰郁，邪结胁下而致痞硬者，去大枣，加牡蛎软坚散结；若热聚于胸但无气逆，胸中烦热而不呕者，去半夏、人参，加瓜蒌行气宽胸以除烦；若热伤津液而渴者，去半夏，加天花粉生津止渴；若水气凌心，心下悸，小便不利，宜去黄芩，加茯苓利水以宁心定悸；若妇人伤寒热入血室，少腹瘀痛者，可加当归、桃仁、延胡索等；疟疾可加常山、青蒿等。

3. 现代运用　常用于治疗感冒、流行性感冒、疟疾、慢性肝炎、肝硬化、急慢性胆囊炎、胆结石、胆汁反流性胃炎、胃溃疡、急性胰腺炎、胸膜炎、中耳炎、产褥热、急性乳腺炎、睾丸炎等病证属少阳证者。

4. 使用注意　因柴胡升散，黄芩、半夏性燥，故对肝火偏盛及阴虚血少者禁用。

病案分析

　　杨某，男，54岁。近两年来，每日早餐后发热，体温38℃左右，汗出较多，持续约两小时，热退汗止，即觉畏寒，每日如此。伴有头眩晕，口苦咽干，胸胁满，心中烦躁，舌质红，苔白微黄腻，脉弦数。

　　辨证：此证口苦咽干、头眩晕、往来寒热、胸胁苦满、心烦、脉弦，均为少阳脉证；发热汗出、口渴、舌红，为兼有郁热之象；胸胁苦满较甚，为夹有湿邪。病虽迁延两年，"柴胡证仍在者，先与小柴胡汤"。

病证：少阳发热证。

治法：和解少阳。

方药：小柴胡汤加减。

柴胡24g　黄芩10g　法半夏15g　沙参15g　甘草10g　知母15g　石膏30g　牡蛎24g
陈皮9g　茯苓12g

一剂热退，诸证悉减。嘱其停药，调养数日而愈。

（谢永新，文伯伟，安迪光．范中林六经辨证医案选［M］．沈阳：辽宁科学技术出版社，1984.）

【附方】

1. 柴胡桂枝干姜汤（《伤寒论》） 柴胡半斤（24g）　桂枝三两，去皮（9g）　干姜二两（6g）　栝楼根四两（12g）　黄芩三两（9g）　牡蛎二两，熬（6g）　甘草二两，炙（6g）　上七味，以水一斗二升，煮取六升，去滓，再煎，取三升，温服一升，日三服。初服微烦，复服，汗出便愈。功用：和解少阳，温化水饮。主治：伤寒，胸胁满微结，小便不利，渴而不呕，但头汗出，往来寒热，心烦；亦治疟疾寒多微有热，或但寒不热。

2. 柴胡加龙骨牡蛎汤（《伤寒论》） 柴胡四两（12g）　龙骨　牡蛎熬　生姜切　人参　桂枝去皮　茯苓各一两半（各4.5g）　半夏二合半，洗（9g）　黄芩一两（3g）　铅丹一两半（1g）　大黄二两（6g）　大枣六枚，擘（2枚）　上十二味，以水八升，煮取四升，内大黄，切如棋子，更煮一两沸，去滓，温服一升。功用：和解少阳，通阳泻热，重镇安神。主治：伤寒少阳兼痰热扰心证。症见胸满烦惊，小便不利，谵语，一身尽重，不可转侧。

【鉴别】 小柴胡汤、柴胡桂枝干姜汤、柴胡加龙骨牡蛎汤均能和解少阳，主治往来寒热者，皆以柴胡、黄芩相合，乃和解少阳之代表配伍。但小柴胡汤乃伤寒邪入少阳之主方，为和解少阳法之代表方剂，主治少阳证邪在半表半里者；柴胡桂枝干姜汤证兼内有寒饮，故佐以桂枝、干姜，温阳化饮，口渴加天花粉生津止渴，胸胁满微结加牡蛎软坚散结；柴胡加龙骨牡蛎汤证兼有痰热，且见谵语，故佐以大黄泻热，小便不利加茯苓利水而化痰，心烦惊恐加铅丹、龙骨、牡蛎镇心安神。

【方歌】 小柴胡汤和解方，半夏人参甘草藏，
　　　　　更加黄芩生姜枣，少阳为病此方良。

蒿芩清胆汤（《重订通俗伤寒论》）

【组成】青蒿钱半至二钱（4.5～6g）　淡竹茹三钱（9g）　半夏钱半（4.5g）　茯苓三钱（9g）　黄芩钱半至三钱（4.5～9g）　生枳壳钱半（4.5g）　陈皮钱半（4.5g）　碧玉散（滑石、甘草、青黛）包，三钱（9g）

【用法】汤剂：上药水煎服。

【功用】清胆利湿，化痰和胃。

【主治】少阳湿热痰浊证。症见寒热如疟，寒轻热重，口苦胸闷，胸胁胀痛，吐酸苦水，或呕黄涎而黏，甚则干呕呃逆，小便黄少，舌红苔白腻，间现杂色，脉弦数或滑数。

【方解】本方证为少阳胆热偏重，兼有湿热痰浊中阻所致。湿遏热郁，阻于少阳胆与三焦。三焦之气机不畅，胆中之相火炽盛，致使少阳枢机不利。胆经郁热偏重，故寒热如疟，寒轻热重，口苦胸闷，胸胁胀痛。湿热郁阻三焦，水运不畅，郁而为痰，又胆热犯胃，胃气上逆，则吐酸苦水，或呕黄涎而黏，甚则干呕呃逆；湿阻三焦，水道不畅，以致小便黄而少。热郁邪盛则舌红，湿热痰浊上蒸则舌苔白腻。脉弦数或滑数者，为胆热兼有痰浊之象。治宜清胆利湿，和胃

化痰。

方中青蒿苦寒芳香，既清且透，既清透少阳邪热，又辟秽化浊，为湿温疫病要药；黄芩苦寒，善清胆热，兼能燥湿，两药相合，既能透邪外出，又可内清少阳湿热，共为君药。竹茹善清胆胃之热，化痰止呕；半夏燥湿化痰，和胃降逆；赤茯苓、碧玉散清热利湿，导邪从小便而去。四药相伍，使热清湿化痰除，共为臣药。枳壳下气宽中以除痰消痞；陈皮理气化痰，宽胸畅膈，为佐药。碧玉散中之甘草，又可调和诸药，为使药。综合全方，清热与利湿相伍，使少阳湿热分消；清胆与和胃并用，令木达则土安。

本方与小柴胡汤均能和解少阳，用于邪在少阳，往来寒热，胸胁不适者。但小柴胡汤以柴胡、黄芩配人参、大枣、炙甘草，重在和解在表之邪，兼具益气扶正之功，宜于胆胃不和，胃虚气逆者；蒿芩清胆汤以青蒿、黄芩配赤茯苓、碧玉散，重在和解偏里之邪，兼较强的清热利湿、理气化痰之效，宜于少阳胆热偏重，兼有湿热痰浊者。

【临床应用】

1. 辨证要点　本方为治疗少阳湿热痰浊的常用方。以寒热如疟，寒轻热重，胸胁胀疼，吐酸苦水，舌红苔腻，脉弦滑数为辨证要点。亦用于暑湿时疫之邪所致之疟疾。

2. 临证加减　若痰浊上逆，呕吐较重，加赭石、紫苏清热止呕；若湿重，加藿香、薏苡仁、白豆蔻以化湿浊；若黄疸，则加茵陈、栀子、大黄等利湿退黄。

3. 现代运用　常用于治疗肠伤寒、急性胆囊炎、急性黄疸性肝炎、胆汁反流性胃炎、梅尼埃病、肾盂肾炎、疟疾、盆腔炎、钩端螺旋体病等病属少阳湿遏热郁者。

4. 使用注意　气血不足者不宜使用本方。

【方歌】蒿芩清胆二陈汤，碧玉竹茹枳壳降，
　　　　湿热痰浊阻少阳，清胆利湿疟疾良。

第二节　调和肝脾

调和肝脾剂，适用于肝气郁结，横犯脾胃；或脾虚不运，营血不足，肝失濡养，疏泄失常所致的肝脾不和病证。症见脘腹胸胁胀痛，神疲食少，月经不调，腹痛泄泻，手足不温等。治宜疏肝理脾，常用疏肝理气和健脾和血药，如柴胡、枳壳、陈皮、白术、茯苓、白芍、当归等为配伍组方。代表方剂如四逆散、逍遥散、痛泻要方。

四逆散（《伤寒论》）

【组成】柴胡　枳实　炙甘草（各6g）　芍药（9g）

【用法】散剂：上四药等量捣筛成剂，日三服。汤剂：水煎服，用量按原方比例酌情增减。

【功用】透邪解郁，疏肝理脾。

【主治】

1. 阳郁厥逆证。症见手足不温，或腹痛，或泄利下重，脉弦。

2. 肝脾不和证。症见胁肋胀痛，脘腹疼痛，脉弦。

【方解】本方证为阳气内郁，不能外达所致。因外邪传经入里，郁遏肝胆气机，阳气失于疏泄而内郁，不能达于四末，故见四肢厥逆。肝胆失疏，气机失常，肝郁乘脾，肝脾气滞则脘腹胁肋胀痛。本证"四逆"与阳衰阴盛的四肢厥逆有本质区别。正如李中梓云："此证虽云四逆，必不甚冷，或指头微温，或脉不沉微，乃阴中涵阳之证，惟气不宣通，是为逆冷。"故治宜透邪解郁，疏肝理脾。

方中柴胡入肝胆经，疏肝解郁，调畅气机，令阳气外达，为君药。白芍养血敛阴，柔肝缓急，使肝不横逆，疏泄条达，与柴胡相配，以补养肝血，条达肝气，可使柴胡升散而无耗伤阴血之弊。一散一收，相反相成，为理肝之用，为臣药。枳实理气解郁，泄热破结，与柴胡为伍，一升一降，加强疏畅气机之功，并奏升清降浊之效，与白芍相配，又能理气和血，使气血调和，为佐药。甘草调和诸药，益脾和中，与芍药合用又缓急止痛，为使药。诸药合用，可使邪去郁解，气血调畅，清阳得伸，四逆自愈；又能使肝脾调和，木不乘脾，则腹痛泻利等症自除。

本方药虽四味，但配伍严谨，柴胡、芍药疏肝，枳实、甘草理脾，因此后世医家常以本方加减治疗肝脾不和诸证。

四逆散与小柴胡汤同为和解剂，同用柴胡、甘草。但小柴胡汤用柴胡配黄芩，解表清热之力较强；四逆散则以柴胡配枳实、白芍，升清降浊、疏肝理脾作用较著。故小柴胡汤为和解少阳之代表方，四逆散则为调和肝脾之基础方。

【临床应用】

1. 辨证要点　本方原是治疗阳郁厥逆证的基础方，后世多作为疏肝理脾之通剂。以手足不温，或胁肋疼痛、脘腹胀痛，脉弦为辨证要点。

2. 临证加减　若气郁甚者，加香附、郁金以理气解郁；泄利下重者，加薤白以除下重；腹中痛者，加炮附子以散里寒；咳者，加五味子、干姜以温肺散寒止咳；小便不利者，加茯苓以利小便；有热者，加栀子以清内热。

3. 现代运用　常用于治疗胃溃疡、胃炎、胃肠神经症、慢性肝炎、胆囊炎、胆石症、肋间神经痛、附件炎、输卵管阻塞等病属肝胆气郁，肝脾（或胆胃）不和者。

4. 使用注意　阳衰阴盛的寒厥者忌用。

【方歌】四逆散能疏肝气，柴芍枳草透邪郁，

　　　　阳郁厥逆肝乘脾，散收升降见效奇。

逍遥散（《太平惠民和剂局方》）

【组成】柴胡　白芍　当归微炒　茯苓　白术各一两（各30g）　甘草微炙赤，半两（15g）

【用法】散剂：共为散，每服6～9g，煨姜、薄荷少许，共煎汤温服。汤剂：水煎服，用量按原方比例酌减。除散剂、汤剂外，还有丸剂、合剂、冲剂、软胶囊、口服液等制剂用于临床和研究。

【功用】疏肝解郁，健脾养血。

【主治】肝郁血虚脾弱证。症见两胁作痛，头痛目眩，神疲食少，口燥咽干，或往来寒热，或月经不调，乳房胀痛，脉弦而虚者。

【方解】本方证为肝郁血虚，脾失健运所致。肝主疏泄，性喜条达而恶抑郁，又为藏血之脏，体阴用阳。若情志不畅，肝木不能条达，不仅使肝的疏泄失常，致肝郁气滞，也影响肝的藏血功能，使肝体失于柔和，导致肝郁血虚证。肝脉布胁肋，上行头目，肝郁血虚则两胁作痛，头痛目眩；郁而化火，则口燥咽干。肝木为病易于传脾，脾胃虚弱，故神疲食少。脾为营之本，胃为卫之源，脾胃虚弱则营卫受损，不能调和而致往来寒热。肝藏血，主疏泄，肝郁血虚脾弱，在妇女多见月经不调，乳房胀痛。治宜疏肝解郁，健脾养血。

方中柴胡入肝经，疏肝解郁，使肝气条达，气机舒畅，为君药。白芍酸苦微寒，养血敛阴，柔肝缓急；当归甘辛苦温，养血和血，与芍药合用，共补肝体，二者再与柴胡同用，补肝体而助肝用，俾血和则肝和，血充则肝柔，共为臣药。肝郁不仅可导致血虚而使肝之体用失常，亦极易出现木郁土壅、肝病及脾的情况，根据"见肝之病，知肝传脾，当先实脾"的原则，以白术、茯苓健脾益气，非但实土以抑木，且使营血生化有源；薄荷少许，有疏散郁遏之气，透达肝经郁热，以助柴胡疏肝解郁之意；煨生姜既能降逆和中，又能辛散达郁，共为佐药。甘草调和诸

药,且合芍药缓急止痛,为使药。诸药合用,使肝郁得疏,血虚得养,脾弱得复,为调肝养血之名方。

本方具有气血兼顾,肝脾同调,疏养并施,寒热同行的配伍特点。

【临床应用】

1. 辨证要点　本方为治疗肝郁血虚脾弱证之基础方,亦为妇科调经之常用方。以两胁作痛,神疲食少,或兼月经不调,脉弦而虚为辨证要点。

2. 临证加减　若肝郁气滞较重者,可加香附、郁金、青皮以疏肝解郁;肝郁化火者,加牡丹皮、生栀子、生地黄以清热凉血;血虚甚者,加熟地黄以养血。

3. 现代运用　常用于治疗慢性肝炎、肝硬化、胃及十二指肠溃疡、慢性胃炎、胃肠神经症、急慢性乳腺炎、乳腺小叶增生、经前紧张征、盆腔炎、不孕症、癔症等病属肝郁血虚脾弱者。

4. 使用注意　阴虚阳亢者慎用。

知识链接

逍遥散应用源流

逍遥散萌芽于汉代医圣张仲景的四逆散、当归芍药散,成方于宋代《太平惠民和剂局方》,成熟于明代《审视瑶函》《寿世保元》,清代《傅青主女科》载加减逍遥散,又载宣郁通经汤,均在逍遥散基本方基础上化裁而来。后人将其广泛地应用于内、外、妇、儿、五官等各科病证,备受妇科、精神科医生所推崇,被清代著名医学家叶天士称为"女科圣药"。

现代由逍遥散化裁出了许多方剂,广泛运用于临床各科,多以柴胡、当归、白芍、甘草为基础药,进而灵活配伍。目前研究发现逍遥散具有确切而广泛的临床治疗效果,尤其是治疗抑郁性神经症、神经症、疲劳综合征及心脑血管病、糖尿病、肿瘤等疾病继发的抑郁状态。因其疏肝解郁效果显著,服之使人气血调和,精神爽快,人无病痛之忧,故有"逍遥"之美称。

【附方】

1. 加味逍遥散(《内科摘要》)　当归　芍药　茯苓　白术炒　柴胡各一钱(各3g)　牡丹皮　山栀炒　甘草炙,各五分(各1.5g)　水煎服。功用:养血健脾,疏肝清热。主治:肝郁血虚内热证。症见烦躁易怒,或自汗盗汗,或头痛目涩,或颊赤口干,或月经不调,少腹胀痛,或经期吐衄,舌红苔薄黄,脉弦虚数。

2. 黑逍遥散(《医略六书·女科指要》)　逍遥散加熟地黄(12g)　水煎去滓,微微温服。功用:疏肝健脾,养血调经。主治:肝郁血虚,临经腹痛,脉弦虚者。

【鉴别】逍遥散用于肝郁血虚脾弱证,以疏肝理气、补血、健脾之品为主组方。而加味逍遥散是在逍遥散的基础上减去生姜、薄荷,加入牡丹皮、栀子而成,又名丹栀逍遥散、八味逍遥散,主要用于治疗肝郁血虚日久,气郁化火,血虚生热之证。黑逍遥散是在逍遥散基础上增加一味滋阴补血的熟地,有滋水涵木之意,适用于肝郁血虚而血虚较甚者。

【方歌】逍遥散用当归芍,柴苓术草加姜薄,
　　　　疏肝健脾又调经,丹栀加入热无着。

痛泻要方(《丹溪心法》)

【组成】炒白术三两(90g)　炒白芍二两(60g)　炒陈皮一两五钱(45g)　防风一两(30g)

【用法】散剂:共为细末,每次9~15g,一日2~3次,温开水送服或水煎去渣服。亦可作汤剂或丸剂,用量按原方比例酌定。

【功用】补脾柔肝，祛湿止泻。

【主治】肝旺脾虚之痛泻证。症见肠鸣腹痛，大便泄泻，泻必腹痛，泻后痛缓，舌苔薄白，脉两关不调，弦而缓。

【方解】本方证为肝旺脾虚，肝木克土，脾失健运所致。肝主疏泄，调畅气机；脾主运化，居中焦，为气机升降出入之枢纽。在生理上，肝脾相互协调，病理上亦相互影响。肝气郁滞，脾气失和，则肠鸣腹痛，痛必腹泻；肝木克土，脾失于升清、运化，则清阳不升，水湿不化，随浊阴下降而为泄泻。泻则气滞稍缓，故泻后痛减，但肝郁脾虚未愈，故痛泻反复发作。《医方考》所曰"泻责之脾，痛责之肝；肝责之实，脾责之虚，脾虚肝实，故令痛泻"，正是本证病机的特点，故治宜补脾柔肝，祛湿止泻。

方中白术苦甘而温，健脾燥湿，以治土虚而御木侮，为君药。白芍酸寒，柔肝缓急止痛，与白术相配，于土中泻木，为臣药。陈皮辛苦而温，理气和中，又助白术健脾燥湿，为佐药。配伍少量辛香之防风，具升散之性，辛能散肝郁，香能舒脾气，有胜湿止泻之功，故兼具佐使之用。四药相合，补中寓疏，泻肝补脾，脾健肝和，则痛泻自止，实为扶土抑木以治痛泻之要方，故其方名也由此而得。

【临床应用】

1. 辨证要点　本方为治肝脾不和之痛泻的常用方。以肠鸣腹痛，大便泄泻，泻必腹痛，泻后痛缓，脉弦而缓为辨证要点。

2. 临证加减　若泻下清稀者，加茯苓、薏苡仁以健脾利湿止泻；久泻者，加炒黄芪、升麻以升阳止泻；舌苔黄腻者，加黄连、煨木香以清热燥湿，理气止泻。

3. 现代运用　常用于治疗慢性结肠炎、肠易激综合征、溃疡性结肠炎、小儿消化不良等病属肝旺脾虚者。

4. 使用注意　阳明湿热和热毒腹痛泄泻者忌用。

【方歌】痛泻要方用陈皮，术芍防风共成剂，

　　　　肠鸣泄泻腹又痛，治在泻肝与实脾。

第三节　调和肠胃

调和肠胃剂，具有调和肠胃、分解寒热的作用，适用于邪犯肠胃，中焦寒热互结证。症见心下痞满，腹胀食少，恶心呕吐，肠鸣下利等。常用温之干姜、半夏、生姜等，与苦寒之黄连、黄芩等配伍组方。代表方如半夏泻心汤。

半夏泻心汤（《伤寒论》）

【组成】半夏半升，洗（12g）　干姜　人参　黄芩各三两（各9g）　黄连一两（3g）　大枣十二枚，擘（4枚）　炙甘草三两（9g）

【用法】汤剂：水煎服，一日2次。

【功用】寒热平调，消痞散结。

【主治】寒热互结之痞证。症见心下痞，但满而不痛，或呕吐，肠鸣下利，舌苔腻而微黄。

【方解】此方证为寒热互结，虚实夹杂，胃气不和，升降失常所致。因误下，损伤中阳，寒从中生，外邪乘虚内陷，郁而化热，或其他原因使胃肠功能失调，以致寒热互结，气机升降不利而成心下（胃脘）痞满，但满而不痛。脾气主升，胃气主降，中气既伤，升降失常，故上则呕吐，下则肠鸣下利。本方证病机既有寒热错杂，又有虚实相兼，以致中焦失和，升降失常。治宜平调寒热，

益气和胃，散结除痞。

方中用辛温之半夏，散结除痞，降逆止呕，为君药。干姜辛热以温中散寒，助半夏以降逆；黄芩、黄连之苦寒以泄热开痞，共为臣药。君臣相伍，具有寒热平调，辛开苦降之用。然寒热互结，缘于中虚失运，故方中又用人参、大枣甘温益气，以补脾虚，为佐药。甘草既助佐药补脾和中，又调和诸药，为使药。全方苦降辛开，寒热互用，补泻兼施，使寒去热清，升降复常，则诸症自愈。

本方具有寒热互用以和阴阳，苦辛并进以调升降，补泻兼施以顾虚实的配伍特点。

【临床应用】

1. 辨证要点　本方为治疗脾胃不足，寒热互结之痞满证的常用方。以心下痞满，呕吐泻利，苔腻微黄为辨证要点。

2. 临证加减　若中气不虚，或中焦湿热蕴结者，去人参、甘草、大枣、干姜，加木香、枳实、生姜以下气消痞止呕。

3. 现代运用　常用于治疗胃肠神经症、急慢性胃肠炎、慢性结肠炎、慢性肝炎、早期肝硬化等病证属中气虚弱，寒热互结者。

4. 使用注意　气滞、食积、痰浊内结所致痞满者忌用。

【附方】

1. 生姜泻心汤（《伤寒论》）　组成与用法：生姜四两（12g）　半夏半升，洗（9g）　甘草三两，炙（9g）　人参三两（9g）　干姜一两（3g）　黄芩三两（9g）　黄连一两（3g）　大枣十二枚（4枚）　水煎服。功用：和胃消痞，宣散水气。主治：水热互结之痞证。症见心下痞硬，干噫食臭，腹中雷鸣下利者。

2. 甘草泻心汤（《伤寒论》）　组成与用法：甘草四两（12g）　人参、干姜、黄芩各三两（各9g）　黄连一两（3g）　大枣十二枚（4枚）　半夏半升（9g）　水煎服。功用：补中和胃，降逆消痞。主治：胃气虚弱之痞证。症见下利日数十行，谷不化，腹中雷鸣，心下痞硬而满，干呕，心烦不得安。

【鉴别】半夏泻心汤、生姜泻心汤、甘草泻心汤均治痞证，半夏泻心汤治寒热互结之痞，故辛苦合用，辛开苦降用量相近；生姜泻心汤治水热互结之痞，故重用生姜以散水气；甘草泻心汤治胃虚气结之痞，故加重甘草用量，以补气缓急，胃虚得复，邪气当去，逆气自平，痞满可除。

【方歌】半夏泻心黄芩连，干姜人参枣草全，

辛开苦降除痞满，寒热错杂痞证蠲。

（区绮云）

? 复习思考题

1. 小柴胡汤是如何体现和解少阳之意的？

2. 试述逍遥散的主治、病机，方中如何体现疏肝养血健脾之法？

3. 蒿芩清胆汤中，功能为祛少阳湿热的配伍是什么？

扫一扫，测一测

第十章 清 热 剂

学习目标

掌握白虎汤、清营汤、犀角地黄汤、黄连解毒汤、普济消毒饮、导赤散、龙胆泻肝汤、泻白散、清胃散、芍药汤、白头翁汤、青蒿鳖甲汤的组成、功用、主治、方解、组方特点和临床应用。

熟悉竹叶石膏汤、凉膈散、玉女煎的组成、功用、主治及主要配伍意义。熟悉清热剂的概念、适用范围、分类及应用注意事项。

了解左金丸、当归六黄汤的功用和主治。

凡以清热药为主要组成，具有清热、泻火、凉血、解毒、滋阴透热等作用，治疗里热证的方剂，统称为清热剂。其立法依据是"热者寒之""温者清之"（《素问·至真要大论》），属于"八法"中的"清法"。

温、热、火三者同一属性，温为热之渐，火为热之极，故统称为热，均可用"清热剂"治疗。

里热证的范围较广，病情变化复杂，或因外感诱发，或为内伤所致。外感多为六淫邪气入里化热；内伤多见五志过极，脏腑偏胜，或饮食偏嗜化火，或病久耗阴，虚热内生。其性质有实热、虚热之分；病位有在气、在血、在脏、在腑、深伏阴分之别；还有火盛成毒，充斥内外，气血同病。所以里热证临床表现证候繁杂，病情轻重缓急表现不一，其治法、用方均有区别。本章方剂为清气分热、清营凉血、清热解毒、清脏腑热、清虚热五类。

清热剂是在表证已解，里热已成或里热虽盛，尚未结实的情况下使用。使用时应注意以下事项：一是要辨部位。若热在气而凉血，则必然引邪入里；热在血而清气，则必使邪不外透而痼结深伏。二是辨真假，切不可误用于真寒假热之证。三是辨虚实。实热宜清之，若屡用清热泻火之剂而热仍不退者，则是阴液耗伤，虚热内生，切忌再投苦寒，以免化燥伤阴，当改甘寒壮水之法，滋阴透热。四是权衡热证之程度，病情之轻重，量证投药，药证相符。热盛而量轻，则无异于杯水车薪；热轻而量重，势必热去而伤阳，伐之过度。五是注意护胃、保津。寒凉苦燥之药最易伤阳败胃劫津，不宜久服，必要时可配和胃护阴之品。六是根据病情需要，有时需要使用"反佐"之法，即在组方时配少许热药，其用量宜轻、宜少，或采用凉药热服之法，目的是消除因邪热炽盛出现的寒热格拒现象。

第一节 清 气 分 热

清气分热剂，适用于热在气分，热盛津伤，或气阴两伤之证。症见壮热，烦渴，大汗，脉洪大有力；或热病后期，气分余热未清，气津两伤，症见身热多汗，心胸烦闷，口干舌红等。常以清热药如石膏、知母、竹叶为主，配伍益气养阴药如人参、麦冬等组成方剂。代表方如白虎汤、竹叶石膏汤。

白虎汤(《伤寒论》)

【组成】石膏一斤,碎(50g)　知母六两(18g)　炙甘草二两(6g)　粳米六合(9g)

【用法】汤剂:先煎石膏,再入余三味同煎2次,煎至米熟汤成,去渣温服,一日3次。

【功用】清热生津。

【主治】阳明气分热盛证。症见壮热面赤,烦渴引饮,汗出恶热,脉洪大有力。

【方解】本方证是风寒之邪化热内传阳明之经,或温邪热毒传入气分而致。邪气内传,里热炽盛,邪盛而正不衰,故见壮热面赤,不恶寒而恶热。热灼津伤,则见烦渴引饮;里热内蒸,逼津外泄,则大汗出;脉洪大有力或滑数,亦为热盛于经所致。对此里热炽盛,热灼津伤之病机,治当直清里热,除烦生津。

方中重用辛甘大寒之生石膏,外解肌肤之热,内清肺胃之火,兼能生津止渴,为君药;知母苦寒质润,既助石膏以清泄肺胃气分之实热,又可滋阴润燥救护已伤之阴津,为臣药。君臣相须为伍,倍增清热生津之力。粳米、炙甘草益胃护津之中,又可防君臣药大寒伤中之弊,共为佐使。四药合用,药少功专,可使其热清烦除,津生渴止,从而由邪热伤津而致之诸症自解。

本方以辛寒大清气分之热为主,兼以滋阴保津,益胃护正,使邪去而不伤正,体现出清透、滋养、护中的配伍特点。

【临床应用】

1. 辨证要点　本方是清法的代表方,是治阳明气分热盛证的基础方。以大热、大汗、大渴、脉洪大为辨证要点。

2. 临证加减　若兼见阳明腑实,症见神昏谵语,大便秘结,小便赤涩者,加大黄、芒硝以攻泻热结;温热病气血两燔,引动肝风,症见高热烦渴,神昏谵语,抽搐者,加羚羊角、水牛角以凉肝息风止痉;消渴以烦渴引饮为主症,病属胃热津伤者,加麦门冬、天花粉、石斛增强清热生津润燥之力;温疟而见寒热往来,热多寒少者,是兼有少阳郁滞,加柴胡以和中透解。

3. 现代运用　常用于治疗感染性疾病如大叶性肺炎、流行性乙型脑炎、流行性出血热,牙龈炎等属气分热盛者。糖尿病、老年口腔干燥症、脑卒中、变应性亚败血症、急性虹膜睫状体炎、风湿性心肌炎、小儿疱疹性口腔炎、登革热、风湿性关节炎、不明原因高热等病辨证属里热炽盛者亦可用之。

4. 使用注意　方中石膏用量较重,清解之力较强,有大寒伤阳之弊,故不可过剂,中病即止。对于表证未解的无汗发热,口不渴者;血虚发热或气虚发热,喜热饮,脉洪大但重按无力者;真寒假热的阴盛格阳证等均忌用本方。

病案分析

黄某,男,8岁。2009年9月11日,因患病毒性脑炎住院,体温最高达41℃。目前体温下降至39℃,烦躁,口渴欲饮,服药则吐,大便干,小便短少。舌质红苔黄,脉洪数。

辨证:患者主要症状是高热,辨证时要确定其原因,因其伴烦躁,口渴,便干,脉洪数,与气分热盛证辨证要点相符。

病证:气分热盛证。

治法:清热生津。

方药:白虎汤加减。

石膏20g　知母10g　炙甘草5g　粳米10g　白芍10g　生地黄15g

3剂后热退,再3剂后症状基本消失。(胡波,张文涛.郑邦本医集[M].北京:中国中医药出版社,2021.)

【附方】

1. 白虎加人参汤(《伤寒论》) 组成与用法：知母六两(18g) 石膏一斤(50g)，碎，绵裹 炙甘草二两(6g) 粳米六合(9g) 人参三两(9g) 上五味，以水一斗，煮米熟汤成，去滓，温服一升，日三服。功用：清热、益气、生津。主治：气分热盛，气阴两伤证。汗、吐、下后，里热炽盛，而见"四大"症者；白虎汤证见有背微恶寒，或饮不解渴，或脉浮大而芤；暑热病气津两伤等证。

2. 化斑汤(《温病条辨》) 组成与用法：石膏一两(30g) 知母四钱(12g) 生甘草三钱(9g) 玄参三钱(9g) 犀角(已禁用，现以水牛角代)(60g) 白粳米一合(9g) 水八杯，煮取三杯，日三服。滓再煮一盅，夜一服。功用：清气凉血。主治：气血两燔之发斑。症见发热、或身热夜甚，外透斑疹，色赤，口渴，或不渴，脉数等。

3. 白虎加苍术汤(《类证活人书》) 组成与用法：知母六两(18g) 炙甘草二两(6g) 石膏一斤(50g) 苍术 粳米各三两(各9g) 上锉如麻豆大，每用五钱，水一盏半，煎至八九分，去滓，取六分清汁，温服。功用：清热法湿。主治：湿温病。症见身热胸痞，汗多，舌红苔白腻等；风湿热痹证。症见身大热，关节肿痛等。

【鉴别】白虎加人参汤、化斑汤、白虎加苍术汤三方均为白虎汤加味而成，都具有清气分热的功效。白虎加人参汤又具益气生津之功，适用于阳明气分热甚而见气阴两伤者。化斑汤系白虎汤加犀角(已禁用，以水牛角代)、玄参而成，有清热凉血之功，适用于邪充斥气血之发热、斑疹之等症。白虎加苍术汤清热燥湿，适用于阳明内热兼湿或湿温之证，亦用于风湿热痹之热重于湿者。

【方歌】白虎膏知甘草粳，气分大热此方清，

　　　　热渴汗出脉洪大，加入人参气津生。

竹叶石膏汤(《伤寒论》)

【组成】淡竹叶二把(6g) 石膏一斤(50g) 半夏半升(9g)，洗 麦冬一升(20g)，去心 人参二两(6g) 炙甘草二两(6g) 粳米半升(10g)

【用法】汤剂：先煎石膏，再入其他药物同煎，待米熟汤成，一日3次。

【功用】清热生津，益气和胃。

【主治】伤寒、温病、暑病之后，余热未清，气津两伤证。症见身热多汗，心胸烦闷，气逆欲呕，口干喜饮，或虚烦不寐，舌红苔少，脉虚数。

【方解】本方所治之证乃热病之后，余热未清，气津已伤，胃气不和所致。热病后期，高热虽退，但余热未尽，留恋气分，故见身热汗出，脉数，心胸烦闷；余热上扰心神而虚烦不寐；热伤气津，则口干喜饮，舌红苔少，脉虚少力；气逆欲呕，为余热扰胃，胃失和降所致。对此之治，若只清热而不益气生津，则气津难复，若只补气津而不清热，则邪热尚存，恐死灰复燃。唯有清补并行，方为两全。故以清热生津，益气和胃立法。

方中重用生石膏以清气分余热，兼可生津；淡竹叶清热除烦，以除心胸之烦热，共为君药。人参、麦冬相配，益气养阴生津为臣。半夏降逆止呕；粳米、甘草养胃和中，共为佐药。其中半夏虽温燥，但于诸多清热生津药中，去其温燥而存其降逆，又可防苦寒滋补之品伤阳滋腻。诸药相伍，可使热清烦除，气津两复，胃气和降，诸症自愈。

本方体现了清热与益气养阴并用，祛邪与扶正兼顾，清而不寒，补而不滞的配伍特点。

本方系白虎汤化裁而来。由白虎汤去清热生津之知母，加益气生津之人参、麦冬和清心除烦，降逆和胃之淡竹叶、半夏两组药。故《医宗金鉴》称本方为"以大寒之剂，易为清补之方"。本方清、补二法并用，清热之力虽然不如白虎汤，但益气、生津、和胃之力较强，故适用于热势已衰，余热未尽而气阴两伤，胃气不和之证。

【临床应用】

1. 辨证要点　本方是热病后期，余热未清，或暑热病之气津两伤证的常用方剂。以身热汗出，烦渴喜饮，气逆欲呕，舌红少苔，脉虚数为辨证要点。

2. 临证加减　可不必拘泥于热病后期之限。凡病机相符者，即可加减应用。若胃阴亏虚，火热上逆之口舌糜烂，舌红而干者，可加石斛、天花粉等养阴生津；胃火炽盛，消谷善饥，舌红脉数者，可加知母、天花粉以增强清热生津之作用。

3. 现代运用　常用于治疗中暑、夏季热、流行性乙型脑炎、流行性脑脊髓膜炎后期等病发热而见气津两伤者。糖尿病干渴多饮属热伤气阴者亦可应用。

4. 使用注意　本方对于正盛邪实，大热未衰，脉洪大有力者，不宜使用。湿热内阻或素体痰湿内盛者，忌用本方。

【方歌】竹叶石膏汤人参，麦冬半夏甘草临，

再加粳米同煎服，清热益气养阴津。

第二节　清营凉血

清营凉血剂，适用于邪热传入营分，或热入血分之证。邪热传营，症见身热夜甚，神烦少寐，时有谵语，或斑疹隐隐，舌绛而干等；热入血分，则见神昏谵语，出血发斑，舌绛起刺等。治疗热入营血证，常以清营凉血药物如水牛角、生地黄为主组方。但由于入营邪热多由气分传来，故营热证还需配用金银花、连翘、竹叶等清气分热之品以促邪透热转气；热入血分多迫血妄行而致出血、发斑，而且络伤血溢每易留瘀，热与血结亦可成瘀，故常配用牡丹皮、赤芍之品以散瘀凉血，使止血而不留瘀。代表方如清营汤、犀角地黄汤。

清营汤（《温病条辨》）

【组成】犀角三钱（已禁用，现以水牛角代，30g）　生地黄五钱（15g）　玄参三钱（9g）　竹叶心一钱（3g）　麦冬三钱（9g）　丹参二钱（6g）　黄连一钱五分（5g）　金银花三钱（9g）　连翘二钱（6g），连心用

【用法】汤剂：水煎服，一日3次。

【功用】清营解毒，透热养阴。

【主治】热入营分证。症见身热夜甚，神烦少寐，时有谵语，口渴或不渴，或斑疹隐隐，舌绛而干，脉细数。

【方解】本方证乃邪热内传营分，耗伤营阴所致。邪热传营，伏于阴分，入夜阳气内归营阴，与热相合，故见身热夜甚。营气通于心，邪热入营，干扰心神，故见神烦少寐，时有谵语。热虽入营但已迫近血分，血得热便易妄行而发为斑疹隐隐。热蒸营阴上承，故本应口渴而反不渴。舌绛而干，脉数，皆营热盛、营阴伤之征象。治当清营解毒，透热养阴为法。

方用犀角（已禁用，以水牛角代）咸寒，入营分血，清泄营分毒热，又可凉血散瘀，其气清灵透发，寒而不遏，为君药。麦冬养阴益胃生津；生地黄凉血滋阴清热；玄参滋阴降火解毒，三药皆为甘寒质润之品，既可凉血解毒，又可养阴生津，为热伤营阴而设，共为臣药。根据叶天士"入营犹可透热转气"的治疗原则，选用金银花、连翘、黄连、竹叶心，四药皆质轻性寒，乃入气分之品，功可清热解毒以透邪热，使营分之邪透出气分而解，共为佐药。丹参清心安神，引药入心经，且活血消瘀，以防热与血结，为佐而兼使之品。诸药相合，共奏清泄营分毒热，养阴生津，透热转气，活血散瘀之效。

本方配伍特点：一是凉血药与滋阴清热药相伍，为热伤营阴、渐及血分而设，加强了清热解毒、凉血滋阴之功。二是清热凉血之中配以轻宣透热的气分药，体现"入营犹可透热转气"的用

药特点。三是凉血药与活血药相伍,防止热与血结。

叶天士与透热转气

叶天士在《温热论》中云"大凡看法,卫之后方言气,营之后方言血。在卫汗之可也,到气才可清气,入营犹可透热转气"。意指热邪虽入营分,于清营解毒之品中配以清气分之药,引邪外出,亦可使邪透转出气分,从外而解。

这种治法体现了温热病重视阴津和给邪出路的思想。温病的治疗强调泄热存阴,留得一分津液,便有一分生机,阴津对温热病的发展至关重要。温病是外感温热之邪所致,祛除温热邪是治疗温病的首要任务,或透达于外,或渗湿于下,或攻逐于里,以求给邪以出路,使得邪去正复。

【临床应用】

1. 辨证要点 本方是治疗热入营分的代表方。以身热夜甚,神烦少寐,斑疹隐隐,舌绛而干,脉数为辨证要点。

2. 临证加减 若气分热盛而营分热轻,则当重用金银花、连翘、竹叶心以增强清热解毒之力,相对减少犀角(已禁用,以水牛角代)、生地黄、玄参用量;若神昏谵语较重者,可服安宫牛黄丸以清心开窍;若伴见抽搐者,乃热极生风之征,可加羚羊角、钩藤并服紫雪丹以息风止痉;若寸脉大,舌干较甚者,可去黄连以避免苦燥伤阴。

3. 现代运用 常用于治疗流行性乙型脑炎、流行性脑脊髓膜炎、败血症、肠伤寒及其他热性病等证属热入营分证者。

4. 使用注意 本方是清透养阴之剂,对于有痰湿内郁者而舌苔白滑者,忌用本方。

【方歌】清营汤是鞠通方,热入心营犀地良,
　　　　银翘连竹玄丹麦,清营透热服之康。

犀角地黄汤(《备急千金要方》)

【组成】犀角一钱(3g)(已禁用,现以水牛角代,30g)　生地黄八两(24g)　芍药三两(12g)　牡丹皮二两(9g)

【用法】汤剂:水牛角镑片先煎,余药后下,水煎服,一日3次。

【功用】清热解毒,凉血散瘀。

【主治】

1. 热入血分证。症见身热谵语,斑色紫黑,舌绛起刺,脉细数。或喜忘如狂,漱水不欲咽,胸中烦痛,自觉腹满,大便色黑易解。

2. 热伤血络证。症见斑疹紫黑、吐血、衄血、便血、尿血等,舌质红绛,脉数。

【方解】本方证是热毒炽盛于血分所致。心主血藏神,热入血分,必扰心神,故致烦乱谵语。血分热盛,迫血妄行,伤于阳络血从上溢则为吐血、衄血,伤于阴络血从内溢则为便血、尿血,外溢肌肤则见斑色紫黑。离经之血留而为瘀,故见但欲漱水不欲咽,大便色黑易解。舌绛起刺,脉细数,说明阴血耗伤更甚。其病机要点为热入血分致神乱、阴伤(耗血)、动血、成瘀。根据叶天士"入血就恐耗血动血,直须凉血散血"(《外感温热篇》)的理论,故治当清热解毒,凉血散瘀为法。

方中以苦咸寒之犀角(已禁用,以水牛角代),清热凉血以止血,清心解毒以安神,为君药。生地黄清热凉血,养阴生津,一可复已失之阴血,二可加强清热止血之功,为臣药。赤芍、牡丹皮

既助君臣药清热凉血,又活血散瘀治瘀热相搏之蓄血发斑,又可防寒凉之品所致瘀血停滞之弊,共为佐药。药虽仅四味,但配伍严谨。清热之中兼以养阴,凉血之中兼以散瘀,热清而血宁,既无耗血动血之虑,又无冰伏留瘀之弊。

本方与清营汤均以犀角(已禁用,以水牛角代)、生地黄为主,均治热入营血证。但清营汤在清热之中配清气透热之品,使入营之邪透转气分而解,故适用于邪热初入营分尚未动血之证,犀角地黄汤则重在清热凉血止血,更配凉血散瘀之丹皮,适用于热毒深入血,耗血动血之证。

【临床应用】

1. 辨证要点　本方是治疗热入血分证的常用方。以各种失血,斑色紫黑,神昏谵语,身热烦躁,舌绛为辨证要点。

2. 临证加减　若喜忘如狂者,不但热燔血分,且邪热与瘀血互结,可加大黄、黄芩以清热逐瘀与凉血散瘀同用;若郁怒而夹肝火者,加柴胡、黄芩、栀子等以清泻肝火;若热甚神昏者,可加服安宫牛黄丸或紫雪丹以清热开窍;若吐血者,可加侧柏叶、白茅根、三七参以清胃止血;若衄血者,可加白茅根、黄芩以清肺止血;若便血者,可加槐花、地榆以清肠止血;若尿血者,可加白茅根、小蓟以利尿止血。

3. 现代运用　常用于治疗重症肝炎、肝性脑病、弥散性血管内凝血、尿毒症、紫癜、急性白血病、败血症、斑疹伤寒、疔疮走黄、前房积血、虹膜睫状体炎、荨麻疹、痤疮、流行性出血热急性肾衰竭、红斑性肢痛症等病证属热入血分者。

4. 使用注意　本方是寒凉清热之剂,对阳虚或气虚之失血证者,本方禁用。脾胃虚弱者本方忌用。

【方歌】犀角地黄芍药丹,血热妄行吐衄斑,
　　　　蓄血发狂舌质绛,凉血散瘀病可痊。

第三节　清 热 解 毒

清热解毒剂,适用于温疫、温毒及疮疡疔毒等病证。三焦火毒炽盛常见烦热,错语,吐衄,发斑,黄疸,泻利及外科痈疽疔毒等。胸膈毒热积聚常见身热面赤,胸膈烦热,口舌生疮,便秘溲赤等;疫毒发于头面常见头面红肿焮痛,咽喉不利等。此类方剂常以清热解毒泻火之品如黄芩、黄连、黄柏、栀子、连翘、金银花、蒲公英等为主组成方剂。若风热疫毒发于头面红肿者,可配伍牛蒡子、薄荷、僵蚕等辛凉疏散之品以分消热毒;若热聚胸膈,便秘尿赤者,可配伍大黄、芒硝等通利以导热下行。代表方剂如黄连解毒汤、普济消毒饮、凉膈散等。

黄连解毒汤(《外台秘要》引崔氏方)

【组成】黄连三两(9g)　黄芩　黄柏各二两(各6g)　栀子十四枚(9g),擘

【用法】汤剂:水煎服,一日3次。除汤剂外,有黄连解毒汤颗粒剂、黄连解毒汤加味透皮吸收剂、黄连解毒滴丸、黄连解毒丸、黄连解毒片、黄连解毒汤注射液、黄连解毒胶囊、黄连解毒汤肠溶微囊、黄连解毒栓等制剂用于临床和研究。

【功用】泻火解毒。

【主治】三焦火毒热盛证。症见大热烦躁,口燥咽干,错语不眠;或热病吐血,衄血,便血,甚或发斑;或身热下痢;或湿热黄疸;或外科痈疡疔毒,小便黄赤,舌红苔黄,脉数有力。

【方解】本方证乃火热毒盛,充斥三焦而致。实热火毒盛于三焦,充斥上下内外,表里俱热而大热不解;内扰心神则烦躁错语;热伤津液则口燥咽干;血为热迫,随火上逆则为吐衄;热伤血

络，外溢肌肤则为发斑；热毒下迫大肠，则为下痢；郁热熏蒸外越，则为黄疸；热壅肌肉，气血郁滞，则为痈疡疔毒。舌红苔黄，脉数有力，皆火毒炽盛之征。治当泻火解毒，火毒去则诸证自愈。

方中大苦大寒之黄连，既清泻上焦心火，又可泄中焦火热，为君药；黄芩清上焦之火热，为臣药；黄柏泄下焦之热，为佐药；栀子通泻三焦之火，导火热下行，使热从小便而出，为使药。四药相合，苦寒直折三焦火毒，通治一切实热火毒之证。

【临床应用】

1. 辨证要点　本方是治疗实热火毒，三焦热盛之证的代表方。以大热烦躁，口燥咽干，舌红苔黄，脉数有力为辨证要点。

2. 临证加减　若便秘者，加大黄以通腑热；若吐血、衄血、发斑者，可加生地黄、玄参、牡丹皮以凉血止血；若热毒发黄者，加茵陈、大黄以清泄热毒退黄；若疔疮肿毒者，加蒲公英、金银花以清热解毒。

3. 现代运用　常用于治疗急性细菌性痢疾、中毒性细菌性痢疾、肺炎、急性黄疸性肝炎、败血症、脓毒血症、急性泌尿系感染、流行性脑脊髓膜炎、乙型脑炎及其他急性感染性炎症等证属于实热火毒者。

4. 使用注意　本方是大苦大寒之剂，易损伤脾胃，非壮实之体，实热之邪，不可轻投，而且不宜多服、久服。对于非火毒炽盛或津液受损较重者，不宜使用本方。

【附方】**泻心汤**（《金匮要略》）　组成与用法：大黄二两（10g）　黄连　黄芩各一两（各5g）　上药三味，以水800ml，煮取250ml，顿服之。功用：泻火解毒，燥湿泄热。主治：邪火内炽，迫血妄行，吐血，衄血，便秘溲赤；或湿热内蕴而成黄疸，胸痞烦热；三焦积热，眼目赤肿，口舌生疮，外证疮疡，心胸烦闷，大便秘结；湿热黄疸，胸中烦热痞满，舌苔黄腻，脉数实者。

【鉴别】泻心汤与黄连解毒汤均用黄连、黄芩，同为苦寒泻火之剂，但泻心汤配伍大黄以泻热降火，釜底抽薪，"以泻代清"，多用于热迫血溢之出血及黄疸胸痞等；黄连解毒汤配伍黄柏、栀子，重在清泻三焦火毒，主治三焦火毒证。

【方歌】黄连解毒汤四味，黄芩黄柏栀子备，

　　　　躁狂大热呕不眠，吐衄斑黄均可为。

普济消毒饮（《东垣试效方》）

【组成】黄芩酒炒　黄连酒炒，各五钱（各15g）　陈皮去白　甘草生用　玄参　柴胡　桔梗各二钱（各6g）　连翘　板蓝根　马勃　牛蒡子　薄荷各一钱（各3g）　僵蚕　升麻各七分（各2g）

【用法】汤剂：水煎服，一日3次；或上药为末，汤调，时时服之；或蜜拌为丸，噙化。

【功用】清热解毒，疏风散邪。

【主治】大头瘟。症见恶寒发热，头面红肿焮痛，目不能开，咽喉不利，舌燥口渴，舌红苔黄，脉浮数有力。

【方解】本方主治大头瘟，又名大头天行。以其主症为头面红肿焮痛，主要病因为风热疫毒而得名。"瘟""天行"指出了其性质属温，又有相互传染的特性。感受风热疫毒之邪壅于上焦，发于头面，阻于咽喉，气血壅滞，故见头面红肿焮痛，目不能开，咽喉不利；风热之邪外郁肌表，正邪相争，故见恶寒发热；热毒伤津则舌燥口渴；舌红、苔白兼黄，脉浮数，为风热疫毒之邪初起特征。故治疗宜清解上焦疫毒，疏散头面风热。

方中重用黄连、黄芩清热泻火，用酒炒使其药力上行达于头面而清热解毒，为君药。连翘、牛蒡子、薄荷、僵蚕气味轻清，辛凉宣泄，疏散上焦头面风热，为臣药。玄参、马勃、板蓝根既助君药加强其清热解毒之力，又合薄荷、桔梗、甘草以清利咽喉；陈皮辛香理气，疏散壅滞，以利肿毒消散，共为佐药。升麻、柴胡辛凉疏散，其气上升，能引导诸药上达头面，又能疏散风热，体现

了"火郁发之"的治疗原则,为佐使药。诸药相伍,清降与升散并用,因势利导,共奏清热解毒、疏风散邪之功。

【临床应用】

1. **辨证要点** 本方为治疗大头瘟的常用方剂。以头面红肿焮痛,恶寒发热,舌质红,脉浮数为辨证要点。

2. **临证加减** 若大便秘结者,加酒大黄以通腑泻热;若兼见阴囊肿大(腮腺炎并发睾丸炎)者,加川楝子、龙胆、蒲公英以泻肝散结;若局部肿硬者,加贝母、赤芍药以活血消肿散结。

3. **现代运用** 常用于治疗腮腺炎、丹毒、颌下腺炎、急性扁桃体炎、头面部的蜂窝织炎、急性淋巴结炎伴淋巴管回流障碍等证属风热毒邪者。

4. **使用注意** 本方药物多苦寒辛散,对素体阴虚及脾虚便溏者应慎用。

【方歌】普济消毒蒡芩连,甘桔蓝根勃翘玄,
　　　　升柴陈薄僵蚕入,大头瘟毒服之痊。

凉膈散(《太平惠民和剂局方》)

【组成】川大黄　朴硝　甘草炙,各二十两(各9g)　山栀子仁　薄荷去梗　黄芩各十两(各5g)连翘二斤半(24g)

【用法】共为粗末,每服6～12g,竹叶3g,蜜少许,水煎,食后服。亦可作汤剂煎服。

【功用】泻火通便,清上泻下。

【主治】上中二焦火热证。症见身热口渴,面赤唇焦,胸膈烦热,口舌生疮,或咽痛吐衄,睡卧不宁,谵语狂妄,便秘尿赤;或大便不畅。舌红苔黄,脉滑数。

【方解】本方证为邪热郁滞于上、中二焦所致。由于邪热炽盛,内积胸膈,郁而不达,故见身热,胸膈烦热;上、中焦之火热上炎,则见面赤唇焦,口舌生疮,咽喉疼痛;肺胃津伤则口渴;火热上逆动血,则见吐衄;燥热内盛,肠燥津伤,邪热内结不得下,则见便秘尿赤,大便不畅。舌红苔黄,脉滑数,皆实热内积之征。无形之邪热非清散不能去,有形之积滞非通泄不能除。故治宜清上与泻下并举。

方中重用连翘,轻清透散,清热解毒,以清解胸膈之郁热,为君药。黄芩苦寒,清热泻火,以清上焦胸膈肺热见长;栀子通泻三焦火热,引火下行从小便而去;大黄、芒硝通便泻热,荡热于下,形成上下分消之势,故共为臣药。薄荷、竹叶辛凉轻清,疏散透热于上,为佐药。甘草、白蜜缓和大黄、芒硝之峻,又补胃津润燥结,和诸药而功兼佐使。诸药合用,共奏泄热通便、清上泻下之功。

本方的配伍特点是既疏散清泄胸膈邪热于上,又通腑荡涤燥热于下,上清下泻,前后分消,以泻代清。

【临床应用】

1. **辨证要点** 本方是治疗上中焦胸膈郁热证的常用方。以胸膈烦热,面赤唇焦,烦躁口渴,舌红苔黄,脉滑数为辨证要点。

2. **临证加减** 若上焦热盛,壮热口渴,烦躁咽痛者,可加生石膏、天花粉以清热除烦,生津止渴;心经热甚,口舌生疮者,加黄连以清泄心火;吐衄者,加白茅根、藕节以凉血止血。

3. **现代运用** 常用于治疗咽喉炎、口腔炎、急性扁桃体炎、胆道感染、急性黄疸性肝炎等证属上中二焦火热实证者。

4. **使用注意** 本方虽有通腑之功,但只是"以泻代清"之意,临证运用时应多加注意。当服用本方得下利时,即要停服余剂,以免脾胃损伤。对于体弱、孕妇者慎用本方。

【方歌】凉膈硝黄栀子翘,黄芩甘草薄荷饶,
　　　　竹叶蜜煎疗膈上,中焦燥实服之消。

第四节　清脏腑热

清脏腑热剂,适用于邪热偏盛于某一脏腑而产生的火热证。本类方剂的药物配伍运用,是根据所属脏腑火热证候的不同及脏腑生理特点而分别使用不同的清热药为主组成。如心经有热,见心胸烦热,口渴面赤,口舌生疮等,可选清心泻火药如竹叶、黄连、栀子等;肝胆实火,见胁肋胀痛,头痛目赤,急躁易怒等,可选清肝泻火药如龙胆、栀子、夏枯草等;肺中有热,见咳嗽气喘,咯痰色黄,舌红苔黄,可选清肺泄热药如桑白皮、黄芩等;脾热升胃,见牙痛龈肿,口疮口臭,烦热易饥等,可选清脾胃火热药如石膏、知母、黄连等;热在肠腑,见下痢赤白,泻下臭秽,肛门灼热等,可选清肠解毒药如黄连、黄芩、白头翁等。总之,热在脏腑,需随证灵活用药,当举一反三,相互联系。代表方如导赤散、龙胆泻肝汤、左金丸、泻白散、清胃散、玉女煎、白头翁汤、芍药汤等。

导赤散(《小儿药证直诀》)

【组成】生地黄　木通　生甘草梢各等份(各10g)

【用法】上药为末,每服9g,水一盏,入竹叶同煎至五分,食后温服。现多作汤剂,加竹叶适量,水煎服。此外还有导赤丸等制剂用于临床和研究。

【功用】清心养阴,利水通淋。

【主治】心经火热证。症见心胸烦热,口渴面赤,意欲饮冷,以及口舌生疮;或心热移于小肠,而见小便赤涩刺痛。

【方解】本方证为心经热盛或心热下移小肠所致。心经有热,循经上炎,则见心胸烦热,面赤口渴,口舌生疮;火热伤阴,故口渴,意欲饮冷。心与小肠相表里,心热下移小肠,泌别失职,则见小便赤涩刺痛。由于本病是心火上炎,阴液已伤,且热移小肠,故不宜苦寒直折,而宜清心与养阴兼顾,利水导热下行。

方中生地黄甘寒而润,清热凉血滋阴,清心养阴并举,以制心火上炎;木通味苦性寒,入心与小肠经,既可助生地黄清心降火,又可利水通淋以导热下行,共为君药。二者配伍,滋阴制火而不敛邪,利水通淋而不伤阴。竹叶甘淡,清心除烦,轻清而可上达头面口舌,清泻上炎之心火下行,为佐药。甘草用梢,直达茎中以止淋痛,并能调和诸药,为使药。诸药合用,共奏清心养阴、利水通淋之功。《医宗金鉴》谓本方"赤色属心,导赤者,导心经之热从小便而出……故名导赤散"。

本方配伍特点是清热与养阴之品配伍,利水不伤阴,泻火不伐胃,滋阴不恋邪。

【临床应用】

1. 辨证要点　本方是治疗心经火热证的常用方剂。以心胸烦热,口舌生疮,或小便赤涩,舌红脉数为辨证要点。本方在原《小儿药证直诀》中主治小儿心热,后世医家扩大到了治疗成人及心移热于小肠证。

2. 临证加减　若心火较甚者,可加黄连以清心泻火;若小便淋沥涩痛较甚者,加车前子、赤茯苓加强利水通淋之功;若血淋,可加白茅根、小蓟、墨旱莲凉血止血。

3. 现代运用　常用于治疗口腔炎、鹅口疮、小儿夜啼属心经火热者、急性泌尿系感染属心热移于小肠者。

4. 使用注意　由于木通苦寒、生地黄滋腻,脾胃虚弱者,慎用本方。

【方歌】导赤生地与木通,草梢竹叶四般攻,
　　　　口糜淋痛小肠火,引热同归小便中。

龙胆泻肝汤（《医方集解》）

【组成】龙胆酒炒（6g）　黄芩炒（9g）　栀子酒炒（9g）　泽泻（9g）　木通（6g）　当归酒炒（3g）　生地黄酒炒（6g）　柴胡（6g）　生甘草（6g）　车前子（6g）

【用法】汤剂：水煎服，一日2次。

【功用】清泻肝胆实火，清利肝胆湿热。

【主治】

1. 肝胆实火上炎证。症见头痛目赤，胁痛，口苦，耳聋，耳肿，舌红苔黄，脉弦数有力。

2. 肝胆湿热下注证。症见阴肿，阴痒，阴汗，筋痿，小便淋浊，或妇女带下黄臭等，舌红苔黄腻，脉弦数有力。

【方解】本方证是肝胆之实火上炎或肝胆湿热下注所致。肝胆经脉布于两胁，循咽连目，上行颠顶，下绕阴器。当肝胆实火循经上炎，则见头痛、目赤、耳鸣失聪，耳肿，口苦；肝胆湿热循经下注，则见阴肿，阴痒，阴汗，筋痿，小便淋浊，或妇女湿热带下。邪气阻滞肝胆，气机郁滞不畅，则两胁疼痛。舌红苔黄，脉数乃湿热火邪壅盛之象。病在肝胆，病证属实，故治宜上清肝胆实火，下泻肝胆湿热。

方中龙胆大苦大寒，入肝胆经，既可清肝胆实火，又可泻肝胆湿热，泻火除湿，为君药。黄芩清泻火热于上，栀子苦寒泻火，燥湿清热，通泻三焦，使湿热从下而行，二药相合，增强君药泻火除湿之功，共为臣药。车前子、木通、泽泻渗利之品，导湿热下行，使之从水道而去；当归补血，生地黄滋阴，二药补养阴血，标本兼顾，有邪去而阴不伤之作用，以防止实热火邪必伤阴血，苦寒渗利之品易伤阴之弊；柴胡理气而疏畅肝胆，辛散而升发阳气，并可引诸药归肝胆之经。故当归、生地黄、柴胡三药合用，共同恢复肝之体阴用阳之功能，以上六味共为佐药。甘草生用，护胃安神，泻火解毒，调和各药，为使药。诸药相合，共奏清泻肝胆实火、清利肝胆湿热之功。

本方的配伍特点：清利并行，泻中有补，利中有滋，祛邪而不伤正，泻火而不伐胃，火降热清，湿浊得消，循经所发诸症自愈。

【临床应用】

1. **辨证要点**　本方为治疗肝胆实火上炎证和肝胆湿热下注证的常用方剂。以头痛目赤，胁痛口苦，或淋浊，或带下黄臭，舌红苔黄或黄腻，脉弦数有力为辨证要点。

2. **临证加减**　若肝胆实火较甚者，可去木通、车前子之渗利，加黄连以助泻火之力；若湿盛热轻者，可去黄芩之苦寒，生地黄之滋腻，加滑石、薏苡仁以增利湿之功；若玉茎生疮，或便毒悬痛，以及阴囊肿痛，妇女阴肿，红肿痛热甚者，乃火毒结滞之征，可去柴胡，加连翘、黄连、大黄以泻火解毒消痈肿。

3. **现代运用**　常用于治疗顽固性偏头痛、头部湿疹、高血压、急性结膜炎、虹膜睫状体炎、外耳道疖肿、鼻炎、急性黄疸性肝炎、急性胆囊炎、急性乳腺炎、急性肾盂肾炎、急性膀胱炎、尿道炎、外阴炎、急性盆腔炎、睾丸炎、腹股沟淋巴结炎、带状疱疹等证属肝胆实火湿热者。

4. **使用注意**　本方为苦寒凉肝之剂，易伤脾胃，不宜多服、久服。对脾胃虚弱者慎用本方。

【附方】

1. **泻青丸**（《小儿药证直诀》）　组成与用法：当归去芦头，切，焙　龙脑（即龙胆）　川芎　山栀仁　川大黄湿纸裹煨　羌活　防风去芦头，切，焙，各等分（各3g）　上药为末，炼蜜为丸，鸡头大，每服半丸至一丸，淡竹叶煎汤，同砂糖，温开水化下。功用：清肝泻火。主治：肝经郁火。症见目赤肿痛，烦躁易怒，不能安卧，尿赤便秘，脉洪实，以及小儿急惊，热盛抽搐等。

2. **当归龙荟丸**（《丹溪心法》）　组成与用法：当归　龙胆　栀子　黄连　黄柏　黄芩各一两（各30g）　芦荟　青黛　大黄各半两（各15g）　木香一分（0.3g）　麝香五分（1.5g）　上为末，炼蜜为丸，如小豆大。小儿如麻子大,生姜汤下,每服二十丸。功用:清泻肝胆实火。主治:肝胆实火。症见头晕目眩,神志不宁,谵语发狂,或大便秘结,小便赤涩。

【鉴别】龙胆泻肝汤、泻青丸、当归龙荟丸均为清泻肝经实火之剂。龙胆泻肝汤清泻肝胆实火并可清利湿热,可用于肝火上炎,湿热下注之证,清泻肝火之力较强,兼补阴血而不伤正;泻青丸清泻肝火之力弱于龙胆泻肝汤,但能疏散肝胆郁火,故用于肝火内郁之证;当归龙荟丸清泻之力最强,苦寒直折肝胆之火之中,又配泻下之药,使实火从二便分消,清中有泻,清泻并举,适宜于肝经实火重证。

【方歌】龙胆泻肝栀芩柴,生地车前泽泻偕,
　　　　木通甘草当归合,肝经湿热力能排。

左金丸(《丹溪心法》)

【组成】黄连六两(180g)　吴茱萸一两(30g)

【用法】丸剂:上药为末,水泛为丸,每服3~6g,温开水吞服。

【功用】清泻肝火,降逆止呕。

【主治】肝火犯胃证。症见胁肋疼痛,嘈杂吞酸,呕吐口苦,舌红苔黄,脉弦数。

【方解】本方证是肝火亢盛,横逆犯胃所致。肝气郁结不畅,则见胁肋胀痛;气火横逆犯胃,胃失和降,胃热郁滞则嘈杂吞酸,火热上逆则呕吐口苦。舌红苔黄,脉弦数,皆肝经火盛之征。根据"诸逆冲上,皆属于火""诸呕吐酸,暴注下迫,皆属于热"(《素问·至真要大论》)的理论。对于火热上逆而致诸症,治宜清泻肝胃之火为主,兼以开郁降气止呕为辅,清降并用。

方中重用黄连为君,一者清泻肝火,肝火得清自不横逆犯胃,以治其本;二者清胃热,胃火得降则其气自降,折其上逆之势,标本兼顾;三者清心火,火为木之子,故肝经实火常配泻心之药是谓"实则泻其子"之意,心火得降则不刑金,金旺则能制木,故有"左金"之名。本证虽病源在肝火,但与心胃之热亦有关,故黄连实为一举三得之功,对肝火犯胃之呕吐吞酸最宜。然肝经火热,纯用苦寒,既恐郁结不开而凉遏难解,又虑折伤中阳而正气受损,故少佐辛热疏利之吴茱萸,于大剂寒凉药中,非但不会助热,而且辛热开郁、条达肝气而防大寒郁结,且能制黄连之苦寒,使之泻火而无凉遏之弊,保护中阳;又取其下气之用,助黄连和胃降逆;还可引领黄连入肝经,一味而功兼四用,佐使兼备。药虽二味,其理深奥,配伍巧妙。

本方配伍特点为辛开苦降,寒热并投,肝胃同治,标本兼顾,相反相成。泻火而不致凉遏,温通而不助热,肝火得清,胃气和降,则诸症自愈。

【临床应用】

1. 辨证要点　本方是治肝火犯胃证的常用方。以呕吐吞酸,胁痛口苦,舌红苔黄,脉弦数为辨证要点。

2. 临证加减　若胁肋痛甚者,可与四逆散、金铃子散合用,以增强疏肝理气、泻火止痛之效;若吞酸重者,可加乌贼骨、煅瓦楞以制酸止痛。

3. 现代运用　常用于治疗急慢性胃炎、食管炎、胃溃疡、痢疾等证属肝火犯胃者。

4. 使用注意　本方黄连与吴茱萸的用之比为6:1,黄连苦寒,剂量偏大,故脾胃虚寒者忌用。

【方歌】左金连茱六一丸,肝火犯胃吐吞酸,
　　　　再加芍药名戊己,热泻热痢服之安。

泻白散(《小儿药证直诀》)

【组成】地骨皮 桑白皮炒,各一两(各15g) 炙甘草一钱(3g)

【用法】汤剂:入粳米一撮,水煎,食前服,一日3次,用量按原方比例酌定。

【功用】清泻肺热,平喘止咳。

【主治】肺热喘咳证。症见咳嗽,甚则气急欲喘,皮肤蒸热,日晡尤甚,舌红苔黄,脉细数。

【方解】本方证为肺中伏火郁热,气失宣降所致。肺有郁火,则肺气壅实不得肃降而上逆,必致咳喘,甚则气急;肺中伏火,灼伤阴液,故见皮肤蒸热,午后尤甚;舌红苔黄,脉细数乃肺中伏热渐伤阴分之征。治宜清泻肺热而止咳平喘,但清热不宜苦寒凉遏。

方中桑白皮甘寒入肺,清肺热,泻肺气,平喘咳,凡肺中"实邪郁遏,肺窍不得通畅,借此渗之散之,以利肺气"(《药品化义》)。又因其"气薄质液",不燥不刚,虽泻肺气但无伤于娇脏,故为君药。地骨皮甘淡而寒,直入阴分而泻肺中深伏之火,于肺热伤阴最宜,为臣药。君臣相配,肺热清则气能肃降,肺气降则喘咳自平。炙甘草、粳米益胃补中,培土生金,以扶肺气,调缓药性而为佐使药。药虽四味,但具清泻肺热、止咳平喘之功。泻白者,即泻肺中伏火,故名泻白散。

本方配伍特点是甘寒清降肺热,甘平养胃益肺,清肺热而无凉遏之弊。

【临床应用】

1. 辨证要点 本方是治疗肺中伏火之咳喘证的常用方。以喘咳气急,皮肤蒸热,舌红苔黄,脉细数为辨证要点。

2. 临证加减 若肺热较甚者,加黄芩、知母等以增清泄肺热之效。若燥热甚者,加瓜蒌皮、川贝母等润肺止咳;若阴虚潮热者,加鳖甲、银柴胡以滋阴清热;若热伤肺阴较重,烦热口渴者,加天花粉、芦根清热生津。

3. 现代运用 常用于治疗支气管炎、肺炎、小儿麻疹初期等证属肺中伏火者。

4. 使用注意 本方由于其药性平和,尤宜于正气未伤,伏火不甚者。但风寒咳嗽或肺虚喘咳者不宜使用。

【附方】**葶苈大枣泻肺汤(《金匮要略》)** 组方与用法:葶苈子熬令色黄,捣丸如弹子大(9g) 大枣十二枚(4枚) 上药先以水三升煮枣,取二升,去枣,内葶苈,煮取一升,顿服。功用:泻肺行水,下气平喘。主治:痰涎壅盛,咳喘胸满。

【鉴别】泻白散与葶苈大枣泻肺汤均有泻肺作用。治疗邪壅肺中所致肺气上逆之咳喘证。但泻白散是泻肺中伏火,葶苈大枣泻肺汤是泻肺中痰水。泻白散所治咳喘是肺中伏火郁热,气失宣降所致。葶苈大枣泻肺汤所治咳喘是痰涎壅盛,肺气上逆所致。

【方歌】泻白桑皮地骨皮,甘草粳米四般宜,
  　　　参茯知芩皆可入,肺热喘嗽此方施。

清胃散(《兰室秘藏》)

【组成】生地黄 当归身各三分(各6g) 牡丹皮半钱(9g) 黄连六分,夏月倍之(6g) 升麻一钱(9g)

【用法】汤剂:水煎服,一日3次,用量按原方比例酌定。

【功用】清胃凉血。

【主治】胃火上攻证。症见牙痛牵引头痛,面颊发热,其齿喜冷恶热;或牙宣出血;或牙龈红肿溃烂;或唇舌颊腮肿痛;口气热臭,口干舌燥,舌红苔黄,脉滑数。

【方解】本证是由胃中积热内盛,循阳明经脉上攻所致。足阳明胃经循鼻入上齿,又循发际,

至额颅；手阳明大肠经上项贯颊入下齿。胃中火热循经上攻，则见牙痛牵引头痛，面颊发热，喜冷恶热，或唇舌颊腮肿痛；热与血结，热蒸肉腐，则牙龈红肿溃烂，口气热臭；胃热伤及血络，则牙宣出血；火热耗伤津液则口干舌燥。舌红苔黄，脉滑数，皆胃火内盛之候。治宜清泻胃火，凉血散郁。

方中黄连苦寒之品，直折胃中实火，为君。升麻为臣，辛甘微寒，入胃与大肠经，清热解毒而又具升散之力，可助黄连清解胃经火热，又取其轻清升散透发之性，宣达郁遏之伏火，有"火郁发之"之意，《药性论》言其"能治口齿风䘌肿疼，牙根浮烂恶臭"。君臣相配，苦降与升散并用，黄连得升麻，降中有升，则泻火而无凉遏之弊；升麻得黄连，散中有清，则散火而无升焰之虞。生地黄凉血滋阴；丹皮凉血散血；当归养血和血，合而用之，则凉血、散血、和血，防止热与血互结、耗血动血之弊，共为佐药。其中升麻入阳明经，兼为使药。诸药合用，使上炎之火热得散，胃中之积热得清，血分之瘀热得除，阴充血和，于是循经上攻诸症，皆可因热毒内彻而解。

本方配伍特点是以苦寒清胃为主，辅以升阳散火，苦寒得升散而不凉遏，升散辅苦寒而不助热。

【临床应用】

1. 辨证要点　本方是治疗胃火循经上攻诸证的常用方。以牙痛牵引头痛，齿龈肿痛或溃烂、出血；或唇舌颊腮肿痛，口气热臭，舌红苔黄，脉滑数为辨证要点。

2. 临证加减　若兼见大便秘结者，加大黄以泻热通腑，导热下行；若胃热较甚，口渴饮冷者，可加重石膏用量，并加玄参、天花粉以增强清热生津之力；若牙衄者，加牛膝以导血热下行。

3. 现代运用　常用于治疗口腔炎、牙周炎、口腔溃疡、三叉神经痛等证属胃火循经上攻者。

4. 使用注意　对于风寒牙痛或肾虚虚火牙痛、牙宣者，本方不宜使用。另《医方集解》载有本方，但方中加有石膏，使其清胃泻热之力更强。

【附方】**泻黄散(《小儿药证直诀》，又名泻脾散)**　组方与用法：藿香叶七钱(5g)　山栀子仁一钱(3g)　石膏五钱(5g)　甘草三两(9g)　防风四两，去芦，切，焙(12g)　上药锉，同蜜酒微炒香，为细末，每服一至二钱(3～6g)，水一盏，煎至五分，温服清汁，无时。功用：泻脾胃伏火。主治：脾胃伏火。症见口疮口臭，烦渴易饥，口燥唇干，舌红脉数，以及脾热弄舌等。

【鉴别】清胃散与泻黄散均有清热作用，均可治疗脾胃火热所致诸证。但清胃散主清胃火，并可凉血，主治胃火循经上攻之牙痛、牙宣出血，齿龈颊腮肿痛等。泻黄散主泻脾胃伏火，主治伏火上蒸所致口疮口臭，脾热弄舌等。清胃散证因是胃热上攻，故以清胃凉血为主，兼用升散解毒，但发散之力较弱。泻黄散证因是伏火所致，故清泻与升发并重，发散郁火之力强于清胃散。

【方歌】清胃散用升麻连，当归生地牡丹全，
　　　　或加石膏清胃热，口疮吐衄与牙宣。

玉女煎(《景岳全书》)

【组成】石膏三至五钱(15～30g)　熟地三至五钱或一两(9～30g)　麦冬二钱(6g)　知母　牛膝各一钱半(各5g)

【用法】汤剂：水煎服，一日3次。

【功用】清胃热，滋肾阴。

【主治】胃热阴虚证。症见头痛，牙痛，或牙齿松动，牙龈出血，烦热干渴，舌红苔黄而干。亦治消渴，消谷善饥等。

【方解】本方证为少阴肾水不足，阳明胃火有余所致。阳明之脉上行头面，胃火上攻则头痛、牙痛；火热灼伤龈络而牙龈衄血。肾主骨，齿为骨之余，肾阴不足而齿失所养则松动；火盛水亏则烦热干渴；舌红苔黄乃火盛之征，舌干苔干乃阴亏之象。火盛水亏相因为病，胃火愈炽则肾水愈耗，肾水愈亏则胃火愈炽，但以火盛为主，清其火热方可保其阴液，故以清胃热为主，补其阴津

有助于火热的清泻，故以滋肾阴为辅。清热兼以滋阴为法。

方中石膏辛甘寒，清胃泻火，生津止渴，以清"阳明有余"之热，为君药。熟地黄甘温质润，滋阴补肾，以补"少阴不足"之水，为臣药。君臣相配，清热养阴，虚实兼顾，相辅相成。知母苦寒质润，滋清兼备，助石膏清胃火以除烦，助熟地黄补肾水以止渴；麦门冬微苦甘寒，养胃阴，滋肾阴，兼可清热，助熟地黄滋肾阴而润胃燥，共为佐药。牛膝补壮肝肾而导热引血下行，以降上炎之火，止上溢之血为使药。诸药相合，共奏清胃热、滋肾阴之功。

本方的配伍特点是虚实并治，以治实为主；清养共进，以清胃热为主。通过清胃热而保阴液，又以养阴津而制火热，标本兼顾，热彻阴存，补之"不足"，泻其"有余"，而诸证自愈。

本方与清胃散均有清胃热之功，同治胃火牙痛、牙衄。玉女煎主治胃火炽盛而肾水不足所致火热上攻之证，故以清胃热为主，兼以滋肾阴，以清热生津之石膏为君，配熟地、知母、麦冬等滋阴之品，以补其亏损之阴津，属清润之剂。清胃散主治胃中实火循经上攻之证，重在清胃火，凉血热，以苦寒之黄连为君，配升麻意在升散解毒，兼用生地黄、牡丹皮凉血散瘀，其阴伤不甚，属苦寒泻火凉血之剂。

【临床应用】

1. 辨证要点 本方是治疗胃热阴虚之牙痛的基本方剂。以牙痛齿松，烦热干渴，或牙龈出血，舌红苔黄而干为辨证要点。

2. 临证加减 若火盛而烦热明显者，加山栀子、地骨皮，以清热泻火；若血分热甚而齿衄出血量多者，去熟地黄之滋补，加生地黄、玄参以增清热凉血止血之功。津伤较重，舌红而干，口干明显者，加石斛、沙参以生津止渴。

3. 现代运用 常用于治疗牙龈炎、急性口腔炎、舌炎、口腔溃疡、糖尿病等证属胃热阴虚者。

4. 使用注意 本方为清润之剂，对于脾虚湿重，大便溏泄者，不宜使用。

【方歌】玉女煎用熟地黄，膏知牛膝麦冬襄，

胃火阴虚相因病，牙痛齿衄宜煎尝。

▌ 白头翁汤（《伤寒论》）▌

【组成】白头翁二两(15g) 黄柏三两(12g) 黄连三两(6g) 秦皮三两(12g)

【用法】汤剂：水煎服，一日2次。

【功用】清热解毒，凉血止痢。

【主治】热毒痢疾。症见腹痛，里急后重，肛门灼热，下痢脓血，赤多白少，渴欲饮水，舌红苔黄，脉弦数。

【方解】本方证为热毒壅于大肠，深陷血分所致。《素问·至真要大论》云"暴注下迫，皆属于热"，热毒迫于肠中，深入血分与血相搏，血肉腐败，酿为脓血，热伤血络，热迫血溢，故见下痢脓血，赤多白少；毒热内积肠中，与气相搏，气滞不畅，则腹痛而里急后重；脓血与热毒下迫大肠而肛门灼热；痢下与热毒皆可耗损津液，故而渴欲饮水。舌红苔黄脉数，皆内热炽盛之征。治宜清热解毒，凉血止痢。

方中白头翁苦寒，专入大肠经，清热解毒，凉血止痢，治"热毒下痢，紫血鲜血者宜之"，为治热毒血痢之要药，为君药。黄连、黄柏清热解毒，燥湿止痢。黄连泻火解毒于中，善治痢疾；黄柏清热燥湿于下，泻火坚阴，二药助君解毒止痢之功，共为臣药。秦皮苦涩性寒，归大肠经，清热解毒，涩肠止痢，为佐使药。四药相合，共奏清热解毒、凉血止痢之功。

【临床应用】

1. 辨证要点 本方为治疗热毒血痢证的常用方。以下痢脓血，赤多白少，腹痛，里急后重，

舌红苔黄,脉弦数为辨证要点。

2. 临证加减 若兼见恶寒发热,表未解而里热炽者,加葛根、金银花以解肌清热;若腹痛里急较甚者,加木香、槟榔、白芍以行气导滞止痛;若血分热毒甚,纯下赤痢,加地榆、牡丹皮以凉血活血;若发病急骤,痢下鲜紫脓血,壮热口渴,烦躁,舌绛者,属疫毒痢,可加马齿苋、金银花、升麻等以加强清热解毒之力。

3. 现代运用 常用于治疗阿米巴痢疾、细菌性痢疾证属热毒偏盛者。

4. 使用注意 本方药物大苦大寒,直折热毒,故素体脾胃虚弱者不宜使用。

【方歌】白头翁汤治热痢,黄连黄柏与秦皮,
　　　　味苦性寒能凉血,解毒坚阴功效奇。

芍药汤(《素问病机气宜保命集》)

【组成】芍药一两(15~20g)　当归半两(9g)　黄连半两(5~9g)　槟榔　木香　甘草各二钱(各5g)　大黄三钱(6g)　黄芩半两(9g)　官桂二钱半(2~5g)

【用法】汤剂:水煎服,一日2次,食后温服。

【功用】清热燥湿,调气和血。

【主治】湿热痢疾。症见腹痛,便脓血,赤白相兼,里急后重,肛门灼热,小便短赤,舌苔黄腻,脉弦数。

【方解】本方证是湿热壅滞肠中,气血失调所致。湿热邪气,下注大肠,与气血瘀滞相搏,酝酿成脓,热伤血络,而见便脓血,赤白相兼;湿阻气机,邪热壅塞,积滞不行,而见腹痛,里急后重;湿热下迫,而肛门灼热,小便短赤;舌苔黄腻,脉滑数为湿热积滞内蕴之象。治宜清热燥湿,下积通滞,调气和血。

方中重用芍药,苦酸微寒,柔肝理脾,敛阴养血,缓急止痛,下积通滞,调和气血,而"止下痢腹痛后重"(《本草纲目》),为君药。黄连、黄芩苦寒清热燥湿,厚肠止泻,为治湿热痢疾之要药,为臣药。木香、槟榔行气导滞破积;当归养血和血行血,寓"行血则便脓自愈,调气则后重自除"(《素问病机气宜保命集》)之意。湿热积滞于肠中,非攻泻不能迅速清除,故以大黄通腑泻热,下积通便,泻湿热毒邪,使之从大便而去,为"通因通用"之法,共为佐药。肉桂辛热,防止苦寒伤阳,冰伏湿热之邪,体现反佐之法。甘草益胃和中,调和各药,与芍药相配,又具缓急止痛、酸甘化阴之功,为佐使药。诸药相合,共奏清热燥湿、调气和血之功。

本方配伍特点是气血并调,通因通用,寒热共投。虽清利湿热,但重在于和,立意不在止痢,而在治痢之本,与一般纯用苦寒治湿热下痢之方自有区别。

芍药汤与白头翁汤同治痢疾。其病因病机、临床表现、配伍用药皆有不同。白头翁汤治热毒痢疾,乃热毒深入血分,泻下脓血,赤多白少。芍药汤治湿热痢疾,其泻下脓血,赤白相兼。故白头翁汤治以清热解毒,凉血止痢,苦寒直折,并无调气造血之品。芍药汤则治以调和气血,兼清湿热,寓"通因通用"之法,并配伍木香、槟榔、当归诸药,即"行血则便脓自愈,调气则后重自除。"

【临床应用】

1. 辨证要点 本方为治疗湿热痢疾的有效方剂。以痢下赤白,腹痛,里急后重,舌苔腻黄为辨证要点。

2. 临证加减 若下痢甚者,可加白头翁、黄柏以清热止痢;若兼发热者,可加石膏、知母以清热泻火;若热甚伤津者,可去肉桂之温燥;若兼食积者,可加山楂以消食导滞;若气滞腹胀者,可加枳实以增行气导滞之功。

3. 现代运用 常用于治疗细菌性痢疾、阿米巴痢疾、过敏性结肠炎、溃疡性结肠炎、急性肠炎等证属湿热者。

4. 使用注意 本方清热利湿,对于痢疾初起兼有表证或虚寒性痢疾,不宜使用。

【附方】

1. 黄芩汤(《伤寒论》) 组方与用法:黄芩三两(9g) 芍药二两(9g) 炙甘草二两(3g) 大枣十二枚(4枚) 以水一斗,煮取三升,去滓,温服一升,日再,夜一服。功用:清热止痢,和中止痛。主治:热泻、热痢。症见腹痛下痢,身热,口苦,舌红苔黄,脉数。

2. 香连丸(《太平惠民和剂局方》) 组方与用法:黄连二十两(600g),用吴茱萸十两(300g),同炒令赤,去吴茱萸不用 木香四两八钱八分(150g) 醋糊为丸,梧桐子大,每服二十丸,饭饮吞下。功用:清热燥湿,行气化滞。主治:湿热痢疾,脓血相兼,腹痛,里急后重等症。

【鉴别】芍药汤、黄芩汤、香连丸均可治热性痢疾,但各有特点。芍药汤清热燥湿之力最强,且以行气调血为特点,而用于湿热痢疾,泻下赤白,腹痛里急,肛门灼热者;黄芩汤清热燥湿之力较逊,多用治湿热泄泻,症见大便不畅,口苦、身热等;香连丸清热燥湿之力亦轻,兼可行气止痛,而可用于热痢气滞之轻证。

【方歌】芍药汤中用大黄,芩连归桂槟草香,

　　　　清热燥湿调气血,里急腹痛自安康。

第五节　清　虚　热

清虚热剂,适用于热病后期,余热未尽,阴液已伤,热伏阴分所致的夜热早凉,舌红少苔;或由肝肾阴虚,以致骨蒸潮热或久热不退的虚热证;或阴虚火盛的发热,盗汗证。本类方剂常以滋阴清热的鳖甲、知母、生地黄与清透伏热的青蒿、秦艽、柴胡、地骨皮等配伍组方。代表方如青蒿鳖甲汤、当归六黄汤等。

青蒿鳖甲汤(《温病条辨》)

【组成】青蒿二钱(6g) 鳖甲五钱(15g) 细生地四钱(12g) 知母二钱(6g) 丹皮三钱(9g)

【用法】汤剂:水煎服,一日2次。

【功用】养阴透热。

【主治】温病后期,阴液耗伤,邪伏阴分证。症见夜热早凉,热退无汗,舌红苔少,脉细数。

【方解】本方证为温病后期,阴液已伤,余热未尽,深伏阴分所致。温热病阴液大伤之时,余热乘虚深伏阴分。因夜属阴,邪留阴分,故见夜热早凉。早晨邪不出表独留阴分,且阴液不足,故见热退无汗。舌红苔少,脉细数,乃阴虚有热之征。吴鞠通曰"邪气深伏阴分,混处气血之中,不能纯用养阴,又非壮火,更不得任用苦燥"。故以养阴与透热并举,一面以充养被耗之阴精,一面以透解深伏之邪热。

方中鳖甲咸寒质重,直入阴分,入络搜邪,滋阴退热,阴液得复则有托邪外出之力,虚热可清而又无滋腻恋邪之弊;青蒿辛轻芳香,清热透络,引邪外出。二药相伍,"有先入后出之妙,青蒿不能直入阴分,有鳖甲领之入也;鳖甲不能独出阳分,有青蒿领之出也"(《温病条辨》),故共为君药。生地黄甘寒而滋阴凉血,知母苦寒质润而养阴清热,共助鳖甲滋阴退热,为臣药。牡丹皮清泻阴血中伏热,凉血散血,为佐药。五药相伍,滋养阴液,清透邪热。

本方配伍特点是滋养之中有清泻之功,清泻之中又具透解之力,标本兼顾。立法之旨在于使深伏于阴分之邪透出阳分而解,且滋阴不恋邪,祛邪不伤正。

【临床应用】

1. 辨证要点 本方是治疗温病后期,阴液耗伤,邪伏阴分之虚热证的常用方。以夜热早凉,

热退无汗,舌红苔少,脉细数为辨证要点。

2. 临证加减 若暮热早凉,汗解渴饮,可去生地黄,加天花粉以清热生津止渴;肺痨骨蒸,阴虚火旺者,可加北沙参、麦冬、墨旱莲以养阴清肺;小儿夏季热,可加白薇、荷梗以解暑退热。

3. 现代运用 常用于治疗不明原因的发热、慢性病出现消耗性发热、各种传染病恢复期低热、慢性肾盂肾炎、肾结核、小儿夏季热、一些外科手术后低热等证属阴虚内热者。

4. 使用注意 本方中青蒿不耐高温,可用沸药汁泡服。对于阴虚欲作抽搐者,不宜使用本方。

【附方】

1. 清骨散(《证治准绳》) 组成与用法:银柴胡一钱五分(5g) 胡黄连 秦艽 鳖甲醋炙 地骨皮 青蒿 知母各一钱(各3g) 甘草五分(2g) 水煎服,一日2次。功用:清虚热,退骨蒸。主治:阴虚内热,虚劳骨蒸证。症见骨蒸潮热,或低热日久不退,形体消瘦,唇红颧赤,困倦盗汗,或口渴心烦,舌红少苔,脉细数。

2. 秦艽鳖甲散(《卫生宝鉴》) 组成与用法:地骨皮 柴胡 鳖甲去裙,酥炙,用九肋者各一两(各30g) 秦艽 知母 当归各半两(各15g) 上药为粗末,每服五钱(15g),水一盏,青蒿五叶,乌梅一个,煎至七分,去滓温服,空心临卧各一服。功用:滋阴养血,清热除蒸。主治:风劳病。症见骨蒸盗汗,肌肉消瘦,唇红颊赤,午后潮热,咳嗽困倦,脉微数。

【鉴别】秦艽鳖甲散、青蒿鳖甲汤、清骨散同治阴虚发热,其中青蒿鳖甲汤以养阴透热为主,以青蒿配生地黄、知母,善治热病伤阴、邪伏阴分之证,以夜热早凉、热退无汗为特征。清骨散集大量清热退蒸之品,侧重于内清骨蒸之热,兼以滋阴透热,善治阴虚内热之骨蒸潮热。秦艽鳖甲散重用柴胡、鳖甲、地骨皮,配秦艽、知母、当归,以养阴清热为主,兼以祛风透邪,主治风邪传里,化热耗津之风劳骨蒸盗汗证。

【方歌】青蒿鳖甲地知丹,热自阴来仔细辨,
　　　　夜热早凉无汗出,养阴透热服之安。

当归六黄汤(《兰室秘藏》)

【组成】当归 生地黄 黄芩 黄连 黄柏 熟地黄各等分(各6g) 黄芪加一倍(12g)

【用法】汤剂:水煎服,一日2次。

【功用】滋阴泻火,固表止汗。

【主治】阴虚火旺盗汗证。症见发热盗汗,面赤心烦,口干唇燥,大便干结,小便黄赤,舌红苔黄,脉数。

【方解】本方证为阴虚火旺,气虚不固所致。素体阴虚,水不济火,阴不制阳,迫津外泄,营阴不守,卫外不固,故见发热盗汗。面赤口干,舌红脉数,均属阴虚火旺之征。治当滋阴降火,固表止汗。

方中当归、生地黄、熟地黄同入肝肾,滋阴养血,育阴泻火,以复内守之阴,为君药。黄芩、黄连、黄柏泻火除烦,清热坚阴,为臣药。君臣相伍,阴能内守而汗不外泄,火热得清则无内扰之患。倍用黄芪益气固表止汗,兼可补中和胃,以防滋阴清热之品伤胃,为佐药。诸药相伍,有滋阴泻火、固表止汗之功。

本方配伍特点有二:一是养血育阴与泻火并举,标本兼顾,培本清源,阴固而水能制火,使火热不亢;热清则耗阴无由,使阴充内守。二是益气固表与育阴清热相合,内外兼顾,固本截流,营阴内守而无扰,卫外固密而不泄。故常用于治疗阴虚盗汗证。

【临床应用】

1. 辨证要点 本方是治疗阴虚火旺,气虚不固之盗汗证的常用方。以盗汗面赤,心烦口干,

便干尿赤,舌红脉数为辨证要点。

2.临证加减 若阴虚而实火较轻者,可去黄连、黄芩,加知母泻火又可生津;若阴虚阳亢较甚,潮热面赤明显者,可加白芍、龟甲以滋阴潜阳;若盗汗甚者,可加浮小麦、五味子以收敛止汗。

3.现代运用 常用于治疗甲状腺功能亢进症、结核病、糖尿病、更年期综合征等证属阴虚火扰者。

4.使用注意 本方因其养阴泻火之力颇强,适用于阴虚火旺,脾胃未损者。对于脾胃虚弱,纳少便溏,或阴虚火不甚者,均不宜使用本方。

【方歌】当归六黄二地黄,芩连芪柏共煎尝,

滋阴泻火兼顾表,阴虚火旺盗汗良。

（郑 波）

? **复习思考题**

1. 白虎汤的主治证是什么?其临床表现的四大症有哪些?
2. 清营汤中是如何体现"入营犹可透热转气"的?
3. 龙胆泻肝汤的配伍特点是什么?
4. 青蒿鳖甲汤中青蒿与鳖甲配伍的寓意何在?

ER 10-3

扫一扫,测一测

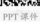

第十一章 祛暑剂

PPT课件

知识导览

凡以祛暑药物为主要组成，具有祛除暑邪作用，用于治疗暑病的方剂，称为祛暑剂。属于"八法"中之"清法"。

暑邪致病有明显的季节性，《素问·热论》曰"先夏至日者为病温，后夏至日者为病暑"。暑为阳邪，其性炎热，暑气通心，暑热伤人常直入气分，导致人体里热亢盛，心神被扰，故见身热、面赤、心烦、小便短赤、舌红脉数等症。又因暑性升散，易伤津耗气，常兼口渴汗多、体倦少气等症；夏季天暑下迫，地湿上蒸，故暑病多夹湿邪，兼见胸闷，或身体困重，小便不利，或泄泻，苔白腻；夏月贪凉露卧，不避风寒，加之腠理疏松，寒邪侵袭肌表，而伴见恶寒发热、头痛无汗、脉浮等症。

在运用祛暑剂时，应注意暑病本证、兼证和主次轻重。单纯中暑受热，治宜清热祛暑，选用苦寒合甘寒的清热之品。暑病夹湿，应酌情在祛暑剂中配伍祛湿之品，若暑重湿轻，则湿易从热化，祛湿之品不宜过于温燥，以免损伤津液；若湿重暑轻，则暑易被湿遏，清热之品不宜过于甘寒，以免阴柔留湿。暑热耗气伤津，治宜祛暑清热、益气养阴，主选甘寒清热养阴或益气、甘酸敛津之品。

香薷散（《太平惠民和剂局方》）

【组成】香薷一斤（9g） 炒扁豆一斤（15g） 姜制厚朴半斤（12g）

【用法】上为粗末，每次三钱（9g），加酒水煎。也可直接水煎服，用量参照原方比例酌定。

【功用】祛暑解表，化湿和中。

【主治】夏月乘凉饮冷，外感于寒，内伤于湿所致之阴暑证。症见恶寒发热，无汗头痛，头重身倦，胸闷泛恶，腹痛吐泻，舌苔白腻，脉浮。

【方解】本方证为由暑月外感于寒，内伤于湿所致之阴暑证。外感寒邪，腠理闭塞，故见恶寒发热、头痛头重、脉浮等表证。饮食生冷，湿伤脾胃，气机不畅，则胸闷泛恶、四肢倦怠，甚或腹痛吐泻。治当外解肌表之寒，内化脾胃之湿。

方中香薷辛温芳香、解表散寒、祛暑化湿，是夏月解表之要药，李时珍称"犹冬月之用麻黄"，为君药。厚朴苦辛而温，行气除满，燥湿行滞，为臣药。更用甘平之扁豆以消暑和中，兼能化湿，为佐使药。诸药合用，既能解表寒、祛暑邪，又能化内湿、和脾胃。

阴　暑

伤阴暑主要是因风、寒、湿邪侵袭机体引发，常常在季节转换的时候由于过度贪凉而出现，如果过于避热趋凉，可导致风、寒、湿侵袭机体而引发"阴暑"。由于夏季暑热湿盛，毛孔开张、腠理疏松，人们在睡眠、午休和纳凉之时，若过于避热趋凉，如夜间露宿室外，或坐卧于阴寒潮湿之地，或在树阴下、水亭中、阳台上乘凉时间过长，或运动劳作后立即用冷水浇头冲身，或立即快速饮进大量冷开水或冰镇饮料，或睡眠时被电扇强风对吹，均可导致风、寒、湿邪侵袭机体而引发"阴暑"。出现身热头痛、无汗恶寒、关节酸痛、腹痛腹泻等症。正如明代张景岳指出"阴暑者，因暑而受寒者也……故名阴暑"。

【临床应用】

1. 辨证要点　本方为治疗夏月乘凉饮冷，感寒伤湿的常用方剂，后人通称三物香薷饮。以恶寒发热，无汗头痛，胸闷泛恶，舌苔白腻，脉浮为辨证要点。由于香薷属辛温解表药物，因此，凡外感风寒，内有湿邪者，虽病不在暑月，亦可应用。

2. 临证加减　若表寒者，可合入葱白、淡豆豉以加强解表散寒的作用。

3. 现代运用　常用于治疗夏季感冒、胃肠炎、细菌性痢疾等见上述证候者。

4. 使用注意　对于夏月伤暑见发热汗出、心烦口渴等暑热病者，不可用本方。

【附方】**新加香薷饮**（《温病条辨》）　组成与用法：香薷二钱（6g）　金银花三钱（9g）　鲜扁豆花三钱（9g）　厚朴二钱（6g）　连翘二钱（6g）　水煎服，服后取微汗，不行再服。功用：祛暑解表，清热化湿。主治：暑温夹寒证。症见发热头痛，恶寒无汗，口渴面赤，胸闷不舒，舌苔白腻，脉浮而数。

【鉴别】香薷散与新加香薷饮都是祛暑解表剂。两方都用了香薷、厚朴祛暑解表，散寒化湿。香薷散中还有扁豆，药性偏温，以解表散寒为主，兼可化湿和中，主治夏月乘凉饮冷，外感于寒，内伤于湿之证；新加香薷饮把扁豆改为扁豆花，加入金银花、连翘，故药性偏凉，有较强的清透暑热作用，主治暑温初起，复感于寒之证。

【方歌】香薷散中扁豆朴，祛暑解表化湿阻，
　　　　易豆为花加银翘，新加香薷治阴暑。

六一散（《伤寒直格》）

【组成】滑石六两（18g）　甘草一两（3g）

【用法】共为细末，每服 6～18g，包煎，或温开水调下，一日 2～3 次；亦可入其他方药中煎服。外用扑撒患处。

【功用】清暑利湿。

【主治】

1. 暑湿证。症见身热烦渴，小便不利，或泄泻。

2. 膀胱湿热所致小便赤涩淋痛、砂淋等。

3. 皮肤湿疹，湿疮，汗疹等。

【方解】本方证为暑邪夹湿所致。暑为阳邪，暑气通于心，故身热心烦，伤津而渴。暑多夹湿，湿浊内阻，脾胃升降失司，膀胱气化不利，则见呕吐泄泻，小便不利。暑湿为患，治宜清暑利湿并举。

方中滑石质重而沉降，体滑而通窍，味淡而渗利，性寒而清解，既清其暑热，又利小便，使暑湿二邪从小便而去，为君药。甘草生用，甘平而凉，清热泻火，益气和中，合滑石共成甘寒生津之

用,清暑利小便而不伤津液,又可止烦渴,为佐使药。本方药少力专,清热祛暑与利湿化气并行,正合"治暑之法,清心利小便最好"(《明医杂著》)之法。

本方配伍特点是清热不留湿,即清暑热之中又具利水湿之功;利水不伤正,于利水湿之中又能甘寒生津。

本方原名为益元散,一名天水散,一名太白散。后人通称为六一散。名六一者,既说明方中滑石、甘草用量之比例,又可区别于本方加辰砂之益元散。

【临床应用】

1. 辨证要点 本方为治疗暑湿证的常用方剂。以身热烦渴,小便不利为辨证要点。

2. 临证加减 若暑湿重者,可加五苓散以化气利水,石膏、寒水石清暑热,生津液,组成方剂为桂苓甘露饮(《黄帝素问宣明论方》);治暑湿泄泻,为利小便以实大便之法,而泄泻一证,属湿伤脾胃,当加健脾化湿止泻之品,如白术、扁豆、茯苓等;暑重湿轻者,可加淡竹叶、西瓜翠衣之类以祛暑;另外,本方加车前子、金钱草、海金沙、栀子等可用于湿热下注之热淋、石淋等。

3. 现代运用 常用于治疗膀胱炎、尿道炎、急性肾盂肾炎、急性肠炎等证属湿热者。

4. 使用注意 对于暑不兼湿,或小便利者,非本方所宜。本方性寒而滑,脾虚者不宜使用。

【附方】

1. 益元散(《伤寒直格》) 组成与用法:即六一散加辰砂。灯心汤调服。功用:清心解暑,兼能安神。主治:暑湿证。兼症见心悸怔忡,失眠多梦。

2. 碧玉散(《伤寒直格》) 组成与用法:即六一散加青黛,令如浅碧色。功用:清热祛暑。主治:暑湿证兼有肝胆郁热。

3. 鸡苏散(《伤寒直格》) 组成与用法:即六一散加薄荷。功用:疏风祛暑。主治:暑湿证。兼症见微恶风寒,头痛头胀,咳嗽不爽。

【鉴别】六一散、益元散、碧玉散与鸡苏散均用滑石、甘草,清暑利湿,主治暑湿证。六一散是主治暑湿证之基础方;益元散加辰砂,兼以安神,其清心之功优于六一散;碧玉散加青黛兼以清肝;鸡苏散加薄荷,兼以疏风散热。

【方歌】六一散用滑石草,清暑利湿有功效,

　　　　益元碧玉与鸡苏,砂黛薄荷加之好。

桂苓甘露散(《黄帝素问宣明论方》)

【组成】茯苓一两,去皮(30g)　甘草二两,炙(60g)　白术半两(15g)　泽泻一两(30g)　官桂半两,去皮(15g)　石膏二两(60g)　寒水石二两(60g)　滑石四两(120g)　猪苓半两(15g)(一方不用猪苓)

【用法】上为末,每服三钱(9g),温汤调下,新汲水亦得,生姜汤尤良。小儿每服一钱(3g),用如上法(现代用法:亦可水煎服,用量参考原方比例酌定)。

【功用】清暑解热,化气利湿。

【主治】暑湿证。症见发热头痛,烦渴引饮,小便不利,以及霍乱吐泻。

【方解】本方证因暑热所伤,水湿内停所致。暑为阳邪,暑热伤人,先阻上焦气分,故发热头痛;暑入于心则烦,热盛伤津则渴,故见烦渴引饮;暑热拂郁,湿邪内阻,不能宣行水道,故小便不利。暑湿俱盛,伏于三焦肠胃之间,内伤脾胃,致升降失司,清浊相干,故可见腹痛满闷,霍乱吐下。治疗宜清暑解热,化气利湿。

方中滑石甘寒滑利,清解暑热、利水渗湿,故为君药。寒水石辛咸寒,清热降火;石膏辛甘寒,清热生津除烦,二药伍滑石,加强清热解暑之功,共为臣药。猪苓、茯苓、泽泻皆甘淡之品,用以利水渗湿;白术健脾益气,燥湿利水;官桂化气行水,制约君、臣药寒凉重坠,使其寒而不遏,以上五味共为佐药。甘草合茯苓、白术以健脾,清利而不伤正,调和诸药,作为使药。诸药合用,

共奏清暑解热、化气利湿之功，使升降之机得以恢复，则暑去湿消，诸症自愈。

本方配伍特点：以性寒清热、质重而降的三石，配伍淡渗利湿之品，清热利水共用，使邪去正安。

本方即五苓散、甘露散和六一散合方而成，功善清暑利湿，"一若新秋甘露降而暑气潜消矣"（《绛雪园古方选注》卷中），故命名为"桂苓甘露散"。

本方和六一散两方中俱有滑石、甘草，均为祛暑利湿之剂，有清暑利湿的功用，用于暑热夹湿之证。但六一散药少力轻，常用于暑湿轻证，以及淋证、湿疹等病，亦可外用；而本方为五苓散、甘露散合六一散组成，药众力宏，兼能化气利水，常用于暑湿俱盛，病情较重，属邪干肠胃者。

【临床应用】

1. 辨证要点　本方清暑利湿之功较强，多用于既受暑热所伤，又有水湿内停，证情较重者。临床以发热，烦渴引饮，上吐下泻，小便不利为辨证要点。

2. 临证加减　若暑热亢盛，舌苔干燥者，当去肉桂；若湿盛者，加厚朴、扁豆等苦温燥湿之品；若暑热伤气者，酌加人参，重用白术以补。

3. 现代运用　常用于治疗夏季发热、泄泻、急性胃肠炎、霍乱、中暑等属暑湿为患者。

4. 使用注意　本方对暑热夹湿，暑湿俱盛，或热重湿轻，病情较重者尤宜；若湿重而暑热较轻，暑为湿遏者，当慎用本方。

> ### 病案分析
>
> 高某某，女，37岁。1999年7月22日初诊。患"甲亢"，总出汗，急躁，心烦，乏力。舌胖大、偏红，苔黄白相兼而腻，脉沉滑，寸无力。
>
> 辨证：就诊在夏暑季节，抓主证汗出多、心烦、急躁，辨为暑湿证；据汗出、乏力，辨为气津两伤证。
>
> 病证：暑湿伴气津两伤证。
>
> 治法：解暑利湿，益气生津。
>
> 方药：桂苓甘露散合生脉散。
>
> 生石膏15g、寒水石10g、滑石10g、白术10g、茯苓30g、猪苓20g、泽泻10g、桂枝12g、甘草6g、党参15g、麦冬15g、五味子6g。7剂。7剂后症状缓解。（张文选，王建红.跟刘渡舟学用经方[M].北京：中国医药科技出版社，2019.）

【方歌】桂苓甘露猪苓膏，术泽寒水滑石草，

　　　　清暑化气又利湿，发热烦渴吐泻消。

清暑益气汤（《温热经纬》）

【组成】西洋参(5g)　石斛(15g)　麦冬(9g)　黄连(3g)　竹叶(6g)　荷梗(15g)　知母(6g)　甘草(3g)　粳米(15g)　西瓜翠衣(30g)（原方未注明剂量和用法）

【用法】水煎服，一日2次。

【功用】清暑益气，养阴生津。

【主治】暑热气津两伤证。症见身热汗多，口渴心烦，小便短赤，体倦少气，精神不振，脉虚数。

【方解】本方证为外感暑热，耗伤气津所致。夏季暑热当令，暑热内侵，故见身热心烦，尿赤，脉数；热蒸于内，腠理开泄，故见汗多。暑为阳邪，易伤气津，加之汗出过多伤津耗气，故见口渴喜饮，体倦少气，精神不振，脉虚等症。《温热经纬》根据"暑伤气阴，以清暑热而益元气"的

原则，以清暑益气、养阴生津立法。

　　方中西瓜翠衣甘凉，清解暑热，生津利尿；西洋参甘微苦凉，益气生津，养阴清热，二者共为君药。荷梗助西瓜翠衣以解暑清热，又具清心畅气之功；石斛、麦冬助西洋参养阴生津，共为臣药。黄连苦寒，泻火清心；知母质润，滋阴清热；竹叶甘淡，清热除烦，合而用之，清心除烦，共为佐药。甘草、粳米养胃调中，补气生津，为使药。诸药合用，清暑热而益气阴，专为暑伤气阴之证而设。

　　本方配伍特点是于大量甘凉濡润之品中，稍佐苦寒清泄，兼顾清热解暑与益气生津，使清热不伤正，补虚不恋邪。

　　【临床应用】

　　1. 辨证要点　本方是治疗暑热耗伤气阴证的常用方。以身热汗多，口渴心烦，体倦少气，脉虚数为辨证要点。

　　2. 临证加减　若暑热不甚，或津伤重者，可减去黄连；若夹湿邪者，可酌减麦冬、知母，可加佩兰、六一散清化湿热之品。

　　3. 现代运用　常用于小儿夏季热、中暑等证属暑伤气津者。

　　4. 使用注意　本方内有滋腻之品，故暑病夹湿，舌苔厚腻者，不宜使用。暑证见高热烦渴，而无气虚见症者，亦不宜用。

　　【附方】**清暑益气汤**（《脾胃论》）　组成与用法：黄芪汗少，减五分　苍术甘浸，去皮　升麻以上各一钱（各6g）　人参去芦　炒曲　橘皮　白术以上各五分（各3g）　麦门冬去心　当归身　炙甘草以上各三分（各2g）　青皮去白，二分半（2g）　黄柏酒洗，去皮，二分或三分（2g）　水煎服。功用：清暑益气，除湿健脾。主治：平素气虚，感受暑湿。症见身热头痛，口渴自汗，四肢困倦，不思饮食，胸满身重，大便溏薄，小便短赤，苔腻，脉虚。

　　【鉴别】《温热经纬》与《脾胃论》之清暑益气汤均有祛暑益气之功，均可用治暑热兼气虚之证。但《温热经纬》之清暑益气汤于清暑益气中，又以养阴生津见长，适用于暑热耗伤气阴之证。《脾胃论》之清暑益气汤实为补中益气汤化裁而来，祛暑生津之力稍逊，侧重益气健脾燥湿，为"清燥之剂"，适用于元气本虚而伤于暑湿之证。

　　【方歌】王氏清暑益气汤，善治中暑气阴伤，
　　　　　　洋参冬斛荷瓜翠，连竹知母甘粳襄。

（夏　丽）

？ 　**复习思考题**

　　1. 试述香薷散中的药物配伍。

　　2. 试述清暑益气汤的主治病证及辨证要点。

　　3. 桂苓甘露散治疗暑湿为患，为何配伍辛温之肉桂？

第十二章 温里剂

PPT 课件

学习目标

掌握理中丸、小建中汤、吴茱萸汤、四逆汤、当归四逆汤的组成、功用、主治、方解、组方特点和临床应用。

熟悉黄芪桂枝五物汤的组成、功用、主治及主要配伍意义。熟悉温里剂的概念、适用范围、分类及应用注意事项。

了解回阳救急汤、暖肝煎的功用和主治。

知识导览

凡以温热药为主要组成,具有温中祛寒、回阳救逆、温经散寒等作用,治疗里寒证的方剂,统称温里剂。本类方剂是根据《素问·至真要大论》"寒者热之""治寒以热"的原则立法,属于"八法"中的"温法"。

温里剂适用于里寒证。里寒证,是由寒邪停留体内脏腑经络间所致的病证。其成因很多,或因素体阳虚,寒从内生;或因外寒直中三阴,深入脏腑;或因表寒证治疗不当,寒邪乘虚入里;或因过食寒凉,损伤阳气等。里寒证多表现为畏寒肢冷,面色苍白,蜷卧喜温,口淡不渴,小便清长,舌淡苔白,脉沉迟或缓等。里寒证在病位上有脏腑经络的不同,病势也有轻重缓急的区别,故温里剂可分为温中祛寒、回阳救逆、温经散寒三类。

由于寒为阴邪,易伤阳气,故温里剂多在温热药基础上配伍补阳、补气药物,以增强温里作用。温里剂多由辛温燥热之品组成,只能适用于阳虚里寒证,绝非真热假寒证及虚热证等所宜,故临床使用时必须辨明寒之真假、寒之虚实、寒之部位等;而在阴盛格阳、真寒假热时,为了防止患者服药即吐,可用反佐法,即加入少量寒凉药物或热药冷服等。另外,在使用温里剂时,还根据南北地域,季节气候的不同而调整药物的用量。

知识链接

里寒证与阳虚证的治法异同

里寒证用温法,阳虚证用补阳法。温法主以祛邪,补阳法功在扶正,虽然攻补之性完全不同,但两法关系密切,常常是温中有补,补中有温,难以截然相分。

里寒证以邪实为主。阴寒内盛,气机郁滞,津血不畅,常见有功能障碍、拘急疼痛、瘀血内阻、水湿痰饮、阳虚不温等。治疗用温法,祛寒邪为主。阳虚证以正虚为主。阳气不足,脏腑功能低下,常见有畏寒怕冷,神疲乏力,阳痿滑精,宫寒不孕,腰膝冷痛,尿清便溏等症状。治疗用补阳法,扶正气为主。

第一节　温 中 祛 寒

温中祛寒剂,适用于中焦虚寒证。脾胃位于中焦,职司运化、升降,若脾胃虚寒,运化无力,升降失常,则症见脘腹疼痛,不思饮食,呕恶下利,肢体困倦,手足不温,舌淡苔白滑,脉沉迟等。病性既寒且虚,故温中祛寒剂常用温中散寒药干姜、吴茱萸等与益气健脾药人参、白术等为主组成方剂。代表方如理中丸、小建中汤、吴茱萸汤。

理中丸(《伤寒论》)

【组成】干姜　人参　白术　炙甘草各三两(各90g)

【用法】丸剂:上四药共为细末,炼蜜为丸,每丸重9g,每次1丸,温开水送服,每日2~3次。汤剂:用量以原方比例酌减。除丸剂、汤剂外,还有片剂、袋泡剂等制剂用于临床和研究。

【功用】温中祛寒,补益脾胃。

【主治】

1. 脾胃虚寒证。症见脘腹疼痛,喜温喜按,畏寒肢冷,食少纳呆,或呕吐,自利不渴,舌淡苔白润,脉沉细或沉迟无力。

2. 阳虚失血证。症见便血、吐血、衄血或崩漏等,血色黯淡,质清稀,面色㿠白,气短神疲,脉沉细或虚大无力。

3. 脾胃虚寒所致的胸痹;或病后多涎唾;或中阳虚损,土不荣木之小儿慢惊风等。

【方解】本方证为脾胃虚寒,运化无力,升降失常所致。中焦阳气不足,则寒从中生,阳虚失温,故畏寒肢凉;寒性凝滞,故脘腹疼痛,喜温喜按。脾胃阳虚,升降失职,清阳不升,浊阴不降,故食少纳呆,呕吐,自利。口不渴,舌淡苔白润,脉沉细或沉迟无力皆为虚寒之象。阳虚失血、胸痹、病后多唾及小儿慢惊风等虽表现多样,究其根本病机,无不因脾胃虚寒所致。治宜温中祛寒,补益脾胃。

方中干姜大辛大热,直入脾胃,为温中散寒、振奋脾阳之要药,为君药。人参性味甘温,补气健脾,促进运化,为臣药。君臣相配,温补相合,以复脾胃之功。白术甘温苦燥,健脾燥湿,并助人参以益气健脾,为佐药。炙甘草甘温,益气补中,缓急止痛,兼和诸药,为使药。四药相合,共奏温中祛寒、健脾补气之功。

全方温补并用,以温为主,寒邪散尽,中阳复振,脾运健旺,则诸证可愈。由于汤剂较丸剂吸收快,作用力强而迅速,临床可据病情之需要而确定剂型。

【临床应用】

1. **辨证要点**　本方是治疗中焦脾胃虚寒证的基础方。以脘腹疼痛,喜温喜按,呕吐自利不渴,舌淡苔白,脉沉细为辨证要点。

2. **临证加减**　若虚寒重,加肉桂、附子以增强温阳祛寒之力;若呕吐明显,则加生姜、半夏降逆止呕;若腹泻清稀,则加茯苓、白扁豆健脾渗湿以止泻;若阳虚失血,则将干姜改为姜炭,加灶心土、艾叶温经止血;若胸痹,则可加桂枝、薤白、枳实,白酒煎服以振奋胸阳,宣畅气机。

3. **现代运用**　常用于治疗急慢性胃肠炎、胃痉挛、胃下垂、胃扩张、胃神经症、胃及十二指肠溃疡、慢性结肠炎、功能失调性子宫出血等病证属脾胃虚寒者。

4. **使用注意**　阴虚内热、外感发热及阴血虚少者忌用。

【附方】

1. **附子理中丸(《太平惠民和剂局方》)**　组成与用法:炮附子　炮干姜　人参去芦　白

术　炙甘草各三两(各90g)　上为细末,炼蜜为丸,每丸6g,以水煎服。也可按原方酌减比例作汤剂。功用:温阳祛寒,补气健脾。主治:脾胃虚寒重症,或兼肾阳虚者。症见脘腹疼痛,畏寒肢冷,下利清稀甚成水样,或霍乱吐利转筋等。

2.桂枝人参汤(《伤寒论》)　桂枝四两(12g)　炙甘草四两(9g)　白术三两(9g)　人参三两(9g)　干姜三两(9g)　上五味,以水九升,先煮四味,取五升,内桂更煮,取三升,去滓,温服一升,日再,夜一服。功用:温阳健脾,解表散寒。主治:脾胃虚寒,复感风寒表证。症见恶寒发热,头身疼痛,腹痛,下利便溏,口不渴,舌淡苔白滑,脉浮虚。

3.理中化痰丸(《明医杂著》)　人参(9g)　炒白术(9g)　干姜(9g)　炙甘草(3g)　茯苓(12g)　姜制半夏(12g)(原著本方无用量)　上为末,水为丸,如梧桐子大。每服四五十丸,白汤下。功用:温中化痰。主治:脾胃虚寒,痰饮内停之证。症见呕吐少食,或大便不实,饮食难化,咳唾痰涎。

【鉴别】理中丸为治疗中焦脾胃虚寒证之基础方,附子理中丸、桂枝人参汤、理中化痰丸均为理中丸加味而成。附子理中丸加用大辛大热之附子,其温中散寒之力更强,且能温肾,适用于脾胃虚寒之重证或脾肾虚寒者;桂枝人参汤即人参汤加桂枝,温阳健脾,兼解表寒,表里同治,适用于脾胃虚寒而外兼风寒表证者;理中化痰丸加用化痰渗湿之半夏、茯苓,治其已聚之痰,适用于脾胃虚寒,痰饮内停中焦者。

【方歌】理中丸主理中乡,甘草人参术干姜,
　　　　呕利腹痛阴寒盛,或加附子总扶阳。

小建中汤(《伤寒论》)

【组成】饴糖(胶饴)一升(30g)　芍药六两(18g)　桂枝去皮,三两(9g)　炙甘草二两(6g)　大枣十二枚(6枚)　生姜三两(9g)

【用法】汤剂:上药煎汤取汁,兑入饴糖,再以文火缓缓溶化,分2次温服。除汤剂外,还有合剂、颗粒剂、口服液等制剂用于临床和研究。

【功用】温中补虚,和里缓急。

【主治】中焦虚寒之虚劳里急证。症见腹中时时拘急疼痛,喜温喜按,少气懒言;或心中悸动,虚烦不宁,劳则愈甚,面色无华;或伴神疲乏力,肢体酸软,手足烦热,咽干口燥,舌淡苔白,脉细弦。

【方解】本方证为中焦虚寒,肝脾不和,化源不足所致。中焦虚寒,土虚木乘,经脉挛急,故腹中拘急疼痛,喜温喜按。脾胃为后天之本,气血生化之源,中焦虚寒,运化无力则化源匮乏,气血两虚,故见心悸,面色无华;气血不足,营卫不和,阴阳失调,则发热、口燥咽干等。治宜温中补虚,调和阴阳,缓急止痛。

方中饴糖甘温质润,温补中焦,缓急止痛,重用为君。桂枝辛温,散寒止痛,温经通阳,配饴糖则辛甘化阳,温中焦而补脾虚;白芍酸甘,养阴敛营,配甘草则酸甘化阴,缓急而止腹痛,共为臣药。生姜助桂枝温胃散寒,大枣补脾益气养血,为佐药。炙甘草和中益气,调和诸药,为佐而兼使之用。诸药合用,则中阳健旺,化源充足,肝脾调和,阴阳平衡,腹痛发热等证自愈,故名"建中"。

本方是由桂枝汤倍芍药,重加饴糖组成。但桂枝汤以桂枝为君,功能解肌发表,调和营卫,主治太阳中风,营卫不和证。本方以甘温质润之饴糖为君,重在温中补虚,缓急止痛,主治中焦虚寒,虚劳里急证。

【临床应用】

1.辨证要点　本方是治疗中焦虚寒、里急腹痛的常用方。以腹中时时拘急疼痛,喜温喜按,

面色无华,舌淡,脉细弦为辨证要点。

2. 临证加减   若面色萎黄、短气、神疲者,加人参、白术、黄芪、当归以益气养血;若虚寒重者,加干姜以增强温中散寒之力;兼有气滞者,可加陈皮、木香行气止痛。

3. 现代运用   常用于治疗慢性胃炎、胃及十二指肠溃疡、慢性肠炎、慢性肝炎、神经衰弱、再生障碍性贫血等病证属中焦虚寒者。

4. 使用注意   脾虚湿停、吐蛔者忌用;中满、呕吐或阴虚火旺者不宜使用。

【附方】

1. 黄芪建中汤《金匮要略》   组成与用法:黄芪一两半(9g)   胶饴一升(30g)   桂枝去皮,三两(9g)   芍药六两(18g)   大枣十二枚,擘(6枚)   炙甘草二两(6g)   生姜切,三两(9g)   用法同小建中汤。功用:温中补气,和里缓急。主治:虚劳里急,诸不足证,症见形体羸瘦,面色无华,里急腹痛,喜温喜按,心悸气短等。

2. 当归建中汤《千金翼方》   组成与用法:当归四两(12g)   饴糖六两(30g)   桂心三两(9g)   炙甘草二两(6g)   芍药六两(18g)   生姜三两(9g)   大枣12枚,擘(6枚)   用法同小建中汤。功用:温补气血,缓急止痛。主治:中焦虚寒,营血不足。妇人产后虚羸不足,腹中痛引腰背,小腹拘急。

3. 大建中汤《金匮要略》   组成与用法:胶饴一升(30g)   蜀椒二合,炒去汗(6g)   干姜四两(12g)   人参二两(6g)   用法同小建中汤。功用:温中补虚,降逆止痛。主治:中阳衰弱,阴寒内盛证。症见心胸中大寒痛,呕不能饮食,腹中寒,上冲皮起,见有头足,上下痛不可触近,舌苔白滑,脉细紧,甚则肢厥脉伏。

【鉴别】小建中汤、黄芪建中汤、当归建中汤、大建中汤四方均能温中补虚。小建中汤以辛甘为主,配伍大量芍药以酸甘化阴,重在缓急止痛;黄芪建中汤于小建中汤内加黄芪,益气作用增强,使气血互生,阴阳相长,主治诸不足证;当归建中汤于小建中汤内加当归,增强养血止痛之力,主治产后虚羸。大建中汤由辛甘温之品组成,其散寒补虚作用强于小建中汤,主治中阳衰弱,阴寒内盛之腹痛、呕逆。

【方歌】小建中汤芍药多,桂枝甘草姜枣和,
        更加饴糖补中气,虚劳腹痛起沉疴。

吴茱萸汤《伤寒论》

【组成】吴茱萸一升,洗(9g)   生姜六两,切(18g)   人参三两(9g)   大枣十二枚,擘(4枚)

【用法】汤剂:水煎服,一日2次。除汤剂外,还有胶囊剂、注射剂、浸膏剂、吴茱萸汤浓缩粉剂、吴茱萸冲剂等制剂用于临床和研究。

【功用】温中补虚,降逆止呕。

【主治】肝胃虚寒,浊阴上逆证。症见食后欲呕,胸膈满闷,胃脘疼痛,吞酸嘈杂,苔滑,脉沉弦或迟;或颠顶头痛,干呕,吐涎沫;或畏寒肢冷,吐利,烦躁欲死。

【方解】本方证为肝胃虚寒,浊阴上逆所致。足厥阴肝经,夹胃属肝,上行与督脉会于头部颠顶。肝胃虚寒,胃失和降,胃气上逆,故食后欲吐,或吐涎沫,或吞酸嘈杂,或干呕;浊阴循肝经上扰于头,则颠顶头痛。胃中浊阴阻滞,气机不利,故胃脘痞塞。阳虚失温,故手足逆冷。脾胃同属中焦,胃失和降,脾不升清,则下利、呕吐。苔滑,脉沉弦而迟等均为虚寒之象。本方证的证候较为复杂,有阳明寒呕、厥阴头痛、少阴吐利三种证候,但以阳明寒呕和厥阴头痛为主。究其病机,仍是肝胃虚寒,浊阴上逆而致。故治疗宜温中补虚,降逆止呕。

方中吴茱萸味辛苦而性热,归肝、脾、胃、肾经,温胃暖肝,祛寒止痛,尤擅降逆止呕,为君药。生姜辛温重用,温胃止呕,为呕家之圣药,与吴茱萸相配,降逆止呕之力更强,为臣药。人参甘温,补气健脾,为佐药。大枣甘平,合人参以益脾气,合生姜以调脾胃,并能调和诸药,是佐使

之药,四药相伍,共奏温中补虚、消阴扶阳、降逆止呕之功,使阴寒去,逆气平,而诸证自除。

【临床应用】

1.辨证要点 本方是治疗肝胃虚寒,浊阴上逆的常用方。以食后欲吐,或颠顶头痛,干呕吐涎沫,畏寒肢冷,舌淡苔白滑,脉弦细而迟为辨证要点。

2.临证加减 若呕吐重者,加半夏、紫苏、砂仁等以增强温中和胃止呕作用;虚寒重证,则加干姜、小茴香等温里祛寒。

3.现代运用 常用于治疗慢性胃炎、神经性呕吐、神经性头痛、梅尼埃病等病证属肝胃虚寒者。

4.使用注意 胃中有热,或阴虚呕吐,或肝阳上亢之头痛者忌用。

病案分析

黄某,女,34岁。近两年常患头痛、眩晕、干呕,甚则晕倒,被诊断为"梅尼埃病"。患者来诊诉头顶痛甚,干呕,吐涎沫;眩晕时,天旋地转,如坐舟中;四肢乏力,手足清凉。其面色㿠白无华,舌淡润少苔,脉微细。

辨证:此属厥阴受邪,循经气而上逆颠顶,故头顶痛;厥阴受寒,肝木横逆,寒邪夹浊阴之气上逆而犯胃土,致中气虚弱,脾气不升、胃气不降;清阳不足,气逆上冲则头痛、眩晕,此属厥阴寒证,正如《素问·至真要大论》所云:"诸风掉眩,皆属于肝。"

病证:肝胃虚寒证。

治法:暖肝温胃,通阳降浊。

方药:吴茱萸汤。

吴茱萸10g 党参20g 生姜30g 大枣30g

4剂呕吐止,头痛、眩晕明显减轻,但仍眩晕。因其病在肝,而根在肾,宜继进温补脾肾之剂。

(谢永新,文伯伟,安迪光.范中林六经辨证医案选[M].沈阳:辽宁科学技术出版社,1984.)

【方歌】吴茱萸汤重用姜,人参大枣共煎尝,

　　　　厥阴头痛胃寒呕,温中补虚降逆良。

第二节 回阳救逆

回阳救逆剂,适用于肾阳衰微,阴寒内盛,甚或阴盛格阳及戴阳的急危重证。症见四肢厥逆,恶寒蜷卧,精神委顿,甚或冷汗淋漓,脉微欲绝等。常用辛热药物附子、干姜等为主,配以益气固脱之人参、黄芪等组成方剂。代表方如四逆汤、回阳救急汤。

四逆汤(《伤寒论》)

【组成】附子一枚,生用,去皮,破八片(15g) 干姜一两半(6g) 炙甘草二两(6g)

【用法】汤剂:先煎附子30～60分钟,再入余药,煎汁温服。除汤剂外,还有滴丸、口服液、栓剂、注射剂、缓释片等制剂用于临床和研究。

【功用】回阳救逆。

【主治】少阴病之阳气衰微，阴寒内盛证。症见四肢厥逆，恶寒蜷卧，面色苍白，神疲欲寐，腹痛下利，呕吐不渴，舌苔白滑，脉微细；或太阳病汗多亡阳者。

【方解】本方证为少阴阴寒内盛，肾阳衰微所致。肾阳衰微，阴寒内生，或暴寒直入少阴，损伤肾阳。肾阳是人体阳气之根本，肾阳虚不能温煦周身四末，故四肢厥逆，恶寒蜷卧；肾阳衰微，心阳不足，无力行血，则面色苍白，脉微细；阳虚衰微，神气失养则神衰欲寐；肾阳衰微，火不暖土，水谷不化，升降失调，则腹痛呕吐，下利清谷。此证为阳微阴盛，虚阳有脱散之势，病情危急，必须以大剂辛热纯阳之品，才能破阴寒、回阳气，救厥逆。

方中生附子大辛大热，入心、肾、脾经，温壮命火，破阴逐寒，回阳救逆，其通达十二经脉，生用尤能迅达人体之内外，为君药。干姜辛热，入心、脾、肺经，温中助阳，散寒通脉，为臣药。附子、干姜相须为用，一壮命火，一温脾阳，以通彻内外，相得益彰，回阳之力更为强大，是回阳救逆的要药。炙甘草补中益气，使全方温而兼补，以治虚寒之本；其甘缓之性可缓和姜、附之燥烈，使其回阳破阴而无劫阴之弊；其调和药性作用，又使附子、干姜回阳救逆之作用持久，为佐使之用。药虽三味，配伍精当，温补并用，力专效宏，使阳复厥回，故名"四逆汤"。

【临床应用】

1. 辨证要点　本方是治疗阳虚寒厥证的基础方。以四肢厥逆，恶寒蜷卧，神疲欲寐，脉沉微细为辨证要点。

2. 临证加减　若阳气外脱，加人参益气固脱，回阳救逆；若汗出如油，阴脱于外者，加五味子、山萸肉、煅龙骨、煅牡蛎以敛阴固脱。

3. 现代运用　常用于治疗心肌梗死、心力衰竭、胃肠道疾病吐泻过多、或某些急证大汗而出现休克等证属阳衰阴盛者。

4. 使用注意　本方纯用辛热之品，重温轻补，应中病即止，不可久服；方中附子生用有毒，应审慎其用量；对于真热假寒之四肢厥逆者，禁用本方。

【附方】

1. 四逆加人参汤（《伤寒论》）　组成与用法：附子一枚，生用，去皮，破八片（15g）　干姜一两半（9g）　炙甘草二两（6g）　人参一两（6g）　用法同四逆汤。功用：回阳救逆，益气固脱。主治：阳衰气脱证。症见四肢厥逆，恶寒蜷卧，脉微而复自下利，利虽止而余证仍在者。

2. 参附汤（《正体类要》）　组成与用法：人参四钱（12g）　附子炮，去皮，三钱（9g）　用法同四逆汤。阳气脱陷者，用量加倍。功用：益气回阳固脱。主治：阳气暴脱证。症见四肢厥逆，冷汗淋漓，呼吸微弱，脉微欲绝。

3. 通脉四逆汤（《伤寒论》）　组成与用法：附子大者一枚，生用，去皮，破八片（20g）　干姜三两，强人可四两（9～12g）　炙甘草二两（6g）　用法同四逆汤，其脉即出者愈。功用：回阳通脉。主治：少阴病，阴盛格阳证。症见下利清谷，手足厥逆，身反不恶寒，其人面色赤，脉微欲绝，或咽痛，或利止，脉不出者。若"吐已下断，汗出而厥，四肢拘急不解，脉微欲绝者"，则猪胆汁半合（5ml），名为"通脉四逆加猪胆汁汤"。"分温再服，其脉即来。无猪胆，以羊胆代之"。

4. 白通汤（《伤寒论》）　组成与用法：葱白四茎　附子一枚，生，去皮，破八片（15g）　干姜一两（6g）　用法同四逆汤。功用：破阴通阳。主治：少阴病，阴盛戴阳证。症见手足厥逆，面赤，下利，脉微者。若"利不止，厥逆无脉，干呕，烦者"，加人尿五合（25ml），猪胆汁一合（5ml），名"白通加猪胆汁汤"。

【鉴别】四逆加人参汤、通脉四逆汤、白通汤均是在四逆汤基础上加减衍化而来。四逆加人参汤是在四逆汤上加大补元气之人参，益气固脱，用于四逆汤证而见气短喘息者。通脉四逆汤在四逆汤的基础上加重姜、附用量，意在阳回则脉复，用于阴盛格阳、真阳欲脱之危象。白通汤即四逆汤减少干姜用量，去甘草，再加葱白而成，功能通阳破阴，主治阴寒盛于下焦，阳气欲上脱，阴气欲下脱之危象。参附汤为既温且补之剂，除上述主治外，凡各类虚极欲脱亡阳之证，均可用本方救治；但阳气来复，病情稳定之后，勿再多服，以免纯阳之品助火伤阴。

【方歌】四逆汤中附草姜，四肢厥冷急煎尝，

腹痛吐泻脉沉细，急投此方可回阳。

回阳救急汤（《伤寒六书》）

【组成】熟附子（9g）　肉桂（3g）　干姜（6g）　人参（6g）　炒白术（9g）　陈皮（6g）　茯苓（9g）　制半夏（9g）　五味子（3g）　炙甘草（6g）

【用法】汤剂：加姜少许，水煎服，麝香冲服。

【功用】回阳固脱，益气生脉。

【主治】寒邪直中三阴，真阳衰微证。症见四肢厥冷，恶寒蜷卧，神衰欲寐，腹痛吐泻，口中不渴，甚至身寒战栗，或口唇指甲青紫，口吐涎沫，舌淡苔白，脉沉迟无力，甚或无脉。

【方解】本方证为寒邪直中三阴，阴盛阳微，元阳欲脱所致。素体阳虚，又遇暴寒直中，三阴受寒，真阳愈衰。脾肾阳衰故腹痛、吐泻；心肾阳衰故肢厥、神衰、脉微；身寒战栗，唇指青紫，甚或无脉，乃阴寒内盛，阳微欲脱之兆。治宜回阳固脱，益气生脉。

本方为四逆汤合六君子汤，再加肉桂、五味子、生姜、麝香组成。方中以姜、附、桂同用，则温壮元阳，回阳救逆，祛寒通脉之力甚为峻猛。六君子汤补脾运脾，固守中焦，又能祛除阳虚水湿不化所生的水饮痰浊。参附同用，益气回阳以固脱；再配酸敛之五味子以益气摄心以生脉。麝香辛香走窜，通行十二经，配合五味子之酸收，则散中有收，使诸药迅布周身，而无发散虚阳之弊。诸药相合，厥回脉复而诸证自除。

【临床应用】

1. 辨证要点　本方是治疗寒邪直中三阴，真阳衰微欲脱证的常用方剂。以神衰欲寐，四肢厥冷，下利腹痛，脉微或无脉为辨证要点。

2. 临证加减　若无脉，反佐猪胆汁少许，以防阳微阴盛而格拒；泄泻不止者，可加升麻、黄芪、肉豆蔻等益气升阳止泻；腹痛，呕吐不止者，可加姜汁、盐炒吴茱萸温中止痛，降逆止呕。

3. 现代运用　常用于治疗急性胃肠炎吐泻过多、心源性休克等病证属阴盛阳衰阳气脱者。

4. 使用注意　本方辛热峻猛，不宜过量久服，以服药后手足温和为度。本方中麝香应冲服，用量不宜大。

【方歌】回阳救急用六君，桂附干姜五味群，

加麝三厘或胆汁，三阴寒厥有奇勋。

第三节　温经散寒

温经散寒剂，适用于寒邪凝滞经脉所致诸病证。本类病证多由阳气不足，营虚血弱，经脉空虚，复感寒邪，血脉凝滞所致。症见手足不温、肢体麻木疼痛、或发阴疽等。本类方剂常用温经散寒的桂枝、细辛等药与补养气血之当归、白芍、黄芪等配伍组成。代表方剂如当归四逆汤、黄芪桂枝五物汤、暖肝煎。

当归四逆汤（《伤寒论》）

【组成】当归三两（12g）　桂枝去皮，三两（9g）　芍药三两（9g）　通草二两（6g）　大枣擘，二十五枚（8枚）　细辛三两（3g）　炙甘草二两（6g）

【用法】汤剂：水煎服，一日2或3次。除汤剂外，还有颗粒剂、膏剂、霜剂等制剂用于临床和研究。

【功用】温经散寒，养血通脉。

【主治】血虚寒厥证。症见手足厥寒，口不渴，舌淡苔白，脉细欲绝或沉细；或腰、股、腿、足、臂、手冷痛。

【方解】本方证为营血虚弱，寒凝经脉，血行不利所致。素体营血亏虚，四肢不得濡养，寒邪乘虚而入，致血脉运行不利，则见手足厥寒，或多处冷痛；营血不能充盈血脉，故脉沉细；腰、股、腿、足、臂、手冷痛均为寒凝经脉，气血不通所致。治宜温经散寒，养血通脉。

本方以桂枝汤去生姜，倍大枣，加当归、细辛、通草组成。方中当归甘温，养血和血止痛，既补营血之虚，又行血脉之滞；桂枝辛温，温经散寒，通利血脉，共为君药。白芍养血和营，助当归补益营血；细辛温经散寒，助桂枝通利血脉，共为臣药。通草，通经脉以畅血行；重用大枣补血，炙甘草益气，合而用之，既助当归、白芍以补营血，又制桂枝、细辛之燥烈太过，共为佐药；炙甘草兼调药性而为使药。诸药合用，共奏温经散寒、养血通脉之功。

本方温而不燥，补而不滞，体现了温阳与养血并用，散寒与通脉兼施的配伍特点。

伤寒方名中有"四逆"者，有四逆散、四逆汤、当归四逆汤。三方主证中都有"四逆"，但其病机却大不相同。四逆散证是阳气内郁而不达四末所致，阳气不虚，故其逆冷仅限于肢体的末端。四逆汤之厥逆是因阳气衰微，阴寒内盛而致，故厥逆较重，冷过肘膝，且有全身阳衰阴盛症状。当归四逆汤之手足厥冷是营血虚弱，经脉空虚，寒邪入侵，经脉凝滞，血行不利所致，病位较浅，故其肢厥程度较四逆汤证为轻，也无全身阳衰阴盛表现。"四逆汤全在回阳起见，四逆散全在和解表里起见，当归四逆汤全在养血通脉起见"（《温热暑疫全书》），正是周扬俊对四逆类方剂作用的点睛之说。

【临床应用】

1. 辨证要点 本方是温经散寒，养血通脉的常用方。以手足厥寒，舌淡苔白，脉细欲绝为辨证要点。

2. 临证加减 若腰、股、腿、足、臂疼痛者，可加麻黄、牛膝、鸡血藤、木瓜等活血祛瘀之品，甚者可加川乌、草乌以祛寒止痛；手足冻疮，不论未溃已溃者，亦可用以本方加减治疗；若冻疮已溃者，可减少桂枝、细辛用量；内有久寒，兼有水饮呕逆者，加吴茱萸、生姜或干姜；妇女血虚寒凝之痛经及男子寒疝可加乌药、茴香、香附等理气止痛。

3. 现代运用 常用于治疗雷诺病、冻疮、肩周炎、妇女痛经、血栓闭塞性脉管炎、多发性大动脉炎、风湿性关节炎等病证属血虚寒凝经脉者。

4. 使用注意 少阴阳虚寒厥者禁用。

【方歌】当归四逆用桂芍，细辛通草甘大枣，
　　　　养血温经通脉利，血虚寒厥服之效。

黄芪桂枝五物汤（《金匮要略》）

【组成】黄芪三两(9g)　桂枝三两(9g)　芍药三两(9g)　生姜六两(18g)　大枣十二枚(4枚)

【用法】汤剂：水煎服，一日3次。除汤剂外，还有颗粒剂等用于临床和研究。

【功用】益气和血，温经通痹。

【主治】血痹证。症见肌肤麻木不仁，或肢体疼痛，或汗出恶风，舌淡苔白，脉微涩而紧。

【方解】本方证为素体虚弱，风邪袭脉，血脉凝涩所致。血痹即血脉闭阻。由于机体素虚，表卫不固，感受风邪，客于血脉，气血不畅，肌肤失养，故见麻木不仁，脉涩而紧。治宜益气和血，温经通痹。

本方为桂枝汤去炙甘草,倍生姜,加黄芪而成。方中黄芪甘温,大补脾肺之气,固表实卫,为君药。桂枝辛温,发散风寒,温经通络,配黄芪则祛邪而不伤正、固表而不留邪;芍药养血和营,配桂枝则调营卫而和表里,共为臣药。用大量生姜,助桂枝疏风散寒,温通经脉,为佐药。大枣甘温,助芪、芍益气养血以治本,伍生姜和中益胃调诸药,为使药。诸药合用,气血复,客邪去,经脉通,则痹自除。

【临床应用】

1. 辨证要点 本方是治疗血痹证的常用方剂。以肌肤麻木不仁,肢节疼痛,或汗出恶风,脉微为辨证要点。

2. 临证加减 若血虚甚者,加当归、鸡血藤以养血和血;血瘀者,加地龙、川芎、桃仁、红花以活血化瘀;风邪重则加防风、白花蛇,甚则加全蝎。

3. 现代运用 常用于治疗末梢神经病、面瘫、中风后遗症属气血虚滞者。

4. 使用注意 血痹属热者,不宜使用本方。

【方歌】黄芪桂枝五物汤,芍药大枣与生姜,
　　　　益气温经和营卫,血痹风痹功效良。

暖肝煎(《景岳全书》)

【组成】当归二钱(6g) 枸杞子三钱(9g) 小茴香二钱(6g) 肉桂一钱(6g) 乌药二钱(6g) 沉香(木香亦可)一钱(3g) 茯苓二钱(6g)

【用法】汤剂:用量按原方比例酌定,加姜三片,水煎内服。

【功用】温补肝肾,行气止痛。

【主治】肝肾虚寒证。症见睾丸冷痛,或小腹疼痛,或疝气痛,畏寒喜暖,舌淡苔白,脉沉迟。

【方解】本方主治肝肾不足,寒滞肝脉证。阳虚则内寒,寒为阴邪,其性收引凝滞,若肝肾不足,则寒易客之,使肝脉失和,气机不畅,肝脉循少腹、络阴器,故见睾丸冷痛,或少腹疼痛,或疝气痛诸症。

方中肉桂辛甘大热,温肾暖肝,祛寒止痛;小茴香味辛性温,暖肝散寒,理气止痛,二药合用,温肾暖肝散寒,共为君药。当归辛甘性温,养血补肝;枸杞子味甘性平,补肝益肾,二药均补肝肾不足之本;乌药、沉香辛温散寒,行气止痛,以去阴寒冷痛之标,同为臣药。茯苓甘淡,渗湿健脾;生姜辛温,散寒和胃,皆为佐药。诸药合用以温补肝肾治其本,行气逐寒治其标,使下元虚寒得温,寒凝气滞得散。共奏温补肝肾,行气止痛之功。

【临床应用】

1. 辨证要点 本方是治疗肝肾虚寒,睾丸冷痛的常用方。以睾丸、小腹疼痛,或疝气痛,畏寒喜暖,舌淡苔白,脉沉迟为辨证要点。

2. 临证加减 若下焦寒甚者加吴茱萸、干姜,再寒更甚者加附子以增强其温肾祛寒止痛之功;若肝脾寒滞见胁腹胀痛者,加香附、高良姜行气散寒止痛;睾丸痛甚者,加青皮、橘核疏肝散结止痛。

3. 现代运用 常用于治疗精索静脉曲张、睾丸炎、附睾炎、鞘膜积液、腹股沟疝等病证属肝肾不足,寒凝气滞者。

4. 使用注意 因湿热下注,阴囊红肿热痛者,不宜使用。

【方歌】暖肝煎中杞茯归,茴沉乌药合肉桂,
　　　　下焦虚寒疝气痛,温补肝肾此方推。

(区绮云)

扫一扫,测一测

复习思考题

1. 理中九与小建中汤均治中焦虚寒证,两方的主要区别是什么?

2. 理中九与吴茱萸汤的主治证应如何鉴别?

3. 简述黄芪桂枝五物汤中黄芪、桂枝的配伍意义。

4. 简述四逆汤的配伍意义。

第十三章　表里双解剂

PPT课件

知识导览

学习目标

　　掌握葛根黄芩黄连汤、五积散、大柴胡汤的组成、功用、主治、方解、组方特点和临床应用。

　　熟悉防风通圣散的组成、功用、主治及主要配伍意义。熟悉表里双解剂的概念、适用范围、分类及应用注意事项。

　　以解表药配伍泻下药或清热药、温里药为主要组成，具有表里同治，内外分解等作用，治疗表里同病的方剂，称为表里双解剂。为"八法"中汗、下、清、温等法的结合运用。

　　表里双解剂主治证为表里同病之证，该证是由于表证未解，又见里证，或原有宿疾，复感表邪，出现表证与里证同时并见，且里证偏急偏重。表里同病因表证与里证的性质不同而病变各异。表里同病，若单用解表，则里邪不去；仅治其里，则外邪不解，需表里同治，内外分解，才可使病邪得以表里分消。正如汪昂所云，"病在表者，宜汗宜散，病在里者，宜攻宜清，至于表证未除，里证又急者"，则当"合表里而兼治之"（《医方集解》）。

　　表里同病因表证与里证的不同而类型各异，常见有表证兼里热、表证兼里寒、表证兼里实及表证兼里虚四种类型。表证兼里虚证已在解表剂中论及，故本章方剂分为解表清里、解表温里、解表攻里三类。

　　表里双解剂使用时，首先要辨明证候，对于既有表证又有里证的表里同病者方可应用；其次要辨别表证与里证的寒、热、虚、实属性，同时权衡表、里病证的轻重缓急及主次，调整解表药与治里药的配伍比例，避免用药太过或不及。

知识链接

表里双解剂应用源流

　　汗法、下法、清法、温法的理论早在《黄帝内经》中已有记载，张仲景的《伤寒杂病论》中，出现了将汗法与下法、清法、温法结合运用的表里双解剂，如治疗少阳阳明合病，具有解表攻里作用的大柴胡汤；治疗伤寒表证未解，误用下法，邪陷阳明，以致热利，具有解表清里作用的葛根芩连汤；治疗太阳病外证未解而数下之，以致脾胃阳气损伤，具有解表温里作用的桂枝人参汤等。这些方剂的出现，对后世表里双解剂的发展与运用产生了深远的影响。金、元时期，寒凉派的代表医家刘完素对火热病的治疗，亦运用了表里双解的方法，如对外感风邪，内有蕴热，表里俱实之证，创制了防风通圣散，其配伍特点为解表、攻里、清热、补益药物并用，体现了汗、下、清、补四法的结合运用。清代汪昂，对表里双解的方法做了扼要而明确的阐述，"病在表者，宜汗宜散，病在里者，宜攻宜清，至于表证未除，里证又急者"，则当"合表里而兼治之"（《医方集解·表里之剂》），使表里双解剂成为一类独立的方剂。

第一节　解表清里

解表清里剂适用于表邪未解，里热已炽的证候。临床既有恶寒、发热等表证，又有烦躁口渴，或热利、气喘、苔黄、脉数等里热证。组方以解表药配伍清热药为主，解表药常用麻黄、淡豆豉、葛根等；清热药多用黄芩、黄连、黄柏、石膏等。代表方如葛根黄芩黄连汤。

葛根黄芩黄连汤（《伤寒论》）

【组成】葛根半斤(15g)　甘草二两,炙(6g)　黄芩　黄连各三两(9g)

【用法】汤剂：水煎服，一日2次。除汤剂外，还有片剂、胶囊剂、袋泡剂、合剂、口服液等制剂用于临床和研究。

【功用】解表清里。

【主治】表邪未解，邪热入里证。症见身热，下利臭秽，肛门灼热，胸脘烦热，口干作渴，汗出气喘，舌红苔黄，脉数。

【方解】本方证为伤寒表证未解，误下而致邪陷阳明，协热下利所致。由于表证未解，里热已炽，故见身热，胸闷烦热；热邪伤津，故口干作渴；里热上蒸于肺，肺气不利，则作喘，外蒸于肌表，迫津外泄则汗出；热邪内迫大肠，传导失司，故下利臭秽，肛门灼热；舌红苔黄，脉数，皆为里热之象。治宜外解肌表之邪，内清肠胃之热。

方中葛根入脾胃经，既能辛凉以解表退热，又能升发脾胃清阳而止泻，重用为君。黄芩、黄连苦寒，清热燥湿，善清肠胃湿热而治热利，为臣药。甘草甘缓和中，调和诸药，为佐使之用。四药合用，共成解表清里之剂。

【临床应用】

1. 辨证要点　本方是治疗热痢、热泻的常用方，不论有无表证，皆可应用。以身热下利，苔黄，脉数为辨证要点。

2. 临证加减　若有里急后重者，加槟榔、木香以行气而除后重；若腹痛者，加炒白芍、归尾以柔肝活血止痛；若呕吐者，加法半夏、生姜以降逆止呕；若夹食滞者，加焦山楂、焦神曲以消食止泄。

3. 现代运用　常用于治疗急性肠炎、胃肠型感冒、细菌性痢疾、肠伤寒等证属表证未解，里热甚者。

4. 使用注意　下利而不发热，脉沉迟或微弱，病属虚寒者，不宜使用本方。

【方歌】葛根黄芩黄连汤，再加甘草共煎尝，
　　　　邪陷阳明成热痢，清里解表保安康。

第二节　解表温里

解表温里剂适用于表邪未解，又有里寒的证候。临床既有表寒证之恶寒发热，又有心腹冷痛、下利、苔白、脉迟等脏腑阳气受损，冷积内停之里寒证。组方以解表药与温里药配伍为主，解表药多用麻黄、桂枝、白芷等；温里药常选干姜、肉桂等。代表方为五积散。

五积散(《仙授理伤续断秘方》)

【组成】苍术　桔梗各二十两(各600g)　枳壳　陈皮各六两(各180g)　芍药　白芷　川芎　当归　甘草　肉桂　茯苓　半夏汤泡,各三两(各90g)　厚朴　干姜各四两(各120g)　麻黄去根、节,六两(180g)

【用法】上除枳壳、肉桂两件外,余锉细,用慢火炒令色变,摊冷,次入枳壳、桂令匀。每服三钱(9g),水一盏,加生姜三片,煎至半盏,热服;凡被伤头痛伤风发寒,每服二钱(6g),加生姜、葱白煎,食后热服。

【功用】发表温里,顺气化痰,活血消积。

【主治】外感风寒,内伤生冷之证。症见身热无汗,头痛身疼,项背拘急,胸满恶食,呕吐腹痛,以及妇女血气不和,心腹疼痛,月经不调等属于寒性者。

【方解】外感风寒,邪郁肌表,腠理闭塞,故见发热无汗,头痛身疼,项背拘急等表实证。内伤生冷,或宿有积冷,脾胃阳气受损,运化失常,痰阻气滞,气血不和,所以又症见胸满恶食,呕吐腹痛,或腹胁胀痛等。寒凝气滞,气血不和,又可见妇女心腹疼痛,月经不调。寒束肌表,积冷内停,多见苔白腻,脉沉弦或浮迟等征象。由此可见,本方可用于寒、湿、气、血、痰五积之证,故名五积散。

本方为外感风寒,内伤生冷所致的五积之证而设,而五积中,尤以寒积为主,故治疗当以发汗解表、温里祛寒为主,以除内外之寒,佐以健脾助运、燥湿化痰、调气活血之品,以治气血痰湿之积。方中麻黄、白芷辛温发汗,解表散邪,以除外寒;干姜、肉桂辛热温里祛寒,四药合用,可除内外之寒,为方中主要组成部分。配伍苍术、厚朴苦温燥湿,健脾助运,以祛湿积;半夏、陈皮、茯苓、甘草相伍,则为二陈汤,可行气燥湿化痰,以消痰积;当归、川芎、芍药活血止痛,以化血积;桔梗与枳壳一升一降,以升降气机,宽胸利膈,善行气积,并可加强理气化痰之力;炙甘草兼能和中健脾,调和诸药,以上均为本方的辅助部分。诸药合用,共收表里同治,气血痰湿并行之功,使脾运复健,气机通畅,痰消湿化,血脉调和,诸证乃得解除。

本方配伍特点是以解表温里,祛除寒邪为主,佐以健脾助运,燥湿化痰,调气活血。全方配伍全面,示人以治疗寒、湿、气、血、痰五积之证之大法,为治疗五积证之效方。

【临床应用】

1. 辨证要点　本方为治疗外感风寒,内伤生冷所致之五积证的代表方,临床以身热无汗,胸腹胀满,苔白腻,脉沉迟为辨证要点。

2. 临证加减　如表寒证重者,以桂枝易肉桂,加强解表之力;表寒证轻者,去麻黄、白芷,以减轻发汗之力;里寒证偏盛,加制附片以温里散寒;胃痛,呕吐清水者,加吴茱萸以温中散寒,降逆止呕;气虚者,加人参、黄芪、白术以益气扶正;无血瘀者,去川芎、当归;痛经者,加延胡索、炒艾叶、乌药温经止痛。

3. 现代运用　常用于坐骨神经痛、腰痛、喘咳、胃痛、痛经、闭经、慢性盆腔炎等属寒邪为患者。对妇女寒湿带下,以及风寒湿所致的鹤膝风、流注等,亦有一定疗效。

4. 使用注意　素体阴虚,或湿热为患者,不宜使用本方。

【方歌】五积散治五般积,麻黄苍芷归芍芎;
　　　　枳桔桂姜甘茯朴,陈皮半夏加姜葱;
　　　　除桂枳陈余略炒,熟料尤增温散功;
　　　　温中解表祛寒湿,散痞调经用各充。

第三节 解 表 攻 里

解表攻里剂适用于外有表邪,里有实积的证候。临床既有恶寒、发热等表证,又有胸满、便秘、舌红苔黄等实热内结之征。组方以解表药配伍泻下药为主,解表药如麻黄、桂枝、荆芥、防风、柴胡、薄荷;泻下药如大黄、芒硝等。代表方如大柴胡汤、防风通圣散等。

大柴胡汤(《金匮要略》)

【组方】柴胡半斤(15g) 黄芩三两(9g) 半夏半升,洗(9g) 芍药三两(9g) 大黄二两(6g) 枳实四枚,炙(9g) 大枣十二枚,擘(4枚) 生姜五两,切(15g)

【用法】汤剂:水煎2次,去滓后再煎,分2次温服。除汤剂外,还有大柴胡汤颗粒、大柴胡汤浸膏等制剂用于临床和研究。

【功用】和解少阳,内泻热结。

【主治】少阳阳明同病。症见往来寒热,胸胁苦满,郁郁微烦,呕不止,心下满痛,大便不解或协热下利,苔黄,脉弦数有力。

【方解】本方证的表里同病,"表"指少阳,"里"指阳明。其形成机制,是由伤寒邪留少阳不解,深入阳明化热成实所致。由于邪居少阳,枢机不利,并兼有邪入阳明,化热成实之象,故本方是在小柴胡汤的基础上去人参、甘草,加大黄、枳实、芍药而成。即小柴胡汤合小承气汤加减而成,邪在少阳,故症见往来寒热,胸胁苦满,呕不止,郁郁微烦。邪入阳明化热成实故有心下痞硬,或心下满痛,大便秘结或下利。舌苔黄,脉弦数有力均为邪已入里化热之征象。虽然本方证为少阳阳明合病,但仍以少阳病证为主,故治宜和解少阳,内泻热结。

方中重用柴胡为君,疏泄肝胆,散邪透表,配用黄芩为臣,清泄少阳之热。二药相伍,和解少阳之邪。轻用大黄并配枳实泻下通便,行气除痞,以泻阳明热结,亦为臣药。芍药缓急止痛;半夏和胃降逆,配大量生姜以治呕逆不止,共为佐药。大枣和中缓急为使药。诸药合用,和解通降,既能和解清热以解少阳之邪,又能泻下阳明热结腑实,实为表里双解,和、下二法并用而以和法为主之剂。故汪昂称本方为"下剂之缓者也",正如《医宗金鉴·删补名医方论》所说:"斯方也,柴胡得生姜之倍,解半表之功捷;枳芍得大黄之少,攻半里之效徐,虽云下之,亦下中之和剂也。"均言其泻下作用和缓,和解之力偏大,然大柴胡汤比小柴胡汤专治少阳的力量强,故称"大柴胡汤"。

本方与小柴胡汤均具有和解少阳之功,然小柴胡汤和解少阳以祛邪为主,为和解少阳的代表方,大柴胡汤既和解少阳又内泻热结,为少阳阳明合治的代表方。大柴胡汤的组成是在小柴胡汤的基础上合小承气汤加减而成,其力量要比小柴胡汤专治少阳的力量大。

【临床应用】

1. 辨证要点 本方是治疗少阳阳明合病的常用方。以寒热往来,胸胁苦满,呕吐,心下满痛,便秘,舌苔黄,脉弦数有力为辨证要点。

2. 临证加减 若兼黄疸者,可加茵陈、生栀子、郁金以清热利湿退黄;若胁痛甚者,可加青木香、赤芍、延胡索以行气活血止痛;肝胆结石者,可加鸡内金、海金沙、金钱草、郁金以化石。

3. 现代运用 常用于治疗急性胰腺炎、阻塞性黄疸、急性胆囊炎、急慢性胃及十二指肠溃疡等证属少阳阳明同病者。

4. 使用注意 本方为少阳与阳明合病而设,单纯少阳证或阳明证非本方所宜。使用时尚需根据少阳证与阳明热结的轻重,斟酌方中药量的比例。

病案分析

　　李某，女，20岁。新产后20天，因与邻居争吵，气恼之余而发神志之病。精神失常，骂人摔物，或瞋目握拳，口中念念有词，时或叫唱，烦躁不安，已有七个昼夜目不交睫。曾服"冬眠灵"（盐酸氯丙嗪）等药亦未能奏效。来诊时双目发直，两手躁动无休止。询知大便数日未解，左侧腹痛拒按，恶露亦停。唇舌红绛，苔黄腻，脉弦滑有力。

　　辨证：患者气火交郁，兼有瘀滞，肝胃皆实之证。

　　病证：少阳阳明同病。

　　治法：和解少阳，内泻热结。

　　方药：大柴胡汤加减。

　　柴胡12g　大黄9g　枳实9g　半夏9g　生姜9g　桃仁12g　赤芍10g　丹皮12g　山栀12g　郁金10g　菖蒲10g　香附10g　陈皮10g　竹茹10g

　　服药仅一剂，则泻下黏腻黑色粪便甚多，当夜即能入睡，呼之不醒。逾一昼夜而寤，神志恢复正常，恶露又下。（刘渡舟.经方临证指南[M].北京：人民卫生出版社，2013.）

　　【方歌】大柴胡汤用大黄，枳芩夏芍枣生姜，
　　　　　　少阳阳明同合病，和解攻里效力强。

防风通圣散（《黄帝素问宣明论方》）

　　【组成】防风　川芎　当归　白芍　大黄　薄荷叶　麻黄　连翘　芒硝各半两（各6g）　黄芩　桔梗　石膏各一两（各12g）　滑石三两（20g）　甘草二两（10g）　白术　荆芥　栀子各一分（各3g）

　　【用法】散剂：共为粗末，每服二钱（6g），水一大盏，加生姜三片（5g），煎至六分，温服。汤剂：按原方比例，酌减用量。除散剂、汤剂外，还有丸剂、胶囊剂等制剂用于临床和研究。

　　【功用】疏风解表，清热泻下。

　　【主治】风热壅盛，表里俱实证。症见憎寒壮热，头目昏眩，目赤睛痛，口苦舌干，咽喉不利，胸膈痞闷，大便秘结，小便赤涩，舌苔黄腻，脉数有力。亦用治疮疡肿毒，肠风痔漏，丹毒斑疹等。

　　【方解】本方证为外感风邪，内有蕴热，以致表里俱实。因外感风邪，郁于肌表，故见壮热憎寒；风邪夹热上扰清窍，故头昏目眩，目赤睛痛；里热伤津，故口干口苦，便秘溲赤。丹毒斑疹，疮疡肿毒，则为风邪夹热壅聚成毒所致。治宜疏风解表，清热泻下。

　　方中防风、薄荷、荆芥、麻黄疏风解表，使在表之风邪汗而解之。大黄、芒硝通便泻热；滑石、栀子利尿清热，使里热之邪从二便而解；再用黄芩、连翘、石膏清泄内蕴于肺胃之热邪；桔梗宣畅肺气，通利咽喉；由于火热之邪，易灼血耗气，汗下并用，亦易伤正，故用当归、白芍、川芎养血和血，使汗不伤表；白术、甘草、生姜益气和中，使清、下而正不伤里。诸药合而成方，汗、下、清、利、补五法俱备，上、中、下三焦并治，实为一首表里双解的良方。正如王旭高所云："此为表里、气血、三焦通治之剂，汗不伤表，下不伤里，名曰通圣，极言其用之效耳"。

　　【临床应用】

　　1. 辨证要点　本方是治疗风热壅盛，表里俱实的常用方剂。以壮热憎寒，头昏目赤，口干口苦，便秘尿赤，舌苔黄腻，脉数为辨证要点。

　　2. 临证加减　若表证轻浅者，可酌减解表药；若头痛目赤甚者，加蔓荆子、菊花以疏风清热，清利头目；若胸闷咳喘者，加杏仁、瓜蒌；若正不虚，可减去当归、白芍、白术等药。

　　3. 现代运用　常用于治疗流行性感冒、荨麻疹、疮疡初起等证属风热壅盛，表里俱实证者。

4. 使用注意　本方汗、下之力较峻猛，有损胎气，虚人及孕妇慎用。

【**方歌**】防风通圣大黄硝，荆芥麻黄栀芍翘，

甘桔芎归膏滑石，薄荷芩术力偏饶。

（夏　丽）

扫一扫，测一测

?　复习思考题

1. 葛根黄芩黄连汤中黄芩、黄连有何功效？

2. 试述大柴胡汤的主治病证、功效、药物配伍。

3. 试述五积散的主治病证、病因病机及药物配伍。

第十四章 补 益 剂

PPT课件

知识导览

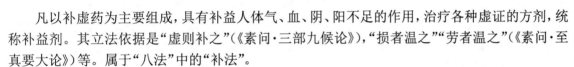

学习目标

掌握四君子汤、参苓白术散、补中益气汤、生脉散、玉屏风散、四物汤、归脾汤、炙甘草汤、六味地黄丸、大补阴丸、一贯煎、肾气丸、地黄饮子的组成、功用、主治、方解、组方特点和临床应用。

熟悉当归补血汤、左归丸、右归丸的组成、功用、主治及主要配伍意义。理解补益剂的概念、适用范围、分类及应用注意事项。

了解八珍汤的功用和主治。

凡以补虚药为主要组成，具有补益人体气、血、阴、阳不足的作用，治疗各种虚证的方剂，统称补益剂。其立法依据是"虚则补之"（《素问·三部九候论》），"损者温之""劳者温之"（《素问·至真要大论》）等。属于"八法"中的"补法"。

虚证是指人体的气、血、阴、阳等不足而产生的身体虚弱之病证。虚证的成因虽多，但总不外乎为先天禀赋不足或后天失于调养两个方面。如先天禀赋不足，饮食劳倦，情志所伤，房室不节，病后失调等，均可造成机体正气的不足或虚弱而形成脏腑虚损。虚证涉及的范围虽很广，但主要分为气虚、血虚、气血两虚、阴虚、阳虚、阴阳两虚等类型，补益剂也相应地分为补气剂、补血剂、气血双补剂、补阴剂、补阳剂、阴阳双补剂六类。

补益人体气、血、阴、阳之不足时，可以采取直接补益法，即气虚补气、血虚补血、阴虚补阴、阳虚补阳；也可以根据气血、阴阳相依互根的关系补益，或用间接补益的方法，达到补益气血阴阳的目的。由于气血相依，气能生血、行血、摄血，血为气之母、血能载气，故补气、补血二者常常配合使用。当血虚补血时，宜加入补气之品，以助血之生化，或重补其气以生血；尤其是失血多而致血虚者，应补气以固脱，使气旺则血生。对气虚者，以补气药为主，也可配伍少量补血药，使气有载体。若气血两虚者，更当气血双补。根据阴阳互根，孤阴不生，独阳不长的原理，补阴、补阳之剂的组方配伍亦是阴阳互补。即"善补阳者，必于阴中求阳，则阳得阴助而生化无穷；善补阴者，必于阳中求阴，则阴得阳升而源泉不竭"（《景岳全书》）。因此，阳虚补阳，宜佐以补阴之品，以阳根于阴，使阳有所附，并可借阴药的滋润以制阳药的温燥，使之补阳而不伤津；阴虚补阴，宜佐以补阳之品，以阴根于阳，使阴有所化，并可借阳药之温运，以制阴药的凝滞，使之滋而不滞。若阴阳两虚，则宜阴阳并补。按照五行相生的理论，间接补益法还可以通过虚者补其母，即培土生金、补火生土、滋水涵木等五脏相生的方法，达到补益不足，治疗虚损的目的。总之，补益气、血、阴、阳之虚者，须从整体出发，既要有所侧重，又要统筹兼顾。

使用补益剂要注意辨别虚证的实质和具体病位。还要辨清虚证之真假，对"至虚之病，反见盛势；大实之病，反有羸状"（《景岳全书》）者，勿犯虚虚实实之戒。脾胃功能正常与否，直接影响补益药的治疗效果，因此，使用补益剂要注意调理脾胃功能，并适当配伍健脾和胃、理气消导之品，以助脾胃运化，使其补而不滞，又防止虚不受补。补益剂药多味厚滋腻，宜文火久煎，饭前空腹服用。补益剂虽有补益之功，但不可滥用。

第一节 补 气

补气剂,适用于脾肺气虚证。症见肢体倦怠乏力,少气懒言,语音低微,动则气促,面色萎白,食少便溏,舌淡苔白,脉虚弱,甚或虚热自汗,或脱肛、子宫脱垂等。常用补气药如人参、党参、黄芪、白术、甘草等为主,根据兼夹证的不同,分别配伍理气、渗湿、升阳举陷、补血、养阴之品组成方剂。代表方如四君子汤、参苓白术散、补中益气汤、生脉散、玉屏风散等。

四君子汤(《太平惠民和剂局方》)

【组成】人参去芦　白术　茯苓去皮　炙甘草各等分(各9g)

【用法】汤剂:共为细末,每次15g,水煎服。也可作丸剂,用量按原方比例酌定。除汤剂、丸剂外,还有四君子汤合剂、四君子汤片剂、四君子汤袋泡剂、四君子颗粒等,用于临床和研究。

【功用】益气健脾。

【主治】脾胃气虚证。症见面色萎白,语音低微,气短乏力,食少便溏,舌淡苔白,脉虚弱。

【方解】本方证为脾胃气虚,运化乏力,气血生化不足所致。脾胃为后天之本,气血生化之源。脾胃虚弱,则气血生化不足,故面色萎白,语声低微,气短乏力。脾失健运,胃纳不振,湿浊内生,故饮食减少,大便溏薄。舌淡苔白,脉虚弱,均为中焦脾胃气虚之象。治宜补益中焦脾胃之气,以恢复其运化受纳之功。

方中人参甘温益气,健脾养胃,为君药。白术苦温,健脾燥湿,加强益气助运化之力,为臣药。茯苓甘淡,健脾渗湿,为佐药;苓、术合用,健脾祛湿之功更显著。炙甘草甘温,益气和中,调和诸药,为使药。四药配伍,共奏益气健脾之效。

本方与温里剂的理中丸比较,组成药物仅一药之别,两方均用人参、白术、炙甘草以补益中气。不同的是四君子汤以人参为君药,配以茯苓,功用以益气健脾为主,主治脾胃气虚证;而理中丸用干姜为君药,不用茯苓,功用以温中祛寒为主,主治脾胃虚寒证。

【临床应用】

1. 辨证要点　本方是治疗脾胃气虚证的常用方,也是补气剂的基础方。以面色萎白,食少,气短,乏力,舌淡苔白,脉虚弱为辨证要点。

2. 临证加减　若呕吐者,加半夏以降逆止呕;胸膈痞满者,可加枳壳、陈皮以行气宽胸;心悸失眠者,加酸枣仁以宁心安神;兼肾阳虚者,加附子以温肾助阳。

3. 现代运用　常用于治疗慢性胃炎、胃及十二指肠溃疡等病证属脾胃气虚者。

4. 使用注意　阴虚发热及内热炽盛者,忌用本方。

【附方】

1. 异功散(《小儿药证直诀》)　组成与用法:即四君子汤加陈皮各等分(各6g),共为细末,每次6g,加生姜5片,大枣2个,水煎,食前温服。功用:益气健脾,行气化滞。主治:脾胃气虚兼气滞证。症见饮食减少,大便溏薄,胸脘痞闷不舒,或呕吐泄泻等。常用于小儿消化不良属脾虚气滞者。

2. 六君子汤(《医学正传》)　组成与用法:即四君子汤加陈皮一钱(3g),半夏一钱五分(4g),共为细末,加大枣2枚,生姜3片,水煎服。功用:益气健脾,燥湿化痰。主治:脾胃气虚兼痰湿证。症见面色萎白,语音低微,气短乏力,食少便溏,胸脘痞闷,呕逆等。

3. 香砂六君子汤(《古今名医方论》)　组成与用法:人参一钱(3g)　白术二钱(6g)　茯苓二钱(6g)　甘草七分(2g)　陈皮八分(3g)　半夏一钱(3g)　砂仁八分(3g)　木香七分(2g)　上药加生姜

6g，水煎服。功用：益气化痰，行气温中。主治：脾胃气虚，湿阻气滞证。症见呕吐痞闷，不思饮食，脘腹胀痛，消瘦倦怠，或气虚肿满。

【鉴别】异功散、六君子汤、香砂六君子汤三方均为四君子汤加味而成，均有益气健脾之功。三方配伍的共同点均为补气药与行气化痰药相配，使补气而不滞气，消除痰湿的停留，促进脾胃的运化，宜于脾胃气虚兼有气滞痰湿中阻之证。异功散是在四君子汤中加陈皮侧重于行气化滞，主治脾胃气虚兼气滞证；六君子汤是在四君子汤中加半夏、陈皮，重在和胃，燥湿化痰，主治脾胃气虚兼有痰湿证；香砂六君子汤是在四君子汤中加半夏、陈皮、木香、砂仁，重在行气化湿，主治脾胃气虚，痰湿气滞证。

【方歌】四君子汤中和义，参术茯苓甘草比，
　　　　益以夏陈名六君，祛痰补益气虚饵，
　　　　除却半夏名异功，或加香砂气滞使。

思政元素

四君子汤与君子之品行

古人崇尚君子之风，孔子曰："质胜文则野，文胜质则史，文质彬彬，然后君子。"君子的言行体现在不偏不倚，处世中和。四君子汤中人参、白术、茯苓、甘草四味皆为平和之品，温而不燥，补而不滞，利而不峻，益气健脾，作用温和平淡，取"君子"的称谓，意思是本方有君子"中和"的气质，"中"是指中焦脾胃（脾胃位于人体脏腑的中部），"和"则是突出了本方的平和温润的药性特点，明代医学家吴昆认为本方药用四味，全是甘温之品，孔子曰"甘得中之味，温得中之气，犹之不偏不倚之君子也"。

天行健，君子以自强不息，地势坤，君子以厚德载物。当代大学生当有君子之品行，发愤图强，刚毅坚卓，增厚美德，容载万物，自立自强，立志成才，为中华民族的伟大复兴而奋斗。

参苓白术散（《太平惠民和剂局方》）

【组成】莲子肉去皮，一斤（9g）　薏苡仁一斤（9g）　缩砂仁一斤（6g）　桔梗炒令深黄色，一斤（6g）白扁豆姜汁浸，去皮，微炒，一斤半（12g）　白茯苓二斤（15g）　人参二斤（15g）　甘草炒，二斤（9g）　白术二斤（15g）　山药二斤（15g）

【用法】散剂：共为细末，每次服 6g，大枣汤调下。小儿用量酌减。除散剂外，还有参苓白术冲剂、参苓白术颗粒剂、参苓白术口服液、参苓白术胶囊、参苓白术片、参苓白术丸、参苓白术汤等制剂用于临床和研究。

【功用】益气健脾，渗湿止泻。

【主治】脾虚夹湿证。症见饮食不化，胸脘痞闷，肠鸣泄泻，四肢乏力，形体消瘦，面色萎黄，舌淡苔白腻，脉虚缓。

【方解】本方证由脾虚夹湿所致。脾胃虚弱，则运化失职，湿浊内生，气机不畅，升清降浊失常，故饮食不化，胸脘痞闷，肠鸣泄泻。脾失健运，则气血生化不足，肢体肌肤失于濡养，故四肢乏力，形体消瘦，面色萎黄。治宜益气健脾，兼以渗湿。

方中人参、白术、茯苓益气健脾渗湿，为君药。山药、莲子肉助人参以健脾益气，兼能止泻；白扁豆、薏苡仁助白术、茯苓以健脾渗湿，均为臣药。砂仁醒脾和胃，行气化滞；桔梗宣肺利气，以通调水道，又载药上行，以益肺气，共为佐药。炒甘草健脾和中，调和诸药，为使药。诸药合

用,共奏益气健脾、渗湿止泻之功,使脾胃受纳与健运之职恢复,则诸症自除。

本方是在四君子汤的基础上加山药、莲子、白扁豆、薏苡仁、砂仁、桔梗而成。两方均有益气健脾之功,但四君子汤以补气为主,为治脾胃气虚的基础方;本方兼有渗湿行气作用,并有保肺之效,主治脾胃气虚夹湿之证,亦可用于肺脾气虚痰湿咳嗽证,为"培土生金"法中的代表方之一。

《古今医鉴》所载参苓白术散,较本方多陈皮一味,适用于脾胃气虚兼有湿阻气滞证者。

知识链接

培 土 生 金

"培土生金"治法系根据中医五行相生关系而确定的一种治疗方法,指用甘温补脾益气的方药来补益肺气,促进脾肺功能,适用于肺虚脾弱出现的咳嗽日久,痰多清稀兼见食欲减退、大便溏泄、四肢无力、舌淡脉弱等证候。脾居中焦,在五行中属土,有运化水谷和水湿等职;肺居上焦,在五行中属金,有主气、通调水道等功。土能生金,二者在五行中为母子相生关系,尤其在水湿代谢中相互协调,关系密切。若素体脾虚,或湿困脾胃,脾虚失运,一则痰湿内生,上渍于肺;二则母脏虚,累及子脏,均使肺金受害,而出现咳嗽痰多等症,故有"脾为生痰之源,肺为贮痰之器"的说法。参苓白术散为体现了"培土生金"的一种治法,即补脾益肺法。

【临床应用】

1. 辨证要点 本方是治疗脾虚湿盛之泄泻的常用方。以泄泻,舌苔白腻,脉虚缓为辨证要点。本方药性平和,温而不燥,也可用于肺脾气虚痰湿咳嗽证。

2. 临证加减 若兼里寒而腹痛者,加干姜、肉桂以温中祛寒止痛;纳差食少者,加炒麦芽、焦山楂、炒神曲等以消食和胃;痰多色白者,加半夏、陈皮等燥湿化痰。

3. 现代运用 常用于治疗慢性胃肠炎、贫血、慢性支气管炎、慢性肾炎及妇科疾病等病证属脾虚夹湿者。

4. 使用注意 湿热内蕴所致泄泻、水肿及痰火咳嗽者慎用。

【方歌】 参苓白术扁豆陈,莲草山药砂苡仁,
桔梗上浮兼保肺,枣汤调服益脾神。

补中益气汤(《脾胃论》)

【组成】黄芪一钱(18g) 炙甘草五分(9g) 人参去芦 升麻 柴胡 当归 橘皮 白术各三分(6g)

【用法】汤剂:共为粗末,水煎去渣,温服。或作丸剂,每次9g,一日2次,温开水或姜枣汤送服。除汤剂、丸剂外,还有补中益气汤合剂、补中益气片、补中益气口服液、补中益气膏、补中益气颗粒等制剂用于临床和研究。

【功用】补中益气,升阳举陷。

【主治】

1. 脾胃气虚证。症见饮食减少,体倦肢软,少气懒言,面色萎白,大便稀溏,脉大而虚软。

2. 气虚下陷证。症见脱肛,子宫脱垂,胃下垂,久泻,久痢,崩漏等。

3. 气虚发热证。症见身热,自汗,渴喜热饮,气短乏力,舌淡,脉虚大无力。

【方解】本方证为脾胃气虚,中气下陷所致。脾胃为后天之本,营卫气血生化之源。由于

饮食劳倦，损伤脾胃，脾胃气虚，受纳与运化无力，故饮食减少，少气懒言，大便稀薄。脾主升清，脾虚清阳不升，中气下陷，故脱肛、子宫脱垂，胃下垂，久泻久痢等。脾胃气虚，湿浊下流，阻遏下焦阳气，阳郁不达则发热，气虚腠理不固，阴液外泄，故自汗出。气虚下陷，津液不能上承，故口渴喜热饮。舌淡苔白，脉大而虚软，可知不是外感发热。治宜补中益气，升阳举陷。

方中重用黄芪，味甘微温，入脾肺经，补中益气，升阳固表，为君药。人参、炙甘草、白术补气健脾，与黄芪合用，以增其补中益气之功，为臣药。血为气之母，气虚日久，营血亏虚，故用当归养血和营，协助人参、黄芪以补气养血；陈皮理气和胃，使诸药补而不滞，共为佐药。少量升麻、柴胡既可升阳举陷，又可透表退热，还能引黄芪、人参走表固表，为佐使药。炙甘草调和诸药，亦为使药。诸药合用，共奏补中益气、升阳举陷之效，使气虚者补之，气陷者升之，气虚发热者，得此甘温益气而除之，则诸证自愈。

本方的配伍特点：补气药与行气药同用，以补气药为主，补而不滞；补气药与补血药同用，补气药为主，温而不燥；补气药与升提药同用，以补气药为主，用少量升提药升阳举陷是本方必备的条件。

【临床应用】

1. 辨证要点　本方为补气升阳，甘温除热的代表方。以体倦乏力，少气懒言，面色萎白，脉虚软无力或脱肛，内脏下垂、胃下垂等为辨证要点。

2. 临证加减　若兼腹中痛加白芍以柔肝止痛；若头痛加蔓荆子、川芎；头顶痛者，加藁本、细辛以疏风止痛；若咳嗽加五味子、麦冬以敛肺止咳；若兼气滞者，加理气解郁之品木香、枳壳等。本方加少许苏叶，亦可用于虚人感冒。

3. 现代运用　常用于治疗内脏下垂、脱肛、重症肌无力、乳糜尿、慢性肝炎、月经过多、眼睑下垂、麻痹性斜视等病证属脾胃气虚或中气下陷者。

4. 使用注意　对于阴虚发热及内热炽盛者，忌用本方。

【附方】

1. 升陷汤（《医学衷中参西录》）　组成与用法：生黄芪六钱(18g)　知母三钱(9g)　柴胡一钱五分(5g)　桔梗一钱五分(5g)　升麻一钱(3g)　水煎服。功用：益气升陷。主治：大气下陷证。症见气短不足以息，或努力呼吸，有似乎喘，或气息将停，危在顷刻，脉沉迟微弱。

2. 升阳益胃汤（《内外伤辨惑论》）　组成与用法：黄芪二两(30g)　半夏汤洗　人参去芦　甘草炙，各一两(各15g)　独活　防风　白芍　羌活各五钱(各9g)　陈皮四钱(6g)　茯苓　柴胡　泽泻　白术各三钱(各5g)　黄连一钱(2g)　水煎温服。功用：益气升阳，清热除湿。主治：脾胃虚弱，湿热滞留中焦。症见倦怠嗜卧，四肢不收，体重节肿，口苦舌干，饮食无味，食不消化，大便不调。

【鉴别】升陷汤、升阳益胃汤两方均重用黄芪，功专益气升阳，主治气虚下陷证。但升陷汤配伍升麻、柴胡以升提举陷；并配知母之凉润，以制黄芪之温性；桔梗载药上行，治疗胸中大气下陷之证。对气分虚极者，酌加人参以加强益气之力，或更加萸肉以收敛耗散之气。升阳益胃汤配伍人参、白术、甘草补气养胃；柴胡、防风、羌活、独活升举清阳，祛风除湿；半夏、陈皮、茯苓、泽泻、黄连除湿清热；白芍养血和营。主治脾肺气虚，湿郁生热证。

【方歌】补中参草术归陈，芪得升柴用更神，
　　　　劳倦内伤功独擅，气虚下陷亦堪珍。

生脉散（《医学启源》）

【组成】人参五分(9g)　麦门冬五分(9g)　五味子七粒(6g)

【用法】汤剂：水煎服。除汤外，还有生脉口服液、生脉饮胶囊、生脉注射液、生脉颗粒剂、生

脉冲剂、生脉滴丸、生脉袋泡茶等制剂用于临床和研究。

【功用】益气生津，敛阴止汗。

【主治】气阴两伤证。症见体倦乏力，汗多神疲，气短懒言，咽干口渴，舌干红少苔，脉虚数。或久咳肺虚，干咳少痰，短气自汗，口干舌燥，脉虚细。

【方解】本方证为外感温热、暑热之邪，耗气伤阴，或久咳肺虚，气阴两伤所致。因暑温袭人，热蒸汗出，最易耗气伤津，导致气阴两伤，故汗多，神疲，体倦，气短，咽干，脉虚。咳嗽日久伤肺，气阴不足者，亦可见上述体征。治宜益气养阴生津。

方中人参甘温，大补元气，益气生津，固脱止汗，为君药。麦冬甘寒，养阴清热，润肺生津，为臣药。人参、麦冬合用，气阴双补，相得益彰。五味子酸温，敛肺止汗，生津止渴，与君臣相合，既可固气津之外泄，又能复气阴之耗损，为佐药。三药合用，一补一润一敛，共奏益气养阴、生津止渴、敛阴止汗之效，使气复津生，汗止阴存，脉得气充，则可复生，故名"生脉"。

【现代运用】

1. 辨证要点　本方是治疗气阴两虚证的常用方剂。以体倦，气短，自汗，神疲，咽干，舌红，脉虚为辨证要点。本方有"人有将死脉绝者，服此能复生之，其功甚大"（《医方集解》）之说，故在中医急症中广泛应用，病情急重时，人参之量宜重。

2. 临证加减　方中人参性味甘温，若属气阴不足，阴虚有热者，可用西洋参代替；病情急重者，全方用量宜加重。

3. 现代运用　常用于治疗冠心病、心绞痛、心律不齐等心血管系统疾病属气阴两虚证者；肺结核、慢性支气管炎、肺源性心脏病等呼吸系统疾病属气阴两虚证者；亦用于各类休克、中暑、阿尔茨海默病等病证属气阴两伤者。由于生脉散剂型的改革，生脉注射液经药理研究证实，该制剂毒性小，安全度高，故临床用于急性心肌梗死、心源性休克、中毒性休克、失血性休克等急症较多。

4. 使用注意　对于外邪未解，或暑病热盛，气阴未伤者，或气阴两伤而兼有实邪者，均不宜使用本方。

【附方】**人参蛤蚧散**（《御药院方》）　组成与用法：蛤蚧一对，全者，以河水浸五宿，逐日换水，浸洗净，去腥气，酥炙香熟　甘草炙，五两（150g）　杏仁炒，去皮尖，五两（150g）　人参　茯苓　贝母　桑白皮　知母各二两（各60g）　共为细末，一日6～9g，温开水冲服。功用：补肺益肾，止咳定喘。主治：肺肾气虚，痰热内蕴喘咳证。症见咳嗽气喘，呼多吸少，声音低怯，痰稠色黄，或咳吐脓血，胸中烦热，身体羸瘦，或遍身浮肿，脉浮虚。

【方歌】生脉参麦五味齐，益气生津效力奇，
　　　　阴虚自汗渴短气，病危脉弱有针剂。

玉屏风散（《丹溪心法》）

【组成】防风一两（30g）　黄芪蜜炙　白术各二两（各60g）

【用法】散剂：研末，每次6～9g，开水送服，一日2次。亦可改为汤剂水煎服，用量按原方比例酌定。除汤、散剂外，还有玉屏风口服液、玉屏风颗粒、玉屏风丸、玉屏风冲剂、玉屏风散微波煎剂、玉屏风袋泡茶等制剂用于临床和研究。

【功用】益气固表止汗。

【主治】表虚自汗证。症见自汗恶风，面色萎白，舌淡苔白，脉浮缓，以及虚人易感风邪。

【方解】本方证为卫气虚弱，不能固表所致。素体气虚，卫外不固，腠理空疏，营阴失守，津液外泄，则常自汗。卫气虚弱，肌表不固，则易感风邪，故恶风。面色萎白，舌淡苔白，脉浮缓，

皆为表虚之象。治当益气固表止汗。

方中黄芪甘温，益气实卫，固表止汗，为君药。白术健脾益气，助黄芪增强益气固表之功，为臣药。防风走表而祛风邪，无风则御风，为佐药。诸药合用，益气固表为主，兼疏风邪。

本方配伍特点是补中寓散。方中黄芪、白术得防风，益气固表而不留邪；防风得黄芪、白术，解表祛风而不伤正。本方虽有益气固表止汗之功，但实为补益之剂，治本之法，与其他收涩止汗之剂有别。

本方与桂枝汤均可用治表虚自汗证。但玉屏风散所治之自汗，为气虚卫表不固所致，故玉屏风散功专益气固表止汗，兼以祛风，用治卫虚不固之自汗证为主；桂枝汤所治之自汗，为外感风寒、营阴不和所致，故桂枝汤功专调和营卫以止汗，并长于解表，用治外感风寒表虚证。

【临床应用】

1．辨证要点　本方是益气固表的代表方剂。以自汗恶风，面色萎白，舌淡脉虚为辨证要点。

2．临证加减　若自汗较重者，可加浮小麦、煅牡蛎、麻黄根等收涩止汗；若气短乏力重者，可加人参或重用黄芪益气补虚。

3．现代运用　常用于治疗体虚感冒、慢性鼻炎、过敏性鼻炎等病证属表虚不固而外感风邪者。

4．使用注意　虚人外感，邪多虚少以及阴虚发热之盗汗，不宜使用本方。

【方歌】玉屏风散少而精，芪术防风鼎足形，
　　　　表虚汗多易感冒，益气固表止汗灵。

第二节　补　血

补血剂，适用于血虚证。症见面色萎黄，头晕目眩，唇爪色淡，心悸，失眠，舌淡，脉细，或妇女月经不调，量少色淡，或经闭不行等。常以补血药如熟地黄、当归、白芍、阿胶、龙眼肉等为主，酌情配伍补气药、活血祛瘀药、理气药等组成方剂。代表方如四物汤、当归补血汤、归脾汤等。

四物汤（《仙授理伤续断秘方》）

【组成】熟地黄　当归　白芍　川芎各等分(各12g)

【用法】汤剂：水煎服，一日2次。除汤剂外，还有四物汤合剂、四物汤口服液、四物颗粒、四物片、四物注射液等制剂用于临床和研究。

【功用】补血，活血，调经。

【主治】营血虚滞证。症见头晕目眩，心悸失眠，面色无华，口唇、爪甲色淡，或妇人月经不调，量少或经闭不行，脐腹作痛，舌淡，脉细弦或细涩。

【方解】本方证为营血亏虚，血行不畅所致。心主血脉，肝主藏血，营血与心、肝两脏关系最为密切。营血虚则肝失所养，无以上荣，故头晕目眩；血虚则心神失养，故心悸失眠；营血亏虚，则面部唇爪失于濡养，故面色无华，唇爪色淡；肝血不足，冲任虚损，血行不畅，故月经量少色淡，不能应时而至，或前或后，甚者经闭，脐腹疼痛，脉细弦或细涩。治宜补养营血为主，兼以活血调经。

本方是由《金匮要略》中的胶艾汤减去阿胶、艾叶、甘草而成。方中熟地黄甘温，养血滋阴，补肾填精，为君药。当归辛甘温质润，补血、活血，且为妇科调经要药，为臣药。白芍养血柔肝止痛，川芎活血行气，调畅气血，共为佐药。四药配合，共奏补血、活血、调经之效，可使营血调和，血虚者可用之以补血，血瘀者用之以行血止痛，成为既能补血，又能活血调经之方。

本方的配伍特点：以熟地黄、白芍阴柔补血之品，与辛温之当归、川芎相配，动静相宜，则补血而不滞血，活血而不伤血，温而不燥，滋而不腻。

【临床应用】

1. 辨证要点　本方是补血的基础方，也是调经的常用方。以心悸头晕，面色无华，舌淡，脉细为辨证要点。

2. 临证加减　若兼气虚者，加人参、黄芪以补气生血；以血瘀为主者，加桃仁、红花，白芍易赤芍，以加强活血祛瘀之力；血虚有寒者，加肉桂、炮姜、吴茱萸，以温通血脉；血虚有热者，加黄芩、牡丹皮，熟地黄易生地黄，以清热凉血；妊娠胎漏者，加阿胶、艾叶，以止血安胎。

四物汤的药物剂量，原书为各等分。也可根据《蒲辅周医疗经验》所言"此方为一切血病通用之方。凡血瘀者，俱改白芍为赤芍。血热者，改熟地为生地。川芎量宜小，大约为当归之半，地黄为当归的二倍"来灵活使用本方。

3. 现代应用　常用于治疗妇女月经不调、胎产疾病、荨麻疹等慢性皮肤病、骨伤科疾病以及过敏性紫癜、神经性头痛等病证属营血虚滞者。

4. 使用注意　对于阴虚发热，以及血崩气脱之证，本方不宜使用。

【附方】

1. 胶艾汤（《金匮要略》，又名芎归胶艾汤）　组成与用法：川芎二两（6g）　阿胶二两（9g）　甘草二两（6g）　艾叶三两（9g）　当归三两（9g）　芍药四两（12g）　干地黄六两（15g）　水煎服，阿胶烊化。功用：养血止血，调经安胎。主治：妇人冲任虚损，崩漏下血，月经过多，淋漓不止；产后或流产损伤冲任，下血不绝；或妊娠胞阻，胎漏下血，腹中疼痛。现多用于功能失调性子宫出血、先兆流产、不全流产、产后子宫复旧不全等出血，属于冲任虚损者。

2. 桃红四物汤（《医宗金鉴》，原名"加味四物汤"）　组成与用法：即四物汤加桃仁（9g）、红花（6g），水煎服。功用：养血活血。主治：血虚血瘀之妇女经期超前，血多有块，色紫稠黏，腹痛等。

3. 圣愈汤（《医宗金鉴》）　组成与用法：即四物汤加人参（10g），黄芪（30g），水煎服。功用：补气，补血，摄血。主治：气血虚弱，气不摄血证。症见月经先期，量多色淡，四肢乏力，体倦神衰。

【鉴别】胶艾汤、桃红四物汤、圣愈汤在组成中均含有四物汤。胶艾汤比四物汤多阿胶、艾叶、甘草，阿胶功专滋阴补血，又善于止血，艾叶长于暖宫止血。二药与四物汤合用，侧重于养血止血，兼以调经安胎，是标本兼顾之方。桃红四物汤是在四物汤的基础上加桃仁、红花，偏重于活血化瘀，适用于血虚血瘀所致的月经不调、痛经等。圣愈汤即四物汤加人参、黄芪以补气摄血，主治气血虚弱，气不摄血的月经先期、量多等。

【方歌】四物地芍与归芎，营血虚滞此方宗，
　　　　妇女经病凭加减，临证之时可变通。

当归补血汤（《内外伤辨惑论》）

【组成】黄芪一两（30g）　当归酒洗，二钱（6g）

【用法】汤剂：水煎温服。除汤剂外，还有当归补血冲剂、当归补血口服液、当归补血丸、当归补血微丸等制剂用于临床和研究。

【功用】补气生血。

【主治】血虚发热证。症见肌热面赤，烦渴欲饮，脉洪大而虚，重按无力。亦治妇人经期、产后血虚发热头痛，或疮疡溃后，久不愈合者。

【方解】本方证为血虚气弱，阳气浮越所致。由于劳倦内伤，导致阴血虚耗，阳无所附，浮越于外，阴不维阳，故肌热面赤，烦渴引饮，发热头痛；脉洪大而虚、重按无力，是虚热之象，是血

虚发热的辨证关键。本证是阴血亏虚为本,阳浮发热为标。故宜补气生血,使气旺血生,则虚热自止。

方中重用黄芪大补脾肺之气,以资气血生化之源,又益气固表,所当急固,寓有形之血生于无形之气之意,为君药。当归甘辛而温,养血和营,补虚治本,为臣药。二药合用,共奏补气生血之效,使阳生阴长,气旺血生,浮阳潜涵,虚热自退。

取本方益气养血而退热之功,亦可治妇人经期、产后血虚发热头痛。用本方补气养血,托毒生肌收口,用于疮疡溃后,久不愈合者。

由于"血虚发热,证象白虎"(《内外伤辨惑论》),故本方与白虎汤应加以区别。白虎汤证是因外感引起,热盛津伤,病情属实;而当归补血汤证是由内伤所致,血虚气弱,阳气浮越,病情属虚;白虎汤主治阳明气分热盛证,以大热、大渴、大汗、脉洪大而有力为主要表现;当归补血汤主治血虚发热证,以口渴而喜热饮,身虽热而不高,无汗,脉大而虚、重按无力为主要表现。

【临床应用】

1. 辨证要点 本方是治疗血虚发热证的代表方,也是补气生血之基础方。以肌热面赤,口渴喜热饮,脉大而虚,重按无力为辨证要点。

2. 临证加减 若妇女经期,或产后感冒发热头痛者,加葱白、淡豆豉、生姜、大枣以疏风解表;若疮疡久溃不愈,气血两虚而又余毒未尽者,可加金银花、甘草以清热解毒;若血虚气弱出血不止者,可加煅龙骨、阿胶、山茱萸以固涩止血。

3. 现代运用 常用于治疗妇女经期发热、产后发热、各种贫血、过敏性紫癜等病证属血虚气弱者。

4. 使用注意 阴虚内热者慎用。

【方歌】当归补血君黄芪,芪归用量五比一,
　　　　补气生血基础方,血虚发热用之宜。

归脾汤(《济生方》)

【组成】白术　茯神去木　黄芪去芦　龙眼肉　酸枣仁炒,去壳,各一两(18g)　人参　木香不见火,各半两(9g)　甘草炙,二钱半(6g)　当归一钱(9g)　远志蜜炙,一钱(6g)(后两味从《内科摘要》补入)

【用法】汤剂:加生姜、大枣,水煎服。除汤剂外,还有归脾浸膏、归脾口服液、归脾丸、归脾片等制剂用于临床和研究。

【功用】益气补血,健脾养心。

【主治】

1. 心脾气血两虚证。症见心悸怔忡,健忘失眠,盗汗虚热,体倦食少,面色萎黄,舌淡,苔薄白,脉细弱。

2. 脾不统血证。症见便血,皮下紫癜,或妇女崩漏,月经超前,量多色淡,或淋漓不止,舌淡,脉细弱。

【方解】本方证为心脾两虚,气血不足所致。心藏神而主血脉,脾主思而统血,思虑过度,劳伤心脾,耗损气血。脾虚则运化无力,气血生化乏源,故食少、体倦、面色萎黄;心血亏虚,神失所养,则见心悸怔忡,失眠,健忘,盗汗;脾虚则血液失统,故见便血、皮下紫癜、妇女崩漏等症;舌质淡,苔薄白,脉细缓均属气血不足之象。上述诸症虽属心脾两虚,却是以脾虚为核心,气血亏虚为基础。治宜益气健脾助运化,补血养心以安神。

方中黄芪甘微温,补脾益气;龙眼肉甘温,补益心脾,养血安神,共为君药。人参、白术甘温补气,与黄芪相配,加强补脾益气之功;当归甘辛微温,滋养营血,与龙眼肉相伍,增加补血养心之效,均为臣药。茯神、酸枣仁、远志宁心安神;木香理气醒脾,与补气养血药配伍,使之补不碍

胃,补而不滞,滋而不腻,四药为佐药。炙甘草补气健脾,调和诸药,为使药。煎加姜、枣意在调和脾胃,以资气血生化之源。诸药合用,共奏益气补血、健脾养心之功。

本方的配伍特点:一是心脾同治。重在补益脾气,使脾旺则气血生化有源,脾健则血得统摄,使血有所归,故方名"归脾"。二是气血并补。方中虽有补血之品,但重在补气,益气生血,黄芪配当归,寓当归补血汤之意,使气旺则血自生,血足则心有所养。

归脾汤与补中益气汤同用参、芪、术、草以益气补脾。但归脾汤是补气药配伍养心安神药,意在补益心脾,复脾之生血、统血之职;补中益气汤是补气药配伍升阳举陷药,意在补气升提,复其升清降浊之能。故归脾汤用于治疗心脾气血两虚而致心悸怔忡,健忘失眠,体倦食少及各种出血症;补中益气汤用于治疗脾胃气虚,中气下陷致少气懒言、发热及内脏下垂等症。

【临床应用】

1. 辨证要点 本方是治疗心脾气血两虚证的常用方。以心悸失眠,体倦食少,便血及崩漏,舌淡,脉细弱为辨证要点。

2. 临证加减 若偏寒之崩漏下血者,可加艾叶炭、炮姜炭以温经止血;若偏热之崩漏下血者,可加生地黄炭、阿胶珠、棕榈炭以清热止血。

3. 现代运用 常用于治疗胃及十二指肠溃疡出血、功能失调性子宫出血、再生障碍性贫血、血小板减少性紫癜、神经衰弱、心脏病等病证属心脾两虚及脾不统血者。

4. 使用注意 阴虚血热而出血者,慎用本方。

【方歌】归脾汤用术参芪,归草茯神远志宜,
　　　　酸枣木香龙眼肉,煎加姜枣益心脾。

第三节 气血双补

气血双补剂,适用于气血两虚的病证。症见面色无华,头晕目眩,心悸怔忡,食少倦怠,气短懒言,舌淡,脉虚无力等。常用补气药如人参、黄芪、白术等与补血药如当归、熟地黄、白芍、阿胶等共同组成方剂。代表方如八珍汤、炙甘草汤等。

八珍汤(《正体类要》)

【组成】人参　白术　茯苓　当归　川芎　白芍药　熟地黄各一钱(各9g)　炙甘草五分(5g)

【用法】汤剂:加生姜3片,大枣5枚,水煎服。除汤剂外,还有八珍汤丸剂、八珍汤合剂、八珍颗粒剂、八珍袋泡茶、八珍胶囊、八珍液、八珍丸、八珍膏等制剂用于临床和研究。

【功用】益气补血。

【主治】气血两虚证。症见面色苍白或萎黄,头晕目眩,四肢倦怠,气短懒言,心悸怔忡,饮食减少,舌淡苔薄白,脉细弱或虚大无力。

【方解】本方证多由久病失治或病后失调,或失血过多,以致气血两虚所致。治宜益气与养血并用。

方中人参与熟地黄,益气养血,二药共为君药。白术、茯苓健脾渗湿,助人参益气补脾;当归、白芍养血和营,助熟地黄补益阴血,四药均为臣药。川芎活血行气,使之补而不滞,为佐药。炙甘草益气和中,调和诸药,为使药。诸药相合,益气补血。

本方以"八珍"为名,实乃四君子汤(即参、术、苓、草)合四物汤(即地、芍、归、芎)而成。

【临床应用】

1. 辨证要点 本方是治疗气血两虚的常用方。以气短乏力,心悸失眠,头目眩晕,舌淡,脉

细无力为辨证要点。

2. 随证加减　若以血虚为主,眩晕心悸明显者,可加大熟地黄、白芍用量;以气虚为主,气短乏力明显者,可加大人参、白术用量;兼见不寐者,可加酸枣仁、柏子仁、五味子等以养心安神。

3. 现代运用　常用于治疗病后虚弱、各种慢性病以及妇女月经不调等病证属气血两虚者。

4. 使用注意　中焦湿热者慎用。

【附方】

1. 十全大补汤(《太平惠民和剂局方》)　组成与用法:人参去芦(6g)　肉桂去皮(3g)　川芎(6g)　地黄洗,酒蒸(12g)　茯苓(9g)　白术(9g)　甘草炙(3g)　黄芪(12g)　川当归洗,去芦(9g)　白芍(9g)各等分　加生姜3片、大枣2个,水煎温服。功用:温补气血。主治:气血两虚证。症见饮食减少,久病体虚,脚膝无力,面色萎黄,精神倦怠,以及疮疡不敛,妇女崩漏等。

2. 人参养荣汤(《三因极一病证方论》)　组成与用法:黄芪(12g)　当归(9g)　桂心(3g)　甘草炙(3g)　陈皮　白术　人参各一两(各6g)　白芍三两(18g)　熟地黄(9g)　五味子　茯苓各七钱半(各4g)　远志去心,炒,半两(6g)　加生姜3片,大枣2个,水煎,空腹温服。功用:益气补血,养心安神。主治:心脾气血两虚证。症见倦怠无力,行动喘咳,小便拘急,腰背强痛,心虚惊悸,咽干唇燥,饮食无味,形体瘦削等。

【鉴别】十全大补汤、人参养荣汤均由八珍汤加减而成,都具有益气补血的作用,主治气血两虚证。十全大补汤在八珍汤药物组成的基础上加黄芪、肉桂组成,功偏温补气血,用于气血两虚而有偏寒之证;人参养荣汤的药物组成为十全大补汤去川芎,加陈皮、五味子、远志而成,能益气补血,养心安神,用于气血两虚而伴有心神失宁之证。

【方歌】双补气血八珍汤,四君四物枣生姜,
　　　　再加黄芪和肉桂,十全大补效更强。

炙甘草汤(又名复脉汤,《伤寒论》)

【组成】炙甘草四两(12g)　生姜切,三两(9g)　桂枝去皮,三两(9g)　人参二两(6g)　生地黄一斤(50g)　阿胶二两(6g)　麦冬去心,半升(10g)　麻仁半升(10g)　大枣擘,三十枚(10枚)

【用法】汤剂:上药加水及清酒各半,先煎八味去渣,再入阿胶烊化,温服。除汤剂外,还有炙甘草汤注射液、炙甘草合剂等制剂用于临床和研究。

【功用】益气滋阴,通阳复脉。

【主治】

1. 阴血阳气虚弱,心脉失养证。症见脉结代,心动悸,虚羸少气,舌光少苔,或质干瘦小。

2. 虚劳肺痿。症见咳嗽,涎唾多,形瘦短气,虚烦不眠,自汗盗汗,咽干舌燥,大便干结,脉虚数。

【方解】本方所治脉结代,心动悸,是由于阴血不足,阳气虚弱所致。阴血不足,血脉无以充盈;阳气虚弱,无力鼓动血脉,则脉气不相接续,故脉结代,阴血阳气不足,心失所养,故心动悸。肺气虚弱,阴血不足,虚火灼肺,肺叶枯萎而成肺痿。治宜滋阴养血,益气温阳,以复脉补肺。

方中炙甘草用量较大,补气生血,益心脾;生地黄重用,滋阴养血,充脉养心,二药合之,益气养血以复脉之本,共为君药。人参、大枣益心补肺,健脾生血;阿胶、麦冬、麻仁滋阴养血,以充血脉,养心润肺,五药共为臣药。桂枝、生姜辛温走散,既温心阳,通血脉,又制补药腻滞之弊,为佐药。清酒辛热,温通血脉,以行药力,为使药。诸药合用,共奏益气滋阴、通阳复脉之功。本方因炙甘草用量大,有益气补心、缓急定悸之功,故方名为"炙甘草汤",又因有益气滋阴、通阳复脉之效,又名"复脉汤"。

【临床应用】

1. 辨证要点　本方为阴阳气血俱补之剂。以脉结代，心动悸，虚羸少气，舌红少苔为辨证要点。

2. 随证加减　若心悸怔忡较甚，可加酸枣仁、柏子仁以增强养心安神定悸之力，或加龙齿、磁石以助重镇安神定悸之功；虚劳肺痿若阴伤肺燥较甚，宜减少桂枝、生姜、酒用量或不用。

3. 现代运用　常用于治疗功能性心律不齐、期外收缩、冠心病、风湿性心脏病、病毒性心肌炎、甲状腺功能亢进等病而有心悸、气短、脉结代属阴血不足，心气虚弱者。

4. 使用注意　阴虚内热者应慎用本方。

【附方】**加减复脉汤(《温病条辨》)**　组成与用法：炙甘草六钱(18g)　干地黄六钱(18g)　生白芍六钱(18g)　麦冬不去心,五钱(15g)　阿胶三钱(9g)　火麻仁三钱(9g)　水煎服。功用：滋阴养血，生津润燥。主治：温热病后期，邪热久羁，阴液亏虚证。症见身热面赤，口干舌燥，脉虚大，手足心热甚于手足背。

【鉴别】加减复脉汤是由炙甘草汤加减而成，故名加减复脉汤。因温病后期，热灼阴伤，故加减复脉汤去掉了炙甘草汤中的益气温阳之品人参、大枣、桂枝、生姜等，以防温阳之品伤阴之弊；另加酸寒养血敛阴之品白芍，使加减复脉汤成为偏于滋阴养液之方，主治温病后期，邪热久羁，阴液亏虚之证。

【方歌】炙甘草汤参桂姜，麦地胶枣麻仁襄，

　　　　心动悸兮脉结代，虚劳肺痿服之康。

第四节　补　阴

补阴剂，适用于阴虚证。症见形体消瘦，头晕耳鸣，潮热颧红，五心烦热，盗汗失眠，腰酸遗精，咳嗽咯血，口燥咽干，舌红少苔，脉细数。常用补阴药如熟地黄、麦冬、北沙参、龟甲等为主组方，配伍黄连、黄柏等以清虚热。代表方如六味地黄丸、大补阴丸、一贯煎等。

六味地黄丸(原名地黄丸,《小儿药证直诀》)

【组成】熟地黄八钱(24g)　山萸肉　干山药各四钱(各12g)　泽泻　牡丹皮　茯苓去皮,各三钱(各9g)

【用法】丸剂：每次6g，一日2次，温开水送服。亦可作汤剂，水煎服。除丸、汤剂外，还有六味地黄颗粒剂、六味地黄小蜜丸或大蜜丸、六味地黄浓缩丸、六味地黄片剂、六味地黄硬胶囊剂、六味地黄软胶囊剂、六味地黄膏、六味地黄丸合剂、六味地黄口服液等制剂用于临床和研究。

【功用】滋阴补肾。

【主治】肾阴虚证。症见腰膝酸软，头晕目眩，耳鸣耳聋，盗汗，遗精，消渴，骨蒸潮热，手足心热，舌燥咽痛，牙齿动摇，足跟作痛，小便淋漓，以及小儿囟门不合，舌红少苔，脉沉细数。

【方解】本方证为肾之阴精不足，虚热内扰所致。肾藏精，主骨生髓，腰为肾之府，齿为骨之余，脑为髓之海。肾阴不足则精亏髓少，故腰膝酸软，牙齿动摇，头晕目眩；肾开窍于耳，肾阴不足，精不上承，故耳鸣耳聋；肾藏精，为封藏之本，肾阴不足，封藏失职，加之阴虚则热，相火扰动精室，故遗精；虚热内扰，或虚火上炎，故症见骨蒸潮热，消渴，盗汗，舌红少苔，脉沉细数等。小儿囟门不合，亦为肾虚生骨迟缓所致。治宜"壮水之主，以制阳光"(王冰)，即以滋阴补肾、填精益髓为主，兼配清虚热、泻湿浊之品。

方中重用熟地黄，味甘纯阴之品，主入肾经，滋阴补肾，填精益髓，为君药。山萸肉酸温，主

入肝经,补养肝肾,并能涩精;山药甘平,主入脾经,补益脾阴,兼能固精,共为臣药。三药肾、肝、脾三阴并补,称为"三补",以补肾阴为主,兼有养肝补脾之效。泽泻利湿泄浊,以防熟地黄之滋腻;牡丹皮清泄虚热,并制山萸肉之温燥;茯苓淡渗脾湿,既助山药之健运,又与泽泻共利湿泄浊,三药称为"三泻",均为佐药。诸药合用,共奏滋阴补肾之功。

本方的配伍特点:三补三泻,以三补为主,肝脾肾三阴并补,以补肾阴为主,补中有泻,寓泻于补,标本同治,以治本为主。

【临床应用】

1. 辨证要点　本方是治疗肾阴虚的基础方。以腰膝酸软,头晕目眩,口燥咽干,舌红少苔,脉沉细数为辨证要点。

2. 随证加减　若阴虚而火旺盛者,加知母、玄参、黄柏等以加强清热降火之功;兼有脾虚气滞者,加焦白术、砂仁、陈皮等以防碍气滞脾。本方是由宋代医家钱乙将《金匮要略》中的肾气丸减去桂枝、附子变化而成,用于治小儿"五迟"证。

3. 现代运用　常用于治疗慢性肾炎、高血压、糖尿病、肺结核、肾结核、甲状腺功能亢进、中心性浆液性脉络膜视网膜病变及无排卵型功能失调性子宫出血、围绝经期综合征、前列腺炎等病证属肾阴不足者。

4. 使用注意　本方熟地黄味厚滋腻,有碍脾运,脾虚食少泄泻者慎用。

【附方】

1. 知柏地黄丸(又名知柏八味丸,《医宗金鉴》)　组成与用法:即六味地黄丸加知母(盐炒)、黄柏(盐炒)各二钱(各6g),为蜜丸,每服6g,温开水送服。功用:滋阴降火。主治:阴虚火旺证。症见骨蒸潮热,虚烦盗汗,腰脊酸痛,遗精等。

2. 杞菊地黄丸(《医级》)　组成与用法:即六味地黄丸加枸杞子、菊花各三钱(各9g),为蜜丸,每服9g,温开水送服。功用:滋肾养肝明目。主治:肝肾阴虚证。症见两目昏花,视物模糊,或眼睛干涩,迎风流泪等。

3. 都气丸(《医贯》)　组成与用法:即六味地黄丸加五味子二钱(6g),为蜜丸,每服6g,温开水送服。功用:滋肾纳气。主治:肾虚气喘,或呃逆之证。

4. 麦味地黄丸(原名八仙长寿丸,《寿世保元》)　组成与用法:即六味地黄丸加麦冬五钱(15g)、五味子五钱(15g),为蜜丸,每服9g,空腹时用姜汤送下。功用:滋补肺肾。主治:肺肾阴虚,或喘或咳者。

【鉴别】知柏地黄丸、杞菊地黄丸、都气丸、麦味地黄丸四方均由六味地黄丸加味而成,都有滋阴补肾的功用。知柏地黄丸加用了知母、黄柏,增强滋阴降火之功,主要用于肾阴虚火旺,骨蒸潮热,遗精盗汗之证;杞菊地黄丸加用了枸杞子、菊花,其养肝明目功用明显,主要用于肝肾阴虚,两目昏花,视物模糊之证;都气丸加用了五味子,其滋肾纳气之力加强,主要用于肾虚不能纳气之喘咳气逆;麦味地黄丸加用了麦冬、五味子,其滋肾敛肺功用提升,主要用于肺肾阴虚之喘嗽。

【方歌】六味地黄益肾肝,茱萸山药苓泽丹,
　　　　更加知柏成八味,阴虚火旺自可煎。
　　　　养阴明目加杞菊,滋阴都气五味研,
　　　　肺肾两调金水生,麦冬加入长寿丸。

左归丸(《景岳全书》)

【组成】大熟地八两(240g)　山药炒,四两(120g)　枸杞子四两(120g)　山茱萸肉四两(120g)　川牛膝酒洗,蒸熟,三两(90g)　菟丝子制,四两(120g)　鹿角胶敲碎,炒珠,四两(120g)　龟板胶切碎,炒珠四两(120g)

【用法】丸剂：上药为蜜丸，每次 9g，一日 2 次，于饭前用开水或淡盐汤送服。除丸剂外，还有汤剂、左归丸注射液等制剂用于临床和研究。

【功用】滋阴补肾，填精益髓。

【主治】真阴不足证。症见头目眩晕，腰酸腿软，遗精滑泄，自汗盗汗，口燥舌干，舌红少苔，脉细。

【方解】本方证为真阴不足，精髓亏虚所致。肾藏精，主骨生髓。肾阴不足，精髓亏虚，封藏失职，故头目眩晕，腰酸腿软，遗精滑泄。肾阴不足，虚热内生，故见盗汗，口燥舌干，舌红少苔，脉细。治宜滋阴补肾，填精益髓。

方中重用熟地黄滋补肾阴，填精益髓，为君药。山茱萸养肝滋肾，涩精敛汗；山药补脾益阴，滋肾固精；枸杞子补肾益精，养肝明目；龟板（龟甲）胶、鹿角胶均为血肉有情之品，峻补精髓，龟板（龟甲）胶长于滋补肝肾之阴，又能潜阳；鹿角胶长于温补肾阳，又能益精补血，与补阴之药相配，实为"阳中求阴"，五药均为臣药。菟丝子平补阴阳，固肾涩精；川牛膝补益肝肾，强健筋骨，为佐药。诸药合用，共奏滋阴补肾、填精益髓之效。

本方出自医家张介宾之手，由六味地黄丸去"三泻"之泽泻、茯苓、牡丹皮，加枸杞子、龟甲胶、鹿角胶、菟丝子、川牛膝而成。本方与六味地黄丸均为滋阴补肾之剂。但六味地黄丸三补三泻，寓泻于补，以补肾阴为主，补力平和，适用于肾阴虚不甚兼虚火内扰证；左归丸纯补无泻，且配少量补阳药以"阳中求阴"，补力较峻，适用于真阴不足，精髓亏损，纯虚无实之证。

【临床应用】

1. 辨证要点　本方是治真阴不足，精髓亏虚证的常用方。以头目眩晕，腰酸腿软，舌光少苔，脉细为辨证要点。

2. 临证加减　若真阴不足，虚火上炎，骨蒸潮热者，去枸杞子、鹿角胶，加女贞子、麦冬、地骨皮以养阴清热；火烁肺金，干咳少痰者，加百合以润肺止咳；小便不利、不清者，加茯苓以利水渗湿；大便燥结者，去菟丝子，加肉苁蓉以润肠通便；气虚者，加人参以补气。

3. 现代运用　常用于治疗阿尔茨海默病、慢性肾炎、不孕症、围绝经期综合征等病证属于真阴不足，精髓亏虚者。

4. 使用注意　本方阴柔滋腻之品较多，易滞脾碍胃，故不宜久服。脾虚食少泄泻者应慎用本方。

【附方】**左归饮**（《景岳全书》）　组成与用法：熟地黄二三钱，或加至一二两（9～30g）　山药　枸杞子各二钱（各6g）　炙甘草一钱（3g）　茯苓一钱半（4.5g）　山茱萸一二钱（6g），畏酸者少用之　水煎服。功用：补益肾阴。主治：真阴不足证。症见腰酸，遗泄，盗汗，口燥咽干，口渴欲饮，舌光红，脉细数。

【鉴别】左归丸与左归饮均为纯补肾阴之剂，均治肾阴不足证。左归丸比左归饮多菟丝子、川牛膝、龟胶、鹿角胶等补益肝肾、滋阴的药物，滋阴补肾之力强，用于真阴不足，精髓亏虚之重证。左归饮药味较少，滋阴补肾之力较逊，适用于真阴不足之轻证。

【方歌】左归丸内山药地，萸肉枸杞与牛膝，
　　　　菟丝龟鹿二胶合，壮水之主方第一。

大补阴丸（原名大补丸，《丹溪心法》）

【组成】熟地黄酒蒸　龟板酥炙，各六两（各18g）　黄柏炒褐色　知母酒浸，炒，各四两（各12g）

【用法】丸剂：上为细末，猪脊髓、蜜为丸。每服 6～9g，一日 2 次，淡盐水送服。除丸剂外，还有汤剂、大补阴丸颗粒剂等制剂用于临床和研究。

【功用】滋阴降火。

【主治】阴虚火旺证。症见骨蒸潮热，盗汗遗精，咳嗽咯血，心烦易怒，足膝疼热，舌红少苔，尺脉数而有力。

【方解】本方证为肝肾阴虚，虚火亢盛所致。肾为水火之脏，本应水火既济以并存，肝肾阴亏，水不制火，则相火亢盛，虚火内生，故见骨蒸潮热，盗汗遗精，足膝疼热；虚火伤肺，则咳嗽咯血；虚火扰心，故心烦易怒。治当滋阴与降火并用，大补真阴以治本，佐以降火以治标。

方中熟地黄滋补肾阴，填精益髓；龟甲滋阴潜阳，二药重用，大补真阴，壮水制火以治其本，共为君药。黄柏、知母清降虚火，兼可滋阴，二药合用，泻火保阴以治标，均为臣药。猪脊髓、蜂蜜为血肉甘润之品，助君滋补精髓，兼制黄柏苦燥，为佐使药。诸药合用，共奏滋阴降火之效。

本方的配伍特点：滋阴药与清热降火药相配，培本清源，标本兼顾。熟地黄和龟甲的用量较重，与知母、黄柏之比为3∶2，说明本方是以滋阴培本为主，降火清源为辅。

本方与六味地黄丸虽均能滋阴降火，但六味地黄丸偏于滋补肾阴，而清热之力不足，用于肾阴虚而内热不甚之证；大补阴丸则大补真阴，滋阴与降火之效均强，故适用于阴虚而火旺甚者。

【临床应用】

1. 辨证要点　本方是治疗阴虚火旺证的基础方。以骨蒸潮热，舌红少苔，尺脉数而有力为辨证要点。

2. 临证加减　若肺中燥热，咳痰不爽者，可加天冬、麦冬、川贝母以润燥化痰；骨蒸潮热甚者，可加地骨皮、银柴胡以退热除蒸；咯血、吐血者，加仙鹤草、墨旱莲、白茅根以凉血止血；遗精者，加金樱子、芡实、桑螵蛸、沙苑子以固精止遗。

3. 现代运用　常用于治疗甲状腺功能亢进、肺结核、肾结核、骨结核、糖尿病等病证属阴虚火旺者。

4. 使用注意　对于火热属于实证者和脾胃虚弱食少便溏者，均不宜使用本方。

【方歌】大补阴丸知柏黄，龟甲脊髓蜜成方，
　　　　咳嗽咯血骨蒸热，阴虚火旺制亢阳。

一贯煎（《续名医类案》）

【组成】北沙参　麦冬　当归身各三钱（各9g）　生地黄六钱至一两五钱（18～30g）　枸杞子三钱至六钱（9～18g）　川楝子一钱半（5g）

【用法】水煎服。

【功用】滋阴疏肝。

【主治】肝肾阴虚，肝气郁滞证。症见胸脘胁痛，吞酸吐苦，咽干口燥，舌红少津，脉细弱或虚弦。亦治疝气瘕聚。

【方解】本方证为肝肾阴虚，肝体失养，肝气郁滞所致。肝体阴而用阳，性喜条达而恶抑郁。肝肾阴亏，肝体失养，则疏泄失常，肝气郁滞，故见胸脘胁痛。肝郁化火横逆犯胃，则吞酸吐苦。阴虚内热，津不上承，故咽干口燥，舌红少津。肝气不舒，肝脉郁滞，久则结为疝气瘕聚。治宜滋养肝肾之阴为主，兼疏肝解郁。

方中重用生地黄为君，滋阴养血，补益肝肾以滋水涵木。当归身、枸杞子益阴养血而柔肝，北沙参、麦冬养阴润肺，益胃生津，意在佐金平木，培土抑木，为臣药。川楝子苦寒，疏肝泄热，理气止痛，少而用之，一则疏肝理气止胁痛，二能清虚热及气郁所化之火，三可防滋阴药腻滞碍胃，该药性虽苦寒，但与大量甘寒滋阴养血药配伍，则无苦燥伤阴之弊，为佐药。诸药合用，以滋阴为主，佐以疏肝，使肝体得以濡养，肝气得以条达，则胸脘胁痛等症可解。

本方配伍特点：滋水涵木、佐金制木、培土抑木三法并用。在大队滋养阴血药中，少佐一味川楝子以疏肝理气，使补而不滞，理气又不耗伤阴血。

一贯煎与逍遥散均治肝郁气滞之胁痛。但逍遥散之肝郁气滞之胁痛是由肝用失调,损伤肝体而致;一贯煎之肝郁气滞之胁痛是由肝体失养,影响肝用之功。故逍遥散疏肝为主,兼以养血健脾,主治肝郁血虚之胁痛,并伴有神疲食少等脾虚症状;一贯煎滋养肝肾之阴为主,兼以疏肝理气止痛,主治肝肾阴虚之胁痛,并见吞酸吐苦等肝气犯胃症状。

【临床应用】

1. 辨证要点 本方是治疗阴虚肝郁而致脘胁疼痛的代表方剂。以胁肋疼痛,吞酸吐苦,舌红少津,脉虚弦为辨证要点。

2. 临证加减 若大便秘结,加瓜蒌仁;有虚热或汗多,加地骨皮;痰多,加贝母;舌红而干,阴亏过甚,加石斛;胁胀痛,按之硬,加鳖甲;腹痛,加芍药、甘草;不寐,加酸枣仁;口苦燥,少加黄连。

3. 现代运用 常用于治疗慢性肝炎、慢性胃炎、胃及十二指肠溃疡、肋间神经痛、神经症等病证属阴虚肝郁者。

4. 使用注意 本方滋腻之药较多,肝郁脾湿者,不宜使用。

【方歌】一贯煎中生地黄,沙参归杞麦冬襄,

少佐川楝疏肝气,阴虚肝郁此方良。

第五节 补 阳

补阳剂,适用于肾阳虚证。症见面色苍白,形寒肢冷,腰膝酸痛,下肢软弱无力,小便不利,或小便频数,尿后余沥,少腹拘急,男子阳痿早泄,女子宫寒不孕,舌淡苔白,脉沉细,尺部尤甚等。常用补阳药如附子、肉桂、巴戟天、肉苁蓉、淫羊藿、鹿角胶、仙茅等为主,配伍利水、补阴之品组成方剂。代表方如肾气丸、右归丸等。

肾气丸(《金匮要略》)

【组成】干地黄八两(240g) 薯蓣(即山药) 山茱萸各四两(各120g) 泽泻 茯苓 牡丹皮各三两(各90g) 桂枝 附子各一两(各30g)

【用法】丸剂:共为细末,炼蜜为丸,如梧桐子大,酒下15丸(6g),一日服2次。亦可作汤剂,水煎服,药物用量酌减。除丸剂、汤剂外,还有肾气丸口服液、肾气丸冲剂等制剂用于临床和研究。

【功用】补肾助阳。

【主治】肾阳不足证。症见腰痛脚软,身半以下常有冷感,少腹拘急,小便不利,或小便反多,入夜尤甚,阳痿早泄,舌淡而胖,脉虚弱,尺部沉细,以及痰饮、水肿、消渴、脚气、转胞等。

【方解】本方证皆由肾阳不足所致。腰为肾府,肾阳不足,不能温养下焦,故腰痛脚软,身半以下常有冷感。肾阳不足,不能化气行水,水湿内停,故小便不利,少腹拘急,甚则发为水肿、痰饮、脚气等多种水液失调病证。肾虚不固,膀胱失于约束,水液直趋下焦,津不上承,则小便反多,入夜尤甚,口渴不已。根据"益火之源,以消阴翳"之法,治宜补肾助阳,化气行水。

方中附子大辛大热,温阳补火;桂枝辛热温通,温阳化气,二药合用,补肾阳,助气化,共为君药。根据"善补阳者,必于阴中求阳,则阳得阴助而生化无穷"(《景岳全书·新方八阵》)之原则。重用干地黄滋阴补肾;山茱萸、山药补肝脾而益精血,共为臣药。君臣相伍,补肾填精,温肾助阳,阴中求阳,且可使补阳药温而不燥,使补阴药滋而不腻。泽泻、茯苓利水渗湿泄浊,配桂枝又

善温化寒饮；牡丹皮活血散瘀，合桂枝可调血分之滞。三药寓泻于补，既可祛邪，又防滋阴药之腻滞，为佐药。诸药合用，共奏补肾助阳之功。

本方配伍特点：以少量附子、桂枝温阳之品与大队滋阴药物配伍，并非峻补元阳，而为阴中求阳，少火生气之意。正如柯琴所说："此肾气丸纳桂、附于滋阴剂中十倍之一，意不在补火，而在微微生火，即生肾气也。"故本方名为"肾气丸"十分贴切。临证之中，方中桂枝可改用肉桂，以增强温肾助阳之功。

【临床应用】

1. 辨证要点 本方为补肾助阳的常用方剂。以腰痛脚软，小便不利或反多，舌淡而胖，脉虚弱而尺部沉细为辨证要点。

2. 临证加减 若用于阳痿，加淫羊藿、补骨脂、巴戟天等以助壮阳起痿之力；腰膝冷痛甚者，加杜仲、牛膝、狗脊等；遗尿、尿频者，加桑螵蛸、乌药、菟丝子等；遗精、滑精者，加芡实、金樱子、沙苑子等。

3. 现代运用 常用于治疗慢性肾炎、糖尿病、醛固酮增多症、甲状腺功能减退、性神经衰弱、肾上腺皮质功能减退、慢性支气管哮喘、围绝经期综合征等病证属肾阳不足者。

4. 使用注意 对于咽干口燥，舌红少苔属肾阴不足，虚火上炎者，本方不宜使用。

病案分析

老妪，年近七十，夜间每卧即痰壅作咳，通宵达旦，难以入寐，咳时气短难接，痰有咸味，病已半载，虽屡服化痰止咳之药，总难奏效。脉两寸俱大，两尺则微细欲绝。

辨证：久咳气短，甚于夜间，痰有咸味，尺脉微细欲绝，参其脉症，知此病不单在肺，肾亦病矣，此肾虚不能纳气，水泛为痰故也。

病证：肾阳不足，肾不纳气。

治法：温肾纳气。

方药：肾气丸加减。

附片30g（开水先煎透） 上肉桂6g（研末调服） 熟地15g 山茱萸6g 怀山药15g 茯苓15g 粉丹皮9g 泽泻9g 炙麻黄根9g 五味子6g

上方仅服一剂，当晚咳即减半，知药已对证，令其再服五剂，并购金匮肾气丸常服，未及半月而愈。（李继昌.李继昌医案[M].昆明：云南人民出版社，1978.）

【附方】

1. 加味肾气丸（又名济生肾气丸，《济生方》） 组成与用法：附子炮，二两(15g) 白茯苓去皮 泽泻 山茱萸取肉 山药炒 车前子酒蒸 牡丹皮去木，各一两(各30g) 官桂不见火 川牛膝去芦，酒浸 熟地黄各半两(15g) 上为蜜丸，每服9g，空腹米汤送服。功用：温补肾阳，利水消肿。主治：肾阳不足，水湿内停证。症见水肿，小便不利等。

2. 十补丸（《济生方》） 组成与用法：附子炮，去皮、脐 五味子各二两(各9g) 山茱萸取肉 山药炒 牡丹皮去木，各二两(各9g) 鹿茸去毛，酒蒸一钱(3g) 熟地黄洗，酒蒸二两(9g) 肉桂去皮，不见火一钱(3g) 白茯苓去皮 泽泻各一两(各6g) 上为蜜丸，每服9g，空腹盐汤送服。功用：补肾阳，益精血。主治：肾阳虚损，精血不足证。症见面色黧黑，足冷足肿，耳鸣耳聋，肢体羸瘦，足膝软弱，小便不利，腰脊疼痛。

【鉴别】加味肾气丸、十补丸两方均由肾气丸加味而成，都有温补肾阳的作用。加味肾气丸增加牛膝、车前子，温肾利水以消肿，常用于肾阳虚的水肿、小便不利；十补丸增加鹿茸、五味子，温肾壮阳，补养精血，适用于肾阳虚损，精血不足证。

【方歌】肾气丸治肾阳虚,地黄山药及山萸,

丹皮苓泽加桂附,水中生火在温煦。

右归丸(《景岳全书》)

【组成】熟地黄八两(240g) 山药炒,四两(120g) 山茱萸微炒,三两(90g) 枸杞子微炒,三两
(90g) 菟丝子制,四两(120g) 鹿角胶炒珠,四两(120g) 杜仲姜汁炒,四两(120g) 肉桂二两(60g)
当归三两(90g) 制附子二两(60g)

【用法】将熟地蒸烂杵膏,其余共为细末,炼蜜为丸,每次服6~9g,一日2次。亦可作汤剂,
水煎服,用量按原方比例酌减。除丸剂、汤剂外,还有右归胶囊、右归注射液等制剂用于临床和
研究。

【功用】温补肾阳,填精益髓。

【主治】肾阳不足,命门火衰证。症见年老或久病气衰神疲,畏寒肢冷,腰膝软弱,阳痿遗
精,或阳衰无子,或饮食减少,大便不实,或小便自遗,舌淡苔白,脉沉而迟。

【方解】本方证为肾阳不足,命门火衰,精髓亏乏所致。肾为水火之脏,为元阳之根本,肾阳
不足,命门火衰,不能温煦,火不生土,脾失健运,故气衰神疲,畏寒肢冷,腰膝软弱,或饮食减
少,大便不实。肾藏精,主生殖,肾阳虚衰,封藏失职,精关不固,宗筋失养,故阳痿、遗精、不育
或小便自遗。治宜温补肾阳,填精益髓。

方中附子、肉桂辛热入肾,温壮肾阳,补命门之火;鹿角胶补肾壮阳,益精养血,三药共为君
药。熟地黄、山萸肉、山药、枸杞子滋肾阴,养肝脾,填精髓,取"阴中求阳"之义,四药共为臣药。
菟丝子、杜仲补肝肾,强腰膝;当归养血和血,助鹿角胶以补养精血,三药共为佐药。诸药合用,
共奏温补肾阳、填精益髓之功。

本方配伍特点:峻补无泻,阴阳兼顾,补阳为主,阴中求阳。

右归丸是由《金匮要略》肾气丸减去"三泻"药(泽泻、牡丹皮、茯苓),加鹿角胶、菟丝子、杜
仲、枸杞子、当归而成,纯补无泻,为温补肾阳,填精益髓之峻剂。"益火之原,以培右肾之元阳"
(《景岳全书》),故名"右归丸"。

【临床应用】

1. 辨证要点 本方为治肾阳不足,命门火衰的常用方。以神疲乏力,畏寒肢冷,腰膝酸软,
脉沉迟为辨证要点。

2. 临证加减 若阳虚精滑或带浊、便溏,加补骨脂以补肾固精止泻;肾泄不止,加五味子、
肉豆蔻以涩肠止泻;饮食减少或不易消化,或呕恶吞酸,加干姜以温中散寒;腹痛不止,加吴茱萸
(炒)以散寒止痛;腰膝酸痛者,加胡桃肉以补肾助阳强腰膝;阳痿者,加巴戟肉、肉苁蓉以补肾
壮阳。

3. 现代运用 常用于治疗肾病综合征、老年性骨质疏松症、精少不育症、贫血、白细胞减少
症等病证属肾阳不足者。

4. 使用注意 由于本方纯补无泻,故对肾虚而有湿浊者,不宜应用。

【附方】**右归饮**(《景岳全书》) 组成与用法:熟地二三钱或加至一二两(9~30g) 山药炒,二钱
(9g) 枸杞子二钱(9g) 山茱萸一钱(6g) 甘草炙,一二钱(3g) 肉桂一二钱(3~6g) 杜仲姜制,二钱
(9g) 制附子一二三钱(6~9g) 水煎温服。功用:温补肾阳,填精补血。主治:肾阳不足证。症见
气怯神疲,腹痛腰酸,肢冷,脉细,舌淡苔白,或阴盛格阳,真寒假热之证。

【鉴别】右归丸与右归饮均有温肾填精的作用,均治疗肾阳不足证。右归丸较右归饮组成多
鹿角胶、菟丝子、当归,而少甘草,故右归丸温补肾阳,填精补血之力更强。右归饮的药物组成少
了鹿角胶、菟丝子、当归等,其温补肾阳、填精补血之功逊于右归丸。

【方歌】右归丸中地附桂,山药茱萸菟丝归,
　　　　杜仲鹿胶枸杞子,益火之原此方魁。

第六节　阴 阳 双 补

阴阳双补剂,适用于阴阳两虚证。症见头晕目眩,腰膝酸软,阳痿遗精,畏寒肢冷,自汗盗汗,午后潮热等。常用补阴药如熟地黄、山茱萸、龟甲、何首乌、枸杞子和补阳药如肉苁蓉、巴戟天、附子、肉桂、鹿角胶等共同组成方剂,并根据阴阳虚损的程度,分别定制补阴药、补阳药的主次轻重。代表方如地黄饮子。

地黄饮子(《黄帝素问宣明论方》)

【组成】熟地黄(12g)　巴戟天去心　山茱萸　石斛　肉苁蓉浸酒,焙(各9g)　附子炮　五味子　官桂　白茯苓　麦门冬去心　石菖蒲　远志去心,各等分(各6g)

【用法】加生姜5片,大枣1枚,薄荷7叶,水煎服。

【功用】滋肾阴,补肾阳,化痰开窍。

【主治】喑痱。症见舌强不能言,足废不能用,口干不欲饮,足冷面赤,脉沉细弱。

【方解】本方证"喑痱"由下元虚衰,阴阳两亏,虚阳上浮,痰浊随之上泛,堵塞窍道所致。"喑"是舌强不能言语,"痱"是足废不能行走。下元虚衰,肾之阴阳两虚,筋骨失养,故筋骨痿软无力,甚则足废不能行走。足少阴肾脉上夹舌本,肾虚则精不上承,舌体失荣,加之痰浊上泛,堵塞心之窍道,故舌强而不能言语。口干不欲饮,足冷面赤,脉沉细弱均为阴阳两亏,虚阳上浮之象。治宜补养下元,摄纳浮阳,开窍化痰。

方中熟地黄、山茱萸滋补肾阴;肉苁蓉、巴戟天温壮肾阳,四药合用以治下元虚衰、阴阳两亏,共为君药。附子、肉桂辛热,温养下元,摄纳浮阳,引火归原;石斛、麦冬、五味子滋阴敛液,壮水以济火,五药共为臣药。石菖蒲、远志、茯苓能开窍化痰、交通心肾,为佐药。少许薄荷疏郁而轻清上行;姜、枣补中而调和诸药,共为使药。诸药合用,共奏滋肾阴、补肾阳、化痰开窍之功,使下元得以补养,浮阳得以摄纳,水火相济,痰化窍开,则喑痱可愈。

【临床应用】

1. 辨证要点　本方为治肾虚喑痱的主要方剂。以舌强不语,足废不用为辨证要点。

2. 临证加减　用于肾虚之痱证,减去石菖蒲、远志、薄荷等宣通开窍之品;喑痱以阴虚为主,而痰火盛者,去温燥的附、桂,酌加川贝母、竹沥、陈胆星、天竺黄等以清化痰热;兼有气虚者,加黄芪、人参以益气。

3. 现代运用　常用于治疗晚期高血压、脑动脉硬化、脑卒中后遗症、脊髓炎等慢性疾病过程中出现的阴阳两虚证。

4. 使用注意　本方因偏于温补,故对气火上升,肝阳偏亢之证忌用。

【附方】

1. 龟鹿二仙胶(《医便》)　组成与用法:鹿角用新鲜麋鹿杀,角解的不用,马鹿角不用,去角脑梢角二寸绝断,劈开净用,十斤(5kg)　龟甲去弦,洗净,五斤(2.5kg),捶碎　人参十五两(0.75kg)　枸杞子三十两(1.5kg)　文火熬炼成胶,初起每服5g,渐加至9g,空腹以酒化服。功用:滋阴填精,益气壮阳。主治:真元虚损,精血不足证。症见全身瘦削,阳痿遗精,两目昏花,腰膝酸软,久不孕育。

2. 七宝美髯丹(《本草纲目》引《积善堂方》)　组成与用法:赤、白何首乌米泔水浸三四日,瓷片刮去皮,用淘净黑豆二升,以砂锅木甑,铺豆及首乌,重重铺盖,蒸之。豆熟取出,去豆晒干,换豆再蒸,如此

九次,晒干,为末,各一斤(各 500g)　赤、白茯苓去皮,研末,以水淘去筋膜及浮者,以人乳十碗浸匀,晒干,研末,各一斤(各 500g)　牛膝去苗,酒浸一日,同何首乌第七次蒸之,至第九次止,晒干　当归酒浸,晒　枸杞子酒浸,晒　菟丝子酒浸生芽,研烂,晒,各八两(250g)　补骨脂以黑芝麻炒香,四两(120g)　为蜜丸,每丸重 10g,每次 1 丸,一日 2 次,淡盐开水送服。功用:补益肝肾,乌发壮骨。主治:肝肾不足证。症见须发早白,脱发,牙齿动摇,腰膝酸软,梦遗滑精,肾虚不育等。

【鉴别】两方均为阴阳并补,养生防衰之剂。其中七宝美髯丹滋补之力稍逊,但方中重用赤白何首乌为君,配伍补血固精及渗利之品,补而不滞,先后天兼顾,为平补肝肾精血之剂,尤擅滋养齿发;龟鹿二仙胶重用血肉有情之龟甲胶、鹿角胶,并配人参大补元气,可补气生津以滋阴壮阳,又能补脾益肺以滋后天生化之源,属峻补阴阳精气之剂。

【方歌】地黄饮子山茱斛,麦味菖蒲远志茯,

　　　　苁蓉桂附巴戟天,少入薄荷姜枣服。

(朱志芳)

扫一扫,测一测

？　复习思考题

1. 补中益气汤中黄芪与柴胡、升麻的配伍意义是什么?
2. 归脾汤为补血之剂,方中配伍人参、黄芪等补气药有何意义?
3. 四物汤的组成、功用、主治、辨证要点是什么?
4. 何为六味地黄丸的"三补"? 试述其配伍意义。

第十五章 固 涩 剂

PPT 课件

知识导览

凡以固涩药为主要组成,具有收敛固涩作用,用于治疗气、血、津、精耗散滑脱之证的方剂,统称为固涩剂。本类方剂是根据"散者收之"(《素问·至真要大论》)的理论,以及"十剂"中"涩可固脱"的治法而设立的。

气、血、精、津是维持人体生命活动的基本物质。正常情况下,既不断地被人体利用消耗,又不断得到补充,盈亏消长,周而复始,以维持人体正常的生命活动。一旦正虚不固或消耗过度,则每致滑脱不禁,或散失不收,轻则机体正气受损亏虚有碍健康,重则气脱危及生命。由于导致气、血、精、津耗散滑脱的病因及部位不同,其临床表现有自汗盗汗、久咳不止、久泻久痢、遗精滑泄、尿频遗尿和崩漏带下之别,故固涩剂分为固表止汗、敛肺止咳、涩肠固脱、涩精止遗、固崩止带五类。

使用固涩剂,应辨明虚实,标本兼顾。固涩剂是以固涩药为主要组成,主要为气、血、精、津耗散或滑脱而设,是"急则治其标"的治标之剂,但此类证候发生的根本原因在于正气亏虚,故在用药时应根据气、血、精、津偏衰的不同,配伍相应的补益药,补涩并用,标本兼顾。若气、血、精、津耗散滑脱较甚者,则应急则治其标,以收敛固涩为先,得效后再以补虚之法治其本。至于元气大亏、亡阳欲脱之大汗淋漓、二便失禁或崩中不止,则非急用大剂参附之类补气回阳之品以回阳固脱不可,非单纯固涩所能治疗。对于实邪所致的热病多汗、痰饮咳嗽、火扰遗精、伤食泻痢或实热崩漏带下等证,均不宜使用。若外邪未尽,不可过早使用,防止"闭门留寇"之弊。

第一节 固 表 止 汗

固表止汗剂,适用于自汗或盗汗证。自汗多因卫阳不固或营卫不和而营阴不能内守所致;盗汗则多因阴虚内热,虚热迫津外泄所致。常用固表止汗药如煅龙骨、煅牡蛎、麻黄根、浮小麦等为主,配伍黄芪、白术等益气实卫之品组成方剂。代表方如牡蛎散。

‖ 牡蛎散(《太平惠民和剂局方》)‖

【组成】黄芪　麻黄根洗　煅牡蛎各一两(各30g)

【用法】散剂：共为粗末，每次9g，加小麦百余粒（30g），水煎。亦可作汤剂，用量按原方比例酌定，加小麦30g。

【功用】益气固表，敛阴止汗。

【主治】体虚自汗、盗汗证。症见身常汗出，夜卧尤甚，久而不止，心悸惊惕，短气烦倦，舌淡红，脉细弱。

【方解】本方所治之证，既有自汗，也有盗汗，多由卫阳不固，阴津外泄，致心气阴两伤所致。卫阳不固，无力顾护阴津，津液外泄，故常自汗出；夜寐卫阳入里，加之汗出过多，心阴受损致阳不潜藏，鼓舞阴津外出，故汗出夜卧尤甚；汗为心之液，汗出过多，久而不止，使心气阴两伤，心失所养，故见心悸惊惕，短气烦倦。治宜益气固表，敛阴止汗。

方中煅牡蛎咸涩，敛阴潜阳，固涩止汗，为君药。黄芪甘温，益气实卫，固表止汗，为臣药。君臣相配，是为益气固表、敛阴潜阳的常用组合。麻黄根性味甘平，功专止汗；小麦甘凉，专入心经，益心气，养心阴，清心除烦，共为佐使。诸药合用，使气阴得复，肌表固密，汗出可止，共奏敛阴止汗、益气固表之功。

本方与当归六黄汤都有固表止汗作用，均治阴虚盗汗之证。但本方滋阴清热之力不足，收敛止汗之功较胜，兼能益阴潜阳，为治疗诸虚不足，自汗盗汗的常用方剂；当归六黄汤则偏重于滋阴清热，专治阴虚火扰之发热盗汗。

本方与玉屏风散均可用于治疗卫气虚弱、腠理不固之自汗证，组方用药皆标本兼治。但本方用药以固涩药为主，标本兼治，治标为主，为收敛止汗的代表方，善治卫阳不固、心有虚热之自汗、盗汗；而玉屏风散用药则以补气药为主，属于补益剂，标本兼治，治本为主，适用于表虚自汗或虚人易感外邪者。

【临床应用】

1. 辨证要点　本方是治疗体虚自汗、盗汗证的常用方。以汗出，心悸，短气烦倦，舌淡，脉细弱为辨证要点。

2. 临证加减　若自汗出，伴有畏寒肢冷，气短神疲者，可加附子、桂枝、人参、白术助阳益气摄汗；若夜卧盗汗，伴有潮热，手足心热者，可加生地黄、白芍、五味子、山萸肉滋阴养血敛汗。

3. 现代运用　常用于治疗病后、手术后、肺结核病、自主神经功能失调以及其他慢性疾病出现的自汗、盗汗属体虚卫外不固致使心阳不潜者。

【方歌】牡蛎散内用黄芪，小麦麻黄合用宜，
　　　　卫虚自汗或盗汗，固表收敛见效奇。

第二节　敛 肺 止 咳

敛肺止咳剂，适用于久咳肺虚、气阴耗伤之证，症见咳嗽、气喘、自汗、脉虚数等。常用敛肺止咳药如五味子、罂粟壳、乌梅等为主，配伍益气养阴药如人参、阿胶、麦冬等组成方剂。代表方如九仙散。

九仙散（《卫生宝鉴》引王子昭方）

【组成】人参　款冬花　桑白皮　桔梗　五味子　阿胶　乌梅各一两（各30g）　贝母半两（15g）　蜜炙罂粟壳八两（240g）

【用法】散剂：上药为末，每服9g，白汤送服。嗽住止后服。亦可水煎服，用量按原方比例酌定，阿胶烊化冲服。

【功用】敛肺止咳，益气养阴。

【主治】久咳肺虚证。症见久咳不已，甚则气喘自汗，痰少而黏，脉虚数。

【方解】本方证为久咳不愈，肺气阴两伤所致。肺主气，久咳必耗伤肺气，肺虚不敛，则咳嗽不愈，甚则气喘。肺合皮毛，肺气不足，卫外不固，故见自汗。久咳伤肺，累及肺阴，虚热内生，故痰少而黏，脉虚数。治宜敛肺止咳，益气养阴。

方中重用罂粟壳，其味酸涩，善能敛肺止咳，为君药。又加酸敛收涩之五味子、乌梅，助君药敛肺止咳以治标；人参补气生津以补肺，阿胶滋阴养血以润肺，可复耗伤之气阴以治本，共为臣药。款冬花、桑白皮、贝母降利肺气，清肺润肺，化痰止咳，皆为佐药。桔梗祛痰利气，并载诸药上行入肺，为佐使之药。诸药合用，补泻同用，宣降共施，标本兼顾，但重在敛肺止咳，是治疗久咳肺虚之良方。

【临床应用】

1. 辨证要点 本方是治疗久咳肺虚的代表方。以久咳不止，气喘自汗，痰少而黏，脉虚数为辨证要点。

2. 临证加减 若肺肾亏虚而见喘咳甚，呼多吸少者，可加蛤蚧、胡桃肉；若气虚明显而见气短、体倦者，可加黄芪、西洋参；若虚热明显，可加地骨皮、麦冬、玄参等。

3. 现代运用 常用于治疗慢性支气管炎、肺气肿、肺结核、支气管哮喘、百日咳等属久咳肺虚、气阴两亏者。

4. 使用注意 对于久咳痰多，或兼有表邪者，不宜使用，以免留邪。方中罂粟壳收涩力强且有毒性，故不宜久服、多服，得效后应减量或停药，防止产生成瘾性。

【方歌】九仙散内罂粟君，五味乌梅共为臣，

参胶款桑贝桔梗，敛肺止咳益气阴。

第三节　涩肠固脱

涩肠固脱剂，适用于脾肾虚寒所致之久泻久痢、大便滑脱不禁的病证。常以涩肠止泻药如肉豆蔻、诃子、罂粟壳、赤石脂等为主，配伍温补脾肾药如人参、白术、干姜、肉桂、补骨脂等组成方剂。代表方如真人养脏汤、四神丸、桃花汤。

真人养脏汤（《太平惠民和剂局方》）

【组成】人参　当归　白术各六钱（各18g）　煨肉豆蔻半两（15g）　肉桂　炙甘草各八钱（各24g）白芍一两六钱（48g）　木香一两四钱（42g）　诃子一两二钱（36g）　蜜炙罂粟壳三两六钱（108g）

【用法】散剂：共为粗末，每服6～9g，水煎去渣，饭前温服。亦可作汤剂，用量按原方比例酌定。忌酒、面、生冷、鱼腥、油腻。

【功用】涩肠固脱，温补脾肾。

【主治】脾肾虚寒，久泻久痢证。症见大便滑脱不禁，泻痢无度，甚则脱肛坠下，或大便脓血赤白，日夜无度，脐腹冷痛，喜温喜按，倦怠食少，舌淡苔白，脉迟细。

【方解】本方所治久泻久痢为脾肾虚寒、无力固摄所致。脾肾虚寒，运化失司，则倦怠食少，固摄失权，甚至中气下陷，故见大便滑脱不禁，脱肛坠下；脾肾虚寒，气血不和，大肠受损，故见腹痛喜温喜按，大便脓血赤白。病虽以脾肾虚寒为本，但已致大便滑脱失禁，非固涩则泻痢不能止，治宜涩肠固脱，温补脾肾。

方中重用罂粟壳，涩肠固脱止泻，为君药。诃子涩肠止泻，肉豆蔻暖脾涩肠，共为臣药。君

臣相须为用，体现"急则治标""滑者涩之"之法。肉桂温肾暖脾；人参、白术益气健脾，三药合用，温补脾肾以治本。木香、当归、白芍调气和血，缓急止痛，上述六药共为佐药。炙甘草调和诸药，且助参、术补气健脾，又合白芍缓急止痛，为佐使之药。诸药相合，共奏涩肠固脱、温补脾肾之功。

本方在配伍上有标本兼治，重在治标；脾肾兼顾，补脾为主；涩中寓通，补而不滞的特点。方中以涩肠止泻药为主，用以治其标，防止水谷精气外泄；温肾暖脾药为辅，用之以治其本，使水谷精气化生有源；又伍以调气和血之品，使气血调和，久泻久痢则愈。本方为治疗虚寒泻痢、大便滑脱不禁之良方。

【临床应用】

1. 辨证要点　本方是治疗脾肾虚寒，久泻久痢的常用方剂。以久泻久痢，腹痛喜温喜按，倦怠食少，脉沉细为辨证要点。

2. 临证加减　若脾肾虚寒较甚，四肢不温者，可加附子、干姜以增强温肾暖脾之功；兼见脱肛坠下者，可加黄芪、升麻、柴胡以升阳举陷。

3. 现代运用　常用于治疗慢性肠炎、慢性结肠炎、慢性痢疾、肠结核等久泻不愈，属脾肾虚寒、固摄无权者。

4. 使用注意　凡泻痢初起，或湿热积滞未去者忌用本方。因本方重用罂粟壳，故不宜久服。

【方歌】真人养脏诃粟壳，肉蔻当归桂木香，

　　　　术芍参甘为涩剂，脱肛久痢宜煎尝。

四神丸（《内科摘要》）

【组成】肉豆蔻二两（60g）　补骨脂四两（120g）　五味子二两（60g）　吴茱萸一两（30g）

【用法】丸剂：上药为末，生姜四两（120g），红枣五十枚，用水一碗，煮姜、枣，水干，取枣肉为丸，如桐子大，每服五七十丸（6～9g），空心食前服。亦可水煎服，用量按原方比例酌定。

【功用】温肾暖脾，固肠止泻。

【主治】脾肾虚寒之五更泄泻。症见五更泄泻，或久泻不愈，不思饮食，腹痛喜温，腰酸肢冷，神疲乏力，舌淡苔白，脉沉迟无力。

【方解】五更泄泻又称肾泄、鸡鸣泄，多由命门火衰，火不暖土、脾失健运所致。五更正是阴气极盛、阳气萌发之际，肾阳虚衰，阳气当至不至，命门之火不能上温脾土，脾阳不升而水谷下趋，故令五更泄泻。脾失健运，故不思饮食，神疲乏力。脾肾阳虚，阴寒凝滞，故见腰酸肢冷，腹痛喜温。舌淡苔白，脉沉迟无力皆为阳虚之征。治当温肾暖脾，涩肠止泻。

方中重用辛苦大温之补骨脂，补命门之火而暖脾止泻，是治肾虚泄泻，壮火益土之要药，故为君药。肉豆蔻辛温，与补骨脂相配，既可增强温肾暖脾之力，又能涩肠止泻，为臣药。吴茱萸辛苦热，温暖脾胃，散寒止痛，五味子酸敛固涩，合吴茱萸以助君、臣药温涩之力，共为佐药。用法中姜、枣同煮，枣肉为丸，意在温补脾胃，鼓舞运化。诸药合用，共奏温肾暖脾、固肠止泻之功。

本方是由二神丸与五味子散合而组方。二神丸（肉豆蔻、补骨脂）能温补脾肾，涩肠止泻。五味子散（五味子、吴茱萸）可温中涩肠。两方合而用之，则温补固涩之功益宏，故名为"四神"。

本方与真人养脏汤同为涩肠固脱之剂，均以温补与固涩之法同施治疗脾肾虚寒所致的腹泻。但四神丸以补骨脂为君，重在温补脾肾，兼以涩肠止泻，主治五更泻；真人养脏汤则以罂粟壳为君，重在涩肠固脱，辅以温补脾肾，调和气血，主治久泻久痢，大便滑脱不禁。

【临床应用】

1. 辨证要点　本方为治脾肾虚寒，五更泄泻之代表方。以五更泄泻，不思饮食，腰酸肢冷，舌淡苔白，脉沉迟无力为辨证要点。

2. 临证加减　若兼见脱肛者，可加黄芪、升麻以益气升阳；若腰酸肢冷甚者，加附子、肉桂、杜仲以增强温肾助阳之功。

3. 现代运用　常用于治疗慢性结肠炎、肠结核、过敏性结肠炎等病证属脾肾虚寒者。

4. 使用注意　湿热泄泻者，忌用本方。

【方歌】四神骨脂与吴萸，肉蔻五味四般须，

　　　　　大枣生姜为丸服，五更肾泄最相宜。

桃花汤（《伤寒论》）

【组成】赤石脂一斤（30g）一半全用，一半筛末　干姜一两（6g）　粳米一升（30g）

【用法】汤剂：水煎服，煮米令熟，去滓，放入6g赤石脂末冲服，一日2次。

【功用】温中，涩肠，止痢。

【主治】虚寒下痢证。症见久痢不愈，便脓血，色黯不鲜，腹痛喜温喜按，舌淡苔白，脉迟弱或微细。

【方解】本方证为脾肾阳虚，寒凝血滞，肠络损伤所致。肾阳不足，不能温暖脾土，脾阳不足，则腹痛喜温喜按。脾肾虚寒，气血不和，大肠受损，则便脓血，色黯不鲜，下痢不止。舌淡苔白，脉迟弱或微细均为阳虚寒凝之征。治宜温中涩肠。

方中赤石脂味甘酸涩，可温里涩肠固脱，以止泻痢，为君药。干姜大辛大热，温中散寒，以助君药温里之功，为臣药。粳米甘平，养胃和中，以复运化，为佐药。三药合用，则有温中涩肠止痢之效。本方中由于赤石脂为红赤之色，煎汤而色如桃花，故称"桃花汤"。

【临床应用】

1. 辨证要点　本方是用治虚寒下痢之代表方。以久痢脓血，色黯不鲜，腹痛喜温喜按，舌淡苔白，脉迟弱为辨证要点。对虚寒泄泻，滑脱不禁，虽无脓血，亦可用之。

2. 临证加减　若脾肾虚寒甚者，可加附子、人参增强温补脾肾之功；若见腹痛甚者，可合用小建中汤以温里散寒，缓急止痛；若下痢脓血重者，可加当归、白芍、木香调气和血。

3. 现代运用　常用于治疗慢性细菌性痢疾、慢性阿米巴痢疾、慢性结肠炎、胃及十二指肠溃疡出血等病证属脾肾虚寒者。

4. 使用注意　热痢及湿热痢忌用本方。

【方歌】桃花汤中赤石脂，干姜粳米共用之，

　　　　　虚寒下痢便脓血，温涩止痢最宜施。

第四节　涩 精 止 遗

涩精止遗剂，适用于肾虚封藏失职，精关不固所致的遗精、滑泄；或肾气不足，膀胱失约所致的尿频、遗尿等症。常用固肾涩精止遗之品如沙苑子、益智仁、芡实、莲须、桑螵蛸等为主组成方剂。代表方如金锁固精丸、桑螵蛸散。

金锁固精丸（《医方集解》）

【组成】炒沙苑蒺藜　芡实　莲须各二两（各60g）　煅龙骨　煅牡蛎各一两（各30g）

【用法】丸剂：共为细末，莲子粉糊为丸，每服9g，一日1～2次，淡盐汤送下。亦可水煎服，用量按原方比例酌定，加莲子肉适量。

【功用】补肾涩精。

【主治】肾虚不固之遗精滑泄。症见遗精滑泄，神疲乏力，腰酸耳鸣，舌淡苔白，脉细弱。

【方解】本方证为肾虚封藏失职所致。《素问·六节藏象论》曰"肾者，主蛰，封藏之本，精之处也"，肾主藏精，肾虚精关不固，则遗精滑泄。精气亏虚，则神疲乏力。腰为肾之府，肾开窍于耳，肾虚精亏，则腰酸耳鸣。治当补肾涩精。

方中沙苑子（沙苑蒺藜）甘温入肾，补肾固精，为君药。芡实、莲子甘涩而平，补肾涩精，共为臣药。莲须、煅龙骨、煅牡蛎咸涩收敛，功专涩精止遗，共为佐使。诸药合用，共奏补肾涩精之功。

本方配伍特点是补肾涩精，标本兼顾，以治标为主。因其能秘肾气，固精关，专为肾虚滑精者设，效如"金锁"之固，故名"金锁固精丸"。

【临床应用】

1. 辨证要点　本方为治疗肾虚精关不固之遗精滑泄的常用方剂。以遗精滑泄，腰酸耳鸣，舌淡苔白，脉细弱为辨证要点。亦可用治女子带下属肾虚滑脱者。

2. 临证加减　若偏于肾阳虚者，可加菟丝子、补骨脂、淫羊藿等温壮肾阳；若偏于肾阴虚者，可加龟甲、女贞子、熟地黄等以滋养肾阴；腰膝酸软者，可加杜仲、续断以补肾壮腰。

3. 现代应用　常用于治疗性神经功能紊乱、男子不育症、乳糜尿、慢性前列腺炎、神经症等病证属肾虚精关不固之证。

4. 使用注意　相火内炽或下焦湿热所致的遗精、带下者不宜使用。

【附方】**水陆二仙丹**（**《洪氏集验方》**）　组成与用法：芡实、金樱子各等分（各30g）。以金樱子熬膏和芡实细粉为丸，每次9g，一日2次，食前温酒或淡盐汤送下。亦可作汤剂，用量按原方比例酌定。功用：补肾涩精。主治：男子遗精白浊，小便频数，女子带下，属肾虚不摄者。

【鉴别】水陆二仙丹与金锁固精丸均有补肾固涩之功，但其补、涩之力均不及金锁固精丸，故常与其他方合而用之。

【方歌】金锁固精芡莲须，蒺藜龙骨与牡蛎，
　　　　莲粉糊丸盐汤下，补肾涩精止滑遗。

桑螵蛸散（《本草衍义》）

【组成】桑螵蛸　远志　菖蒲　龙骨　人参　茯神　当归　龟甲酥炙，各一两（各30g）

【用法】散剂：上药为末，睡前人参汤调服6g。亦可水煎服，用量按原方比例酌定。

【功用】调补心肾，涩精止遗。

【主治】心肾两虚证。症见小便频数，或尿如米泔色，或遗尿或遗精，心神恍惚，健忘，舌淡苔白，脉细弱。

【方解】本方证乃心肾两虚，水火不济所致。肾主水，与膀胱相表里，肾虚不固，膀胱失约，故见小便频数，尿浊遗尿；肾藏精，肾虚封藏失职，精关不固，故见遗精滑泄；肾虚精亏，水火不济，心失所养，故见心神恍惚、健忘。治宜调补心肾，涩精止遗。

方中桑螵蛸甘咸性平，补肾固精止遗，为君药。龙骨收敛固涩，且安心神；龟甲滋阴潜阳，益心补肾，共为臣药。人参大补元气；当归补养心血；远志、石菖蒲、茯神定志安神，交通心肾，共为佐使药。诸药合用，共奏交通心肾、补益气血、涩精止遗之效。

桑螵蛸散与金锁固精丸均可用于涩精止遗，其中金锁固精丸纯由补肾涩精之品组成，专治肾虚精关不固之遗精滑泄；桑螵蛸散则在涩精止遗的基础上配伍交通心肾之品，使心肾相交，神安志宁而肾自固，主治心肾两虚所致的尿频、遗尿、遗精。

【临床应用】

1. 辨证要点　本方为治疗心肾两虚，水火不交证的常用方剂。以小便频数，尿如米泔，或遗

尿遗精,心神恍惚,舌淡苔白,脉细弱为辨证要点。本方尤宜于小儿遗尿。

2. 临证加减 若见遗精遗尿甚者,可加山茱萸、沙苑子、覆盆子、益智仁以增强补肾固精之功;兼见心悸失眠者,可加酸枣仁、柏子仁、五味子以养心安神。

3. 现代运用 常用于治疗小儿习惯性遗尿、神经性尿频、神经衰弱、糖尿病等病证属心肾两虚者。

4. 使用注意 下焦湿热或相火妄动所致的小便频数,尿赤涩痛,或由脾肾阳虚所致的尿频失禁,均非本方所宜。

【附方】缩泉丸(原名固真丹,《魏氏家藏方》) 组成与用法:乌药、益智仁各等分。上药为末,酒制山药为糊制成小丸,每服6g,嚼茴香数十粒,一日1~2次,开水或盐汤送下。功用:温肾祛寒,缩尿止遗。主治:下元虚冷,小便频数,或遗尿不止。

【鉴别】 缩泉丸与桑螵蛸散均有固涩止遗之功。缩泉丸、桑螵蛸散均可用治尿频、遗尿等症,其中缩泉丸重在温肾祛寒,宜于下元虚冷者;桑螵蛸散则偏于调补心肾,宜于心肾两虚、水火不济者。

【方歌】 桑螵蛸散治便数,参苓龙骨同龟壳,

菖蒲远志当归入,补肾宁心健忘却。

第五节 固 崩 止 带

固崩止带剂,适用于妇人崩中漏下及带下淋漓等证。前者多由脾气虚弱,冲脉不固或阴虚内热,损伤冲脉所致;后者则多因脾虚失运,湿浊下注,或肾虚有热,湿热下注所致。常用固崩止带药如椿根皮、煅龙骨、煅牡蛎、海螵蛸、白果等为主,配伍益气健脾药如人参、黄芪、白术,或滋阴清热药如白芍、龟甲、黄柏等组成方剂。代表方如固冲汤、固经丸、完带汤、易黄汤。

固冲汤(《医学衷中参西录》)

【组成】 炒白术一两(30g) 生黄芪六钱(18g) 煅龙骨八钱(24g) 煅牡蛎八钱(24g) 山茱萸八钱(24g) 生杭芍四钱(12g) 海螵蛸四钱(12g) 茜草三钱(9g) 棕榈炭二钱(6g) 五倍子轧细,五分,药汁送服(1.5g)

【用法】 汤剂:水煎服,一日2次。

【功用】 固冲摄血,益气健脾。

【主治】 脾气虚弱,冲脉不固证。症见猝然血崩或月经过多,或漏下不止,色淡质稀,头晕肢冷,心悸气短,神疲乏力,腰膝酸软,舌淡,脉微弱。

【方解】 本方为治肾虚不固,脾虚不摄,冲脉滑脱所致崩漏而设。脾为后天之本,脾气健旺,气血生化有源,则冲脉盛,血海盈;肾为先天之本,肾气健固,封藏有司,则月事能按期而来,适度而止。若脾虚而不摄,肾虚而不固,以致冲脉滑脱,则血下如崩,或漏下难止。气血既虚,故见头晕肢冷、心悸气短、神疲腰酸诸症。舌淡脉弱,亦为气血不足之象。当急则治其标,固冲摄血为主,辅以健脾益气。

方中重用山萸肉,甘酸而温,既能补益肝肾,又能收敛固涩,为君药。煅龙骨、煅牡蛎合用以"收敛元气……固涩滑脱""治女子崩带"(《医学衷中参西录》中册),助君药固涩滑脱;白术补气健脾,以助健运,黄芪既能补气,又善升举,尤善治流产崩漏,芪、术合用令脾气旺而统摄有权;四药共为臣药。生白芍味酸收敛,功能养血敛阴;海螵蛸、棕榈炭、五倍子收敛止血,又配伍茜草化瘀止血,使血止而无留瘀之弊,共为佐药。诸药合用,共奏固冲摄血、益气健脾之功。

本方的配伍特点是标本兼顾,补气固冲治其本,收涩止血治其标,既益气健脾,又固冲摄血。

故方名为"固冲"。

【临床应用】

1. 辨证要点　本方是治脾气虚弱,冲脉不固之崩漏、月经过多的常用方剂。以出血量多,色淡质稀,心悸气短,舌淡脉细弱为辨证要点。

2. 临证加减　若出血量多,兼见肢冷汗出,脉微欲绝者,可加重黄芪用量,并加入人参、附子等益气回阳之品。

3. 现代运用　常用于治疗功能失调性子宫出血、产后出血等病证属脾虚不摄,冲脉失固者。

4. 使用注意　血热妄行而致的崩漏、月经过多者,忌用本方。

【方歌】固冲汤中用术芪,龙牡芍萸茜草齐。
　　　　倍子海螵棕榈炭,崩中漏下总能医。

固经丸(《丹溪心法》)

【组成】炒黄柏三钱(9g)　炒黄芩一两(30g)　椿根皮七钱半(22.5g)　炒白芍一两(30g)　炙龟板一两(30g)　香附二钱半(7.5g)

【用法】丸剂:共为末,酒糊为丸,每次9g,一日1~2次,温开水送服。亦可水煎服,用量按原方比例酌定。

【功用】滋阴清热,固经止血。

【主治】阴虚血热崩漏证。症见月经过期不止,或下血量多,血色深红或紫黑稠黏,手足心热,腰膝酸软,舌红,脉弦数。

【方解】本方所治之崩漏,为肝肾阴虚,相火炽盛,损伤冲任,迫血妄行所致。虚火迫血妄行,则见经血量多,血色深红黏稠。阴虚火旺则见手足心热,腰膝酸软。治宜滋阴清热,固经止血。

方中重用龟板咸甘性平,益肾滋阴而降火;白芍苦酸微寒,敛阴益血以养肝;二药用量大,共为君药。黄芩、黄柏苦寒之品,清热止血,泻火坚阴,为臣药。椿根皮苦涩而凉,善于固经止血;香附少量用之,疏肝理气,调和气血,防止寒凉之品太过而血止留瘀之弊,为佐药。诸药合用,共奏滋阴清热、固经止血之功。

固经丸与固冲汤均为标本兼治之剂,均可用治妇人崩漏下血。但固经丸证因阴虚火旺,迫血妄行,冲任不固所致,用药以滋阴清热为主,兼固涩止血;而固冲汤证是由脾虚统摄无权,冲脉不固所致,用药以补气固冲与固涩止血同施。

【临床应用】

1. 辨证要点　本方是治疗阴虚血热之崩漏的常用方剂。以经血量多,血色深红,甚者紫黑黏稠,舌红,脉弦数为辨证要点。

2. 临证加减　若见阴虚热盛者,可加生地黄、地骨皮、女贞子、墨旱莲以增强滋阴清热,凉血止血之功;出血量多者,可加煅龙骨、煅牡蛎、五倍子、茜草以固涩止血。

3. 现代运用　常用于治疗功能失调性子宫出血、围绝经期综合征、慢性附件炎等病证属阴虚血热者。

【方歌】固经丸内龟芍君,黄芩黄柏椿皮群,
　　　　更加香附酒为丸,阴虚血热崩漏痊。

完带汤(《傅青主女科》)

【组成】炒白术一两(30g)　炒山药一两(30g)　人参二钱(6g)　炒车前子三钱(9g)　白芍酒炒,五

钱（15g）　苍术三钱（9g）　甘草一钱（3g）　陈皮五分（2g）　黑芥穗五分（2g）　柴胡六分（2g）

【用法】汤剂：水煎服，一日2次。

【功用】补脾疏肝，化湿止带。

【主治】脾虚肝郁，湿浊带下证。症见带下量多色白，清稀无臭，倦怠便溏，面色㿠白，舌淡苔白，脉缓或濡弱。

【方解】本方所治之带下证为脾虚失运，湿浊内生，肝失疏泄，带脉不固所致。脾虚不运，湿浊下注成带，则带下量多，清稀无臭；脾虚气血生化不足，则面色㿠白，倦怠乏力；脾虚湿停，清阳不升，则大便溏薄；舌淡脉缓濡弱均为脾虚湿盛之象。治宜补脾疏肝，化湿止带。

方中重用白术、山药健脾补气，白术兼能燥湿，山药兼可涩精，共为君药。人参补中益气；苍术燥湿健脾；车前子淡渗利湿，三药助君药补脾祛湿，均为臣药。陈皮行气化湿并防补药之滞；柴胡、黑芥穗之辛散，得白术则升发脾胃清阳，配白芍则疏肝抑肝，共为佐药。甘草甘缓和中，为使药。诸药相合，共奏补脾疏肝、化湿止带之功。

本方体现了寓补于散，寄消于升，培土抑木，祛湿化浊的配伍特点，使脾气健旺，肝气条达，清阳得升，湿浊得化，则带下自止。

【临床应用】

1. 辨证要点　本方是治疗脾虚肝郁湿浊不化之白带的常用方剂。以带下色白量多，清稀无臭，倦怠乏力，舌淡苔白为辨证要点。

2. 临证加减　若见小腹冷痛者，可加乌药、小茴香、炮姜以温经散寒止痛；兼见腰膝酸软者，加杜仲、菟丝子、桑寄生以补肾强腰；带下量极多者，可加煅龙骨、煅牡蛎、白果以固涩止带。

3. 现代运用　常用于治疗慢性盆腔炎、阴道炎、宫颈炎等疾病之带下属脾虚肝郁，湿浊下注者。

4. 使用注意　对于肝郁化热或湿热下注之带下证，非本方所宜。

病案分析

顾某，女，43岁，2008年8月1日初诊。"带脉之为病，腹满，腰溶溶如坐水中"。带下量多，脘胀，左关弦，右脉缓，舌苔薄根略腻。

辨证：其脉"左关弦，右脉缓"，正为脾虚肝郁之象，且"舌苔薄根略腻"为湿邪盛于下焦之故。

病证：脾虚肝郁，湿浊带下证。

治法：补脾疏肝，化湿止带。

方药：完带汤加减。

山药30g　炒白术30g　炒白芍15g　苍术10g　党参15g　荆芥炭6g　车前子10g（包）　柴胡3g　炒陈皮6g　炙甘草5g　14剂。用完带汤原方而奏效。（黄拓，连建伟．连建伟"平脉辨证"运用完带汤治验举隅[J]．辽宁中医药大学学报，2011，13（8）：167-168.）

【方歌】完带汤中用白术，山药人参白芍辅，

　　　　苍术车前黑芥穗，陈皮甘草与柴胡。

易黄汤（《傅青主女科》）

【组成】炒山药一两（30g）　炒芡实一两（30g）　炒黄柏二钱（6g）　炒车前子一钱（3g）　白果十枚（12g）

【用法】水煎服，一日2次。

【功用】固肾止带，清热祛湿。

【主治】肾虚有热，湿热带下。症见带下色黄黏稠，气味腥臭，食少，腰膝酸软，舌红苔薄黄腻。

【方解】肾与任脉相通，肾虚有热，损及任脉，气不化津，津液反化为湿，循经下注于前阴，故带下色黄、黏稠量多，其气腥秽。治宜固肾清热，祛湿止带。

方中重用山药、芡实补脾益肾，固涩止带，共为君药。白果甘苦涩，收涩止带，为臣药。配以少量黄柏，苦寒入肾，清热燥湿；车前子甘寒，清热利湿，均为佐药。诸药合用，重在补涩，辅以清利，使肾虚得复，热清湿祛，带下自愈。

本方与完带汤均出自《傅青主女科》，均是治疗带下之证的方剂。但本方重在补肾固涩，兼以清热利湿，主治肾虚有热、湿热下注之黄带证；而完带汤以健脾祛湿为主，辅以疏肝止带，主治脾虚肝郁、湿浊下注之白带证。

本方与龙胆泻肝汤均可用于湿热黄带。但本方证是因肾虚有热、气不化津所致，故治以补肾固涩为主，兼以清热利湿；而龙胆泻肝汤是由肝经湿热下注所致，故治以清热利湿为主，兼以疏肝养血。

知识链接

傅青主论带下病

《傅青主女科》的作者为明末清初医家傅山(字青主)，其对带下病的成因和治法有详细的论述。傅青主认为，带下病以"带"命名，是因"带脉通于任、督，任、督病而带脉始病""带脉不能约束而有此病"。就邪气而言，受湿邪影响最大，"带下俱是湿症"；就病位而言，多在肝、脾，"以脾气之虚，肝气之郁，湿气之侵，热气之逼，安得不成带下之病哉"。他提出带下病有白带、青带、黄带、黑带、赤带之分。白带，症见带下色白量多，因"湿盛而火衰，肝郁而气弱，则脾土受伤，湿土之气下陷"所致，故"治法宜大补脾胃之气，稍佐以舒肝之品"，使"脾气健而湿气消"；青带，症见带下色青，稠黏腥臭，因"肝经之湿热"而致，故治宜"解肝木之火，利膀胱之水"；黄带，症见带下色黄腥秽，因"任脉之湿热"所致，故治宜"补任脉之虚，而清肾火之炎"；黑带，症见带下色黑气腥，乃"火热之极"而致，治宜"泄火为主"；赤带，症见带下色红似血，淋沥不断，因脾伤生湿，肝郁生热，"火重而湿轻"所致，故治宜"清肝火而扶脾气"。

【临床应用】

1. 辨证要点 本方为治疗肾虚湿热带下之常用方剂。以带下色黄黏稠腥臭，腰膝酸软，舌苔薄黄腻为辨证要点。

2. 临证加减 若湿盛者，可加土茯苓、薏苡仁以增强祛湿之功；若带下不止者，可加鸡冠花等以收涩止带；若热甚者，可加苦参、败酱草等清热解毒。

3. 现代运用 常用于治疗宫颈炎、阴道炎、盆腔炎等病证属肾虚湿热下注带下者。

【附方】**清带汤**(《**医学衷中参西录**》) 组成与用法：生山药一两(30g) 生龙骨捣细，六钱(18g) 生牡蛎捣细，六钱(18g) 海螵蛸去净甲，捣，四钱(12g) 茜草三钱(9g) 水煎服。功用：收涩止带。主治：妇女赤白带下，绵绵不绝者。

【鉴别】易黄汤、清带汤皆治带下病，均以补肾固涩之山药为君。但前者配伍清热祛湿之黄柏、车前子，主治肾虚湿热下注之黄带；后者则配伍收涩止带之龙骨、牡蛎、海螵蛸与化瘀止血之茜草，主治带脉失约之赤白带下。

【方歌】易黄白果与芡实，车前黄柏山药施，
　　　　能消带下黏稠秽，补肾清热又祛湿。

（张俊美）

ER 15-3

扫一扫，测一测

复习思考题

1. 何谓固涩剂？共分几类？各有何代表方？临证运用应注意什么？
2. 固冲汤和归脾汤都能治疗崩漏证，但二者组方用药有何不同？
3. 四神丸以枣肉为丸，金锁固精丸以莲子粉糊为丸，桑螵蛸散以人参汤调服，各有何意义？

第十六章 安神剂

学习目标

掌握朱砂安神丸、天王补心丹、黄连阿胶汤的组成、功用、主治、方解、组方特点和临床应用。

熟悉酸枣仁汤、交泰丸的组成、功用、主治及主要配伍意义。熟悉安神剂的概念、适用范围、分类及应用注意事项。

了解磁朱丸、甘麦大枣汤的功用和主治。

凡以安神药为主要组成,具有安神定志作用,治疗神志不安病证的方剂,统称为安神剂。

神志不安的病证常见心悸怔忡、健忘失眠、烦躁惊狂等症状,主要责之于心、肝、肾三脏功能失常及其相互关系的失调。神志不安病证有虚实之别。实证多因外受惊恐,扰乱心气,或肝郁化火,痰浊、瘀血、饮食停滞,内扰心神所致,症见夜寐不宁,惊狂易怒,烦躁不安等;虚者多因忧思太过,暗耗阴血,心神失养,或心阴不足,虚火内扰而致,症见心悸健忘,虚烦不寐等;心肾不交也是失眠的常见原因,肾水不足不能制约心火或心火亢盛扰动肾阴,致使阴阳失和、阳不入阴,症见失眠烦热、遗精带下、口燥咽干。根据"惊者平之""衰者补之""损者温之"(《素问·至真要大论》)的治疗原则,实证治宜重镇安神,虚证治宜补养安神,心肾不交宜交通心肾。故本章方剂主要分为重镇安神、补养安神和交通心肾三类。

使用安神剂要首辨虚实。神志不安病证虽有虚、实之分,但病机多虚实夹杂,互为因果,故组方配伍时,重镇安神与补养安神常结合运用。其次还要审因论治。若由热、痰、瘀、食滞等原因扰神导致,应与清热、祛痰、化瘀、消食等相应治法配合使用,以求方证相合。若为情志所伤,应配合疏肝解郁之法,同时结合情志疗法的应用,来提高药物的疗效。重镇安神剂中金石、贝壳类药物较多,有碍脾胃运化,故不宜久服,可配伍健脾和胃之品以保护胃气。此外,朱砂等安神药有一定毒性,长期服用可能引起慢性中毒,故在使用时须加以注意。

第一节 重镇安神

重镇安神剂,适用于心肝阳亢、热扰心神所致的神志不安实证。症见心神烦乱,失眠多梦,惊悸怔忡,癫狂等。常以重镇安神药如朱砂、磁石、珍珠母、龙齿等为主,配伍清热泻火、滋阴养血药如黄连、生地黄、当归等组成方剂。代表方如朱砂安神丸、磁朱丸。

朱砂安神丸(《医学发明》)

【组成】朱砂半两(15g)　黄连六钱(18g)　炙甘草五钱半(16g)　生地黄二钱半(8g)　当归二钱半(8g)

140

【用法】丸剂：上药为丸，每次6～9g，睡前温开水送服。汤剂：用量按原方比例酌减，朱砂研细末，以药汤送服。

【功用】镇心安神，清热养血。

【主治】心火亢盛，阴血不足证。症见心神烦乱，失眠多梦，惊悸怔忡，胸中烦热，舌红，脉细数。

【方解】本方证由心火亢盛，灼伤阴血所致。心火亢盛，心神被扰，故见心神烦乱、失眠多梦，胸中烦热；热邪灼伤阴血，心神失养，故见惊悸怔忡；舌红、脉细数为心火偏亢而阴血不足之症。治宜重镇安神，清心泻火，补养阴血。

方中朱砂质重性寒，专入心经，重可镇怯，寒能清热，既能重镇安神，又可清心火，治标之中兼能治本，为君药。黄连苦寒，入心经，清心泻火，以除烦热，为臣药。君、臣相伍，重镇以安神志，清心以除烦热，有标本兼治之功。生地黄甘苦寒，滋阴清热；当归甘辛苦温，补养心血，二者相配伍以补不足之阴血，共为佐药。炙甘草和中调药，以防黄连之苦寒、朱砂之质重碍胃，为使药。诸药合用，共奏重镇安神、清心养血之功，使心神得镇，心火得清，阴血得养，则神志安定，失眠多梦、惊悸怔忡诸症得解，故以"安神"名之。

本方组方特点：镇、清、养三法并用，镇清相得益彰，清中兼有滋养，标本兼治，以治标为主。

【临床应用】

1. 辨证要点 本方为治疗心火亢盛，阴血不足所致神志不安的常用方剂。以惊悸，失眠，舌红，脉细数为辨证要点。

2. 临证加减 若胸中烦热较甚，可加栀子、莲子心等以清心除烦；惊悸怔忡较重，可加生龙骨、生牡蛎等以镇惊安神；胸闷失眠，兼有痰热者，可加瓜蒌、竹茹等以清热化痰。

3. 现代运用 常用于治疗神经衰弱所致的心悸、健忘、失眠，或精神抑郁症引起的神志恍惚，以及心脏期前收缩所致的心悸怔忡等属心火亢盛，阴血不足者。

4. 使用注意 方中朱砂有毒，含硫化汞，不宜多服或久服，以免汞中毒；阴虚、脾弱者及孕妇忌用；肝肾功能不正常者慎用，以免加重病情；不宜与碘化物或溴化物同用，以免导致医源性肠炎。

【附方】**生铁落饮**（《医学心悟》） 组成与用法：天冬去心　麦冬去心　贝母各三钱（各9g）　胆南星　橘红　远志肉　石菖蒲　连翘　茯苓　茯神各一钱（各3g）　玄参　钩藤　丹参各一钱五分（各4.5g）　辰砂三分（1g）　生铁落（30g）　先煎生铁落45分钟，以汤代水煎诸药。辰砂研细末，以药汤送服。功用：镇心安神，清热涤痰。主治：痰火上扰之癫狂证。症见狂躁不安，喜怒无常，舌红绛，苔黄腻，脉弦数等。

【鉴别】生铁落饮与朱砂安神丸均具有重镇安神之功，治疗心神不安实证。生铁落饮以镇心安神药与涤痰清热药配伍，使热清神宁，痰化窍开，主治痰火上扰之癫狂；朱砂安神丸则以重镇安神药与清心养血药并用，使心火降，阴血充，神志安定，主治心火亢盛、阴血不足之心悸失眠，心烦神乱者。

【方歌】朱砂安神东垣方，归连甘草生地黄，
　　　　怔忡不寐心烦乱，清热养阴可复康。

磁朱丸（《备急千金要方》）

【组成】磁石二两（60g）　朱砂一两（30g）　神曲四两（120g）

【用法】丸剂：三药共为细末，炼蜜为丸，每次3g，一日2次，温开水送服。

【功用】重镇安神，潜阳明目。

【主治】虚阳外浮之失眠、目疾。症见视物昏花，耳鸣耳聋，心悸失眠。

【方解】本方证是由肾阴不足，心阳偏亢，心肾不交所致。肾阴不足，则精气不能上注于目，

故视物不清;肾开窍于耳,肾阴不能上贯于耳,则耳鸣耳聋;心阳偏亢,则心神不安,故心悸失眠。治宜重镇安神,潜阳明目。

方中磁石辛寒入肾,益阴潜阳,重镇安神,为君药。朱砂甘寒入心,清心泻火,重镇安神,为臣药。二药相合,益阴潜阳,水火既济,使精气得以上荣,心火不致上扰,心肾相交,则目昏耳鸣,心悸失眠等症皆除。神曲健脾和胃,防金石药物碍胃之弊。方中蜂蜜补中益胃,缓和药力,共为佐药。诸药合用,共奏潜阳明目、重镇安神之功。本方重镇安神,兼有平肝潜阳的作用。故柯琴称"此丸治癫痫之圣剂"。

【临床应用】

1. 辨证要点 本方原为视物昏花之目疾而设,因能交通心肾,益阴潜阳,重镇安神,后世医家扩大治疗范围,又用于神志不安与癫痫等病证。以心悸失眠,耳鸣耳聋,视物昏花为辨证要点。

2. 临证加减 若神志不安兼头晕目眩,目涩羞明等肝肾阴虚表现明显者,宜配合六味地黄丸同用;癫痫痰多者,可加胆南星、制半夏、天竺黄等祛痰之品。

3. 现代运用 常用于治疗神经衰弱,高血压,癫痫和视网膜、视神经、玻璃体、晶状体病变以及房水循环障碍等病证属于肾阴不足,心阳偏亢,心肾不交者。

4. 使用注意 方中磁石、朱砂均为重坠之品,用量不宜过多;朱砂有毒,含硫化汞,不宜过量或持久服用,以免中毒;肝肾功能不全者慎用,以免加重病情。

【方歌】 磁朱丸中有神曲,安神潜阳治目疾,

心悸失眠皆可用,癫狂痫证服之宜。

第二节 补养安神

补养安神剂,适用于阴血不足、心神失养所致的神志不安虚证。症见虚烦不眠、心悸怔忡、健忘多梦等。常以补养安神药物如酸枣仁、柏子仁、五味子、小麦等为主,配伍滋阴养血药如当归、生地黄、麦冬等组成方剂。代表方如天王补心丹、酸枣仁汤、甘麦大枣汤等。

天王补心丹(《摄生秘剖》)

【组成】 酸枣仁 柏子仁炒 当归身酒洗 天门冬去心 麦门冬去心,各二两(各60g) 生地黄酒洗,四两(120g) 人参去芦 丹参微炒 玄参微炒 白茯苓去皮 五味子烘 远志去心 桔梗各五钱(各15g)

【用法】 丸剂:上药共为细末,炼蜜为丸,朱砂9~15g研极细末为衣,每次9g,一日2次,早晚温开水或龙眼肉煎汤送服。汤剂:用量按原方比例酌减。

【功用】 滋阴养血,补心安神。

【主治】 阴虚血少,神志不安证。症见心悸怔忡,虚烦失眠,神疲健忘,或梦遗,手足心热,口舌生疮,大便干燥,舌红少苔,脉细数。

【方解】 本方证是由心肾两虚,阴虚血少,虚火内扰所致。阴虚血少,心失所养,故神疲心悸,失眠健忘。阴虚生内热,虚热内扰,故手足心热,虚烦,遗精,口舌生疮,大便干燥。舌红少苔,脉细数是阴虚内热之症。治宜滋阴养血,补心安神,清泄虚火。

方中重用生地黄滋阴养血,壮水以制虚火,为君药。天冬、麦冬滋阴清热;酸枣仁、柏子仁养心安神;当归补血润燥,五药共为臣药。人参补气生血,安神益智;五味子益气敛阴;茯苓、远志宁心安神,交通心肾;玄参滋阴降火;丹参养血活血,安神定志;朱砂镇心安神,七药共为佐药。

桔梗为舟楫，载药上行，以使药力上入心经，为使药。全方配伍，共奏滋阴养血、补心安神之功。

本方配伍特点：滋阴补血以治本，养心安神以治标，标本兼顾，以治本为主；心肾两顾，重在治心。

【临床应用】

1. 辨证要点　本方为治疗心肾阴虚，虚火内扰所致神志不安的常用方。以心悸失眠，手足心热，舌红少苔，脉细数为辨证要点。

2. 临证加减　若心悸失眠较重者，可加龙骨、磁石、龙眼肉、首乌藤等以安神；遗精者，可加金樱子、芡实、煅牡蛎以涩精止遗。

3. 现代运用　常用于治疗神经衰弱、精神分裂症、心脏病、甲状腺功能亢进等病证属心肾阴虚血少，神志不安者。

4. 使用注意　本方滋阴之品较多，脾胃虚弱、纳食欠佳、大便不实者，不宜长期服用；方中朱砂有毒，含硫化汞，不宜过量或持久服用，以免中毒。肝肾功能不全者慎用，以免加重病情。

【附方】**柏子养心丸**（《体仁汇编》）　组成与用法：柏子仁四两（120g）　枸杞子三两（90g）　麦冬　当归　石菖蒲　茯神各一两（各30g）　玄参　熟地黄各二两（各60g）　甘草五钱（15g）　上药共为细末，炼蜜为丸，每次9g，一日2次，温开水送服。功用：养心安神，滋阴补肾。主治：阴血亏虚，心肾失调，神志不安证。症见精神恍惚，惊悸怔忡，夜寐多梦，健忘盗汗，舌红少苔，脉细而数。

【鉴别】天王补心丹、柏子养心丸同治阴血亏虚之虚烦不眠。天王补心丹以补心安神药与滋阴清热养血药相配，生地黄用量独重，且与二冬、玄参配伍，滋阴清热力较强，故主治以阴虚内热为主的心神不安证；柏子养心丸以补肾滋阴药与养心安神药相配，重用柏子仁、枸杞子，滋阴清热之力不足，故主治心肾两虚而内热较轻者。

【方歌】补心丹用柏枣仁，二冬生地当归身，

　　　　三参桔梗朱砂味，远志茯苓共养神。

酸枣仁汤（《金匮要略》）

【组成】酸枣仁炒，二升（30g）　茯苓二两（6g）　知母二两（6g）　川芎二两（6g）　甘草一两（3g）

【用法】汤剂：水煎，睡前服。

【功用】养血安神，清热除烦。

【主治】肝血不足，虚热内扰，神志不安证。症见失眠心悸，虚烦不安，头目眩晕，盗汗，咽干口燥，舌红，脉弦细。

【方解】本方证由肝血不足，血不养心，阴虚内热，虚热扰神而致。肝藏血，血舍魂，血养心，若肝血不足，魂不守舍，心失所养，则失眠心悸；血亏阴虚，易生内热，虚热内扰，故见虚烦不安，咽干口燥，舌红；虚热迫津外泄则盗汗；头目眩晕，脉细弦，乃血虚肝旺使然。治宜养肝血安心神，清内热除虚烦。

方中重用酸枣仁，甘酸平，入心肝经，养血补肝，宁心安神，为君药。茯苓宁心安神；知母滋阴清热，共为臣药。佐以川芎之辛散，调肝血而疏肝气。酸枣仁、川芎相伍，酸收、辛散并用，补血、行血并存，相反相成，具有养血调肝之功。甘草和中缓急，调和诸药，为使药。诸药合用，共奏养血安神、清热除烦之效。

本方配伍特点：养中兼清，补中有行，酸收为主，辛散为辅，兼以甘缓。

本方与天王补心丹均治阴血不足、虚热扰神之心烦失眠。组方用药均以养心安神、滋阴补血为主，配以清虚热之品。但酸枣仁汤重用酸枣仁养血安神，配伍调气疏肝之川芎，酸收与辛散并用，具有养血调肝之妙，主治肝血不足，虚烦不眠，伴见头目眩晕，脉弦细等症；而天王补心丹重用生地黄，并与二冬、玄参等滋阴清热药为伍，更与养血安神之品相配，主治心肾阴亏血少，心火

上扰,心烦失眠,症见手足心热,舌红少苔,脉细数者。

【临床应用】

1. 辨证要点 本方为治疗肝血不足,虚火扰心,虚烦不眠的常用方。以虚烦不眠,咽干口燥,舌红,脉弦细为辨证要点。方中酸枣仁捣碎先煎,其安神效果更佳。

2. 临证加减 若虚热较重而咽干口燥较甚者,可加麦冬、生地黄以滋阴清热;兼见盗汗,可加五味子、浮小麦、白芍以敛阴止汗;失眠、心悸较重者,加首乌藤、柏子仁、龙齿以增安神之功;头目眩晕重者,加当归、枸杞子增强养血补肝之功。

3. 现代运用 常用于治疗神经衰弱、心脏神经症、围绝经期综合征等病证属肝血不足,虚热内扰,神志不安者。

4. 使用注意 本方主治肝血不足,虚热内扰之失眠,肝胆实火者不宜使用。

病案分析

齐某,男,18 岁。两年前在学校与同学争吵之后,精神受到刺激,从此哭笑无常,打骂不分亲疏,被诊为精神分裂症而住院治疗两个多月。近半年来,自觉头晕昏沉,心烦不得眠,独居室内而恶见他人。脉弦细,舌质淡红苔白。

辨证:始于情志所伤,肝郁为急。肝有郁结,则气不调畅,气不行则郁而为火,火能耗血,所以日久肝血为其所伤。肝血不足,不能柔养肝体,则使肝气更郁。这就是所谓的肝郁能致血虚,血虚又能导致肝郁的病理过程。

病证:肝郁血虚,肝失条达而燥热内生。

治法:养血安神,清热除烦。

方药:酸枣仁汤加味。

酸枣仁 30g　川芎 12g　知母 12g　茯苓 15g　炙甘草 10g　珍珠母 30g　夜交藤 15g　服药七剂后,头晕减,夜寐安。上方去珍珠母、夜交藤,又进十二剂,基本恢复正常,主动要求返校读书。(刘渡舟.经方临证指南[M].北京:人民卫生出版社,2013.)

【方歌】酸枣仁汤治失眠,川芎知草茯苓煎,

养血除烦清虚热,安然入睡梦乡甜。

甘麦大枣汤(《金匮要略》)

【组成】甘草三两(9g)　小麦一升(30g)　大枣十枚(10 枚)

【用法】汤剂:水煎温服。

【功用】养心安神,和中缓急。

【主治】脏躁。症见精神恍惚,常悲伤欲哭,不能自主,心中烦乱,睡眠不安,甚则言行失常,呵欠频作,舌淡红苔少,脉细微数。

【方解】脏躁多因忧思过度,心阴受损,肝气失和所致。心阴不足,心神失养,神不守舍,则精神恍惚,睡眠不安,心中烦乱。肝气失和,疏泄失常,则悲伤欲哭,不能自主,或言行失常。治宜养心安神,和中缓急,以使心神安宁,肝气调和。

根据"肝苦急,急食甘以缓之"(《素问·脏气法时论》)及"心病者,宜食麦"(《灵枢·五味》)之原则。方中重用小麦为君药,性味甘凉,养肝补心,除烦安神。甘草甘平,补养心气,和中缓急,为臣药。大枣甘温质润,益气和中,润燥缓急,为佐药。三药合用,甘润平补,养心调肝,共奏养心安神、和中缓急之功。

【临床应用】

1. 辨证要点　本方是治脏躁的常用方剂。以精神恍惚，悲伤欲哭，遇情志因素加重为辨证要点。

2. 临证加减　若心烦不眠，舌红少苔，阴虚较明显者，加生地黄、知母、百合以滋养心阴；头目眩晕，脉弦细，肝血不足者，加酸枣仁、白芍、当归以养肝补血安神。

3. 现代运用　现代常用治疗于癔症、神经症、围绝经期综合征等病证属于心阴不足，肝气失和者。

4. 使用注意　癫狂证属痰火内盛者不宜用本方。

【方歌】金匮甘麦大枣汤，妇人脏躁喜悲伤，
　　　　精神恍惚常欲哭，养心安神效力彰。

第三节　交 通 心 肾

交通心肾剂，适用于心火亢盛或肾阴不足，阴阳升降失调，心肾不交之失眠。症见失眠健忘，心悸不安，眩晕耳鸣，咽干口燥，腰膝酸软，遗精带下等。常以交通心肾药物如黄连、肉桂、阿胶为主，配伍补肾、清心药如地黄、丹参、黄芩组成方剂。代表方如交泰丸、黄连阿胶汤。

交泰丸（《韩氏医通》）

【组成】川黄连5钱(5g)　肉桂心5分(15g)

【用法】汤剂：水煎温服。

【功用】交通心肾，清火安神。

【主治】心火偏亢，心肾不交证。症见心悸怔忡，失眠，口舌生疮。

【方解】本方证由内火偏亢，心肾不交而致。心火偏亢，水火不济，则心神不安，故见心悸怔忡，失眠。治当清降心火，交通心肾。

本方重用黄连清心降火除烦，为君药。轻用肉桂补火助阳，引火归原，为佐药。两药配伍，清中有温，以清为主，使寒而不遏，降心助肾，重在清心降火，相反相成，使心肾相交，水火既济，则心神自安，不寐自除。

知识链接

交 通 心 肾

交通心肾是以滋阴潜阳、沟通心肾，治疗心肾不交证的治法。心属火而藏神，肾属水而藏精。若肾阴不足，或心火独亢，则心肾水火不相制约，失于协调，称之为心肾不交。症见心悸心烦、头晕失眠、健忘遗精、耳鸣耳聋、腰酸腿软、小便短赤、舌质红、脉细数。陈士铎《辨证录·不寐门》有"人有昼夜不能寐，心甚躁烦，此心肾不交也。盖日不能寐者，乃肾不交于心；夜不能寐者，乃心不交于肾也。今日夜俱不寐，乃心肾两不相交耳。夫心肾之所以不交者，心过于热，而肾过于寒也。心原属火，过于热则火炎于上，而不能下交于肾；肾原属水，过于寒则水沉于下，而不能上交于心矣"。治疗有滋肾壮水、清降心火、温助肾阳、引火归原等法，临床组方可根据病机选配应用，或选加安神药。

【临床应用】

1. 辨证要点　本方为治疗心火亢盛,心肾不交之神志不安证的代表方。以心悸怔忡,失眠,口舌生疮为辨证要点。

2. 临证加减　若心火亢盛,舌红,口舌生疮者,加木通、生地清心除烦;肾阴不足,腰膝酸软,五心烦热者,加熟地黄、黄柏滋阴降火;脾胃失和,腹胀腹痛者,加干姜、白术健脾振奋脾气。

3. 现代运用　常用于治疗失眠、心律失常、抑郁症、神经症等属心肾不交者。

4. 使用注意　阴虚火旺之失眠不宜单独使用。

【方歌】心肾不交交泰丸,一份桂心六份连,
　　　　　怔忡不寐心阳亢,心肾交时自然安。

黄连阿胶汤(《金匮要略》)

【组成】黄连四两(12g)　阿胶三两(9g)　黄芩二两(6g)　鸡子黄二枚　芍药二两(6g)

【用法】汤剂:水煎温服。

【功用】养阴泻火,益肾宁心。

【主治】阴虚火旺,心肾不交证。症见心烦,失眠,口干咽燥,舌红苔少,脉细数。

【方解】本方证是由肾阴亏虚,心火亢盛,心肾不交而致。肾水亏虚,不能上济于心,心火独亢于上则心烦、失眠。口干咽燥,手足心热,舌红少苔,脉细数均为阴虚火旺之象。治应泻心火、滋肾阴、除烦安神。

方中重用苦寒之黄连清泻心火,使心气下交于肾;阿胶味甘性平,归入肾经,滋阴补血,二药合用,滋肾阴,清心火,使水火既济,共为君药。黄芩助黄连泻心火;芍药助阿胶补肾水,共为臣药。佐以鸡子黄,滋肾阴,养心血而安神。诸药合用,则肾水可旺,心火可清,心肾交通,水火既济,诸证悉平。

【临床应用】

1. 辨证要点　本方为治疗阴虚火旺,心肾不交之失眠证的常用方。临床应用以心烦不眠,口干咽燥,舌红少苔,脉细数为辨证要点。

2. 临证加减　若心胸烦热较甚者,加栀子、竹叶以清心火;若肾阴虚甚者,可加枸杞子、女贞子以育阴滋肾;整夜不寐或稍入眠即多梦者,加朱茯神、菖蒲、远志以交通心肾、宁心安神;如大便干者,加麻仁、麦冬以滋阴润燥生津;若失眠甚者,加酸枣仁、柏子仁以滋补阴血安神。

3. 现代运用　常用于顽固性失眠症、焦虑性神经症、神经衰弱、慢性溃疡性口腔炎、失音、阳痿、梦遗等属阴虚火旺、心肾不交者。

4. 使用注意　实热所致之不寐不宜使用本方。

【方歌】黄连阿胶鸡子黄,黄芩芍药不可忘,
　　　　　滋阴泻火清虚热,交通心肾效力彰。

(李庆伟)

? 复习思考题

1. 天王补心丹的主治证及临床表现有哪些?
2. 酸枣仁汤中配伍川芎的意义是什么?
3. 朱砂安神丸的功用、主治证及临床表现有哪些?

扫一扫,测一测

第十七章 开窍剂

PPT课件

学习目标

掌握安宫牛黄丸的组成、功用、主治、方解、组方特点和临床应用。

熟悉苏合香丸的功用、主治及服用方法。熟悉开窍剂的概念、适用范围、分类及应用注意事项。

了解紫雪、至宝丹、紫金锭的功用和主治。

凡以芳香开窍药为主要组成，具有开窍醒神作用，治疗窍闭神昏之证的方剂，统称开窍剂。

神昏之证有虚实之分。属于实证者，称为闭证。多由邪气壅盛，蒙蔽心窍所致。根据闭证的临床表现，可分为热闭与寒闭两种。热闭多由温热之邪内陷心包，痰热蒙窍所致，治宜清热开窍，简称凉开；寒闭多因寒湿痰浊或秽浊之气蒙蔽心窍引起，治宜温通开窍，简称温开。故本章方剂也分为凉开和温开两类。

使用开窍剂应首先辨别病证的虚实、寒热。凡见神昏，口噤不开，两手握固，脉实有力者，证属邪实闭证，可选用开窍之剂治疗；而对于汗出肢冷，呼吸气微，手撒遗尿，口开目合的脱证，虽有神昏，也不能使用开窍剂，以免元气耗散。其次，对于阳明腑实证而见神昏谵语者，只宜寒下，不可用开窍剂；至于阳明腑实而兼邪陷心包之证，应根据病情缓急，或先投寒下，或开窍与泻下并用。开窍剂多为辛散走窜、芳香之品，易伤元气，临床多用于急救，中病即止，不可多服、久服。为了便于急救使用，本类方剂多为丸、散剂型，在使用时宜温开水化服或鼻饲，不宜煎煮，以免影响疗效。本类方剂多含麝香等芳香走窜之品，有碍胎元，孕妇慎用或忌用。

第一节 凉 开

凉开剂，适用于温热之邪内陷心包的热闭证。症见高热，神昏，谵语，甚或痉厥等。其他如中风、气郁、痰厥及感受秽浊之气，以致猝然昏倒，不省人事，证有热象者，亦可选用。常用芳香开窍药如麝香、冰片、郁金、石菖蒲等配伍清热泻火、凉血解毒药为主组成方剂。由于热入心包，引起神志不宁，故常配镇心安神药，如朱砂、磁石、琥珀、珍珠等；热陷心包，每易炼津成痰，故宜适当配伍清化热痰之品，如胆南星、川贝母、天竺黄、雄黄等。代表方如安宫牛黄丸、紫雪、至宝丹。

安宫牛黄丸（《温病条辨》）

【组成】牛黄　郁金　黄连　朱砂　山栀　雄黄　黄芩各一两（各30g）　犀角一两（30g,已禁用，现以水牛角浓缩粉代）　冰片　麝香各二钱五分（各7.5g）　珍珠五钱（15g）

【用法】丸剂：上为极细末，炼老蜜为丸，每丸一钱（3g），金箔为衣，蜡护。脉虚者人参汤下，脉实者,金银花、薄荷汤下,每服一丸。大人病重体实者,日再服,甚至日三服;小儿服半丸,不知,再服半丸。

【功用】清热开窍,豁痰解毒。

【主治】邪热内陷心包证。症见高热烦躁,神昏谵语,口干舌燥,痰涎壅盛,舌红或绛,脉数有力。亦治中风昏迷,小儿惊厥,属邪热内闭者。

【方解】本方证为温热邪毒内陷心包所致。温病热邪炽盛,逆传心包,必扰及神明,故高热烦躁,神昏谵语;里热炽盛,灼津炼液成痰,或素有痰热,故多见口干舌燥等津伤以及痰涎壅盛之症。痰浊上蒙清窍,势必加重神昏谵语。中风痰热昏迷,小儿高热惊厥,亦属热闭之证。治宜芳香开窍,清解心包热毒,并配以安神、豁痰之品,加强清开之力。

方中牛黄味苦而凉,功能清心解毒,息风定惊,豁痰开窍;水牛角咸寒,清心凉血解毒;麝香辛温芳香,通行十二经,长于开窍醒神,三药合用,清心开窍,凉血解毒,共为君药。黄芩、黄连、栀子大苦大寒之品,清热泻火解毒,助牛黄清心包之热;冰片、郁金芳香辟秽,开闭通窍,以加强麝香开窍醒神之功,共为臣药。佐以朱砂、珍珠镇心安神,以除烦躁不安;雄黄助牛黄以辟秽豁痰解毒。用蜜为丸,以和胃调中,为使药。金箔为衣,取其重镇安神之效。诸药相合,共奏清热开窍、豁痰解毒之功。

本方是清心凉血解毒、清热泻火之品与芳香开窍药的结合应用,有"使邪火随诸香一齐俱散也"(《温病条辨》)之意,这也正是本方乃至凉开剂的配伍特点。

 知识链接

安宫牛黄丸和清开灵制剂

清开灵制剂是在传统中成药"安宫牛黄丸"的基础上进行改良而成的中成药。该方将药源稀少的牛黄用牛黄的有效成分牛胆酸和猪胆酸代之;价格昂贵的犀角(现已禁用)、珍珠用水牛角、珍珠母代之,减去朱砂、金箔,并加板蓝根以增强清热解毒之功,该方以清热解毒为主,配以醒神、化痰之品,以加强其"清开"之力,故名为清开灵。因其多用于热病神昏之急证、重证,又将本方进行了剂型改革,研制成清开灵注射液,变口服为肌注或静脉滴注,它不仅保留了原方独到的疗效,更增加了临床的适应证,使作用迅速,疗效显著提高。临床可用于中风病之痰热昏迷等病证。

【临床应用】

1. 辨证要点 本方是治疗热陷心包的常用方,也是凉开剂的代表方。以高热烦躁,神昏谵语,舌红或绛,苔黄燥,脉数有力为辨证要点。原书提出"脉虚者,人参汤下",是取人参补气扶正,以加强其清热开窍之功,但对虚脉之证应密切观察,谨防其由闭转脱;"脉实者,银花、薄荷汤下",是增强其清热透毒之效。

2. 临证加减 若邪陷心包,兼腑实,症见神昏舌短,大便秘结,饮不解渴者,用安宫牛黄丸2粒化开,调大黄末9g内服,可先服一半,不知再服。

3. 现代运用 常用于治疗流行性乙型脑炎、流行性脑脊髓膜炎、中毒性痢疾、尿毒症、脑卒中、肝性脑病等病证属痰热内闭者。

4. 使用注意 孕妇慎用本方。

【附方】**牛黄清心丸(《痘疹世医心法》)** 组成与用法:黄连五钱(15g) 黄芩 栀子各三钱(各9g) 郁金二钱(6g) 辰砂一钱半(4.5g) 牛黄二分半(0.65g) 上六味,牛黄研细,朱砂水飞或粉碎成极细粉,其余黄连等四味粉碎成细粉,蜜炼成丸,每丸重1.5g或3g。口服,小丸1次2丸,大丸1次1丸,日2~3次。小儿酌减。功用:清热解毒,开窍安神。主治:温病热闭心包证。症见身热烦躁,神昏谵语,以及小儿高热惊厥,中风窍闭等。

【鉴别】安宫牛黄丸和牛黄清心丸两方功用、主治基本相同。安宫牛黄丸是在牛黄清心丸的基础上加味而成,即加清心凉血解毒之水牛角;芳香开窍之麝香、冰片;镇心安神之珍珠、金箔;并用雄黄以助牛黄辟秽解毒之功。故安宫牛黄丸清热开窍作用强,用于治疗热闭之重证,而牛黄清心丸则清热开窍作用稍逊,适用于热闭之轻证。

【方歌】安宫牛黄开窍方,芩连栀郁朱雄黄,
　　　　牛角珍珠冰麝箔,热闭心包功效良。

紫雪(《苏恭方》录自《外台秘要》)

【组成】石膏　寒水石　滑石　磁石各三斤(各1.5kg)　水牛角粉　羚羊角屑　沉香　青木香各五两(各150g)　玄参　升麻各一斤(各500g)　甘草炙,八两(240g)　丁香一两(30g)　精制朴硝十斤(5kg)　精制硝石四升(96g)　麝香五分(1.5g)　朱砂三两(90g)　黄金一百两(3.1kg)

【用法】如法制成散剂,其色紫,状如霜雪。日服1～2次,每次1.5～3g,温开水送下,或鼻饲。年老体弱及小儿用量酌减。

【功用】清热开窍,息风止痉。

【主治】邪热内陷心包,热盛动风证。症见高热烦躁,神昏谵语,痉厥,斑疹吐衄,口渴唇焦,尿赤便秘,舌红绛苔干黄,脉数有力或弦,以及小儿热盛惊厥。

【方解】本方证为温病邪热炽盛,内陷心包,热盛动风所致。邪热内陷心包,热扰心神,故神昏谵语,烦躁不安;热极风动,故痉厥抽搐;温邪热毒充斥内外,迫血妄行,故高热,斑疹吐衄;热盛伤津,故口渴唇焦,便秘尿赤;小儿热盛惊厥亦属邪热内闭,肝风内动之候。治宜清热开窍,息风止痉。

方中水牛角善清心热,凉血解毒;羚羊角长于凉肝息风止痉,两角合用,为热传心肝两经之良药;麝香芳香开窍醒神,三者共构清心凉肝、开窍息风的常用组合,针对高热、神昏、痉厥等主证而设,共为君药。生石膏、寒水石、滑石清热泻火,滑石且可导热从小便而出;玄参、升麻清热解毒,其中玄参尚可养阴生津,升麻又能清热透邪,均为臣药。方中选用甘寒清热药为主,而不用苦寒之品,以免苦燥伤津,对热盛津伤之证,尤为适合。佐以木香、丁香、沉香行气通窍,助麝香开窍醒神之功;朱砂、磁石重镇安神,朱砂亦能清心解毒,磁石且能潜镇肝阳,加强君药除烦止痉之效;更用朴硝、硝石泄热散结以"釜底抽薪",可使邪热从肠腑下泄。炙甘草益气安中,调和诸药,并防寒凉之药伤胃,为佐使药。原方用黄金,取其镇心安神之功。诸药合用,共奏清热解毒、开窍醒神、息风止痉、安神除烦之效。

本方的配伍特点是心肝并治,上下开通。于清心开窍之中兼具息风止痉之效,既开上窍以醒神,又通下窍以祛邪。

【临床应用】

1. 辨证要点　本方为治疗热闭心包,热盛动风证的常用方。以高热烦躁,神昏痉厥,便秘,舌红绛苔干黄,脉数有力为辨证要点。

2. 临证加减　若伴气阴两伤者,宜以生脉散煎汤送服本方,或本方与生脉散注射液同用,以防其内闭外脱。

3. 现代运用　常用于治疗流行性脑脊髓膜炎、乙型脑炎、重症肺炎、猩红热、化脓性感染等感染性疾病出现神志昏迷,辨证属热陷心包,热极生风者;对肝性脑病以及小儿高热惊厥、小儿麻疹热毒炽盛所致的高热神昏抽搐,亦可用之。

4. 使用注意　使用本方应中病即止,不宜久服,用量不宜过大,防止元气耗损。孕妇禁用本方。

【方歌】紫雪羚牛朱朴硝,硝磁寒水滑石膏,

　　　　丁沉木麝升玄草,不用赤金法亦超。

至宝丹(《太平惠民和剂局方》)

【组成】犀角粉(已禁用,以水牛角代)　朱砂　雄黄　生玳瑁屑　琥珀各一两(各30g)　金银箔各五十片　麝香　龙脑各一分(各7.5g)　牛黄半两(15g)　安息香一两半(45g)

【用法】上药研末,炼蜜为丸,如梧桐子大,用人参汤或温开水化服3~5丸,小儿用量酌减。昏迷者可鼻饲给药。

【功用】化浊开窍,清热解毒。

【主治】痰热内闭心包证。症见神昏谵语,身热烦躁,痰盛气粗,舌红苔黄垢腻,脉滑数,以及中风、中暑、小儿惊厥属于痰热内闭者。

【方解】本方证为痰热内闭,瘀阻心窍所致。痰热扰乱神明,则神昏谵语,身热烦躁;痰涎壅盛,阻塞气道,故喉中痰鸣,气息粗大;舌绛苔黄垢腻,脉滑数为痰热内盛之象。至于中风、中暑、小儿惊厥,皆可因痰热内闭所致,治宜化浊开窍,清热解毒。

方中犀角(已禁用,以水牛角代)与麝香相配,清热开窍,共为君药。冰片(龙脑)与安息香均能芳香开窍,辟秽化浊,与麝香合用,开窍之力更为显著;牛黄、玳瑁清热解毒,其中牛黄又能豁痰开窍,息风定惊,与犀角(已禁用,以水牛角代)同用,可以增强清热凉血解毒作用,同为臣药。佐以朱砂、琥珀镇心安神,雄黄豁痰解毒;方中金箔、银箔,与朱砂、琥珀同用,意在加强重镇安神之力。诸药配伍,共奏清热开窍、化浊解毒之效。

原书用人参汤送服,意在借人参益气养心之功,以助诸药祛邪开窍,适用于病情较重,正气虚弱者。另有"血病,生姜、小便化下"一法,意取童便滋阴降火行瘀、生姜辛散祛痰止呕之功,二者为引,既可加强全方清热开窍之功,又可行瘀散结、通行血脉,适用于热闭而脉实者。

本方与安宫牛黄丸、紫雪相较,均可清热开窍,治疗热闭证,三者又称凉开"三宝"。但从清热解毒之力而论,"大抵安宫牛黄丸最凉,紫雪次之,至宝又次之"(《温病条辨》);从功用、主治、用药比较,三方则各有所长,其中安宫牛黄丸长于清热解毒豁痰;紫雪偏于息风止痉;至宝擅芳香开窍,化浊辟秽。由于三方功用有相同之处,临床要辨证选用,亦可交替使用。

【临床应用】

1. 辨证要点　本方是治疗痰热内闭心包证的常用方。以神昏谵语,身热烦躁,痰盛气粗,舌绛苔黄腻,脉滑数为辨证要点。

2. 临证加减　本方清解之力相对不足,可用《温病条辨》之清宫汤送服。若病情较重正气虚弱,而见脉虚者,以人参汤化服以益气扶正。

3. 现代运用　常用于治疗流行性脑脊髓膜炎、乙型脑炎、中毒性痢疾、尿毒症、脑血管意外、肝性脑病等病证属痰热内闭心包者。

4. 使用注意　本方芳香辛燥之品较多,阳盛阴虚而致神昏谵语者,不宜使用。孕妇慎用。

【方歌】至宝朱砂麝息香,雄黄牛角与牛黄,

　　　　金银二箔兼龙脑,琥珀还同玳瑁良。

第二节　温　开

温开剂,具有温散寒邪、宣达气机、开窍醒神的作用,适用于中风、寒中、气郁、痰厥等病证属于寒邪痰浊内闭之证。症见猝然昏倒,牙关紧闭,神昏不语,苔白脉迟等。常用芳香开窍药如麝香、苏

合香、冰片等为主,配伍温里行气之品如细辛、沉香、丁香等组方。代表方如苏合香丸、紫金锭。

苏合香丸(《太平惠民和剂局方》)

【组成】苏合香 龙脑(冰片)各一两(各30g) 麝香 安息香 青木香 香附子 沉香 白檀香 丁香 荜茇各二两(各60g) 薰陆香(乳香)一两(30g) 白术 诃子煨 朱砂各二两(各60g) 犀角二两(60g,已禁用,现以水牛角粉代)

【用法】丸剂:上为细末,炼蜜为丸,如梧桐子大,每丸重3g,每次服1丸,一日1~2次,小儿酌减,温开水送服。昏迷者,可鼻饲给药。

【功用】芳香开窍,行气温中。

【主治】寒闭证。症见突然昏倒,牙关紧闭,不省人事,苔白,脉迟;心腹猝痛,甚则昏厥。亦治中风,中气及感受时行瘴疠之气,属寒闭证者。

【方解】本方证为寒邪秽浊,闭阻气机所致。由于寒痰秽浊,阻滞气机,蒙蔽清窍,故突然昏倒,牙关紧闭,不省人事;阴寒内盛,则苔白脉迟;邪凝胸中,气血瘀阻,则心胸疼痛;邪阻中焦,气滞不通,则脘腹胀满疼痛。闭者宜开,治宜芳香开窍为主,对寒邪、气郁及秽浊所致者,须配合温里散寒、行气活血、辟秽化浊之法。

方中苏合香、麝香、冰片、安息香芳香开窍,辟秽化浊,共为君药。臣以木香、香附、丁香、沉香、白檀香、乳香,以行气解郁,散寒止痛,理气活血。佐以辛热之荜茇,温中散寒,助诸香燥药以增强祛寒止痛开郁之力;犀角(已禁用,以水牛角代)清心解毒;朱砂重镇安神,二者药性虽寒,但与大队温热之品相配,则不悖温通开窍之旨;白术益气健脾,燥湿化浊;诃子收涩敛气,二药一补一敛,以防诸香辛散走窜太过,耗散真气。

本方配伍特点是集诸芳香药于一方,既长于辟秽化浊,又可行气温中止痛,且散收兼顾,补敛并施;既可加强芳香开窍与行气止痛之效,又可防止香散耗气伤正之弊。

本方原载《外台秘要》引《广济方》名吃力伽丸(吃力伽即白术),《苏沈良方》更名为苏合香丸。原方以白术命名,乃提示开窍行气之方,不忘补气扶正之意。

【临床应用】

1. 辨证要点 本方是治疗寒闭证的代表方,又是适用于心腹疼痛属于气滞寒凝的有效方剂。以突然昏倒,不省人事,牙关紧闭,苔白脉迟为辨证要点。

2. 现代运用 常用于流行性乙型脑炎、肝性脑病、冠心病心绞痛、心肌梗死等病证属于寒闭与寒凝气滞者。

3. 使用注意 本方芳香走窜的药物较多,有碍胎元,孕妇忌服。热闭证、脱证不宜使用本方。

病案分析

洪某,女。猝然痰厥,状如中风,不省人事,牙关紧,口眼歪斜,左半面紧掣不已,舌强言謇,舌苔灰腻满布,右手足不能自用,右脉滑数怒指,左手弦滑小数。

辨证:现为风阳暴升,痰阻机窍络脉证。

病证:中风(中脏腑)。

治法:息风化痰,利窍通络。

方药:羚羊片五分(先煎) 陈胆星一钱五分 煨天麻一钱五分 炒枳实一钱五分 竹沥半夏一钱五分 杭菊炭二钱 云神三钱 白蒺藜三钱 双钩藤三钱(后入) 大白芍二钱 生石决一两(先煎) 竹沥一两(冲) 九节菖蒲五分

　　另：苏合香丸一粒，去壳化开，煎药送下。

　　复诊：复诊神志语言渐清，病情稳定，继续扶正祛邪。注意观察后遗症、体温、血压、汗、二便、睡眠等情况，不适随诊。

　　（许济群，王新华．贺季衡医案[M]．北京：中国中医药出版社，2013．）

　　【附方】**冠心苏合丸**（《中国药典》）　组成与用法：苏合香 50g，冰片 105g，乳香 105g，檀香 210g，青木香 210g。以上五味，除苏合香、冰片外，其余三味粉碎成细粉，过筛；冰片研细，与上述粉末配研，过筛，混匀。另取炼蜜适量微温后，加入苏合香，搅匀，再与上述粉末混匀，制成 1 000 丸，含服或嚼碎服，每次 1 丸，日 1～3 次。功用：芳香开窍，行气活血，宽胸止痛。主治：气滞血瘀痰阻之胸痹、心痛。症见心绞痛，胸闷憋气，属于痰浊气滞血瘀者。

　　本方是由苏合香丸筛选衍化而成，药仅五味，但兼具开窍与行气活血之效，对心绞痛和胸闷憋气具有良好的宽胸止痛效果。

　　【方歌】苏合香丸麝香息，木丁朱乳荜檀襄，
　　　　　　牛冰术沉诃香附，中恶急救莫彷徨。

紫金锭（又名玉枢丹，《片玉心书》）

　　【组成】山慈菇三两（90g）　红大戟一两半（45g）　千金子霜一两（30g）　五倍子三两（90g）　麝香三钱（9g）　雄黄　朱砂各一两（各30g）

　　【用法】上为细末，糯米糊作锭子，阴干。口服，每次 0.6～1.5g，一日 2 次；外用醋磨，调敷患处。

　　【功用】化痰开窍，辟秽解毒，消肿止痛。

　　【主治】

　　1. 中暑时疫。脘腹胀闷疼痛，恶心呕吐，泄泻，及小儿痰厥。

　　2. 外敷疔疮疖肿，虫咬损伤，无名肿毒，以及痄腮、丹毒、喉风等。

　　【方解】本方适应证范围比较广泛，其病机也各有不同，因感受时疫秽浊，邪毒壅滞中焦，肠胃气机闭塞，升降失常，则见脘腹胀闷疼痛，吐泻并作；或因痰浊内盛，蒙蔽心窍，则见痰厥；若秽浊之气与痰浊相搏，凝聚肌肤或咽喉，可见疮疡肿结之疾。治宜化痰开窍与辟秽解毒结合应用。

　　方中重用山慈菇以清热消肿，化痰散结，并能解毒；麝香芳香开窍，辟秽解毒，行气止痛，共为君药。千金子霜与红大戟，一辛温，一辛寒，皆为有毒之品，能以毒攻毒，荡涤肠胃，逐痰消肿，使邪毒从下而除；雄黄化痰辟秽解毒，共为臣药。五倍子涩肠止泻，以防攻逐太过而伤正气；朱砂重镇安神，为佐药。诸药相合，不仅能开窍化痰，辟秽解毒，并有缓下之功，可用治腹痛吐泻；外敷疔疮疖肿，虫咬损伤，无名肿痛，以及痄腮、丹毒、喉风等，有消肿散结之效。

　　【临床应用】

　　1. 辨证要点　本方为暑令感受秽恶痰浊之邪而致脘腹胀闷疼痛、吐泻的常用方。以脘腹胀闷疼痛、吐泻，舌润而不燥，苔厚腻或浊腻，为辨证要点。

　　2. 现代运用　常用于治疗急性胃肠炎、食物中毒、痢疾等属秽恶痰浊之邪引起者。外敷可治疗皮肤及软组织急性化脓性感染疾病。

　　3. 使用注意　本方中千金子霜、红芽大戟均为通逐力猛而有毒之品，不可过量或久服；小儿用量酌减。孕妇忌用本方。

【方歌】紫金锭用麝朱雄，慈戟千金五倍同，

太乙玉枢名又别，祛痰逐秽及惊风。

（彭　樱）

扫一扫，测一测

？ **复习思考题**

1. 试述开窍剂的适用范围及使用注意事项。

2. 试比较安宫牛黄丸、至宝丹、紫雪三方的功用、主治方面的异同点。

3. 苏合香丸的组方及配伍特点是什么？

第十八章 理 气 剂

学习目标

掌握越鞠丸、半夏厚朴汤、苏子降气汤、定喘汤、旋覆代赭汤的组成、功用、主治、方解、组方特点和临床应用。

熟悉柴胡疏肝散、瓜蒌薤白白酒汤、厚朴温中汤、天台乌药散、橘皮竹茹汤的组成、功用、主治及主要配伍意义；理气剂的概念、适用范围、分类及应用注意事项。

了解金铃子散、橘核丸、四磨汤、丁香柿蒂汤的功用和主治。

凡以芳香、辛散的理气药为主要组成，具有行气或降气的作用，治疗气滞或气逆病证的方剂，统称为理气剂。属"八法"中的消法。

气为一身之主，升降出入，周行全身，只有气机调畅，才能温养内外，使五脏六腑、四肢百骸得以正常活动。若因情志失常，寒温不适，饮食失调，劳倦过度等，均可引起气之升降失调，导致气机郁滞或气逆不降等气机失调的病证。此类病证以"结者散之""高者抑之"（《素问·至真要大论》）、"木郁达之"（《素问·六元正纪大论》）为立法依据。

理气剂主要治疗气滞证和气逆证。气滞证以肝郁气滞和脾胃气滞为主，临床以胀、痛为主要特征，宜行气以治之。气逆证以肺气上逆或胃气上逆不降为主，以咳、喘、呕、呃及嗳气等为主要表现，宜降气以治之。本章方剂分为行气与降气两类。

使用理气剂，应注意辨清病情的寒热虚实与有无兼夹，分别予以不同的配伍，使方药与病证相合，勿犯虚虚实实之戒。如气滞或气逆兼见气虚，则应在行气或降气的同时分别配以补气之品，以期虚实并调，标本兼顾。由于理气药多属芳香辛燥之品，易伤津耗气，应中病即止，勿使过剂。尤其是年老体弱或阴虚火旺者，以及孕妇或素有崩漏、吐衄血者，更应慎用。

第一节 行 气

行气剂，适用于气机郁滞的病证。气滞证又有肝气郁滞和脾胃气滞之分。肝气郁滞临床多见胁肋胀痛，或疝气痛，或月经不调，或痛经等症状，常用疏肝理气解郁药物如香附、乌药、川楝子、青皮、小茴香、郁金等为主组成方剂。脾胃气滞临床多见脘腹胀满，呕恶食少，嗳气吞酸，大便失调等症状，常用疏理脾胃气滞的药物如陈皮、厚朴、木香、砂仁等为主组成方剂。行气剂的代表方剂如越鞠丸、柴胡疏肝散、半夏厚朴汤、金铃子散、瓜蒌薤白白酒汤、厚朴温中汤、天台乌药散、橘核丸等。

越鞠丸（又名芎术丸，《丹溪心法》）

【组成】香附　川芎　苍术　神曲　栀子各等分（各6g）（原方无用量）

【用法】丸剂：共为细末，水泛为丸，如绿豆大，每服 6～9g，一日 2～3 次，温开水送服。汤剂：用量按原方比例酌定。除丸剂、汤剂外，还有浸膏剂、冲剂、片剂等制剂用于临床和研究。

【功用】行气解郁。

【主治】郁证。症见胸脘痞闷，脘腹胀痛，嗳腐呕恶，吞酸嘈杂，饮食不消，舌苔白腻，脉弦。

【方解】本方所治郁证，为肝脾郁滞不畅而导致气、血、痰、火、湿、食等相因而成的六郁证。"气血冲和，万病不生，一有怫郁，诸病生焉，故人身之病，多生于郁"（《丹溪心法》）。情志失调，肝气郁滞，气郁则见胸脘痞闷，脘腹胀痛，脉弦；气郁日久，则血行不畅，而成血郁，病发胸胁刺痛，或月经不调；气郁化火，则病火郁，症见口苦吞酸。脾主运化，喜燥恶湿，肝气郁结，脾胃运化失常，一则聚湿成痰为痰郁，二则湿浊不化为湿郁，三则饮食不消为食郁。痰、湿、食三者壅滞中焦脾胃，故脘腹胀痛，嗳气呕恶，饮食不消，舌苔白腻。由此可见，六郁之中的气、血、火三郁多责于肝；痰、湿、食三郁多责于脾。肝脾郁结是基础，气郁是重点，故治疗应以行气解郁为先导，气行则血行，气畅则痰、火、湿、食诸郁自解。

方中香附行气解郁以治气郁，为君药。川芎为血中之气药，既可活血行气，以治血郁，又可助香附行气，以增行气解郁之功；苍术燥湿健脾，一药二用，以治湿、痰二郁；神曲消食和胃导滞，以治食郁；栀子清热泻火，以治火郁，四药共为臣佐。由于痰郁是水湿凝聚而成，亦与气、火、食郁有关，若气机调畅，五郁得解，则痰郁亦随之而消，故方中不再另用化痰药，深寓治病求本之意。

【临床应用】

1. 辨证要点　本方以行气解郁见长，是治疗气、血、痰、火、湿、食六郁证的常用基础方剂。以胸脘闷胀，嗳气呕恶，饮食不消，舌苔白腻，脉弦为辨证要点。

2. 临证加减　若气郁偏重，可加大香附用量，并加木香、厚朴、枳壳等行气之品，以增强行气解郁之功；血郁偏重，重用川芎为君，并加桃仁、赤芍、红花、丹参等，以增强活血祛瘀之力；湿郁偏重，重用苍术为君，并加茯苓、泽泻、薏苡仁等，以增强淡渗利湿的作用；火郁偏重，重用栀子为君，并加黄连、黄芩等，以增强清热泻火的作用；食郁偏重，重用神曲为君，并加山楂、麦芽等，以增强消食和胃之效；痰郁偏重，仍以苍术为君，并加半夏、瓜蒌、胆南星等，以增强祛痰之功。

3. 现代运用　常用于治疗胃肠神经症、胃及十二指肠溃疡、胆囊炎、肝炎、胆石症、肋间神经痛、妇女痛经、月经不调等具有六郁见症者。

4. 使用注意　方中诸药大多温燥行散，兼阴津不足和血虚者慎用。

知识链接

朱丹溪行医之道

朱丹溪是元代著名医家，原名朱震亨，因为他的家乡有条美丽的小溪，故名"丹溪"，学者遂尊之为"丹溪翁"或"丹溪先生"。朱丹溪医术高明，经常给予患者几剂药就治愈，所以被人称为"朱一贴""朱半仙"。代表著作包括《丹溪心法》《格致余论》《局方发挥》等。其中《丹溪心法》里面记载了他对疾病独到的见解和治疗方药。

朱丹溪青少年时期为应科举考试，钻研儒家经典，35 岁师从理学家许谦，43 岁从罗知悌学医，最终成为了一个医术精湛、救人无数的医学大家。文献记载，患者来求诊时，朱丹溪"无不即往，虽雨雪载途，亦不为止"。从朱丹溪行医的那一天开始，一直到七十八岁生命结束，他一直都是在这样的行医生涯中度过的，没有一天的停止。学医之人要坚守"发大慈恻隐之心、誓愿普救含灵之苦"的信念，专心于救治患者疾苦，竭诚提高自己的医术，不畏万难，不图利益，这才是医学的至高境界。

【方歌】越鞠丸治六般郁，香附芎苍神曲栀，

　　　　气血痰火湿食因，气畅郁舒痛闷移。

柴胡疏肝散（《景岳全书》）

【组成】陈皮醋炒　柴胡各二钱（各6g）　川芎　香附　枳壳麸炒　芍药各一钱半（各4.5g）　甘草五分（1.5g）

【用法】汤剂：水煎，食前服。除汤剂外，还有散剂、丸剂、颗粒剂等制剂用于临床和研究。

【功用】疏肝解郁，行气止痛。

【主治】肝气郁滞证。症见胁肋疼痛，或寒热往来，嗳气太息，脘腹胀满，脉弦。

【方解】本方证多由情志不畅，肝气郁结所致。肝喜条达，恶抑郁，主疏泄而藏血，其经脉布胁肋，循少腹。因情志不遂，木失条达，肝失疏泄，而致肝气郁结。肝气郁结，经脉不利，气郁血瘀，不通则痛，故胁肋疼痛，往来寒热。木郁土壅，气机失疏，故脘腹胀满，嗳气太息。根据"木郁达之"之治则，治宜疏肝理气之法。

方中柴胡疏肝解郁为君药。香附理气疏肝，助柴胡以解肝郁；川芎行气活血而止痛，共为臣药。陈皮、枳壳理气行滞；芍药、甘草养血柔肝，缓急止痛，又兼调诸药，为佐使药。诸药相合，共奏疏肝解郁、行气止痛之功。

【临床应用】

1. 辨证要点　本方为疏肝解郁的常用方剂。以胁肋胀痛，脉弦为辨证要点。

2. 临证加减　本方是四逆散去枳实，加香附、陈皮、枳壳、川芎而成，虽由四逆散加味，而且各药用量已变，尤其是减甘草用量，加川芎使其疏肝解郁、行气止痛之力大增。若痛甚者，酌加当归、郁金、乌药等以增强其行气活血之力；肝郁化火者，可酌加栀子、川楝子以清热泻火。

3. 现代运用　常用于治疗肝炎、慢性胃炎、肋间神经痛等病证属于肝郁气滞者。

4. 使用注意　本方行气之品多芳香辛燥，易伤正气，故不宜久服。孕妇慎用本方。

【方歌】柴胡疏肝解郁方，四逆散上芎皮香，

　　　　疏肝行气兼活血，胁肋疼痛寒热歇。

半夏厚朴汤（《金匮要略》）

【组成】半夏一升（20g）　茯苓四两（12g）　厚朴三两（9g）　苏叶二两（6g）　生姜五两（15g）

【用法】汤剂：上五味，以水七升，煮取四升，分温四服，日三夜一服。除汤剂外，还有袋泡剂、浸膏剂、颗粒剂等制剂用于临床和研究。

【功用】行气散结，降逆化痰。

【主治】梅核气。症见咽中如有物阻，咯吐不出，吞咽不下，胸胁满闷，或咳或呕，舌苔白腻，脉滑或弦。

【方解】本方证为肺胃宣降失常，痰气互结咽喉所致。多由情志不畅，肝气郁结，肺胃宣降失常，津聚为痰，痰气相搏，结于咽喉，致咽中如有物阻，咯吐不出，吞咽不下，"咽中如有炙脔"（《金匮要略》），后世称为梅核气。由于痰气互结于咽喉，肺失宣降，则胸胁满闷，或咳嗽喘急；甚则胃气上逆，恶心呕吐。舌苔白腻，脉滑或弦均为气郁痰阻之征象。治宜行气散结，降逆化痰。

方中半夏化痰散结，和胃降逆，为君药。厚朴下气除满，助半夏以散结降逆；茯苓甘淡渗湿，助半夏以化痰，共为臣药。生姜辛温散结，和胃止呕；苏叶芳香行气，理肺疏肝助半夏、厚朴宽胸畅中，宣通郁气，共为佐使药。诸药合用，共奏行气散结、降逆化痰之功。

本方于《太平惠民和剂局方》中又加大枣，名"四七汤"，主治相同。

【临床应用】

1. 辨证要点　本方为治疗梅核气的常用方剂。以咽中如有物阻,咯吐不出,吞咽不下,舌苔白腻为辨证要点。

2. 临证加减　若肝郁甚者,可加香附、柴胡、郁金、佛手,或与逍遥散同用,以增强疏肝解郁之功;若痰阻气滞较重,可加陈皮、贝母、胆南星等,以增行气化痰之功。

3. 现代运用　常用于治疗癔症、胃肠神经症、食管痉挛、慢性喉炎、气管炎等病证属于痰湿气滞者。

4. 使用注意　本方用药多为苦温辛燥之品,有耗津伤阴之弊,对于颧红口苦,舌红少津,属于气郁化火、阴津亏耗者,虽有梅核气之症状,亦不宜使用本方。

【方歌】半夏厚朴茯姜苏,降逆散结痰气疏,

　　　　加枣同煎名四七,痰凝气滞疗效奇。

金铃子散(《太平圣惠方》)

【组成】金铃子(川楝子)　延胡索各一两(各9g)

【用法】二药研为细末,每服9g,酒或温开水送下。汤剂:用量按原方比例酌定。

【功用】疏肝泄热,活血止痛。

【主治】肝郁化火证。症见胸腹胁肋疼痛,或痛经,时发时止,烦躁不安,口苦,舌红苔黄,脉弦数。

【方解】本方证诸痛乃由肝郁气滞,气郁化火所致。肝藏血,主疏泄,其经脉分布两胁。肝郁气滞,疏泄失常,血行不畅,故胸腹胁肋疼痛,或痛经。肝主情志,情志不遂则烦躁不安,疼痛时发时止。气郁化火,故口苦,舌红苔黄,脉弦数。治宜疏肝泄热,活血止痛。

方中金铃子即川楝子苦寒清泄肝火,疏畅肝气,兼以止痛,为君药。延胡索活血行气,以增金铃子止痛之功,为臣药。金铃子引心包及肝胆之火下行,延胡索开通气血,两药相合,相得益彰,肝火清,气血畅,泄气分之热,行血分之滞,诸痛自止。

【临床应用】

1. 辨证要点　本方是治疗肝郁化火,气血郁滞所致诸痛的常用方。以胸腹胁肋疼痛,舌红苔黄,脉弦数为辨证要点。

2. 临证加减　本方药少而精,常常作为小方和其他方剂配合使用,或选加柴胡、郁金、栀子等行气泻热之品以加强本方的疗效。若用于治疗肝郁气滞之痛经时,可加香附、益母草、丹参、红花等以加强行气活血,调经止痛之功。

3. 现代运用　常用于治疗胃及十二指肠溃疡、慢性胃炎、胆囊炎、肝炎等病证属肝郁化火,气血郁滞者。

4. 使用注意　本方活血下行之性明显,故孕妇慎用。

【方歌】金铃子散止痛方,玄胡酒调效更强,

　　　　疏肝泄热行气血,心腹胸胁痛经匡。

瓜蒌薤白白酒汤(《金匮要略》)

【组成】瓜蒌实一枚(18～30g)　薤白半升(12g)　白酒七升(适量)

【用法】汤剂:适量黄酒加水同煎,分2次温服。

【功用】通阳散结,行气祛痰。

【主治】胸痹。症见胸闷而痛,甚或胸痛彻背,喘息咳唾,短气,舌苔白腻,脉沉弦或紧。

【方解】 本方所治胸痹，系由胸阳不振，气滞痰阻所致。诸阳受气于胸中而转行于背，胸阳不振，津液不布，凝聚为痰，痰阻气滞，则胸满而痛，甚则胸痛彻背；痰浊内阻，肺失宣降，肺气上逆，则喘息咳唾，短气；脉沉弦或紧，舌苔白腻均为痰浊结聚之征。治宜通阳散结，行气祛痰。

方中瓜蒌甘寒滑润，利气宽胸，祛痰散结，为君药。薤白辛苦温，温通滑利，通阳散结，行气止痛，为臣药。二药相伍，一润一散，既可通行气机，又能祛痰散结，相辅相成，是治疗胸痹的对药。再佐以白酒，借其温通行气活血升散之性，以助瓜蒌、薤白行气通阳之功。药虽三味，配伍精良，合而用之，使胸中阳气宣通，痰浊消散，气机通畅，胸痹诸症自可缓解。

【临床应用】

1. **辨证要点**　本方是治疗胸痹证的常用方。以胸闷痛，喘息短气，苔白腻，脉弦紧为辨证要点。

2. **临证加减**　若胸痹遇寒发作而痛剧，脉沉迟者，可加干姜、附子以加强温散寒邪、振奋胸阳之力。若心血瘀阻，势如绞痛，可加丹参、红花、赤芍、川芎以加强活血止痛的作用。

3. **现代运用**　常用于治疗冠心病心绞痛、肋间神经痛、肋软骨炎等病证属胸阳不振，痰气结胸者。

4. **使用注意**　方中白酒亦可改为黄酒，一般可用 30～60ml，如患者不善饮酒，可酌情减量。对于胸痹证属阴虚有热者，本方忌用。阳虚气弱之胸痹，不宜单独用本方。

【附方】

1. **瓜蒌薤白半夏汤**（《金匮要略》）　组成与用法：瓜蒌实一枚（18～30g）　薤白三两（12g）　半夏半升（12g）　白酒七升（适量）　水煎，分 3 次温服，亦可黄酒代白酒。功用：通阳散结，祛痰宽胸。主治：胸痹而痰浊较甚，胸痛彻背，不能安卧者。

2. **枳实薤白桂枝汤**（《金匮要略》）　组成与用法：枳实四枚（12g）　厚朴四两（12g）　瓜蒌一枚（18～30g）　薤白半升（12g）　桂枝一两（12g）　水煎服，先煮枳实、厚朴，去渣留汁，再纳余药煎煮，分 3 次温服。功用：通阳散结，祛痰下气。主治：胸痹证。症见气结在胸，胸满而痛，甚或胸痛彻背，喘息咳唾，短气，气从胁下上逆抢心，舌苔白腻，脉沉弦或紧等。

【鉴别】 瓜蒌薤白白酒汤、瓜蒌薤白半夏汤、枳实薤白桂枝汤三方，都有通阳散结、行气祛痰的作用，用药均有瓜蒌、薤白，共治胸痹之证。瓜蒌薤白白酒汤专以通阳散结、行气祛痰为主，用以治疗胸痹而痰浊较轻者，是治胸痹证的基础方剂。瓜蒌薤白半夏汤因较上方增半夏一味，故其祛痰散结之力较大，适用于胸痹而痰浊较盛者。枳实薤白桂枝汤虽无半夏、白酒，但加入枳实、厚朴、桂枝三味，则善于降气除满，故适用于气结较甚者。

【方歌】 瓜蒌薤白白酒汤，通阳行气祛痰良，
　　　　　胸痛彻背喘息唾，治疗胸痹常用方。

厚朴温中汤（《内外伤辨惑论》）

【组成】 厚朴姜制　陈皮去白，各一两（9g）　炙甘草　茯苓去皮　草豆蔻仁　木香各五钱（各 5g）干姜七分（2g）

【用法】 散剂：合为粗散，每服 10g，水二盏，生姜三片，煮至一盏，去渣，食前温服。忌一切冷物。

【功用】 行气除满，温中化湿。

【主治】 中焦寒湿气滞证。症见脘腹胀满或疼痛，不思饮食，四肢倦怠无力，舌苔白腻，脉沉弦。

【方解】 本方证为脾胃伤于寒湿，气机阻滞于中焦所致。由于"饮食失节，寒温不适，则脾胃乃伤"（《内外伤辨惑论》）。故脾胃寒湿多由起居不适，外感寒湿之邪，或恣食生冷之物影响脾胃

功能而致。寒湿困阻脾胃，气机升降失常，则见脘腹胀满或疼痛；脾胃失于运化，则见不思饮食；脾主肌肉四肢，湿邪重浊，阻遏气机，则四肢倦怠无力；舌苔白腻，脉沉弦均为脾胃湿滞之象。故治宜行气除满，温中化湿。

方中厚朴辛苦温燥，行气消胀，燥湿除满，为君药。草豆蔻辛温芳香，行气燥湿，温中散寒，为臣药。陈皮、木香行气宽中，助君药除满消胀；干姜、生姜温中散寒，与草豆蔻相伍，温脾暖胃，以止疼痛；茯苓健脾渗湿，以复脾之运化水湿之功，共为佐药。炙甘草益气和中，调和诸药，为使药。诸药合用，共奏行气除满、温中化湿之功。

【临床应用】

1. 辨证要点 本方是治疗脾胃寒湿气滞的常用方。以脘腹胀满或疼痛，舌苔白腻，脉沉弦为辨证要点。

2. 临证加减 若痛甚者，加肉桂、高良姜以温中止痛；食滞不化者，加山楂、神曲以消食导滞；湿盛而见身重肢肿者，可加大腹皮、泽泻以下气利水。

3. 现代运用 常用于治疗急性胃炎、慢性胃炎、胃肠道功能紊乱、急性胃扩张等病证属脾胃气滞寒湿者。

4. 使用注意 本方药性温燥，易耗气伤津，故气虚不运或胃阴不足之脘腹胀满者，不宜使用。气滞化热者，忌用本方。

【方歌】厚朴温中气滞方，陈香豆茯草二姜，
脘腹胀痛苔白腻，行气温中除湿满。

天台乌药散（《医学发明》）

【组成】天台乌药　木香　小茴香炒　青皮去白　高良姜各半两（各15g）　槟榔锉，二个（9g）川楝子十个（12g）　巴豆七十粒（10g）

【用法】散剂：先将巴豆微打破，与川楝子用麸同炒黑，去巴豆、麸皮不用，合余药共为细末，每服3g，一日1～2次，温酒送下。汤剂：用量按原方比例酌定，亦可去巴豆，加黄酒适量，水煎内服。

【功用】行气疏肝，散寒止痛。

【主治】小肠疝气。症见少腹痛引睾丸，偏坠肿胀，舌淡苔白，脉沉迟或弦。

【方解】本方所治之小肠疝气，是寒凝肝脉，气机阻滞所致。足厥阴肝经脉抵少腹，络阴器，若寒凝肝脉，脉络失和，气机阻滞，则少腹痛引睾丸，偏坠肿胀；舌淡苔白，脉沉迟或弦，均为阴寒之邪内盛之征。"诸疝皆归肝经"（《儒门事亲》），"治疝必先治气"（《景岳全书》），故治宜行气疏肝，散寒止痛。

方中乌药行气疏肝，散寒止痛，为君药。木香行气止痛，青皮疏肝理气，小茴香暖肝行气，高良姜散寒止痛，四药皆辛温芳香之品，合用以加强乌药行气疏肝之功，共为臣药。槟榔行气化滞，直达下焦以破坚；苦寒之川楝子与辛热之巴豆同炒，去巴豆而用川楝子，既能增强川楝子行气散结之力，又可制其苦寒之性，二药共为佐使。诸药合用，使寒凝得散，气滞得疏，肝脉调和，则疝痛自愈。

【临床应用】

1. 辨证要点 本方是治疗气滞寒凝之小肠气的代表方。以少腹痛引睾丸，舌淡苔白，脉沉迟或弦为辨证要点。

2. 临证加减 本方若加橘核、荔枝核等治疝药物，疗效更佳。若寒邪较重，可加吴茱萸、肉桂温经散寒；痛甚加沉香以散寒止痛；兼瘀加桃仁、红花活血化瘀。

3. 现代运用 常用于治疗腹股沟斜疝、睾丸炎、痛经等病证属于寒凝气滞者。

4. 使用注意 对于湿热下注之疝痛者,本方不宜使用。

【方歌】天台乌药楝茴香,良姜巴豆与槟榔,

青皮木香共研末,寒滞疝痛酒调尝。

橘核丸(《济生方》)

【组成】橘核 海藻 海带 昆布 川楝子 桃仁各一两(各9g) 厚朴 枳实 木通 延胡索 桂心 木香各半两(各6g)

【用法】丸剂:为细末,酒糊为丸,每服9g,一日1~2次,空腹温酒或淡盐水送下。汤剂:用量按原方比例酌定,水煎内服。

【功用】行气止痛,软坚散结。

【主治】癫疝。症见睾丸肿胀偏坠,或坚硬如石,痛引脐腹。

【方解】癫疝以睾丸肿胀为特征,古人称为癫疝,其病因多为寒湿侵犯厥阴肝经而致。肝脉络于前阴,抵于少腹,寒湿阻滞肝脉,初起睾丸肿胀,偏坠疼痛,久之则气滞血瘀,而坚硬如石,痛引少腹。治宜行气活血,软坚散结为主,兼以逐寒祛湿。

方中橘核苦辛性平,入肝经,善于行气散结止痛,是治疝要药,为君药。川楝子行气止痛;桃仁活血散结消肿;海藻、海带、昆布软坚散结,共为臣药。君臣药相配,行肝经气血之郁滞而散结止痛。延胡索活血散瘀;木香行气散结;厚朴下气除湿;枳实行气破坚;肉桂温肝肾而散寒邪;木通通利血脉,导湿下行,共为佐使药。诸药合用,直达肝经,共奏行气止痛、软坚散结之功。

【临床应用】

1. 辨证要点 本方是治疗寒湿癫疝的常用方。以睾丸肿胀偏坠,痛引少腹为辨证要点。

2. 临证加减 若寒甚者,可加小茴香、吴茱萸等以增强其散寒止痛之功;瘀肿重者,可酌加三棱、莪术等以祛瘀止痛;寒湿化热,阴囊红肿痒痛者,可去肉桂,酌加黄柏、土茯苓、车前子等以清利湿热。

3. 现代运用 常用于治疗睾丸鞘膜积液、急慢性睾丸炎、副睾丸炎、睾丸结核等病属寒湿证者。

4. 使用注意 本方偏破气,肝肾虚寒疝痛睾肿者不宜使用本方。

【方歌】橘核丸中川楝桂,朴实延胡藻带昆,

木通木香与桃仁,癫疝顽痛盐酒吞。

第二节 降 气

降气剂,适用于气机上逆的病证。气逆证主要分为肺气上逆和胃气上逆两个方面。肺气上逆临床以咳嗽、气喘为主要症状。常以降气祛痰、止咳平喘药如苏子、杏仁、紫菀、款冬花、沉香等药物为主组成方剂。代表方如苏子降气汤、定喘汤等。胃气上逆临床以呕吐、呃逆、嗳气等为主要症状,常以降逆和胃止呕药如旋覆花、赭石、半夏、柿蒂等药物组成方剂。代表方如四磨汤、旋覆代赭汤、丁香柿蒂汤、橘皮竹茹汤等。

苏子降气汤(《太平惠民和剂局方》)

【组成】紫苏子 半夏各二两半(各9g) 川当归两半(6g) 炙甘草二两(6g) 前胡 姜厚朴各一

两(各 6g)　肉桂一两半(3g)

【用法】上药共为细末,每次 6～9g,加生姜 3 片,大枣 1 枚,苏叶 2g,水煎服。亦可作汤剂,用量按原方比例酌定。除散剂、汤剂外,还有离子透入剂等制剂用于临床和研究。

【功用】降气平喘,祛痰止咳。

【主治】上实下虚之喘咳证。症见痰涎壅盛,喘咳短气,痰质稀色白量多,胸膈满闷,或腰痛脚软,肢体倦怠,或肢体浮肿,舌苔白滑或白腻,脉弦滑。

【方解】本方所治为上实下虚之喘咳。"上实"即痰涎壅盛于肺,肺失宣降,故胸膈满闷,喘咳短气,痰质稀色白,舌苔白滑或白腻;"下虚"即肾阳不足,不能纳气化饮,故见短气,腰痛脚软,肢体浮肿等。本方证虽属"上实下虚",但以"上实"为主。治宜降气平喘,祛痰止咳。

方中苏子降气平喘,祛痰止咳,为君药。半夏祛痰降逆;厚朴降气平喘;前胡降逆化痰,三药合用,助紫苏子降气平喘祛痰,共为臣药。肉桂温肾祛寒,纳气平喘,且可温阳化气,促使水道通调,消除痰饮;当归既治咳逆上气,并能养血润燥,与肉桂合用温补下虚,扶正祛邪。煎加生姜、苏叶以宣肺散寒,共为佐药。大枣、炙甘草调和诸药,为使药。诸药合用,共奏降气平喘、祛痰止咳之功。

本方具有治上顾下以治上为主,标本兼顾以治标为急的配伍特点。

【临床应用】

1. 辨证要点　本方是治疗痰涎壅盛,上实下虚而以上实为主之喘咳证的常用方。以喘咳短气,痰多稀白,胸膈满闷,舌苔白滑或白腻为辨证要点。

2. 临证加减　若痰涎壅盛,喘咳气逆难卧者,可酌加沉香、赭石、莱菔子、白芥子等,以增强降逆止咳平喘之功;兼有表证者,可酌加麻黄、杏仁以宣肺平喘,疏散风寒;兼气虚者,可酌加人参等以益气。

3. 现代运用　常用于治疗慢性气管炎、肺气肿、支气管哮喘等病证属痰涎壅盛于肺者。

4. 使用注意　肺热痰喘,或肺肾阴虚的喘咳,不宜使用本方。

【方歌】苏子降气半夏归,前胡桂朴草姜随,
　　　　上实下虚痰嗽喘,或加沉香去肉桂。

定喘汤(《摄生众妙方》)

【组成】麻黄三钱(9g)　白果二十一枚(9g)　款冬花三钱(9g)　杏仁一钱五分(9g)　桑白皮三钱(6g)　半夏三钱(9g)　苏子二钱(9g)　黄芩一钱五分(9g)　甘草一钱(3g)

【用法】汤剂:水煎服,一日 2 次。除汤剂外,还有小儿定喘口服液、加味定喘剂、定喘胶囊等制剂用于临床和研究。

【功用】宣肺降气,清热化痰。

【主治】哮喘。症见喘咳气急,痰多黄稠,或恶寒发热,舌苔黄腻,脉滑数。

【方解】本方所主哮喘为风寒外束,痰热内蕴所致。由于素有痰热,复感风寒,致使肺气壅闭,失于宣降,故喘咳气急,痰多黄稠,舌苔黄腻,脉滑数。风寒之邪束表,正邪相争,故恶寒发热。治宜宣肺降气,清热化痰。

方中麻黄辛温,既能宣发肺气,止咳平喘,又能发汗解表;白果甘涩之品,敛肺止咳,定喘化痰,二药合用,一散一收,既可加强平喘之功,又可防止麻黄发散太过而耗散肺气,共为君药。款冬花、杏仁、紫苏子、半夏降气平喘,止咳化痰,协助君药加强平喘祛痰之功,共为臣药。桑白皮清肺化痰,止咳平喘;黄芩清泄肺热,共为佐药。臣佐相配,以解内蕴之痰热。甘草调和诸药,为使药。诸药合用,共奏宣肺定喘、清热化痰之功。

定喘汤、苏子降气汤均为降气平喘之剂,都能治疗喘咳证,但两方有寒热之分。苏子降气汤

用于治疗因肺实肾虚、痰涎壅盛所致的寒痰喘咳，以喘咳短气，痰多色白质稀，舌苔白腻等症为主。定喘汤用于治疗因痰热内蕴、风寒外束所致的痰热喘咳，以喘咳气急哮鸣，痰多黄稠，舌苔黄腻等症为主。

【临床应用】

1. 辨证要点　本方是治疗风寒外束，痰热内蕴之喘咳证的常用方。以喘咳气急，痰多黄稠，或恶寒发热，舌苔黄腻，脉滑数为辨证要点。

2. 临证加减　若胸闷甚者，可加厚朴、枳壳等行气宽胸之品；若痰稠难咯，可加瓜蒌、胆南星、前胡等清热化痰的药物；若无表证者，麻黄用量酌减；肺热重者，酌加石膏、黄芩、鱼腥草等清热之品。

3. 现代运用　常用于治疗慢性气管炎、肺气肿、支气管哮喘等病证属于外有表寒、内有痰热蕴肺者。

4. 使用注意　对于肺肾阴虚的喘咳，不宜使用本方。

【方歌】定喘白果与麻黄，款冬半夏白皮桑，
　　　　苏杏黄芩兼甘草，外寒痰热喘哮尝。

四磨汤（《济生方》）

【组成】人参(6g)　槟榔(9g)　沉香(6g)　天台乌药(6g)

【用法】上各浓磨水，和作七分盏，煎三五沸，放温服。或下养正丹尤佳。汤剂：水煎服，一日2次。

【功效】行气降逆，宽胸散结。

【主治】肝郁气逆证。胸膈胀闷，上气喘急，心下痞满，不思饮食，苔白脉弦。

【方解】肝主疏泄，喜条达而恶抑郁。若情志不遂，或恼怒伤肝，或突然遭受强烈的精神刺激等均可能导致肝失疏泄，气机不畅，甚而累及他脏。如肝气郁结，横逆胸膈之间，则胸膈胀闷；若上犯于肺，肺气上逆，则气急而喘；若横逆犯胃，胃失和降，则心下痞满，不思饮食。本证肝肺胃同病，气滞与气逆相兼，但以肝郁气滞为本，肺胃气逆为标。本方所治证候乃气郁之甚而致逆，治宜行气降逆，宽胸散结为法。

方中乌药辛温香窜，善理气机，李时珍称其"能散诸气"（《本草纲目》），为君药。沉香"纯阳而升，体重而沉，味辛走散，气雄横行，故有通天彻地之功"（《药品化义》），"与乌药磨服，走散滞气"（《本草衍义》），为臣药。佐以槟榔辛温降泄，破积下气，协助君臣，则行气之中寓有降气之功，一则疏肝畅中而消痞满，二则下气降逆而平喘急，合成开散之峻剂。破气之品虽行滞散结之力彰，然易戕正气，故又佐人参益气扶正，且合沉香能温肾纳气，并助平喘之力。四药配伍，可使郁畅逆平，则满闷、喘急诸症得解。

本方行气与降气同用，以行气开郁为主；破气与补气相合，行降逆气而不伤正。

本方与柴胡疏肝散均可疏肝解郁，用于肝气郁结，胸膈满闷之证。但柴胡疏肝散以柴胡配伍白芍理气柔肝为主，另加疏肝畅脾的行气药，侧重于疏肝理气，作用较为和缓，适宜于肝气不舒或肝脾郁滞，胸脘胁肋胀痛者；四磨汤则以乌药与沉香、槟榔合用，气味雄烈，行气较为峻猛，并加人参补气，使行中有降，寓补于行，适宜于肝气郁滞较甚并兼气逆之象者。

【临床应用】

1. 辨证要点　本方适宜于肝气郁结兼有气逆之重证，临证应以胸膈胀闷，上气喘急为辨证要点。

2. 临证加减　体壮气实而气结较甚，大怒暴厥，心腹胀痛者，可去人参，加木香、枳实以增其行气破结之力；兼大便秘结，腹满或腹痛，脉弦者，可加枳实、大黄以通便导滞。

3. 现代运用 常用于治疗支气管哮喘、肺气肿等属气滞而兼有气逆之象者。

4. 注意事项 本方乃破气降逆之峻剂，适宜于气机郁结重证。胸膈胀满，属脾虚肾亏者应慎用。

【附方】

1. 五磨饮子(《医方考》) 组成及用法：木香 乌角沉香 槟榔 枳实 台乌药各等份(各6g) 白酒磨服。功用：行气降逆，宽胸散结。主治：七情郁结，脘腹胀痛，或走注攻冲，以及暴怒暴死之气厥证。

2. 六磨饮子(《世医得效方》) 组成及用法：槟榔(3g) 沉香(3g) 木香(3g) 乌药(3g) 大黄(3g) 枳壳(3g) 功用：破气宽中通便。主治：气滞腹痛，大便秘结而有热者。

【鉴别】四磨汤与五磨饮子、六磨饮子均为行气降逆之剂，故三方均以乌药行气解郁配以沉香、槟榔下气降逆。但四磨汤配伍人参培补正气，攻补兼施；五磨饮子则以乌药配木香、枳实增强其行气之功；而六磨饮子则在五磨饮子基础上伍用大黄，兼以泻热通便。

【歌诀】四磨饮子七情侵，人参乌药及槟沉；

浓磨煎服调滞气，实者枳壳易人参。

旋覆代赭汤(《伤寒论》)

【组成】旋覆花三两(9g) 代赭石一两(9g) 半夏半升(9g) 人参二两(6g) 生姜五两(10g) 炙甘草三两(6g) 大枣十二枚(4枚)

【用法】汤剂：水煎温服，一日3次。

【功用】降逆化痰，益气和胃。

【主治】胃虚痰阻气逆证。症见心下痞满，噫气不除，呃逆频作，反胃呕吐，吐涎沫，舌淡，舌苔白滑，脉弦而虚。

【方解】本方证由胃虚痰阻，气逆不降所致。胃主受纳，以降为顺，胃气虚则升降失常，胃气不降则噫气频作、呃逆或恶心呕吐。脾胃虚弱，聚湿生痰，痰浊内阻，气机不畅，则心下痞满，吐涎沫。舌苔白滑，脉弦而虚，均为胃虚痰阻之征。胃虚宜补，痰浊宜化，气逆宜降，故治宜降逆化痰，益气和胃。

方中旋覆花苦辛性温，下气消痰，降气止噫，为君药。赭石甘寒质重，降逆下气，善镇冲逆，为臣药。半夏燥湿化痰，降逆和胃；生姜辛温，祛痰散结，降逆和胃，两药合用，以助君臣降逆止呕；人参、甘草、大枣健脾益胃，既可扶助已伤之正气，又可防重镇之品伤胃之弊，共为佐药。甘草又能调和诸药，兼有使药之用。诸药合用，标本兼顾，共奏降逆化痰、益气和胃之功。

【临床应用】

1. 辨证要点 本方为治疗胃虚痰阻，气逆不降的常用方。以心下痞满，噫气频作，呕呃，舌苔白滑，脉弦而虚为辨证要点。

2. 临证加减 若胃气不虚者，可去人参、大枣，且加重赭石用量，以增强重镇降逆的作用；若痰多者，可加茯苓、陈皮、川贝母等化痰和胃之品。

3. 现代运用 常用于治疗胃神经症、胃扩张、急慢性胃炎、胃下垂、幽门不完全性梗阻、消化性溃疡、神经性呃逆等病证属胃虚痰阻气逆者。

4. 使用注意 赭石性寒，中焦虚寒者不宜重用本方。

【方歌】仲景旋覆代赭汤，半夏参草大枣姜，

噫气不除心下痞，降逆化痰治相当。

丁香柿蒂汤(《症因脉治》)

【组成】丁香(6g) 柿蒂(9g) 人参(3g) 生姜(6g)(原书未注药量)

【用法】汤剂：水煎服。

【功用】温中益气，降逆止呃。

【主治】虚寒呃逆证。症见呃逆不止，脘闷胸痞，舌淡苔白，脉迟。

【方解】本方长于止逆。其所主呃逆，是由胃气虚寒，气逆不降所致。胃虚宜补，气逆宜降，寒者宜温，故治当温、补、降三法合施，立温中益气，降逆止呃之法。

方中丁香温胃散寒，降逆止呃，是治疗胃寒呃逆之要药；柿蒂降逆止呃，专治呃逆，共为君药。生姜辛温，降逆止呕，为呕家圣药；人参甘温，益气补虚，两药皆为臣佐。四药合用，共奏温中益气、降逆止呃之功。

【临床应用】

1. 辨证要点 本方为治疗胃气虚寒，气逆不降之呃逆的常用方。以呃呃，舌淡苔白，脉迟为辨证要点。

2. 临证加减 若寒甚者，可加肉桂、吴茱萸等温阳散寒之品；若兼气滞痰阻者，可加半夏、陈皮以理气化痰；若胃气不虚者，可减去人参。

3. 现代运用 常用于治疗神经性呃逆、膈肌痉挛等病证属胃气虚寒者。

4. 使用注意 本方性偏温热，胃热呃逆者不宜使用本方。

【方歌】丁香柿蒂人参姜，呃逆因寒中气伤，
　　　　温中降逆又益气，胃气虚寒最相当。

病案分析

杨某，男，73岁，长沙市人。诉患呃逆，最初发病在二三十年前，当时常发呃逆，经治疗后偶有发作，冬天甚，且饮热水或进热食则稍缓解。近一个月来复出现呃。

辨证：患者呃逆，属胃气上逆；年事已高，病程长，属虚；冬天甚，喜热，属寒。

病证：中焦虚寒，胃失和降。

治法：温中散寒，降逆止呃。

方药：旋覆代赭汤合丁香柿蒂汤。

西洋参片6g，旋覆花10g，赭石20g，生姜3片，甘草6g，丁香2g，柿蒂20g，陈皮10g，法半夏15g，茯苓30g，砂仁10g。7剂，水煎服。

二诊诉呃逆频率有所降低，15分钟之内未见呃逆，询其口不渴，舌苔白滑，脉滑。药已取效，效不更方，嘱服原方再进15剂。三诊诉停药一周后未见呃逆，昨因天气突变寒冷，呃逆复作，自饮热水缓解，舌苔薄白，脉细滑。(李点.熊继柏医案精华[M].北京：人民卫生出版社，2014.)

橘皮竹茹汤(《金匮要略》)

【组成】陈皮二升(12g) 竹茹二升(12g) 人参一两(6g) 生姜半斤(9g) 甘草五两(9g) 大枣三十枚(5枚)

【用法】汤剂：水煎温服，一日3次。

【功用】降逆止呃，益气清热。

【主治】胃虚有热之呃逆。症见呃逆或干呕，舌红嫩，脉虚数。

【方解】本方证系胃虚有热，气逆不降所致。胃虚宜补，胃热宜清，气逆宜降，故治当降逆止呃，益气清热。

方中陈皮理气安中；竹茹甘寒，清胃止呕，两药一温一寒，同归胃经，既能降逆止呕，又能清泄胃热，为君药。人参温补脾胃；生姜和胃止呕，共为臣药。甘草、大枣既助臣药益气和胃，又能调和诸药，有佐而兼使之用。诸药合用，共奏益气清热、降逆止呃之功。

【临床应用】

1. 辨证要点　本方为治疗胃虚有热，气逆不降之呃逆的常用方。以呃逆，呕吐，舌红嫩，脉虚数为辨证要点。

2. 临证加减　若兼胃阴不足者，可加麦冬、石斛等养胃生津之品；若气阴两伤者，可加茯苓、枇杷叶、麦冬等养胃和胃药；若胃热呃逆，气不虚者，可去人参、大枣、甘草，加柿蒂降逆止呃。

3. 现代运用　常用于治疗妊娠呕吐、急慢性胃炎、幽门不完全性梗阻、术后呃逆不止等病证属于胃虚有热者。

4. 使用注意　呃逆、呕吐属于虚寒或实热者，不宜单独使用本方。

【方歌】橘皮竹茹治呕逆，人参甘草枣姜益，

　　　　胃虚有热失和降，久病之后更相宜。

（曾姣飞）

? 复习思考题

1. 越鞠丸治六郁，为何方中没有配伍治痰郁之药？

2. 试述柴胡疏肝散的组成、功用、辨证要点。

3. 半夏厚朴汤的病因病机是什么？

4. 苏子降气汤主治上实下虚之喘咳，其中上实与下虚分别指什么？

扫一扫，测一测

第十九章　理　血　剂

凡以理血药为主要组成,具有活血祛瘀或止血作用,治疗血瘀证和出血证的方剂,统称理血剂。

血是人体重要的营养物质,周流不息地循行于经脉中,灌溉五脏六腑,四肢百骸。故有"血主濡之"(《难经·二十二难》)之说。因各种原因,造成血行不畅,瘀滞内停,或离经妄行,血溢脉外,或生化无源,营血亏损,均可引起血分病变,如血瘀、出血、血虚等证。因此,血证治法概括起来主要有活血祛瘀、止血、补血三个方面。补血方剂已于补益剂中论述,故本章主要论述活血祛瘀剂和止血剂两类。

由于血证病情复杂,既有寒热虚实之分,又有缓急轻重之别。因此,在使用理血剂时,要首先辨明致病的原因,分清标本缓急,掌握急则治标,缓则治本,或标本兼顾的治疗原则。其次,在选药组方时要遵循祛瘀不伤正,止血不留瘀的宗旨。使用活血祛瘀剂时,常辅以养血益气之品,使瘀化而正不伤。使用止血剂时,尤应辨明出血原因,做到审因论治,止血治标在先。同时出血兼有瘀滞者,在止血方中又应适当配以活血化瘀、行气之品,或选用具有化瘀止血功能的药物,以防血止瘀留。活血祛瘀剂虽能促进血行,消除瘀血,但其药性破泄,不宜久服;因其易于动血、伤胎,故凡妇女经期、月经过多者及孕妇,均当慎用或忌用。

第一节　活　血　祛　瘀

活血祛瘀剂,适用于各种瘀血阻滞病证,如经闭、痛经、恶露不行、癥瘕、半身不遂、外伤瘀痛、痈肿初起等,症见刺痛、痛有定处,舌紫黯,或有瘀斑,腹中或其他部位有肿块,疼痛拒按,按之坚硬,固定不移,脉涩等。常以活血祛瘀药如川芎、桃仁、红花、赤芍、丹参等为主组成方剂。由于瘀血的成因与气、寒、热、虚、实等原因相关,故活血祛瘀剂又常常与理气、补气、温经、清热等药物配伍使用。代表方如桃核承气汤、血府逐瘀汤、复元活血汤、补阳还五汤、温经汤、生化汤等。

桃核承气汤(《伤寒论》)

【组成】桃仁去皮尖,五十个(12g)　大黄四两(12g)　桂枝二两(6g)　甘草炙,二两(6g)　芒硝二两(6g)

【用法】汤剂:前四味水煎去渣取汁,芒硝冲服,一日3次。除汤剂外,还有桃仁承气汤胶囊、桃仁承气汤颗粒用于临床和研究。

【功用】破血下瘀。

【主治】下焦蓄血证。症见少腹急结,小便自利,其人如狂,甚则谵语烦躁,至夜发热。或妇人经闭,痛经,脉沉实或涩。

【方解】本方是伤寒太阳不解,循经入腑化热,与血相搏结,瘀热互结于下焦而致的蓄血证。由于瘀热互结于下焦,故少腹急结;热在血分而不在气分,膀胱气化未受影响,故小便自利;热在血分,血属阴,故至夜发热;瘀热上扰心神,轻则烦躁不安,重则其人如狂、谵语烦躁。胞宫位于下焦,瘀热互结,又可致痛经、闭经等疾。治宜破血逐瘀,攻积泄热。

本方是由调胃承气汤减芒硝之量,再加桃仁、桂枝组成。方中桃仁苦甘平,活血破瘀;大黄苦寒,下瘀泄热。二者合用,瘀热并治,共为君药。芒硝清热软坚,助大黄攻瘀泄热;桂枝温通血脉,既助桃仁活血祛瘀,又防硝、黄寒凉凝血之弊,共为臣药。桂枝与硝、黄同用,相反相成,桂枝得硝、黄则温通而不助热;硝、黄得桂枝则寒下又不凉遏。炙甘草益气和中,缓解诸药峻烈之性,为佐使药。诸药配合,共奏破血下瘀、攻积泄热之功。

本方配伍体现了瘀热同治,凉而不遏的特点。于活血祛瘀的药物中加入泄热攻下之品,使邪有出路;在大队寒凉之品中加入少量辛温药,无凉遏凝血之虑。

【临床应用】

1. 辨证要点　本方为治疗下焦蓄血证的主方。以少腹急结,小便自利,脉沉实或涩为辨证要点。

2. 临证加减　若用于跌打损伤,瘀滞疼痛者,可加赤芍、当归尾、红花、苏木等以活血祛瘀止痛。若瘀滞较甚之月经不调、痛经,可加延胡索、五灵脂以调经止痛;闭经可加牛膝、当归、川芎以行血通经;恶露不下者,加五灵脂、蒲黄以祛瘀散结。若用于上部瘀热之头痛头胀,面红目赤,吐衄者,可加牛膝、生地黄、牡丹皮、白茅根等以清热凉血,引血导热下行。

3. 现代运用　常用于治疗急性盆腔炎、胎盘残留、附件炎、肠梗阻、精神分裂症、脑外伤后头痛、胸腰椎压缩性骨折、血小板减少性紫癜、脑血管病、宫外孕、子宫肌瘤等证属瘀热互结者。

4. 使用注意　本方因其能破血下瘀,故孕妇忌用,体虚者慎用。若兼表证未解者,当先解表,而后再用本方。本方服后有轻度的腹泻,可使蓄血除,邪热清,神志宁,诸症自平。

病案分析

刘某,男,83岁。有"冠心病"及"心房纤颤"病史。两月前不慎跌倒,CT检查诊为"脑梗死,伴脑积水、脑萎缩"。刻下:行走蹒跚,步履维艰,跌扑频频。患者性情急躁,夜寐不安,少腹胀痛,小便频数量少,大便干燥,数日1行。舌紫黯,边有瘀斑,脉大而结,按之不衰。

辨证:患者性情急躁,夜寐不安,少腹胀痛,舌紫黯,边有瘀斑,与下焦蓄血证辨证要点相符,该病案可辨证如下:

病证:下焦蓄血证。

治法:破血下瘀。

方药:桃核承气汤加减。

桃仁14g　桂枝10g　炙甘草6g　芒硝3g(后下)　大黄3g

3剂,饭前空腹服。

二诊,服药后泻下猪肝色粪便,小腹胀满顿消,纳食增加,夜寐安。舌仍有瘀斑,脉有结象,又见手足不温而凉。此为血瘀气滞不相顺接所致,转方用四逆散加桃仁、红花、丹参以利气解郁,活血化瘀。服5剂,手足转温,舌脉如常,跌扑未发。(陈明,刘燕华,李方.刘渡舟临证验案精选[M].北京:学苑出版社,1996.)

【方歌】桃核承气五般施，甘草硝黄并桂枝，

瘀热互结小腹胀，如狂蓄血功最奇。

血府逐瘀汤（《医林改错》）

【组成】桃仁四钱(12g)　红花三钱(9g)　当归三钱(9g)　生地黄三钱(9g)　川芎一钱半(5g)　赤芍二钱(6g)　牛膝三钱(9g)　桔梗一钱半(5g)　柴胡一钱(3g)　枳壳二钱(6g)　甘草一钱(3g)

【用法】汤剂：水煎服，一日 3 次。除汤剂外，还有血府逐瘀口服液、血府逐瘀胶囊、血府逐瘀颗粒剂等剂型用于临床和研究。

【功用】活血祛瘀，行气止痛。

【主治】胸中血瘀证。症见胸痛，头痛日久，痛如针刺而有定处，或呃逆日久不止，或内热烦闷，或心悸失眠，急躁易怒，入暮潮热，唇黯或两目黯黑，舌黯红或有瘀斑，脉涩或弦紧。

【方解】本方证为胸部瘀血内阻，气机郁滞所致。胸部瘀血阻滞，不通则痛，故胸胁痛、头痛日久不愈，痛有定处，痛如针刺；郁滞日久，气机阻滞，肝气不疏，则急躁易怒；气血郁而化热，扰动心神，故内热烦闷，心悸失眠，或入暮潮热；瘀阻气滞，胃气上逆，故呃逆不止；唇、目、舌黯及脉涩均为瘀血之征象。治宜活血化瘀为主，兼以行气开胸止痛。

本方系桃红四物汤合四逆散加桔梗、牛膝而成。方中以桃仁活血祛瘀为君药；当归、红花、赤芍、牛膝、川芎增强君药祛瘀之功，共为臣药，其中牛膝亦能通血脉，引瘀血下行；柴胡疏肝理气，升达清阳，桔梗开宣肺气，载药上行入胸中，合枳壳一升一降，开胸行气，使气行则血行，生地黄凉血清热以除瘀热，合当归又滋养阴血，使祛瘀而不伤正，俱为佐药；甘草调和诸药为使。各药配伍，使血活气行，瘀化热清，肝气舒畅，诸证自愈。

本方配伍特点有三：一为气血同治。以活血祛瘀药物为主，加以行气之品，气行则血行。二则祛邪不伤正。瘀血之证阴血已伤，而活血、行气药物又易耗伤阴血，故方中生地黄、当归等养血扶正，而达瘀祛阴血不伤之功。三是升降同用。方中柴胡与牛膝、桔梗与枳壳的配伍，乃升降合用，条达气机之法，使气血升降和顺。

【临床应用】

1. 辨证要点　本方为治疗胸中血瘀证的常用方剂。以胸痛，痛有定处，舌黯红或有瘀斑为辨证要点。

2. 临证加减　若胸中瘀痛甚者，可加丹参、三七活血止痛；兼气滞胸闷者，加瓜蒌、薤白以理气宽胸；血瘀经闭、痛经，可去桔梗，加香附、益母草、泽兰以活血调经止痛；胁下有血瘀痞块，可加郁金、丹参、三棱、莪术以活血消癥化积；瘀热甚者，可重用生地黄、赤芍，加牡丹皮以凉血退热。

3. 现代运用　常用于治疗冠心病、心绞痛、风湿性心脏病等见胸中血瘀证者。加减后还可用于肋软骨炎、胸部软组织挫伤、肝硬化、脑震荡后遗症、颈椎病、偏头痛、神经衰弱症、子宫内膜异位症、慢性盆腔炎等证属瘀血为患者。

4. 使用注意　本方活血祛瘀力较强，孕妇忌用。

思政元素

清代医家王清任

王清任（1768—1831 年），字勋臣，清代医学家。敢于质疑，勇于创新，躬于实践，著成《医林改错》一书。此书可分为两部分，一为亲见脏腑，重视解剖的重要性，并且绘制解剖图，对古代解剖提出疑问并进行修错；二为临床病症的治疗经验以及临床感悟，尤以血瘀证的治疗思想最为著名，为后人所推崇。王清任师古而不泥古，对于古人的认识敢于怀疑，敢于对古

人的错误进行批判,注重实践,求真务实,医德高尚,其对中医学的解剖学和治疗学做出了不可磨灭的积极贡献。

王清任生活在封建礼教禁锢极为严重的清代,却敢于冲破束缚,而且不畏惧打击与讽刺,对前人的错误论断提出纠正意见,其革新进取精神尤为可贵。

【附方】

1. 通窍活血汤(《医林改错》) 组成与用法:赤芍一钱(3g) 川芎一钱(3g) 桃仁研泥,二钱(6g) 红花三钱(9g) 老葱切碎,三根(6g) 生姜切片,三钱(9g) 大枣去核,七个(5枚) 麝香绢包,五厘(0.15g) 黄酒半斤 将前七味煎一盅,去滓,将麝香入酒内再煎二沸,临卧服。功用:活血通窍。主治:瘀阻头面证。症见头痛昏晕,或耳聋年久,或头发脱落,面色青紫,或酒渣鼻,或白癜风,以及妇女干血痨,小儿疳积而见肌肉消瘦、腹大青筋、潮热等。

2. 膈下逐瘀汤(《医林改错》) 组成与用法:五灵脂炒,二钱(6g) 当归三钱(9g) 川芎二钱(6g) 桃仁研如泥,三钱(9g) 丹皮二钱(6g) 赤芍二钱(6g) 乌药二钱(6g) 延胡索一钱(3g) 甘草三钱(9g) 香附一钱半(5g) 红花三钱(9g) 枳壳一钱半(5g) 水煎服。功用:活血祛瘀,行气止痛。主治:膈下瘀血证。症见肚腹积块,痛处下移,或卧则腹坠,或小儿痞块,肚大青筋,舌黯红或有瘀斑,脉弦。

3. 少腹逐瘀汤(《医林改错》) 组成与用法:小茴香炒,七粒(1.5g) 干姜炒,二分(3g) 延胡索一钱(3g) 没药一钱(3g) 当归三钱(9g) 川芎一钱(3g) 官桂一钱(3g) 赤芍二钱(6g) 蒲黄三钱(9g) 五灵脂炒,二钱(6g) 水煎服。功用:活血祛瘀,温经止痛。主治:少腹寒凝血瘀证。症见少腹疼痛,胀满,或有积块;或经行腰酸少腹胀;或经行一月三五次,血色黯黑,或有块;或崩漏兼少腹疼痛;或久不受孕。小腹凉,四肢不温,舌黯苔白,脉沉弦而涩。

4. 身痛逐瘀汤(《医林改错》) 组成与用法:秦艽一钱(3g) 川芎二钱(6g) 桃仁三钱(9g) 红花三钱(9g) 甘草二钱(6g) 羌活一钱(3g) 没药二钱(6g) 当归三钱(9g) 五灵脂炒,二钱(6g) 香附一钱(3g) 牛膝三钱(9g) 地龙去土,二钱(6g) 水煎服。功用:活血行气,祛瘀通络,通痹止痛。主治:血瘀痹证。症见肩痛、臂痛、腰痛、腿痛或周身疼痛,痛如针刺,经久不愈。

【鉴别】血府逐瘀汤、通窍活血汤、膈下逐瘀肠、少腹逐瘀汤、身痛逐瘀汤,后世称为五逐瘀汤。五方均以川芎、桃仁、红花、当归、赤芍为主组成方剂,都有活血祛瘀止痛之功,主治各种瘀血病证。但血府逐瘀汤在活血祛瘀药的基础上配枳壳、桔梗、柴胡、牛膝,故宣通胸胁气滞,引血下行之力较好,主治胸中瘀血证;通窍活血汤在活血祛瘀药的基础上配麝香、老葱、生姜等,故活血通窍作用较好,主治瘀阻头面证;膈下逐瘀汤配有香附、延胡索、乌药、枳壳,故行气止痛作用较好,主治瘀阻膈下,肝郁气滞者;少腹逐瘀汤在活血祛瘀药的基础上配小茴香、官桂、干姜,故温经止痛作用较优,主治寒凝血瘀少腹证;身痛逐瘀汤在活血祛瘀药的基础上配有秦艽、羌活、地龙等,故长于宣痹通络止痛,主治血瘀痹证。

【方歌】血府当归生地桃,
　　　红花甘草壳赤芍,
　　　柴胡芎桔牛膝等,血化下行不作劳。
　　　通窍全凭好麝香,桃红大枣老葱姜,
　　　川芎黄酒赤芍药,表里通经第一方。
　　　膈下逐瘀桃牡丹,赤芍乌药元胡甘,
　　　归芎灵脂红花壳,香附开郁血亦安。
　　　少腹茴香与炒姜,元胡灵脂没芎当,
　　　蒲黄官桂赤芍药,调经种子第一方。
　　　身痛逐瘀膝地龙,香附羌秦草归芎,
　　　黄芪苍柏量加减,要紧五灵桃没红。

补阳还五汤（《医林改错》）

【组成】黄芪生,四两(30～120g)　当归尾二钱(6g)　赤芍一钱半(5g)　地龙一钱(3g)　川芎一钱(3g)　红花一钱(3g)　桃仁一钱(3g)

【用法】汤剂:水煎服。除汤剂外,还有补阳还五汤冲剂、补阳还五汤颗粒剂等剂型用于临床和研究。

【功用】补气,活血,通络。

【主治】中风后遗症。症见半身不遂,口眼㖞斜,语言謇涩,口角流涎,小便频数或遗尿不禁,舌黯淡,苔白,脉缓。

【方解】本方证为中风之后,正气亏虚,气虚血瘀,脉络瘀阻所致。由于正气亏虚,不能鼓动血液运行,以致脉络瘀阻,肌肉筋脉失养,则致半身不遂,口眼㖞斜;气虚瘀阻,舌本失养,则语言謇涩;气虚失于固涩,则口角流涎;气虚不摄,则小便频数,甚或遗尿不禁;舌黯、脉缓均属气虚血瘀之征。本方证以气虚为本,血瘀为标,即王清任所谓“因虚致瘀”。治当以补气为主,活血通络为辅。

方中重用生黄芪,补益元气,使气旺则血行,血行瘀消,瘀去络通,以治其本虚,为君药。当归尾活血和血,使瘀祛不伤正,故为臣药。川芎、赤芍、桃仁、红花助当归尾活血祛瘀;地龙善行走窜,通经活络,周行全身,均为佐药。诸药合用,则气旺以推动血行,瘀去则络通,筋肉得以充养,则痿废可愈。

本方用大剂量补气之黄芪配以小剂量活血通络之品,气旺血行,以治其本;又活血通络药中用补气之品,瘀祛正不伤,以治其标。充分体现了补气不壅滞,活血而不伤正,标本兼顾之配伍特点。

【临床应用】

1. 辨证要点　本方是治疗中风后遗症的常用方,又是益气活血法的代表方。以半身不遂,口眼㖞斜,舌黯淡,苔白,脉缓无力为辨证要点。

2. 临证加减　本方生黄芪用量独重,但开始可先用小量(一般从30g开始),效果不明显时,根据病情逐渐增加剂量。原方活血祛瘀药用量较轻,使用时,可根据病情适当加大。若半身不遂以上肢为主者,可加桑枝、桂枝以引药上行,温经通络;下肢为主者,加牛膝、杜仲以引药下行,补益肝肾;血瘀较重者,加水蛭、三七以破瘀通络;语言不利者,加石菖蒲、郁金、远志等以化痰开窍;痰多者,加制半夏、天竺黄以化痰;偏寒者,加熟附子以温阳散寒;脾胃虚弱者,加党参、白术以补气健脾。

3. 现代运用　常用于治疗脑梗死、脑血栓形成、脑出血、脑动脉硬化症、血管神经性头痛;亦可用于坐骨神经痛、下肢静脉曲张、多发性纤维瘤、脉管炎、慢性肾炎、冠心病、肺源性心脏病等病证属气虚血瘀者。

4. 使用注意　阴虚血热者忌用。治疗中风后遗症常需久服,方可显效。

【方歌】补阳还五赤芍芎,归尾通经佐地龙,
　　　　四两黄芪为君药,血中瘀滞用桃红。

复元活血汤（《医学发明》）

【组成】柴胡半两(15g)　天花粉(瓜蒌根)　当归各三钱(各9g)　红花　甘草　穿山甲炮,各二钱(各6g)　大黄酒浸,一两(30g)　桃仁酒浸,去皮尖,研如泥,五十个(15g)

【用法】汤剂:加黄酒适量,水煎服;也可研为粗末,每次用30g,加黄酒30ml和适量的水同

煮,饭前1小时温服。

【功用】活血祛瘀,疏肝通络。

【主治】跌打损伤,瘀滞胁痛证。症见胁肋瘀肿,痛不可忍。

【方解】本方证因跌打损伤,瘀血滞留胁肋,肝经瘀滞所致。胁肋为肝经循行之处,跌打损伤,瘀血停留,气机阻滞,故胁肋瘀肿疼痛,甚则痛不可忍。治宜活血祛瘀,兼以疏肝行气通络。

方中重用酒制大黄,荡涤瘀滞败血,导瘀下行,推陈出新;柴胡疏肝行气,并可引诸药入肝经。两药合用,一升一降,以攻散胁下之瘀滞,共为君药。桃仁、红花活血祛瘀,消肿止痛;穿山甲破瘀通络,消肿散结;当归补血活血,共为臣药。天花粉既能入血分助诸药而消瘀散结,又可清热润燥,为佐药。甘草缓急止痛,调和诸药,为使药。大黄、桃仁酒制,且原方加酒浸服,乃增强活血通络之意。诸药配伍,共奏活血祛瘀、疏肝通络之功。

本方配伍特点是升降同施,以调畅气血;行中寓养,瘀祛新生。根据张秉成所言"去者去,生者生,痛自舒而元自复矣"之意,故方名"复元活血汤"。

【临床应用】

1. 辨证要点　本方为治疗跌打损伤,瘀血阻滞证的常用方。以胁肋瘀肿疼痛、痛不可忍为辨证要点。

2. 临证加减　本方化裁得当,可广泛用于一切跌打损伤。若瘀重而痛甚者,加三七,或酌加乳香、没药、延胡索等增强活血祛瘀,消肿止痛之功;气滞重而痛甚者,可加香附、枳壳、青皮等以增强行气止痛之力。

3. 现代运用　常用于治疗肋间神经痛、肋软骨炎、胸胁部挫伤等病证属瘀血停滞者。

4. 使用注意　本方大黄用量重,服药后见微利痛减,当停用或减少其用量,以免损伤正气。孕妇忌用本方。

【附方】**七厘散**(《良方集腋》)　组成与用法:血竭一两(30g)　麝香　冰片各一分二厘(各0.4g)乳香　没药　红花各一钱五分(各5g)　朱砂一钱二分(4g)　儿茶二钱四分(7.5g)　上八味,研极细末,收贮瓷瓶,黄蜡封口,备用。每次服用七厘(1~2g),烧酒冲服,同时根据伤口大小取适量以烧酒调药外敷。功用:活血散瘀,止痛止血。主治:跌打损伤,筋断骨折之瘀血肿痛,或刀伤出血。并治一切无名肿毒,烧伤烫伤等。

【鉴别】复元活血汤与七厘散都有活血行气、消肿止痛的功用,都能用治跌打损伤,血瘀气滞之肿痛。但复元活血汤长于活血祛瘀,疏肝通络,是治疗瘀血阻滞胁肋的内服方剂。七厘散则能活血散瘀,止血生肌,主治外伤瘀血肿痛,或血流不止,是既可外敷,又可内服的伤科常用方剂。

【方歌】复元活血酒军柴,桃红归甲蒌根甘,
　　　　祛瘀疏肝又通络,损伤瘀痛加酒煎。

丹参饮(《时方歌括》)

【组成】丹参一两(30g)　檀香　砂仁各一钱半(各5g)

【用法】汤剂:以水一杯,煎七分服。

【功用】活血祛瘀,行气止痛。

【主治】血瘀气滞之心胃诸痛。症见胸痛胸闷,脘痛兼胀,脉弦等。

【方解】本方证由气血瘀滞,互结于中所致。治宜祛瘀行气以止痛。

方中重用丹参,其味苦微寒,养血活血,化瘀止痛,为君药;配檀香、砂仁,温中行气止痛,为臣药。全方药仅三味,药性平和,气血并治而重在化瘀,使瘀化气畅则疼痛自止。

【临床应用】

1. 辨证要点 本方为治血瘀气滞心腹诸痛之良方。以胸痛胸闷、脘痛兼胀，脉弦为辨证要点。

2. 临证加减 若瘀热明显而痛甚者，可加郁金、延胡索、川楝子以助祛瘀调气止痛；若兼气虚乏力食少者，可加人参、黄芪、炙甘草益气补虚。

3. 现代运用 常用于治疗冠心病、心绞痛、慢性胃炎、胃及十二指肠溃疡、胃神经症、慢性肝炎等证属血瘀气滞者。

4. 使用注意 根据"治心胃诸痛，服热药而不效者宜之"（《时方歌括》）之说，本方药性稍偏于寒，故尤宜于心胃痛而偏瘀偏热者。对气血瘀阻兼寒者应调整方中药物用量。

【方歌】丹参饮中用檀香，砂仁合用成妙方，

血瘀气滞两相结，心胃诸痛用之良。

失笑散（《太平惠民和剂局方》）

【组成】五灵脂酒研,淘去沙土　蒲黄炒香,各二钱(各6g)

【用法】散剂：共为细末，每服6g，用黄酒或醋冲服。也可作汤剂水煎服，用量酌定。除散剂外，还有失笑滴丸、失笑丸等剂型用于临床和研究。

【功用】活血祛瘀，散结止痛。

【主治】瘀血停滞证。症见心胸或脘腹刺痛，或产后恶露不行，或月经不调，少腹急痛等。

【方解】本方所治诸症，均由瘀血内停，脉道阻滞所致。瘀血内停，脉络阻滞，血行不畅，不通则痛，故见心腹刺痛或少腹急痛；瘀阻胞宫，则月经不调、或产后恶露不行。治宜活血祛瘀止痛。

方中五灵脂咸甘温，主入血分，功擅通利血脉，散瘀止痛；蒲黄甘平，行血消瘀，炒用并能止血，二者相须为用，为化瘀散结、止痛止血的常用药对。调以米醋，或用黄酒冲服，乃取其通血脉、化瘀血、行药力，以加强五灵脂、蒲黄活血止痛之功，且制五灵脂气味之腥臊。诸药合用，药简力专，共奏祛瘀止痛、推陈出新之功，使瘀血得去，脉道通畅，则诸症自解。前人运用本方，患者每于不觉中，诸症悉除，不禁欣然而笑，故名"失笑"。

【临床应用】

1. 辨证要点 本方是治疗瘀血所致多种疼痛的常用方剂。以心腹刺痛，舌质紫黯，或舌边有瘀斑，脉涩或弦；或妇人月经不调，少腹急痛等为辨证要点。

2. 临证加减 若瘀血甚者，可酌加当归、赤芍、川芎、桃仁、红花、丹参等以加强活血祛瘀之力；若兼见血虚者，可合四物汤同用，以增强养血调经之功；若疼痛较剧者，可加乳香、没药、延胡索等以化瘀止痛；兼气滞者，可加香附、川楝子，以行气止痛；兼寒者，加炮姜、艾叶、小茴香等以温经散寒。

3. 现代运用 常用于治疗痛经、冠心病、高脂血症、宫外孕、慢性胃炎等病证属瘀血停滞者。

4. 使用注意 本方五灵脂易败胃，脾胃虚弱者慎用。孕妇忌用本方。

【附方】**活络效灵丹**（《医学衷中参西录》）　组成与用法：当归　丹参　生乳香　生没药各五钱(各15g)　上四味作汤服。若为散，一剂分为四次服，温酒送下。功用：活血祛瘀，通络止痛。主治：气血凝滞证。症见心腹疼痛，腿痛臂痛，跌打瘀肿，内外疮疡以及癥瘕积聚等。

【鉴别】失笑散和活络效灵丹均可活血止痛，治疗跌打损伤，瘀肿疼痛。但失笑散功兼散结

止痛,善治妇人月经不调,少腹急痛;活络效灵丹兼可养血通络,消肿生肌,常用于瘀血所致的心腹疼痛,腿臂疼痛,癥瘕积聚,或内外疮疡等。

【方歌】失笑灵脂蒲黄同,等量为散酽醋冲,

　　　　瘀滞心腹时作痛,祛瘀止痛有奇功。

温经汤(《金匮要略》)

【组成】吴茱萸三两(9g)　当归二两(6g)　芍药二两(6g)　川芎二两(6g)　人参二两(6g)　桂枝二两(6g)　阿胶二两(6g)　牡丹皮去心,二两(6g)　生姜二两(6g)　甘草二两(6g)　半夏半升(6g)　麦冬去心,一升(9g)

【用法】汤剂:水煎,去渣取汁,再入阿胶烊化,温服。除汤剂外,还有温经汤胶囊剂、温经汤浸膏等剂型用于临床和研究。

【功用】温经散寒,养血祛瘀。

【主治】冲任虚寒、瘀血阻滞证。症见漏下不止,血色黯而有块,淋漓不畅,或月经超前、或延后,或逾期不止,或一月再行,或经停不至,或痛经,小腹冷,傍晚发热,手心烦热,唇口干燥,舌质黯红,脉细而涩。亦治妇人久不受孕。

【方解】本方证为冲任虚寒,瘀血阻滞所致。冲为血海,任主胞胎,二脉皆起于胞宫,循行于少腹,与经、产关系密切。冲任虚寒,寒滞胞宫,血凝气滞,故小腹冷痛,月经推后,或闭经不行,甚则宫寒不孕。瘀血阻滞,冲任不固,则月经先期,或一月两次,甚则崩中漏下;寒凝血瘀,经脉不畅,则致痛经;瘀血不去,新血不生,不能濡润,故唇口干燥;至于傍晚发热、手心烦热为阴血耗损,虚热内生之象。本方证虽属瘀、寒、虚、热错杂,然以冲任虚寒,瘀血阻滞为主,治宜温经散寒,祛瘀养血,兼清虚热为法。

方中吴茱萸、桂枝温经散寒,通利血脉,其中吴茱萸功擅散寒止痛,桂枝长于温通血脉,共为君药。当归、川芎、芍药都入肝经,能活血祛瘀,养血调经;牡丹皮味苦辛性微寒,活血祛瘀,并退血中伏热,共为臣药。阿胶甘平,养血止血,滋阴润燥;麦冬甘苦微寒,能养阴清热,并能制吴茱萸、桂枝的温燥之性;人参、甘草味甘入脾,能益气补中而助生化之源,使阳生阴长,气旺血充;半夏、生姜辛开散结,通降胃气,以助祛瘀调经;其中生姜又温胃气以助生化,且助吴茱萸、桂枝以温经散寒,以上均为佐药。甘草又能调和诸药,兼为使药。诸药合用,共奏温经散寒、养血祛瘀之功。

本方的配伍特点有二:一是方中温清补消并用,但以温经补养为主;二是大队温补药与少量寒凉药配伍,能使全方温而不燥、刚柔相济,以成温养化瘀之剂。

【临床应用】

1. 辨证要点　本方是妇科调经的常用方,主要用于冲任虚寒而有瘀滞的月经不调、痛经、崩漏、不孕等。以月经不调,经有瘀块,时有烦热,舌质黯红,脉细涩为辨证要点。

2. 临证加减　若小腹冷痛甚者,去牡丹皮、麦冬,加艾叶、小茴香,或桂枝改为肉桂,以增强散寒止痛之力;寒凝而气滞者,加香附、乌药以理气止痛;漏下不止而血色黯淡者,去牡丹皮,加炮姜、艾叶以温经止血;气虚甚者,加黄芪、白术以益气健脾;傍晚发热甚者,加银柴胡、地骨皮以清虚热。

3. 现代运用　本方常用于治疗功能失调性子宫出血、子宫内膜异位症、慢性盆腔炎、痛经、不孕症等病证属冲任虚寒,瘀血阻滞者。

4. 使用注意　月经不调属实热或无瘀血内阻者禁用,服药期间忌食生冷之品。崩漏患者服药后,可能会出现短时出血增多的情况,此属正常现象。

妇科调经之祖方——温经汤

　　该方见于《金匮要略·妇人杂病脉证并治》，主治"妇人年五十所，病下利，数十日不止，暮即发热，少腹里急，腹满，手掌烦热，唇口干燥"。亦治"妇人少腹寒，久不受胎""月水来过多，及至期不来"。可见本方专为妇女冲任虚寒，兼有瘀血之证而设，乃温经祛瘀之剂，被称为"妇科调经之祖方"。

　　历代医家应用此方分治经、带、胎、产诸疾，其配伍有以下几方面：①宗仲景祛瘀止血之旨，治"带下，漏血不止"，如《备急千金要方》之芎䓖汤。②承仲景温通并用之法，加牛膝、莪术以增强通经逐瘀之力，专疗寒滞胞宫，经血凝聚之"月信不行"，如《普济方》引《指南方》之温经汤、《观聚方要补》引《十便良方》之指迷温经汤。③师仲景寒热消补并投之组方特点，配伍行气止痛的香附、莪术等，构成温润结合，气血兼治之方，用以治疗寒凝血瘀气滞之痛经、月经不调及产后诸疾，如《校注妇人良方》之温经汤、《古今医鉴》之大温经汤。④遵仲景暖宫祛寒之意，用温经散寒之肉桂、附子与温补肾阳之巴戟天、杜仲等配伍，以治宫寒不孕之证，如《傅青主女科》之温胞饮。

　　【附方】**艾附暖宫丸（《仁斋直指》）**　组成与用法：艾叶大叶者，去枝梗，三两（90g）　香附去毛，俱要合时采者，用醋五升，以石罐煮一昼夜，捣烂为饼，慢火焙干，六两（180g）　吴茱萸去枝梗，三两（90g）大川芎雀脑者，三两（90g）　白芍药用酒炒，三两（90g）　黄芪取白色软者，三两（90g）　续断去芦，一两五钱（45g）　生地黄生用，酒洗焙干，一两（30g）　官桂五钱（15g）　川当归酒洗，三两（9g）　为细末，米醋打糊为丸，如梧子大，每服五七十丸（6～9g），淡醋汤食远送下。忌恼怒，生冷。功用：暖宫温经，养血活血。主治：妇人子宫虚冷，带下白淫，面色萎黄，四肢疼痛，倦怠无力，饮食减少，经脉不调，肚腹时痛，久无子息。

　　【鉴别】温经汤和艾附暖宫丸组成中均有吴茱萸、当归、芍药、川芎，皆有温经补虚，化瘀调经的功用。其中艾附暖宫丸配有香附、艾叶、官桂、川续断、生地黄、黄芪，补气养血同时温经祛寒之力较强；温经汤则配有人参、阿胶、麦冬、桂枝、丹皮，养血补虚同时兼清瘀热。

　　【方歌】温经汤用吴萸芎，归芍丹桂姜夏冬，
　　　　　　参草益脾胶养血，调经重在暖胞宫。

生化汤（《傅青主女科》）

　　【组成】当归八钱（24g）　川芎三钱（9g）　桃仁去皮尖，研，十四枚（6g）　炮姜五分（2g）　炙甘草五分（2g）

　　【用法】汤剂：加黄酒适量，水煎服。水煎，去渣取汁，再入阿胶烊化，温服。除汤剂外，还有生化汤口服液、生化汤丸、生化汤糖浆、生化汤冲剂等剂型用于临床和研究。

　　【功用】化瘀生新，温经止痛。

　　【主治】产后血虚、寒凝血瘀腹痛证。产后恶露不行，小腹冷痛。

　　【方解】本方证由产后血虚寒凝，瘀血内阻所致。妇人产后，血亏气虚，寒邪极易乘虚而入，寒凝血瘀，故恶露不行；瘀阻胞宫，不通则痛，故小腹冷痛。产后血虚，本来应当用补法，但是瘀血不去，新血不生，故治疗宜化瘀生新，活血养血，温经止痛。

　　方中当归补血活血，化瘀生新，温经止痛，一药三用，恰合产后多虚、多瘀、多寒之病机，故重用为君。川芎活血行气；桃仁活血祛瘀，均为臣药。炮姜入血散寒，温经止血；黄酒温通血脉以助药力，共为佐药。炙甘草和中缓急，调和诸药，用以为使。原方另用童便（现多已不用）同煎

者,乃取其益阴化瘀,引败血下行之意。全方配伍得当,寓生新于化瘀之内,使瘀血化,新血生,诸症自愈。正如唐宗海所云"血瘀可化之,则所以生之,产后多用"(《血证论》),故名"生化"。

【临床应用】

1. 辨证要点 本方为妇女产后常用方。以产后恶露不行,小腹冷痛为辨证要点。

2. 临证加减 若恶露已行而腹微痛者,可减去破瘀的桃仁;若瘀滞较甚,腹痛较剧者,可加蒲黄、五灵脂、延胡索、益母草等以祛瘀止痛;若小腹冷痛甚者,可加肉桂以温经散寒;若气滞明显者,加木香、香附、乌药等以理气止痛;若兼乳汁不下者,可加穿山甲、王不留行以通经下乳。

3. 现代运用 常用于治疗产后子宫复旧不良、产后宫缩疼痛、胎盘残留、人工流产及引产所致阴道不规则性出血等病证属产后血虚寒凝,瘀血内阻者。

4. 使用注意 本方使用方便,故有些地方民间习惯把此方作为产后必服之剂,虽服之有益,但应以产后血虚瘀滞偏寒者为宜。产后腹痛属热证者不宜使用。

【方歌】 生化汤是产后方,归芎桃草酒炮姜,

恶露不行少腹痛,温经活血效亦彰。

大黄䗪虫丸(《金匮要略》)

【组成】大黄蒸,十分(300g) 黄芩二两(60g) 甘草三两(90g) 桃仁一升(120g) 杏仁一升(120g) 芍药四两(120g) 干地黄十两(300g) 干漆一两(30g) 虻虫一升(60g) 水蛭百枚(60g) 蛴螬一升(45g) 䗪虫半升(30g)

【用法】丸剂:共为细末,炼蜜为丸。每服3~6g,一日1~3次,温开水送服。亦可作汤剂水煎服,用量按原方比例酌减。

【功用】破血消癥,祛瘀生新。

【主治】五劳虚极,瘀血内停之干血劳。症见形体虚羸,腹满不能饮食,肌肤甲错,两目黯黑,或潮热,舌质紫黯,或边有瘀斑,脉涩等。

【方解】五劳虚极皆因过饱、过饥、忧郁、房事、疲劳过度而成。由于劳伤过极,营卫气血亏损,不能营养肌肉,则形体羸瘦;不能濡润经脉,则血脉凝涩,日久则成"干血",其"干血"为虚劳所致,故有"干血劳"之称;瘀血内阻,新血难生,阴血不能濡润肌肤,不能上荣于目,则皮肤粗糙如鱼鳞状,两眼周围呈黯黑色;瘀血久郁则可化热,故见潮热;脾虚失运,则腹满不能饮食。治宜祛瘀消癥为主,佐以补虚扶正。

方中大黄苦寒,攻下逐瘀,凉血清热;䗪虫咸寒,破血逐瘀,共为君药。水蛭、虻虫、蛴螬、干漆、桃仁均为破瘀消癥之品,以助君药活血通络,攻逐久积之瘀血,共为臣药。黄芩配大黄以清瘀热;杏仁宣降利气,气行则血行,配桃仁又可润燥结;生地黄、芍药养血滋阴,以补亏损之阴血,俱为佐药。甘草和中补虚,以防破血过猛而伤正气;酒服以行药势,加强活血行瘀之功,为使药。诸药相合,共奏破血消癥、祛瘀生新之功。

【临床应用】

1. 辨证要点 本方是治疗五劳虚极,干血内停证之要方。以形体虚羸,腹满食少,两目黯黑,脉涩为辨证要点。本方宜峻药缓服,制以丸剂,服药量小,以达渐消缓散之目的。

2. 临证加减 本方多用丸剂,临证可根据需要配合服用汤剂。如兼乏力,食少,便溏等脾虚征象者,可配合四君子汤、补中益气汤等益气补中;兼面色萎黄,头晕心悸,神疲乏力等气血两虚之象者,可配合归脾汤、八珍汤、十全大补汤等补益气血;若妇人癥积伴小腹冷痛,经行腹痛或夹血块者,可配合温经汤、少腹逐瘀汤、生化汤等温经活血;若胁下癥块伴胸胁胀痛者,可配合四逆散、逍遥散、膈下逐瘀汤等疏肝理气,活血止痛。

3. 现代运用 常用于治疗肝硬化、脂肪肝、慢性活动性肝炎、肝癌、周围血管疾病、慢性白

血病等病证属正气亏损,瘀血内停者。

4. 使用注意　孕妇及有出血患者忌用本方。

【方歌】大黄䗪虫芩芍桃,地黄杏草漆蛴螬,

水蛭虻虫和丸服,去瘀生新干血疗。

第二节　止　血

止血剂,适用于血溢脉外而出现的吐血、衄血、咳血、便血、尿血、崩漏等各种出血证。出血证颇为复杂,病因有寒热虚实之不同,部位有上下内外之区别,病情有轻重缓急之差异,因此,止血法应与温、清、消、补诸法结合使用,正确把握标本兼顾、急则治标、缓则治本的原则。若因于血热妄行者,治宜凉血止血。因于阳气虚弱不能固摄者,又当温阳益气摄血。慢性出血应着重治本,或标本兼顾。若突然大出血,则当以急则治标之法,着重止血。若气随血脱,则又急需大补元气,以挽救固脱为先。至于出血兼有瘀滞者,又应适当配伍活血祛瘀之品,以防血止留瘀。总之,止血应治本,在止血的基础上,根据出血的原因灵活配伍,切勿一味着眼于止血,所以前人又有"见血休止血"之说,意在强调审因论治,治病求本。

常用止血药,如热证出血用侧柏叶、小蓟、白茅根、槐花、地榆等,寒证出血用炮姜、艾叶、灶心土等,瘀血所致之出血用三七、蒲黄等为主组成方剂。此外,上部出血忌用升提药,可酌配牛膝、大黄之类以引血下行;下部出血忌用沉降药物,可辅以焦(荆)芥穗、黑升麻、黄芪之类以助升举。代表方如十灰散、咳血方、槐花散、小蓟饮子、黄土汤等。

十灰散(《十药神书》)

【组成】大蓟　小蓟　荷叶　侧柏叶　白茅根　茜根　山栀　大黄　牡丹皮　棕榈皮各等分(9～15g)

【用法】散剂:上药各烧灰存性,研成极细粉末,用白藕汁或萝卜汁磨京墨半碗,调灰五钱(15g),食后服下。也可作丸剂或汤剂,用量按原方比例酌定。

【功用】凉血止血。

【主治】血热妄行之上部出血。咳血、咯血、吐血、衄血,血色鲜红,舌红,脉数。

【方解】本方所治出血皆因内有实火,火气上冲,损伤血络,迫血妄行,上走清窍而致。治宜凉血清热以治本,收敛固涩止血以治其标。

方中大蓟、小蓟性味甘凉,长于凉血止血,且能祛瘀,是为君药。荷叶、侧柏叶、白茅根、茜根皆能凉血止血;棕榈皮收涩止血,与君药相配,既能增强澄本清源之力,又有塞流止血之功,皆为臣药。栀子、大黄清热泻火,可使邪热从大小便而去,使气火降而助血止,是为佐药;以牡丹皮配大黄凉血祛瘀,使止血而不留瘀,亦为佐药。用法中用藕汁或萝卜汁磨京墨调服,藕汁能清热凉血散瘀、萝卜汁降气清热以助止血、京墨有收涩止血之功,皆属佐药之用。诸药炒炭存性,亦可加强收敛止血之力。全方集凉血、止血、清降、祛瘀诸法于一方,但以凉血止血为主,使血热清,气火降,则出血自止。

本方配伍特点是寓降于清之中,平降火气而助凉血止血;寓化瘀于凉血止血之中,使热清血止而不留瘀。全部药物烧炭存性,则收敛止血之功颇著。

【临床应用】

1. 辨证要点　本方为血热妄行上部出血之要方,对于势急量多之咳血、咯血、吐血、衄血等,均可作应急止血之用。以血色鲜红,舌红,脉数为辨证要点。

2. 临证加减 若火气上冲，血热较甚者，宜改用汤剂，方中大黄、栀子可重用，或加牛膝、赭石引血导热下行；鼻出血，可以散末吹鼻；刀伤出血，可将药末撒于创口。

3. 现代运用 常用于治疗支气管扩张、肺结核、消化道出血等证属血热妄行者。也可用于治疗血热之尿血、崩漏、月经过多者。

4. 使用注意 虚寒性出血者忌用本方。

【附方】**四生丸**（《妇人大全良方》） 生荷叶 生艾叶 生柏叶 生地黄各等分（各9g） 上研，丸如鸡子大，每服一丸（现代用法：可作汤剂，水煎服，用量按原方比例酌定）。功用：凉血止血。主治：血热妄行之出血证。症见吐血、衄血，血色鲜红，口干咽燥，舌红或绛，脉弦数者。

【鉴别】四生丸与十灰散均有凉血止血之功，均可治疗血热妄行所致的上部出血证。但十灰散中诸药炒炭存性，重在治标；本方四药生用，清中有滋，为标本兼顾之方。

【方歌】十灰散用十般灰，柏茅茜荷丹棕煨，
二蓟栀黄各炒黑，上部出血热能摧。

咳血方（《丹溪心法》）

【组成】青黛水飞（6g） 瓜蒌仁去油（9g） 海粉（9g） 山栀子炒黑（9g） 诃子（6g）

【用法】丸剂：共研末为丸，每服9g；亦可作汤剂，水煎服，用量按原方比例酌定。

【功用】清火化痰，敛肺止咳。

【主治】肝火犯肺之咳血证。症见咳嗽痰稠带血，咯吐不爽，心烦易怒，胸胁作痛，咽干口苦，颊赤便秘，舌红苔黄，脉弦数。

【方解】本方证系肝火犯肺，灼伤肺络所致。肺为清虚之脏，木火刑金，肺津受灼为痰，清肃之令失司，则咳嗽痰稠、咯吐不爽；肝火灼肺，损伤肺络，血自上溢，故见痰中带血。肝火内炽，故心烦易怒、胸胁作痛、咽干口苦、颊赤便秘；舌红苔黄，脉弦数为火热炽盛之征。该证病位虽在肺，但病本则在肝。按治病求本的原则，治当清肝泻火，使火清气降，肺金自宁。

方中青黛味咸性寒，能清泻肝经实火而凉血；栀子苦寒，泻火除烦，清热凉血，两药合用，澄本清源，为君药。痰不除则咳不止，咳不止则血不止，故用瓜蒌仁甘寒入肺，清热化痰，润肺止咳；海粉（现多用海浮石）咸平入肺，清金降火，软坚化痰，共为臣药。诃子苦涩性平，入肺与大肠经，功能清热下气，敛肺化痰，是佐药。诸药合用，共奏清肝宁肺之功，使木不刑金，肺复宣降，痰化咳平，溢血自止。

本方的配伍特点：寓止血于清热泻火之中，虽不专用止血药，火热得清则血不妄行，为治本之法。

【临床应用】

1. 辨证要点 本方是治疗肝火犯肺之咳血证的常用方。以咳痰带血，胸胁作痛，舌红苔黄，脉弦数为辨证要点。

2. 临证加减 若火热伤阴者，可酌加沙参、麦冬等以清肺养阴；若咳甚痰多者，可加川贝母、天竺黄、枇杷叶等以清肺化痰止咳。

3. 现代运用 常用于治疗支气管扩张、肺结核等咳血属肝火犯肺者。

4. 使用注意 本方偏于寒凉降泄，对肺肾阴虚及脾虚便溏者不宜使用。

【方歌】咳血方中诃子收，瓜蒌海粉山栀投，
青黛蜜丸口嚼化，咳嗽痰血服之瘳。

小蓟饮子(《济生方》)

【组成】生地黄 小蓟 滑石 木通 蒲黄 藕节 淡竹叶 当归 山栀子 甘草各等分(各9g)

【用法】汤剂:水煎,饭前一小时服。除汤剂外,还有散剂用于临床。

【功用】凉血止血,利水通淋。

【主治】下焦瘀热所致血淋证。症见尿中带血,小便频数,赤涩热痛,或血尿,舌红,脉数。

【方解】本方证是下焦瘀热,损伤膀胱血络,迫血外溢所致。血淋和尿血有所区别,尿时带血而热痛者为血淋,尿中带血而无痛感者为尿血。由于热聚膀胱,损伤血络,血随尿出,故尿中带血;瘀热蕴结下焦,膀胱气化失司,故见小便频数、赤涩热痛;舌红脉数,亦为热结之征。治宜凉血止血,利水通淋。

方中小蓟苦甘而凉,入心肝二经,长于凉血止血,兼可利尿,善治尿血、血淋,故为君药。生地黄凉血止血,滋阴清热;藕节、蒲黄既能凉血止血,又能活血化瘀,以使血止而不留瘀,均为臣药。热在下焦,宜因势利导,故配滑石、木通、淡竹叶清热利尿通淋,栀子通泻三焦,导湿热下行;尿中带血,易伤阴血,故用当归养血和血,助地黄滋阴养血,共为佐药。甘草调药和中,为使药。全方配伍,共奏凉血止血、利水通淋之功。

本方的配伍特点是止血之中寓以化瘀,使血止而不留瘀;清利之中寓以养阴,使利水而不伤正,是治疗下焦瘀热所致血淋、尿血的有效方剂。本方是由导赤散加小蓟、藕节、蒲黄、滑石、栀子、当归而成,由清心养阴、利水通淋之方变为凉血止血,利水通淋之剂。

【临床应用】

1. 辨证要点 本方为治疗血淋、尿血属实热证的常用方。以尿中带血,小便赤涩热痛、舌红,脉数为辨证要点。

2. 临证加减 若尿道刺痛者,可加琥珀末1.5g吞服,以通淋化瘀止痛;若血淋、尿血日久,气阴两伤者,可减木通、滑石等寒滑渗利之品,酌加太子参、黄芪、阿胶等以补气养阴。为了增强清热泻火之力,本方中炙甘草可改用为生甘草。

3. 现代运用 常用于治疗急性泌尿系感染、泌尿系结石等病证属下焦瘀热,蓄聚膀胱者。

4. 使用注意 不宜久服,孕妇忌用。

【方歌】小蓟饮子藕蒲黄,木通滑石生地襄,
　　　　归草黑栀淡竹叶,血淋热结服之良。

槐花散(《普济本事方》)

【组成】槐花炒(12g) 柏叶杵焙(12g) 荆芥穗(6g) 枳壳麸炒(6g)各等分

【用法】散剂:研为细末,每服6g,开水或米汤调下;亦可作汤剂,水煎服,一日3次。

【功用】清肠止血,疏风行气。

【主治】肠风脏毒之便血。症见便前出血,或便后出血,或粪中带血,以及痔疮出血,血色鲜红或晦黯,舌红苔黄脉数。

【方解】本方所治之便血是肠风、脏毒所致。风热壅遏大肠,便前出血,血色鲜红,出血势急者为肠风;湿热蕴结大肠,便后出血,血色黯污,出血势缓者为脏毒。其出血之机,都是肠道脉络损伤,血渗外溢所致。故治宜清肠凉血为主,兼以疏风行气。

方中槐花苦微寒,善清大肠湿热,凉血止血,为君药。侧柏叶味苦微寒,清热凉血,燥湿收敛,为治热证出血的要药,与槐花相配合可加强凉血止血的作用,为臣药。荆芥穗辛散疏风,微

温不燥,炒用入血分而止血,与上药相配,疏风理血;枳壳宽肠行气,以达"气调则血调"之目的,为佐使药。诸药合用,既能凉血止血,又能清肠疏风,风热、湿热邪毒得清,则便血自止。

本方具有寓行气于止血之中,清疏与收涩并用,相反相成的配伍特点。

【临床应用】

1. 辨证要点 本方是治疗血热便血的常用方。以便血,血色鲜红,舌红,脉数为辨证要点。

2. 临证加减 若便血较多,加入黄芩炭、地榆炭、棕榈炭等,以加强止血之功;若大肠热甚,可加入黄连、黄芩等以清肠泄热;若脏毒下血紫黯,可加入苍术、茯苓等以祛湿毒;便血日久血虚,可加入熟地黄、当归、三七等以养血和血。

3. 现代运用 常用于治疗肛肠疾病、肠胃疾病等便血属血热者。

4. 使用注意 本方药性寒凉,易伤脾胃,不宜久服;对于气虚、阴虚之便血,不宜使用。

【方歌】槐花散用治肠风,侧柏荆芥枳壳充,

　　　　为末等分米饮下,宽肠凉血逐风功。

黄土汤(《金匮要略》)

【组成】甘草　干地黄　白术　炮附子　阿胶　黄芩各三两(各9g)　灶心黄土半斤(30g)

【用法】汤剂:先将灶心土水煎过滤取汁代水,再煎余药,阿胶烊化冲服,一日分2次温服。

【功用】温阳健脾,养血止血。

【主治】脾阳不足,脾不统血证。症见大便下血,吐血、衄血,妇人崩漏,血色黯淡,四肢不温,面色萎黄,舌淡苔白,脉沉细无力。

【方解】本方证为脾阳不足,统摄无权所致。脾主统血,脾阳不足失去统摄之权,则血从上溢而为吐血、衄血;血从下走则为便血、崩漏;血色黯淡、四肢不温、面色萎黄、舌淡苔白、脉沉细无力等皆为中焦虚寒,阴血不足之象。治宜温阳止血为主,兼以健脾养血。

方中灶心黄土(即伏龙肝)辛温而涩,温中、收敛、止血,为君药;白术、附子温阳健脾,助君药以复脾统血之权,共为臣药。然辛温之术、附易耗血动血,且出血者,阴血每亦亏耗,故以生地黄、阿胶滋阴养血止血;与苦寒之黄芩合用,又能制约术、附过于温燥伤血之弊;而生地黄、阿胶得术、附则滋而不腻,避免呆滞碍脾之过,均为佐药。甘草调和诸药,为使药。诸药合用,共奏温阳健脾、养血止血之功。

本方有寒热并用,标本兼顾,刚柔相济,温阳而又健脾,补血而又止血的配伍特点。

黄土汤与归脾汤两方均可用治脾不统血之便血、崩漏。黄土汤中以灶心黄土、炮附子、白术为主,配伍生地黄、阿胶、黄芩以温阳健脾而摄血,滋阴养血而止血,适用于脾阳不足、统摄无权之出血证;归脾汤重用黄芪、龙眼肉,配用人参、白术、当归、茯神、酸枣仁、远志补气健脾,养心安神,适用于脾气不足、气不摄血之出血证。

【临床应用】

1. 辨证要点 本方为治疗脾阳不足所致的便血或崩漏的常用方。以血色黯淡,舌淡苔白,脉沉细无力为辨证要点。

2. 临证加减 若出血多者,酌加三七、白及等以止血;若气虚甚者,可加人参以益气摄血;胃纳较差者,阿胶可改为阿胶珠,以减其滋腻之性;脾胃虚寒较甚者,可加炮姜炭以温中止血。

3. 现代运用 常用于治疗消化道出血、功能失调性子宫出血等病证属脾阳不足者。

4. 使用注意 血热妄行所致出血者忌用本方。

【方歌】黄土汤用芩地黄,术附阿胶甘草尝,

　　　　温阳健脾能摄血,便血崩漏服之康。

(刘 闯)

❓ 复习思考题

1. 活血祛瘀剂为何常配伍行气药或补益药，止血剂为何常配伍化瘀药？

2. 补阳还五汤为活血祛瘀剂，为何重用补气的黄芪？

3. 温经汤与生化汤均为妇科常用良方，临床如何区别应用？

4. 十灰散与咳血方二者如何区别应用？

5. 黄土汤与归脾汤二者如何区别应用？

第二十章 治 风 剂

PPT课件

知识导览

学习目标

掌握川芎茶调散、羚角钩藤汤、镇肝熄风汤、大定风珠的组成、功用、主治、方解、组方特点和临床应用。

熟悉大秦艽汤、牵正散、消风散、天麻钩藤饮的组成、功用、主治及主要配伍意义。

熟悉治风剂的概念、适用范围、分类及应用注意事项。

了解小活络丹、玉真散的功用和主治。

凡以辛散祛风或息风止痉药为主要组成,具有疏散外风或平息内风的作用,治疗风病的方剂,统称治风剂。

风邪为病范围广泛,但概言之,不外乎"内风""外风"两类。外风为风邪由外而侵入人体,留于头面、肌肉、经络、筋骨、伤口等部位。其主要表现为头痛、恶风、肌肤瘙痒、肢体麻木、筋骨挛痛、屈伸不利,或口眼㖞斜,甚则角弓反张等症。由于风为百病之长,风邪常常与寒、湿、热、燥等邪气夹杂而入,故外风的治疗宜疏散。内风是指内生之风,是由脏腑功能失调所引起。其病机或为肝风上扰,或为热极生风,或为阴虚风动,或为血虚生风。内风的主要表现为眩晕、震颤、四肢抽搐、语言謇涩、足废不用,甚则出现猝然昏倒、不省人事、口角㖞斜、半身不遂等症。脏腑功能失调是内风产生的原因,故内风的治疗宜平息。因此,本章方剂分为疏散外风和平息内风两类。

使用治风剂,要首先辨清风之内外。外风治宜疏散,不宜平息;内风治宜平息,不宜疏散,并忌用辛散之品。其次,应分辨风邪的兼夹及病情的虚实,若兼寒、兼热、兼湿,或夹痰、夹瘀者,则应与祛寒、清热、祛湿、化痰、活血等治法配合应用。此外,外风与内风之间,常常相互影响,外风可以引动内风,内风又可兼夹外风,因而临证时要辨证准确,分清主次,全面照顾,灵活化裁。

第一节 疏 散 外 风

疏散外风剂,适用于外风所致病证。风为六淫之首,百病之长,善行数变,故外风的病变范围比较广泛,其临床表现也随感邪的部位、感邪的轻重、体质的强弱、病邪的兼夹等不同而各有所异。当风邪侵入肌表、肌肉、经络、筋骨、关节、伤口等处时,则分别表现出头痛、恶风、肌肤瘙痒、肢体麻木、筋骨挛痛、屈伸不利,或口眼㖞斜或角弓反张等症状。其中风邪侵入肌表,症见表证为主者,已在解表剂中论述。故本类方剂常以辛散祛风药如羌活、独活、荆芥、防风、川芎、白芷、白附子等为主组方。根据病情还常配伍蜈蚣、全蝎、僵蚕、天麻等以疏风解痉;白附子、南星等以化痰通络;乳香、没药等以活血化瘀。代表方剂如川芎茶调散、消风散、大秦艽汤、小活络丹、牵正散、玉真散。

181

川芎茶调散（《太平惠民和剂局方》）

【组成】川芎　荆芥去梗,各四两(各12g)　白芷　羌活　甘草炙,各二两(各6g)　细辛一两(3g)　防风去芦,一两半(5g)　薄荷叶不见火,八两(12g)

【用法】散剂:共为细末,每服6g,清茶调下;亦可加入适量清茶作汤剂,用量按原方比例酌定。

【功用】疏风止痛。

【主治】外感风邪头痛。症见偏正头痛或颠顶作痛,或见恶寒发热、目眩鼻塞、舌苔薄白,脉浮。

【方解】本方所治头痛,系外感风邪所致。头为诸阳之会,风邪上扰头部,阻遏清阳之气,故见头痛、目眩;风邪在表,正邪相争,故恶寒发热,苔白脉浮;鼻为肺窍,风邪侵袭,肺气不利,故鼻塞;若风邪稽留不去,头痛日久不愈,其痛或偏或正,时发时止,即为头风。治宜疏风止痛。

方中川芎辛香走窜,长于祛风活血而止痛,善治少阳、厥阴经头痛(头顶或两侧痛),为"诸经头痛之要药",用量较重,为君药。薄荷、荆芥辛散之品,轻扬上行,疏风止痛,清利头目,为臣药。羌活辛散疏风,善治太阳经头痛(后脑牵连项痛);白芷疏风解表,善治阳明经头痛(前额及眉心痛);细辛散寒止痛,长于治少阴头痛;防风辛散上行,疏散上部风邪。以上四药共助君臣以增强疏风止痛之功,为佐药。炙甘草调和诸药,为使药。以清茶调服,取其苦凉之性,既可上清头目,又能制约辛散祛风之品过于温燥与升散。诸药合用,共奏疏风止痛之功。

【临床应用】

1. 辨证要点　本方是治疗风邪头痛的常用方剂。以头痛,鼻塞,脉浮为辨证要点。

2. 临证加减　若头痛属风寒者,可重用川芎,并酌加苏叶、生姜等以加强祛风散寒之功;属风热者,去羌活、细辛,加蔓荆子、菊花以散风热。若头痛久而不愈者,可配全蝎、僵蚕、桃仁、红花等以搜风活血止痛。

3. 现代运用　常用于治疗感冒、流行性感冒、偏头痛、血管神经性头痛、慢性鼻炎等所引起的头痛属风邪为患者。

4. 使用注意　气虚、血虚,或因肝肾阴亏、肝阳上亢、肝风内动引起的头痛,不宜使用本方。

【附方】**菊花茶调散**（《银海精微》）　组成与用法:由川芎茶调散加菊花一钱(6g),蝉蜕、僵蚕三分(各3g),用法同上,食后清茶调服。功用:疏风止痛,清利头目。主治:风热上扰头目。症见偏正头痛,或颠顶痛,头晕目眩。本方在川芎茶调散的基础上加菊花、僵蚕、蝉蜕以疏散风热,清利头目,故对头痛及眩晕而偏于风热者较为适合。

【鉴别】菊花茶调散由川芎茶调散变化而成,两方同治外感风邪头痛。川芎茶调散整体药性偏温,对于风邪头痛偏于风寒者较为适宜;菊花茶调散主治之头痛由风热上扰所致,故加菊花、僵蚕以疏散风热。

【方歌】川芎茶调散荆防,辛芷薄荷甘草羌,
　　　　目昏鼻塞风攻上,正偏头痛悉能康。

大秦艽汤（《素问病机气宜保命集》）

【组成】秦艽三两(90g)　甘草二两(60g)　川芎二两(60g)　当归二两(60g)　白芍二两(60g)　细辛半两(15g)　羌活　防风　黄芩各一两(各30g)　石膏二两(60g)　白芷一两(30g)　白术一两(30g)　生地一两(30g)　熟地一两(30g)　白茯苓一两(30g)　独活二两(60g)

【用法】汤剂:水煎温服,一日1剂,每天3次。药物用量按比例酌减。

【功用】祛风清热，养血活血。

【主治】风邪初中经络证。症见口眼㖞斜，舌强不能言语，手足不能运动；或兼恶寒发热，肢节疼痛，苔白或黄，脉浮紧或弦细。

【方解】本方证为风邪初中经络，尚未深入脏腑所致。由于正气不足，络脉空虚，卫不外固，风邪乘虚而入，气血痹阻，经络不畅，筋脉失于荣养，故见口眼㖞斜、语言不利、手足不能运动；风邪外袭，正邪相争，营卫不和，则见恶寒发热，肢节疼痛；风邪郁而化热，故见苔黄，脉浮弦为风邪初中之征，若脉弦细则兼有营血不足之象。治宜祛风散邪为主，兼以养血、活血、通络为法。

方中重用秦艽祛风清热，通经活络，为君药。羌活、独活、防风、白芷、细辛均为辛温行散之品，祛风散邪，搜风通络，为臣药。当归、川芎、白芍、熟地黄养血活血，使血足而筋自濡，络通则风易散，为"治风先治血，血行风自灭"之旨，并制祛风药温燥之性；白术、茯苓益气健脾以化生气血，寓有扶正御风之意；生地黄、石膏、黄芩清泄郁热，以上共为佐药。甘草调和诸药，为使药。诸药相合，共奏祛风清热、养血通络之效。

【临床应用】

1. 辨证要点 本方是治疗风邪初中经络之证的代表方剂。以口眼㖞斜，舌强不语，手足不能运动，微恶风发热，苔薄微黄，脉浮数为辨证要点。

2. 临证加减 若无内热者，可去黄芩、石膏、生地黄等清热之品，专以祛风养血通络为治。

3. 现代运用 常用于治疗面神经麻痹、脑缺血性中风、脑血栓形成而致的语言謇涩、半身不遂等病属风邪初中经络者。

4. 使用注意 风邪直中脏腑，或证属内风所致者，不宜使用本方；阴血亏虚者忌此方。

【方歌】大秦艽汤羌独防，芎芷辛芩二地黄，

石膏归芍苓甘术，风中经络可煎尝。

小活络丹（《太平惠民和剂局方》）

【组成】川乌炮，去皮脐　草乌炮，去皮脐　地龙去土　天南星炮，各六两（各180g）　乳香研　没药研，各二两二钱（各66g）

【用法】丸剂：共研细末，酒面糊丸或炼蜜为丸，每服6g，一日2次，陈酒或温开水送服。亦可作汤剂，剂量按比例酌减，川乌、草乌先煎30分钟。

【功用】祛风除湿，化痰通络，活血止痛。

【主治】风湿痰瘀阻滞经络证。症见肢体筋脉疼痛，麻木拘挛，关节屈伸不利，疼痛游走不定，舌淡紫，苔白，脉沉弦或涩。亦治中风，手足不仁，日久不愈，经络中有湿痰瘀血，而见腰腿沉重，或腿臂间作痛。

【方解】本方证是风寒痰湿瘀血，痹阻经络所致。风寒湿邪滞留经络，病久不愈，气血不得宣通，营卫失其流畅，致津液停聚为痰，血行痹阻为瘀，风寒湿邪与痰瘀交阻，故见肢体筋脉疼痛，麻木拘挛，关节屈伸不利，或疼痛游走不定等症。所治中风，手足不仁，迁延日久者，其机制亦同。治宜祛风散寒，除湿化痰，活血祛瘀三者兼顾。

方中制川乌、制草乌均为辛热之品，祛风除湿，温通经络，并具有较强的止痛作用，共为君药。天南星祛风燥湿化痰，以除经络中的风痰湿浊，为臣药。乳香、没药行气活血，化瘀通络，使气血流畅，则风寒湿邪不复留滞，且两药皆有较好的止痛作用，为佐药。地龙性善走窜，为通经活络之佳品；并加用陈酒以助药力，可引诸药直达病所，为使药。诸药合用，共奏祛风除湿、化痰通络、活血止痛之功，邪去血活则络亦通。故名"活络"。

【临床应用】

1. 辨证要点 本方是治疗痹证偏于风寒湿的常用方。以肢体筋脉挛痛，关节屈伸不利，舌

淡紫苔白为辨证要点。

2. 临证加减 若疼痛游走不定为主者,加防风、大秦艽;若腰腿沉重而痛者,加苍术、防己、薏苡仁;若肢节冷痛为主者,可加肉桂,并重用川乌、草乌。

3. 现代运用 常用于治疗风湿性关节炎、类风湿关节炎、坐骨神经痛、骨质增生等病证属风寒湿邪留着经络者。

4. 使用注意 本方药力较峻烈,用以体实气壮者为宜,阴虚、血虚及孕妇忌用。

【附方】**大活络丹**(《兰台轨范》) 组成与用法:白花蛇 乌梢蛇 威灵仙 两头尖俱酒浸 草乌 天麻煨 全蝎去毒 首乌黑豆水浸 龟甲炙 麻黄 贯众 炙草 羌活 官桂 藿香 乌药 黄连 熟地 大黄蒸 木香 沉香以上各二两(各60g) 细辛 赤芍 没药去油,另研 丁香 乳香去油,另研 僵蚕 天南星姜制 青皮 骨碎补 白蔻 安息香酒熬 附子制 黄芩蒸 茯苓 香附酒浸,焙 玄参 白术以上各一两(各30g) 防风二两半(75g) 葛根 豹胫骨炙 当归各一两半(各45g) 血竭另研,七钱(21g) 地龙炙 犀角(已禁用,以水牛角代) 麝香另研 松脂各五钱(各15g) 牛黄 冰片另研,各一钱五分(各4g) 人参三两(90g) 上共五十味为末,蜜丸如桂圆核大,每服1丸,陈酒送下。功用:扶正祛风,活络止痛。主治:正虚邪实之中风瘫痪、痿痹、痰厥、拘挛疼痛,跌打损伤后期筋肉挛痛等症。

【鉴别】大活络丹与小活络丹在功用、主治上相近。但大活络丹以祛风、温里、除湿药物配伍补气、养血、滋阴、助阳等扶正之品,适用于邪实正虚之证,属标本兼治之剂;而小活络丹以祛风散寒除湿药物,配伍化痰、活血之品组成,故主要用于痹证偏于寒湿而兼顽痰死血者为宜。

【方歌】小活络丹天南星,二乌乳没与地龙,

　　　　寒湿瘀血成痹痛,搜风活血经络通。

牵正散(《杨氏家藏方》)

【组成】白附子 白僵蚕 全蝎去毒,各等分

【用法】散剂:共研细末,每服3g,热酒或温开水调下,不拘时候。亦可作汤剂水煎服,用量按原方比例酌定。

【功用】祛风化痰,通络止痉。

【主治】风痰阻络之口眼㖞斜。或面肌抽动,舌淡红,苔白。

【方解】本方证为风痰阻于头面经络所致。亦属于中风病证的中经络,俗称面瘫。头面是太阳、阳明两经循行之分野,足阳明之脉夹口环唇,足太阳之脉起于目内眦。当太阳外中风邪,阳明内蓄痰浊,风痰循经阻于头面经络,则经隧不利,筋肉失养,面肌不用而缓,㖞斜偏向健侧,甚者日久而挛缩,致面肌不时抽动。治宜祛风化痰,通络止痉。

方中白附子辛温发散,祛风化痰,长于治头面之风,为君药。僵蚕、全蝎都能祛风止痉,全蝎善于通络止痉,僵蚕专于化痰祛风,共为臣药。三药相合,力专效宏,更用热酒调服,宣通血脉,引药入络,直达病所,使风祛痰消,经络通畅,则口眼㖞斜得以复正,故名"牵正散"。

【临床应用】

1. 辨证要点 本方是治疗风痰阻络之口眼㖞斜的常用方剂。以猝然口眼㖞斜,舌淡苔白为辨证要点。

2. 临证加减 若初起风邪重者,宜加羌活、防风、白芷等以辛散风邪;若酌加蜈蚣、天麻、地龙等祛风止痉通络之品,可增强疗效。

3. 现代运用 常用于治疗面神经麻痹、面神经炎、三叉神经痛、偏头痛等病证属风痰痹阻经络者。

4. 使用注意 本方所治口眼㖞斜系风痰阻于头面经络而偏于寒性者,气虚血瘀或肝风内动

引起的口眼㖞斜,不宜使用本方。本方白附子和全蝎为有毒之品,用量宜慎。

【附方】**止痉散**(**《流行性乙型脑炎中医治疗法》**) 组成与用法:全蝎、蜈蚣各等分,研细末,每服 1～1.5g,温开水送服。功用:祛风止痉。主治:痉厥,四肢抽搐等。对顽固性头痛、关节痛,亦有较好的止痛作用。

【鉴别】牵正散主治风痰阻于头面经络所致口眼㖞斜,以祛风化痰之白附子配伍全蝎、僵蚕虫类搜风透络药,其通络作用优;止痉散主治痉厥所致四肢抽搐等,以全蝎、蜈蚣虫类搜风止痉药,其祛风作用优。

【方歌】牵正散是杨家方,白附全蝎与僵蚕,

　　　　服用少量热酒下,口眼㖞斜定能康。

玉真散(《外科正宗》)

【组成】南星 防风 白芷 天麻 羌活 白附子各等分

【用法】散剂:共研细末,每服 6g,热酒或童便调服,每天 3 次;亦可作汤剂水煎服,用量按原方比例酌定,服药后须盖被取汗,并宜避风;亦可外用,取适量以黄酒或米醋调敷患处。

【功用】祛风化痰,定搐止痉。

【主治】破伤风。症见牙关紧急,口撮唇紧,身体强直,角弓反张,甚则咬牙缩舌,脉弦紧。

【方解】破伤风系由皮肉创伤之后,感受风毒之邪,邪侵肌腠经脉所致。《外科正宗》曰:"破伤风,因皮肉损破,复被外风袭入经络,渐传入里。"当风毒之邪从伤口之处,侵入经络,渐转入里或引动内风,故先见牙关紧闭,或恶寒发热,口撮唇紧,继则身体强直,角弓反张,甚则咬牙缩舌。治宜祛风化痰,定搐止痉。

方中天南星辛温,善于祛经络中之风痰,定搐止痉;白附子辛、甘、大温,燥湿化痰,祛风止痉,尤善祛头面之风。两药合用,共奏祛风化痰、定搐解痉之效,为方中君药。羌活、防风、白芷辛温疏散经络中风毒,导邪外出。其中羌活善搜太阳经之风,白芷善祛阳明经之风,防风善散厥阴经之风,共为臣药。天麻长于息风止痉,为佐药。热酒善通经络,行气血,为使药。诸药相合,共奏祛风化痰、定搐止痉之效。

【临床应用】

1. 辨证要点 本方是治疗破伤风之常用方。以牙关紧急,身体强直,角弓反张,脉弦紧,并有创伤史为辨证要点。

2. 临证加减 本方祛风化痰之功较强,而解痉之力不足,运用时常加入蜈蚣、全蝎、蝉蜕等以增强解痉定搐之力;若痰多者,可加贝母、竹沥以化痰。

3. 现代运用 常用于治疗破伤风、面神经麻痹、三叉神经痛等病证属于风痰阻于经络者。

4. 使用注意 本方药性温燥,破伤风而见津气两虚者,不宜使用。白附子、天南星为有毒之品,用量宜慎,孕妇忌用。

【方歌】玉真散治破伤风,牙关紧急反张弓,

　　　　星麻白附羌防芷,外敷内服一方通。

消风散(《外科正宗》)

【组成】当归 生地黄 防风 蝉蜕 知母 苦参 胡麻 荆芥 苍术 牛蒡子 石膏各一钱(各6g) 甘草 木通各五分(各3g)

【用法】汤剂:水煎,每日 1 剂,空腹服。

【功用】疏风养血,清热除湿。

【主治】风毒湿热之风疹、湿疹。症见皮肤疹出色红，或遍身云片斑点，瘙痒，抓破后渗出津水，苔白或黄，脉浮数。

【方解】本方所治风疹、湿疹，多为风热或风湿之邪侵袭人体，浸淫血脉，内不得疏泄，外不得透达，郁于肌肤腠理之间所致，故皮肤疹出色红，或遍身云片斑点，瘙痒，抓破渗出水液。治宜疏风为主，佐以清热除湿。

方中荆芥、防风、牛蒡子、蝉蜕开发腠理，疏风止痒，以除在表之风邪，为君药。苍术祛风燥湿；苦参清热燥湿；木通渗利湿热；石膏、知母清热泻火，共为臣药。当归、生地黄、胡麻仁养血活血，滋阴润燥，寓有"治风先治血，血行风自灭"之意，共为佐药。生甘草清热解毒，调和诸药，为使药。诸药合用，共奏疏风养血、清热除湿之功。

知识链接

陈实功与《外科正宗》

我国古代医学外科统指外病医治，大致包括伤科、疮肿、五官等。先秦、两汉外科发达，有扁鹊、华佗等外科名家，有治疗破伤风及战伤的专著《金创瘛疭方》（西汉）。隋唐时外科，特别是骨科尤为发达。宋元外科全面发展，且更重视人体的整体观念，创造了一些外科内治法。外科学在明代的成就则以著名医学家陈实功的著作《外科正宗》为代表。

陈实功（公元 1555—1636 年），字毓仁，又字若虚，江苏南通人。他从青年时代起就专门研究外科，先后达 40 年之久，在外科理论和外科手术方面都有独到之处。积 40 年的治疗经验撰成了重要的外科学专著《外科正宗》。该书所叙疾病百余种，每病列病理、症状、诊断、治法、成败病案，最后选列方剂。既重视内治，也强调外治，既主张早期手术，又反对滥施针刀。对截肢术、下颌正复术、死骨剔除术、痔漏手术等有所发展。陈氏致力创新，强调内外结合以治疗外科疾患，改变了过去外科只重技巧而不深研医理的落后状况，在发展外科学方面起到了重要作用。《外科正宗》对后世外科学的发展，乃至当今外科学的临床都具有指导意义。

【临床应用】

1. 辨证要点　本方是治疗风疹、湿疹的常用方剂。以皮肤瘙痒，疹出色红，或遍身云片斑点为辨证要点。

2. 临证加减　若风热偏盛而身热、口渴者，加金银花、连翘以疏风清热解毒；湿热偏盛，胸脘痞满，身重乏力，舌苔黄厚而腻者，加地肤子、车前子、栀子等以清热利湿；血分热甚，五心烦热，舌红或绛者，加赤芍、牡丹皮、紫草以清热凉血。

3. 现代运用　常用于治疗荨麻疹、过敏性皮炎、稻田性皮炎、药物性皮炎、神经性皮炎、扁平疣等病证属风湿热毒者。

4. 使用注意　本方在用药期间，不宜食辛辣、鱼腥、烟酒、浓茶等，以免影响疗效。气血虚弱者慎用。

【方歌】消风散内有荆防，蝉蜕胡麻苦参苍，
　　　　知膏蒡通归地草，风疹湿疹服之康。

第二节　平 息 内 风

平息内风剂，适用于内风所致病证。内风病系由脏腑功能失调所致，其临床表现随其病机的

不同和病性的虚实而异。若邪热亢盛,热极动风,可见高热昏迷、四肢抽搐等症;若肝阳上亢,化风上扰,可见头目眩晕、脑中热痛、面色如醉,甚则猝然昏倒,口眼㖞斜,半身不遂等症;若温病后期,真阴灼伤,虚风内动,可见手足瘛疭、神疲、脉虚等症。由于内风病证的机制和临床表现不同,其选方用药亦不相同。若因热极生风、肝风内动属于内风病之实证者,常用清热息风或平肝潜阳药物如龙骨、牡蛎、赭石、羚羊角、钩藤、石决明等为主组成方剂,代表方如羚角钩藤汤、镇肝熄风汤、天麻钩藤饮。而温病后期的阴虚风动证,则属于内风病之虚证,其常用滋阴养血息风的药物如生地黄、白芍、阿胶、鸡子黄等为主组成方剂,代表方如大定风珠。

羚角钩藤汤(《通俗伤寒论》)

【组成】羚角片一钱半(5g),先煎　钩藤三钱(9g),后入　霜桑叶二钱(6g)　滁菊花三钱(9g)　鲜生地黄五钱(15g)　生白芍三钱(9g)　川贝母四钱,去心(12g)　竹茹鲜刮,与羚羊角先煎代水,五钱(15g)　茯神三钱(9g)　生甘草八分(3g)

【用法】汤剂:水煎服,每日1剂,一天3次。

【功用】凉肝息风,增液舒筋。

【主治】肝经热盛,热极动风证。症见高热不退,烦闷躁扰,手足抽搐,发为痉厥,甚则神昏,舌绛而干,或舌焦起刺,脉弦而数。

【方解】本方证是热邪传入厥阴,肝经热盛,热极动风所致。邪热炽盛,故高热不退;热扰心神,则烦闷躁扰,甚则神昏。由于热灼阴伤,热极动风,风火相煽,以致手足抽搐,发为痉厥。治宜清热凉肝息风为主,配合增液舒筋为辅。

方中羚羊角咸寒入肝,清热凉肝息风;钩藤清热平肝,息风止痉,共为君药。菊花、桑叶辛凉疏泄,清热平肝息风,以助君药凉肝息风之效,二药共为臣药。鲜生地黄、白芍、生甘草三味相配,酸甘化阴,滋阴增液,柔肝舒筋,与羚羊角、钩藤等清热凉肝息风药并用,标本兼顾,可以加强息风解痉之功;川贝母、竹茹清热化痰;茯神宁心安神,共为佐药。生甘草清热解毒,调和诸药,兼为使药。诸药合用,共奏凉肝息风、增液舒筋之效。

本方体现了以凉肝息风为主,滋阴、化痰、安神为辅,既可清肝热、息风止痉,又有透泄肝经邪热之效的配伍特点。

【临床应用】

1. 辨证要点　本方是治疗肝经热盛,热极生风的代表方剂。以高热烦躁,手足抽搐,舌绛而干,脉弦数为辨证要点。

2. 临证加减　若热邪内闭,神志昏迷者,可加服紫雪丹、安宫牛黄丸;伤阴较甚,唇焦咽燥者,可酌加天冬、麦冬、玄参、石斛等;若邪热偏于气分,壮热烦渴者可加石膏、知母等;邪热偏于营血,兼见斑疹吐衄者,可加水牛角、牡丹皮、紫草等;风动而抽搐较频者,可加全蝎、蜈蚣等;风动痰涌而见神昏痰鸣者,可加天竺黄、胆南星等。

3. 现代运用　常用于治疗流行性乙型脑炎、流行性脑脊髓膜炎、病毒性脑炎、休克型肺炎、子痫、小儿脐风等病证属肝经热极生风者;亦可用于高血压属肝热阳亢者。

4. 使用注意　热病后期,阴液大亏,虚风内动者,不宜使用本方。

【附方】**钩藤饮**(《医宗金鉴》)　组成与用法:钩藤后入(9g)　羚羊角磨粉冲服(0.3g)　全蝎(1g)　人参(3g)　天麻(6g)　炙甘草(2g)　水煎服。功用:清热息风,益气解痉。主治:肝热生风之小儿天钓。症见惊悸火热,牙关紧闭,手足抽搐,头目仰视等。

【鉴别】羚角钩藤汤与钩藤饮均属清热息风之剂,都以羚羊角、钩藤为君药,但钩藤饮配伍全蝎、天麻等息风止痉之品,重在止痉,且配人参,有扶正祛邪之意,故宜于肝热动风,抽搐较甚而正气受损的小儿天钓(吊);羚角钩藤汤配伍以滋阴增液、清热化痰之品,宜于热盛动风而兼有津伤生痰的高热抽搐。

【方歌】俞氏羚角钩藤汤，桑菊茯神鲜地黄，

贝草竹茹同芍药，肝风内动急煎尝。

镇肝熄风汤（《医学衷中参西录》）

【组成】怀牛膝一两（30g）　生赭石一两,轧细（30g）　生龙骨五钱,捣碎（15g）　生牡蛎五钱,捣碎（15g）　生龟板五钱,捣碎（15g）　生杭芍五钱（15g）　玄参五钱（15g）　天冬五钱（15g）　川楝子二钱,捣碎（6g）　生麦芽二钱（6g）　茵陈二钱（6g）　甘草一钱半（5g）

【用法】汤剂：水煎服，每日一剂，一天3次。

【功用】镇肝息风，滋阴潜阳。

【主治】肝阳上亢、肝风内动证。症见头目眩晕，目胀耳鸣，脑部热痛，心中烦热，面色如醉，或时常噫气，或肢体渐觉不利，口角渐形㖞斜；甚或眩晕颠仆，昏不知人，移时始醒；或醒后不能复原，脉弦长有力者。

【方解】本方所治类中风，系肝肾阴亏，肝阳上亢，肝风内动，气血逆乱所致。肝为风木之脏，体阴而用阳，由于肝肾阴虚，水不涵木，肝阳偏亢，阳亢上扰，则头目眩晕，目胀耳鸣，脑中热痛，面赤如醉；肝阳亢极，气血逆乱并走于上，遂致卒中，轻则风中经络，肢体渐觉不利，口眼渐形㖞斜；重则风中脏腑，眩晕颠仆，不知人事等；脉弦长有力，为肝阳亢盛之象。根据"血之与气，并走于上，则为大厥，厥则暴死。气复反则生，不反则死"（《素问·调经论》）之理。故治宜镇肝息风为主，以治肝阳上亢、气血逆乱之标实，辅以滋养肝肾之阴，以固其本。

方中重用怀牛膝引血下行，折其亢阳，并能补养肝肾，标本兼顾，为君药。生赭石重镇降逆，平肝潜阳；生龙骨、生牡蛎潜阳降逆；生龟甲、生白芍、玄参、天冬滋养阴液，柔肝息风，均为臣药。肝喜条达而恶抑郁，过用重镇之品以强制之，势必影响肝的升发条达之性，故用川楝子、生麦芽、茵陈清泄肝热，条达肝气，为佐药。甘草调和诸药，合麦芽和胃调中，防金石之药伤胃之弊，为使药。诸药合用，共奏镇肝息风、滋阴潜阳之功。

本方的配伍特点是镇药与滋养药并用，但重用潜镇息风之品以治其标，配伍滋养补肝肾之品以治其本，兼用疏肝清热之品以除弊纠偏。总属标本兼顾，以治标为主之方。

【临床应用】

1. **辨证要点**　本方是治疗肝肾阴虚，肝阳上亢化风所致之类中风的代表方。以头目眩晕、面色如醉、脉弦长有力为辨证要点。

2. **临证加减**　若兼夹痰热，胸闷有痰，加胆南星、川贝母；若肝热上冲，头痛脑热重者，加夏枯草、菊花；若兼夹胃热，心中热甚者，加生石膏；若肾水亏虚较甚，尺脉重按虚者，加熟地黄、山茱萸。

3. **现代运用**　常用于治疗高血压、血管性头痛、脑卒中、眩晕综合征等病证属于肝肾阴虚、肝阳上亢者。

4. **使用注意**　本方金石介壳类药物有碍胃之弊，脾胃虚弱者慎用；热极生风者不宜使用本方。

【方歌】镇肝熄风芍天冬，玄参牡蛎赭茵供，

麦龟膝草龙川楝，肝风内动有奇功。

天麻钩藤饮（《杂病证治新义》）

【组成】天麻（9g）　钩藤后下（12g）　石决明先煎（18g）　栀子　黄芩（各9g）　川牛膝（12g）　杜

仲　益母草　桑寄生　首乌藤　朱茯神(各9g)

【用法】汤剂：水煎服。

【功用】平肝息风，清热活血，补益肝肾。

【主治】肝阳偏亢，肝风上扰证。症见头痛，眩晕，失眠，舌红苔黄，脉弦。

【方解】本方证为肝肾不足，肝阳偏亢，火热上扰，以致头痛，眩晕；肝阳偏亢，神志不安，故夜寐多梦，甚至失眠。治宜平肝息风为主，配合清热活血，补益肝肾为法。

方中天麻、钩藤具有平肝息风、通络止痛之功，为君药。石决明性味咸平，功能平肝潜阳，除热明目，与天麻、钩藤合用，加强平肝息风之力；川牛膝引血下行，直折阳亢，共为臣药。栀子、黄芩清热泻火，使肝经之热不致上扰；益母草活血利水；杜仲、桑寄生补益肝肾；首乌藤、朱茯神安神定志，均为佐药。合而用之，共成平肝息风、清热活血、补益肝肾之剂。

病案分析

蔡某，男，65岁，1997年8月10日诊。患高血压病10余年。3月前某日晨练时突然昏仆于地，呼之不应，诊断为脑溢血收住院。经治疗神志转清，后遗半身不遂。症见颜面潮红，口角歪斜，言语含糊，患肢僵硬，扶拐跛行。自诉头昏且胀，体倦乏力，口干纳差，夜寐不安，舌红、苔薄黄脉弦细。

辨证：患者主要症状为颜面潮红，口角歪斜，言语含糊，患肢僵硬，扶拐跛行。辨证时要确定其原因，因其脑溢血收住院，头昏且胀，体倦乏力，口干纳差，夜寐不安，舌红、苔薄黄脉弦细。与阴虚阳亢，瘀阻脉络证要点相符。

病证：阴虚阳亢，瘀阻脉络。

治法：养阴平肝，化瘀通络。

方药：天麻钩藤饮加减。

天麻6g　钩藤15g　石决明30g　炒杜仲15g　怀牛膝12g　桑寄生15g　夜交藤30g　络石藤15g　枸杞子20g　芍药15g　炒酸枣仁15g　丹参10g　炒僵蚕10g　丝瓜络10g

7剂后头昏头胀减轻，患肢僵硬改善，效不更方，前方去石决明加浮小麦30g，石斛15g，续进30剂，言语转清，弃拐而行，生活基本自理。(张志娣. 天麻钩藤饮治老年病验案3则[J]. 新中医，1998(9)：61.)

【临床应用】

1. 辨证要点　本方是治疗肝阳偏亢，肝风上扰的有效方剂。以头痛，眩晕，失眠，舌红苔黄，脉弦为辨证要点。

2. 临证加减　若肝阳上亢而头晕头痛甚者，可加珍珠母、白芍；兼胃肠燥热而大便干结者，可加大黄。

3. 现代运用　常用于治疗高血压、脑血栓形成、脑出血、脑梗死、面神经痉挛、围绝经期综合征、高脂血症、脊椎病等病证属肝阳偏亢、肝风上扰者。

4. 使用注意　肝经实火上炎或湿热所致之头痛，不宜使用本方。

【方歌】天麻钩藤石决明，杜仲牛膝桑寄生，
　　　　栀子黄芩益母草，茯神夜交安神宁。

大定风珠(《温病条辨》)

【组成】生白芍六钱(18g)　阿胶三钱(9g)　生龟板四钱(12g)　干地黄六钱(18g)　麻仁二钱

(6g)　五味子二钱(6g)　生牡蛎四钱(12g)　麦冬连心,六钱(18g)　炙甘草四钱(12g)　鸡子黄生,二枚(2个)　鳖甲生,四钱(12g)

【用法】汤剂:水煎服,煎煮 3 次,将药汁混合,加热后入阿胶烊化尽,再入鸡子黄搅匀,分 3 次温服;每日 1 剂,一天 3 次。

【功用】滋阴息风。

【主治】真阴大亏、虚风内动证。症见温病后期,神倦瘈疭,脉气虚弱,舌绛苔少,有时时欲脱之势。

【方解】本方证为内风虚动证。系温邪久羁,真阴大亏,或误汗、妄下,重伤阴液所致。温病后期,邪气已去八九,真阴仅存一二,真阴欲竭,正气大伤,故见神倦、手足心热、脉气虚弱、舌绛少苔,或时有欲脱之状。真阴大亏,水不涵木,虚风内动,则手足瘈疭。此多为热病后期,阴液呈极度竭乏所致。故治宜味厚滋补的药物以滋阴养液,填补欲竭之真阴,平息内动之虚风。

方中鸡子黄、阿胶皆血肉有情之品,滋养阴液以息内风。其中"鸡子黄一味,从足太阴下安足三阴,上济手三阴,使上下交合,阴得安其位,斯阳可立根基,俾阴阳有眷属一家之义"(《温病条辨》),故共为君药;重用白芍、地黄、麦冬以滋阴柔肝,壮水涵木,润燥缓急;龟甲、鳖甲、生牡蛎滋阴潜阳,均为臣药。火麻仁质润多脂,养阴润燥;五味子味酸善收,与诸滋阴药相伍,而收敛真阴,与炙甘草相配,又具酸甘化阴之功,共为佐药。炙甘草调和诸药,为使药。诸药合用,共奏滋阴息风之功。

本方系由加减复脉汤(炙甘草、干地黄、生白芍、麦冬、阿胶、火麻仁)加味而成。由于温病时久,邪热灼伤真阴,虚风内动,故又增加鸡子黄、五味子、龟甲、鳖甲、牡蛎等大队滋阴潜阳之品,从而由滋阴润燥之方衍化而成滋阴息风之剂。

【临床应用】

1. 辨证要点　本方是治疗阴虚风动的常用方。以神倦,手足瘈疭,脉气虚弱,舌绛苔少为辨证要点。

2. 临证加减　原书方后云:"喘加人参,自汗者加龙骨、人参、小麦,悸者加茯神、人参、小麦。"盖喘、自汗与悸,三者均为气虚之证,故俱用人参以补气、生津,分别加龙骨、小麦以收涩止汗,茯神以宁心定悸。

3. 现代运用　常用于治疗流行性乙型脑炎后期、脑血管疾病后遗症、眩晕、甲状腺功能亢进症、帕金森病等病证属阴虚生风者。

4. 使用注意　"壮火尚盛者,不得用定风珠、复脉"(《温病条辨》);阴液虽亏而邪热犹盛未动风者不宜使用本方。

【附方】阿胶鸡子黄汤(《通俗伤寒论》)　组成与用法:陈阿胶烊冲,二钱(6g)　生白芍　络石藤各三钱(各 9g)　石决明杵,五钱(15g)　钩藤二钱(6g)　大生地　生牡蛎杵　茯神木各四钱(各 12g)炙甘草六分(2g)　鸡子黄先煎代水,二枚(2个)　水煎服。功用:滋阴养血,柔肝息风。主治:邪热久羁,阴血不足,虚风内动证。症见筋脉拘急,手足瘈疭,心烦不寐,或头目眩晕,舌绛苔少,脉细数。

【鉴别】大定风珠与阿胶鸡子黄汤均为滋阴息风之剂,主治温热伤阴、虚风内动之证,其功用和主治有强弱之别。大定风珠滋阴息风之力强,且有五味子之酸收,故用于脉气虚弱,有时时欲脱之势者;阿胶鸡子黄汤配有钩藤、茯神木,故阿胶鸡子黄汤凉肝安神之力略胜,适用于脉细数而神志不安者。

【方歌】大定风珠鸡子黄,胶芍三甲五味襄,
　　　　麦冬生地麻仁草,滋阴息风是妙方。

(李庆伟)

? 复习思考题

1. 川芎茶调散为何以清茶调服?
2. 简述消风散中当归、生地、胡麻仁的配伍意义。
3. 试述镇肝熄风汤的主治病证。怀牛膝在此方中的作用。
4. 大定风珠中五味子的作用。

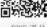

PPT课件

知识导览

第二十一章 治 燥 剂

　　凡以轻宣辛散或甘凉滋润的药物为主要组成，具有轻宣外燥或滋润内燥等作用，以治疗燥证的方剂，统称为治燥剂。

　　燥证有外燥和内燥之分。外燥是秋季感受燥邪所致。由于秋令气候有温凉差异，故外感秋燥有温燥、凉燥之分。温燥是燥邪与夏季之余热相合，多在夏末初秋时节；凉燥是燥邪与近冬之寒气相合，以深秋为多。即"秋深初凉，西风肃杀，感之者多病风燥，此属燥凉，较严冬风寒为轻；若久晴无雨，秋阳以曝，感之者多病温燥，此属燥热，较暮春风温为重"（《重订通俗伤寒论》）。燥邪为六淫之一，易犯人体肺卫，故凉燥多见恶寒微热，无汗头痛，咳嗽咽干等症；而温燥则见发热头痛，咽痛口渴，干咳无痰等症。内燥多为脏腑津亏液耗，燥生于内而致。多与嗜食辛辣、房劳过度、热病或吐利伤津、过服热药等有关。由于内燥发病部位不同，又有上燥、中燥、下燥之分。上燥发于肺，症见干咳、少痰、咽燥；中燥责于胃，症见呕逆食少，肌肉消瘦；下燥病在肾，症见消渴或肠燥便秘。在治则上，外燥宜轻宣，内燥宜滋润，故本类方剂分为轻宣外燥和滋润内燥两类。

　　使用治燥剂要首辨外燥和内燥。外燥要分清温燥和凉燥；内燥要辨明燥之病位。其次，由于燥邪干涩之性最易伤肺耗津，故用药多配伍甘寒清润生津之品。再者治燥剂又多为滋腻濡润之品，每易助湿生痰，阻遏气机，故脾虚便溏，痰湿内盛，气机郁滞者当慎用之。

第一节 轻 宣 外 燥

　　轻宣外燥剂，适用于外感温燥或凉燥之证。凉燥犯肺，肺气不宣，卫气不利，症见头痛恶寒，咳嗽痰稀，鼻塞咽干等。治宜轻宣温润，常用杏仁、苏叶、桔梗、前胡等轻宣温润药物为主组方，代表方剂如杏苏散。温燥伤肺，肺失清肃，症见头痛身热，干咳少痰，或气逆而喘，口渴鼻燥，舌边光红。治宜清宣凉润，常用桑叶、杏仁、沙参、麦冬等辛凉甘润药为主组方，代表方如杏苏散、桑杏汤、清燥救肺汤。

‖ 杏苏散（《温病条辨》）‖

【组成】苏叶(9g)　杏仁(9g)　半夏(9g)　茯苓(9g)　橘皮(6g)　前胡(9g)　苦桔梗(6g)　枳

壳(6g) 甘草(3g) 生姜(3片) 大枣(3枚)(原方未注用量)

【用法】汤剂：水煎服。

【功用】轻宣凉燥，理肺化痰。

【主治】外感凉燥证。症见头微痛，恶寒无汗，咳嗽痰稀，鼻塞咽干，苔白，脉弦。

【方解】本方证为凉燥外袭，肺气不宣，痰湿内阻所致。凉燥邪气侵袭肌表，闭塞肺卫，而见头微痛，恶寒无汗；肺为凉燥损伤，失其宣降，故见咳嗽痰稀；鼻为肺窍，咽为肺系，凉燥束肺，凉而闭窍，燥而伤津，故见鼻塞咽干。苔白，脉弦为外感凉燥，侵袭肺卫之征。治宜轻宣凉燥，理肺化痰。

方中苏叶辛温不燥，轻清外散，宣肺发表，使外侵之凉燥从卫表而散；杏仁苦温而润，肃降肺气，止咳化痰；二药相伍，一宣一降，温润凉燥，为君药。前胡疏散风燥，降气化痰，既助苏叶解表，又助杏仁止咳；桔梗、枳壳一升一降，宣调肺气，化痰止咳，共为臣药。半夏、橘皮、茯苓理气健脾，燥湿化痰；生姜、大枣和营卫以利发表，调脾胃而生津润燥，共为佐药。甘草和诸药，缓燥咳为使。诸药相合，外可轻宣发表而解凉燥，内可降肺化痰而止咳嗽。

全方配伍特点是苦辛甘温合法，既轻宣发表而外解凉燥，又理肺化痰而止咳嗽，是"燥淫于内，治以苦温，佐以甘辛"（《素问·至真要大论》）配伍法的具体应用。

【临床应用】

1. 辨证要点 本方为治疗外感凉燥证的代表方剂，也是风寒咳嗽之常用方。以恶寒无汗，咳嗽痰稀，咽干，苔白，脉弦为辨证要点。

2. 临证加减 若风寒闭表，无汗，脉弦甚或紧，加羌活以加强解表发汗之力；汗后咳不止，去苏叶，加苏梗以利降肺气；兼泄泻腹满者，加苍术、厚朴以化湿除满；头痛甚者，可加防风、川芎以祛风止痛。

3. 现代运用 常用于治疗流行性感冒、慢性支气管炎、肺气肿等病证属外感凉燥或外感风寒轻证，痰湿内阻者。

4. 使用注意 外感温燥之证不宜使用。

病案分析

杨某某，女，22岁，1992年10月7日初诊。近2日因感受外邪，致令鼻塞、咳嗽，咽喉不利，气喘，痰黏，口干。脉浮，舌淡红苔薄白。

辨证：时值深秋，冬寒渐起，患者感邪致肺失宣肃，故鼻塞、咳嗽气喘、咽喉不利；秋燥伤津，故痰黏，口干。感邪轻浅，故脉浮，舌淡红苔薄白。

病证：外感凉燥证。

治法：轻宣凉燥，理肺化痰。

方药：杏苏散加减。

杏仁9g 苏叶9g 陈皮9g 茯苓15g 枳壳6g 桔梗9g 荆芥9g 紫菀15g 百部15g 白前9g 前胡9g 射干9g 牛蒡子9g 苏子9g 厚朴6g 生姜3片 甘草6g 4剂。

再诊时咳嗽气喘均减，再以原方连服4剂，诸证皆愈。

（谭学林.王祖雄教授辨治秋冬时病的经验[J].贵阳中医学院学报，2000，22(1):16.）

【方歌】杏苏散内夏陈前，枳桔苓草姜枣研，
　　　　轻宣温润治凉燥，咳止痰化病自痊。

桑杏汤(《温病条辨》)

【组成】桑叶一钱(3g)　杏仁一钱五分(5g)　沙参二钱(6g)　象贝一钱(3g)　香豉一钱(3g)　栀皮一钱(3g)　梨皮一钱(3g)

【用法】汤剂：水煎顿服，重者再服。

【功用】轻宣温燥，润肺止咳。

【主治】外感温燥证。症见头痛，身热不甚，口渴，咽干鼻燥，干咳无痰或痰少而黏，舌红，苔薄白而干，脉浮数而右脉大者。

【方解】本方证为外感温燥，肺津受灼所致，为温燥袭肺之轻证。外感温燥，经口鼻而入，必先犯肺，灼伤肺津，清肃失司，故见干咳无痰，或痰少而黏，咽干鼻燥，口渴。温燥之邪，经肺犯表，因感邪轻浅，故见身不甚热，舌红，苔薄白而干，脉浮数。治宜轻宣温燥，润肺止咳。

方中桑叶味甘苦性寒，轻清宣散温燥，透邪外出；杏仁苦辛温润，宣利肺气，润肺止咳，共为君药。豆豉辛凉透散，助桑叶轻宣透热；象贝母清化痰热，助杏仁降气化痰；沙参养阴生津，凉润肺金，共为臣药。栀子皮清泄上焦肺热；梨皮生津润燥止咳，共为佐使。诸药相伍，共奏轻宣温燥、润肺止咳之功。

本方配伍特点是辛凉甘润合法，轻宣凉散与生津养液并用，透邪而不伤津，凉润而不滋腻。因其病证轻浅，诸药用量较轻，既有"轻药不得重用，重用必过病所"之意，又体现"治上焦如羽，非轻不举"的用药特点。

本方与杏苏散皆为轻宣外燥之方，用治外燥咳嗽之证。但杏苏散主凉燥，治以苦温甘辛之法；桑杏汤主温燥，治以辛凉甘润之法，具有明显不同。杏苏散以苏叶与杏仁为君，辛散凉燥，温润肺金，配以宣肺化痰、利肺止咳之品，使凉燥解，津液布，肺气宣，痰湿化，外感凉燥伤肺之证自愈。桑杏汤以桑叶与杏仁为君，辛散温燥，凉润肺金，配以清热润燥、生津止咳之品，使温燥解，津液生，肺热去，宣降复，外感温燥伤肺之证自除。

本方与桑菊饮均用桑叶、杏仁，辛凉透邪，宣降肺气，都可治疗外感咳嗽。且二方用药均清润并用。其中桑菊饮为辛凉解表之剂，侧重于疏散风热，方中用桑叶、菊花、杏仁配以薄荷、连翘、桔梗、芦根、甘草，偏于辛凉透邪、清肺止咳，用治风温初起或风热咳嗽。桑杏汤为轻宣外燥之剂，侧重于清润温燥，方中用桑叶、杏仁配以淡豆豉、沙参、梨皮、栀皮、贝母，偏于辛凉透邪、润肺止咳，用治温燥咳嗽。

【临床应用】

1. 辨证要点　本方是治疗温燥伤肺轻证的代表方剂。以身热不甚，干咳无痰或痰少而黏，右脉数大为辨证要点。

2. 临证加减　若咽干痛明显者，加牛蒡子、薄荷以清利咽喉；燥伤肺中血络，咳而见血者，加白茅根、白及以凉血止血。

3. 现代运用　常用于治疗呼吸道感染、急性支气管炎、支气管扩张咯血、百日咳等病证属温燥伤肺者。

4. 使用注意　本方用量较轻，故煎煮时间不宜过长。

【方歌】桑杏汤中象贝宜，沙参栀豉与梨皮，
　　　　干咳鼻燥右脉大，辛凉甘润燥能医。

清燥救肺汤(《医门法律》)

【组成】桑叶经霜者，去枝梗，三钱(9g)　石膏煅，二钱五分(8g)　甘草一钱(3g)　人参七分(2g)

胡麻仁炒,研,一钱(3g) 真阿胶八分(3g) 麦门冬去心,一钱二分(4g) 杏仁泡,去皮尖,炒黄,七分(2g)
枇杷叶一片,刷去毛,蜜涂,炙黄(3g)

【用法】汤剂:水一碗,煎六分,频频二三次滚热服。

【功用】清燥润肺,益气养阴。

【主治】温燥伤肺,气阴两伤证。症见头痛身热,干咳无痰,气逆而喘,咽喉干燥,口渴鼻燥,胸膈满闷,舌干少苔,脉虚大而数。

【方解】本方证为温燥伤肺,气阴两伤所致。温燥邪气侵袭肺卫,燥热盛于卫表,故见头痛身热;伤气阴而肺失宣降,故见气逆而喘,干咳无痰;津伤燥盛故而咽喉干燥,鼻燥口渴;热扰心神而烦;肺气不降,郁滞不畅而胸膈满闷;"诸气膹郁,皆属于肺"(《素问·至真要大论》);舌干少苔,脉虚大而数,皆温燥耗伤肺气阴之征。治疗当以清透燥热,补养气阴,清润肺金为法。

方中重用桑叶,质轻性凉,轻宣肺燥,透邪外出为君药。石膏辛甘大寒,清泄肺热而无苦燥伤津之弊;麦冬甘寒,滋养肺津而无碍桑叶之外透,共为臣药。君臣相伍,宣清并进,清润相宜。"损其肺者,益其气"(《难经·十四难》)。以人参益气生津,合甘草以培土生金,复肺气、生肺津而治节有权;胡麻仁、阿胶助麦冬以养阴血,润肺燥;杏仁、枇杷叶苦降肺气,合桑叶以复肺之宣降功能,下气平喘止咳;共为佐药。甘草调和诸药,兼为使药。诸药相配,清宣燥热而祛邪气,补气生津而复正气,邪去正复而清燥救肺。

全方配伍特点是宣、清、润、降、补五法并用,补气益阴,宣散而不伤气,清热而不苦燥,凉润而不滋腻,苦降而不闭肺。

本方与桑杏汤皆为温燥伤肺而设,然两方治证轻重有别。清燥救肺汤以清宣燥热与补气养阴药为主组方,桑叶配石膏,适用于燥热甚而气阴两伤之重证,症见身热咳喘、心烦口渴、脉虚大而数。而桑杏汤以轻宣燥热与凉润肺金药为主组方,桑叶配杏仁,药少量轻,适用于燥热轻而阴伤不重之轻证,症见微热、咳嗽不甚、鼻燥咽干等。

【临床应用】

1. 辨证要点 本方是治疗温燥伤肺之重证的常用方。以身热,干咳少痰,气逆而喘,舌红少苔,脉虚大而数为辨证要点。

2. 临证加减 若痰较多者,加川贝母、瓜蒌以清热化痰;若燥热偏盛,发热较重者,加羚羊角以退热;若热甚动血而咳血者,加水牛角、白及、生地黄以清热凉血止血。

3. 现代运用 常用于治疗肺炎、支气管哮喘、急慢性支气管炎、肺气肿、肺癌等证属燥热伤肺,气阴两虚者。

4. 使用注意　对于脾胃虚弱,痰湿内盛者,本方不宜使用。

【方歌】清燥救肺参草杷,石膏胶杏麦胡麻

经霜收下冬桑叶,清燥润肺效可夸。

第二节　滋润内燥

滋润内燥剂,适用于脏腑津液不足之内燥证。多由嗜食辛辣、久病、房劳过度、吐下太过、热病伤津等诸病因所致。燥在上者,可见干咳咽痛,鼻干唇燥,或咳血等肺燥阴伤证,主以润肺益阴,多用沙参、麦冬、玄参、天花粉等配伍;燥在中者,每见口中燥渴,干呕气逆,噎膈反胃等胃燥津伤证,治当益胃生津,多以石斛、沙参、麦冬等配伍;燥在下者,可见消渴咽干,皮肤干燥,肠燥便秘等肾燥精伤证,治当滋肾填精,多以生地黄、熟地黄等配伍。代表方如麦门冬汤、养阴清肺汤、增液汤、玉液汤、百合固金汤等。

麦门冬汤(《金匮要略》)

【组成】麦门冬七升(70g)　半夏一升(10g)　人参三两(9g)　甘草二两(6g)　粳米三合(6g)　大枣十二枚(4枚)

【用法】汤剂:上六味,以水一斗二升,煮取六升,温服一升,日三夜一服。

【功用】滋养肺胃,降逆下气。

【主治】

1. 虚热肺痿。症见咳唾涎沫,短气喘促,咽喉干燥,舌干红少苔,脉虚数。

2. 胃阴不足证。气逆呕吐,口渴咽干,舌红少苔,脉虚数。

【方解】虚热肺痿,乃肺胃阴虚,虚火上炎所致。其病在肺,其源在胃,因其土为金之母,为气血生化之源,津液之主。或因过汗、呕吐、消渴;或过利小便;或泻下过重,津液耗伤。胃津大亏,虚火上灼,火灼肺金,肺失润养,肺叶枯萎,形成肺痿。肺不布津,聚液为痰,故咳唾涎沫;肺气不足,则喘促短气。胃阴不足,气不降而升,故气逆呕吐;胃阴不足,津不上承,故口渴咽干;舌红少苔,脉虚数乃阴虚内热之象。以上二证均属肺胃阴虚,气逆不降。故治宜润肺益胃,降逆下气。

方中重用麦冬为君,甘寒清润,入肺胃二经,滋阴润燥,既润养肺胃之阴津,又清降肺胃之虚火;人参、甘草、粳米、大枣,益气生津,健脾补肺,以复气血津液生化之源,为臣药。半夏少量用之,降逆下气,燥化痰涎,其性虽温燥,但得大量麦冬之制,去温燥之性,而留降逆化痰之用,且麦冬得半夏之辛燥则滋而不腻,具有相反相成、互制互助之作用,为佐药。甘草调和诸药为使。诸药相伍,使中焦气阴充实,而散精于肺,肺津复而虚火平,肺气实而逆气降,喘咳痰涎自愈。

本方配伍特点:一是麦冬与半夏的用量为 7∶1,润降相济,以润为主。二是培土生金,虚则补母,健脾补肺,补气生津。全方润燥得宜,滋而不腻,燥不伤正。

【临床应用】

1. 辨证要点　本方是治疗肺胃阴虚,火逆上气之常用方。以咳唾涎沫,短气喘促,或呕吐,口渴咽干,舌红少苔,脉虚数为辨证要点。

2. 临证加减　若肺痿阴虚甚者,加北沙参、玉竹加强补养肺胃阴液之力。若见胃脘灼热而痛者,可加白芍、川楝子以调和肝胃而止痛。

3. 现代运用　常用于治疗慢性支气管炎、支气管扩张、慢性咽喉炎、硅沉着病、肺结核等病证属肺胃阴虚、气火上逆者;亦可用于胃及十二指肠溃疡、慢性萎缩性胃炎证属胃阴亏虚、胃气上逆者。

4. 使用注意 对于肺痿属虚寒者，本方不宜使用。

【方歌】麦门冬汤用人参，枣草粳米半夏存，

肺痿咳逆因虚火，滋养肺胃此方珍。

养阴清肺汤(《重楼玉钥》)

【组成】大生地二钱(12g) 麦冬一钱二分(9g) 生甘草五分(3g) 玄参钱半(9g) 贝母八分,去心(5g) 丹皮八分(5g) 薄荷五分(3g) 炒白芍八分(5g)

【用法】汤剂：水煎服(重者可日服2剂)。

【功用】养阴清肺，解毒利咽。

【主治】白喉。症见喉间起白如腐，不易拭去，咽喉肿痛，初起或发热或不发热，鼻干唇燥，或咳或不咳，呼吸有声，似喘非喘，脉数无力或细数。

【方解】白喉一证，多由素体阴虚蕴热，复感燥气疫毒所致。"缘此症发于肺肾，凡本质不足者，或遇燥气流行，或多食辛热之物，感触而发"(《重楼玉钥》)。故白喉是病位在喉部的一种传染性疾病。喉为肺系，肾脉夹咽系舌本，肺肾阴虚，虚火上炎，外合温燥疫毒，壅于咽喉，症见喉间起白如腐，不易拭去，且咽喉肿痛，或咳；气道受阻，呼吸有声，似喘非喘；阴液亏虚而鼻干唇燥；感受时疫邪初起兼有表证而见发热。治宜养阴清肺为主，兼解毒利咽。

方中重用生地黄甘寒入肾，滋阴壮水以制火，清热凉血而解疫毒，为君药。玄参滋阴凉血，泻火解毒利咽；麦冬补益肺胃之阴而润燥，共为臣药。牡丹皮凉血活血，解毒消肿；白芍敛阴和营泄热；贝母清化痰热，散结消肿；薄荷辛凉疏散，宣肺利咽，共为佐药。甘草生用，泻火解毒，调和诸药，为使药。诸药相配，邪正兼顾，补养肺肾之阴以扶其正，凉血解毒，散热利咽以祛其邪，共奏养阴清肺、解毒利咽之功。

本方配伍特点是扶正与攻毒并举，补、清、散、敛共用，标本同治。

【临床应用】

1. 辨证要点 本方是治疗阴虚疫毒白喉的常用方。以喉间起白如腐，不易拭去，咽喉疼痛，鼻干唇燥，脉数为辨证要点。

2. 临证加减 若阴虚甚者，加熟地黄以滋肾填精；热毒甚者，加金银花、连翘以清热解毒；燥热甚者，加天冬、鲜石斛以生津润燥。临证并可配合《重楼玉钥》之吹药方：青果炭二钱(6g)，黄柏一钱(3g)，川贝母一钱(3g)，冰片五分(1.5g)，儿茶一钱(3g)，薄荷一钱(3g)，凤凰衣五分(1.5g)，各研细末，再入乳钵内和匀，加冰片研细，瓶装备用。

3. 现代运用 常用于治疗白喉、急性扁桃体炎、急性咽喉炎、鼻咽癌等证属阴虚燥热者。

4. 使用注意 白喉忌表，尤忌辛温发汗。

【方歌】养阴清肺是妙方，玄参草芍麦地黄，

薄荷贝母丹皮入，时疫白喉急煎尝。

增液汤(《温病条辨》)

【组成】玄参一两(30g) 麦冬连心,八钱(24g) 细生地八钱(24g)

【用法】汤剂：水煎服。

【功用】增液润燥。

【主治】阳明温病，津亏便秘证。症见大便秘结，口渴，舌干红，脉细数或沉而无力。

【方解】本方证为热邪伤津，津亏肠燥，传导失司所致。阳明温病，大便秘结，若非热结，便

为液枯。本证为热病耗伤津液，津亏肠燥，传导失司，燥屎内结，即"水不足以行舟，而结粪不下者"（《温病条辨》），实为"无水之舟"，故治宜增水行舟，以增液润燥为主。

方中重用玄参苦咸寒，滋阴润燥，养阴生津，为君药。细生地甘寒养阴清热，生津润燥；麦冬甘凉，补益肺胃之津液，肺与大肠相表里，胃以降为顺，肺胃津液得充，肠燥自可润降，共为臣药。三药相伍，养阴增液，以补药之体而为泻药之用，液充水增大便自下，故名曰"增液汤"。其方药少而力专，增水行舟，"非重用不为功"。

【临床应用】

1. 辨证要点　本方为治疗热病津伤，肠燥便秘的常用方剂。因其长于养阴润燥，故亦可用于多种内伤所致阴液亏虚诸证。以便秘，口渴，舌干红，脉细数或沉而无力为辨证要点。

2. 临证加减　若津伤热结甚者，可加调胃承气汤缓下热结，软坚润燥；若胃阴亏虚日久，舌质光绛，口干唇燥者，可加沙参、玉竹、石斛等养阴益胃。

3. 现代运用　常用于治疗肛裂、慢性牙周炎、慢性咽喉炎、复发性口腔溃疡、糖尿病、习惯性便秘等证属阴津亏虚者。

4. 使用注意　阳虚或气虚便秘者忌用本方。

【方歌】增液玄参与地冬，热病津枯便不通。

　　　　补药之体作泻剂，但非重用不为功。

玉液汤（《医学衷中参西录》）

【组成】生山药一两（30g）　生黄芪五钱（15g）　知母六钱（18g）　生鸡内金二钱，捣细（6g）　葛根钱半（5g）　五味子三钱（9g）　天花粉三钱（9g）

【用法】汤剂：水煎服。

【功用】益气滋阴，固肾止渴。

【主治】气阴两虚之消渴。症见口渴引饮，饮水不解，小便频数量多，或小便混浊，困倦气短，舌嫩红而干，脉虚细无力。

【方解】消渴一证，有虚实燥热之别，每以口渴引饮，多食形瘦，小便次数多为主要临床特征。本方所治之消渴，乃脾肾两虚、津亏胃燥所致。脾气虚而清气不升，津液不布，加之胃燥津亏，故见口渴引饮，饮水不解；脾虚而不能摄津，肾虚而不能固精，而见小便频数量多；困倦短气，脉虚细无力，皆脾肾气虚之故。治宜补脾气以升清布津，养胃阴以润燥止渴，固肾气以涩精缩尿。

方中山药、黄芪益气健脾，滋阴固涩，既可补气升清而布津，又可固脾涩肾而敛精，共为君药。知母、天花粉滋阴清热，润补肺胃之阴以止渴饮，为臣药。君臣相伍，益气升清布津而充源，滋阴润燥固摄而截流。葛根助黄芪升发脾胃清阳之气，散精达肺以止渴；鸡内金健运脾胃，化生津液之源，兼能缩尿；五味子酸收，固肾涩精，以保其精津，共为佐药。诸药相伍，气虚得补而清升津布，脾肾得固而精涩尿缩，肾燥得润而渴止津生。

本方配伍特点：集补气升阳，酸收固涩，生津润燥诸法于一方。黄芪得知母，气旺而津生；黄芪得葛根，清升而津布；知母得天花粉，热清而燥润，津生而渴止；山药得五味子，精固而尿缩。全方药虽仅七味，但配伍巧妙，相辅相成。

【临床应用】

1. 辨证要点　本方为治疗消渴日久反复，肾虚胃燥，气阴两虚之常用方。以口渴尿多，困倦气短，脉虚细无力为辨证要点。

2. 临证加减　若气虚较甚，脉虚细，体倦明显者，加人参以大补元气；若口渴多饮、小便频数明显者，加石膏、麦冬以加强清热生津之力。

3. 现代运用　常用于治疗糖尿病、尿崩症等证属脾肾两虚，气虚津亏者。

4. 使用注意　对于消渴初起，以燥热为主者，或消渴后期，食欲俱减者，本方慎用。消渴证要注意饮食宜忌，尤忌食含糖之食物。

【方歌】玉液山药芪葛根，花粉知味鸡内金，

消渴口干溲多数，补脾固肾益气阴。

百合固金汤（《慎斋遗书》）

【组成】百合一钱半（12g）　熟地　生地　当归身各三钱（各9g）　白芍　甘草各一钱（各3g）　桔梗　玄参各八分（各3g）　贝母　麦冬各一钱半（各9g）

【用法】汤剂：水煎服。除汤剂外，还有百合固金丸、百合固金片、百合固金口服液、百合固金颗粒等制剂用于临床和研究。

【功用】滋肾保肺，止咳化痰。

【主治】肺肾阴亏，虚火上炎证。症见咳嗽气喘，痰中带血，咽喉燥痛，午后潮热，舌红少苔，脉细数。

【方解】本方证由肺肾阴亏，虚火上炎，灼肺伤咽所致。肺肾阴虚，金水不能相生，阴虚则生内热，虚火上炎，灼伤肺络，故咳嗽气喘，痰中带血。虚火上炎，伤及咽喉，则咽喉燥痛。治宜滋补肺肾之阴，兼清降虚火，化痰止咳。

方中百合甘苦微寒，养阴润肺以止咳；生地黄、熟地黄滋补肾阴兼凉血，三药相伍，润肺滋肾，金水并补，共为君药。麦冬甘寒，助百合以滋阴清热，润肺止咳；玄参咸寒，助二地滋阴壮水，以清虚火，兼利咽喉，二药均为臣药。当归养血而治咳逆上气，配白芍以养血和血，润肺潜降；贝母润肺化痰止咳；桔梗载药上行，利咽化痰，四药俱为佐药。生甘草清热泻火，调和诸药，为使药。诸药合用，共奏滋肾保肺、止咳化痰之功。

本方配伍特点有二：一为滋肾保肺，金水并调，以润肺止咳为主；二为滋养之中兼凉血止血、清化燥痰，标本兼顾以治本为主。

【临床应用】

1. 辨证要点　本方为治疗肺肾阴亏，虚火上炎而致咳嗽痰血证的常用方剂。以咳嗽，咽喉燥痛，舌红少苔，脉细数为辨证要点。

2. 临证加减　若痰多而色黄者，加胆南星、黄芩、瓜蒌皮以清肺化痰；咳喘甚者，加杏仁、五味子、款冬花以止咳平喘；若咳血重者，可去桔梗之升提，加白及、白茅根、仙鹤草以止血。

3. 现代运用　常用于治疗肺结核、慢性支气管炎、支气管扩张咯血、慢性咽喉炎、自发性气胸等病证属肺肾阴虚者。

4. 使用注意　本方药物多属甘寒滋润，故对脾虚食少便溏者，慎用或忌用。

【方歌】百合固金二地黄，玄参贝母桔甘藏，

麦冬芍药当归配，喘咳痰血肺家伤。

（张俊美）

? 复习思考题

1. 治燥剂的适用病证、配伍原则和使用注意是什么？

2. 杏苏散和桑杏汤的主治病证、立法、配伍用药有何异同？

3. 麦门冬汤方药配伍有何特点？为何配伍温燥的半夏？

4. 养阴清肺汤、玉液汤、增液汤、百合固金汤均为滋润内燥的方剂，四方在主治病证、治法、配伍方面有何不同？

扫一扫，测一测

第二十二章 祛湿剂

　　凡以祛湿药为主要组成，具有化湿利水、通淋泄浊等作用，以治疗水湿为病的方剂，统称为祛湿剂。以"湿淫于内，治以苦热，佐以酸淡，以苦燥之，以淡泄之"（《素问·至真要大论》）及"洁净府"（《素问·汤液醪醴论》）等为立法依据。属于"八法"中的消法范畴。

　　湿邪为病，有外湿与内湿之分。外湿多因居处湿地，阴雨湿蒸，冒雾涉水，正不胜邪所致。其湿邪多侵犯人体的肌表、经络、肌肉、关节等，发病多见恶寒发热，头痛身重，关节酸痛，或面目浮肿等症；内湿多因饮食不节，或恣啖生冷等，损伤脾胃，脾失健运，湿浊内生所致。其症见脘腹痞满、呕恶泄泻、黄疸、淋浊、浮肿等。然而肌表与脏腑，表里相关，外湿虽多伤肌表经络肢节，但外湿重可影响到内脏；内湿虽多伤及脏腑，但内湿重亦波及肌表，故外湿与内湿可以相兼并见。

　　由于湿邪常常与风、寒、暑、热等邪气相兼为病，其所犯部位又有上下表里之别，病情亦有寒化、热化之异，加之人的体质有虚实强弱的不同，所以水湿病证较为复杂，使得治疗水湿病证的方法和组方用药也不尽相同。因此，根据功用，祛湿剂可分为化湿和胃、清热祛湿、利水渗湿、温化水湿、祛风胜湿五类。

　　湿与水异名同类，湿为水之渐，水为湿之积。人体的水液代谢"其本在肾，其标在肺，其制在脾"。肾主水，肾虚则水泛。脾制水，脾虚则生湿。肺调水，肺失宣降则水津不布。因此外湿和内湿病证，均与肺、脾、肾三脏功能的关系极为密切。另三焦、膀胱亦与水湿病的产生有关，所以在治疗上需密切联系脏腑。湿邪在表在上者，以芳化宣上药配伍祛风发散之品，使湿从外出；湿自内生，以苦燥运中药与淡渗利湿药，配伍健脾助运之品，使湿从中消；配伍温肾助阳之品，使湿从下出。

　　祛湿剂多由芳香温燥或甘淡渗利之药组成，易于耗伤阴津，故对素体阴虚津亏，病后体弱，以及孕妇、水肿者，均应慎用。由于湿属阴邪，其性重浊黏腻，易于阻遏气机，导致湿阻气滞，故在祛湿的方剂中多配伍理气药物，以求气行则湿化水行之效。

第一节　化湿和胃

　　化湿和胃剂，适用于湿浊阻于中焦所致的脘腹痞满，恶心呕吐，大便溏薄，食少，体倦等症。常以芳香化湿、苦温燥湿、健脾理气药物如藿香、佩兰、苍术、厚朴、砂仁、陈皮等为主组成方剂。

代表方如平胃散、藿香正气散等。

平胃散（《太平惠民和剂局方》）

【组成】苍术五斤(15g)　姜制厚朴　陈皮各三斤二两(各9g)　炒甘草三十两(6g)

【用法】汤剂：共为细末，每次6～9g，生姜、大枣煎汤送服，一日2～3次。汤剂：加姜、枣，水煎服，一日2次。除散剂、汤剂外，还有平胃丸、平胃丸水泛丸等制剂用于临床和研究。

【功用】燥湿健脾，行气和胃。

【主治】湿滞脾胃证。症见脘腹胀满，不思饮食，恶心呕吐，嗳气吞酸，倦怠嗜卧，大便溏薄，舌苔白腻而厚，脉缓。

【方解】本方证为湿困脾胃，运化失常，气机阻滞，胃失和降所致。由于饮食不节，或过食生冷，以致脾阳不运，湿浊阻于中焦，故见脘腹胀满，不思饮食。胃失和降，则恶心呕吐，嗳气吞酸。湿邪重浊，湿困脾阳，故倦怠嗜卧。湿邪下注，则自利便溏。舌苔白腻，脉缓，均为湿阻中焦之象。治宜燥湿健脾，行气和胃。

方中重用苍术味辛苦，芳香燥烈，燥湿健脾，为君药。厚朴行气化湿，消除胀满，助苍术燥湿健脾之功，为臣药。陈皮行气化湿，助厚朴行气消胀，为佐药。甘草甘缓和中，调和诸药，为使药。另外，煎加生姜、大枣，功可调和脾胃。诸药合用，使湿浊得化，脾复健运，气畅胃和，诸症可自除。

【临床应用】

1. **辨证要点**　本方是治疗湿滞脾胃证的基础方剂。以脘腹胀满，不思饮食，舌苔白厚而腻为辨证要点。

2. **临证加减**　若呕吐较重，可加半夏、藿香，名"不换金正气散"（《太平惠民和剂局方》），其降逆止呕作用较优；若胀满较重，加木香、砂仁，名"香砂平胃散"（《医宗金鉴》），其理气消胀作用较优；若兼食积，加麦芽、神曲，名"加味平胃散"（《医宗金鉴》），其健脾消食作用为强；若兼有寒象，加干姜、吴茱萸等温中散寒。

3. **现代运用**　常用于治疗急性胃肠炎、慢性胃肠炎、胃及十二指肠溃疡、胃下垂、消化不良和胃神经症等证属湿滞脾胃者。

4. **使用注意**　本方用药苦辛温燥，易耗伤阴血，阴虚气滞者不宜使用。失血过多者及孕妇不宜使用。

【附方】**柴平汤**（《景岳全书》）　组成与用法：柴胡、人参、半夏、黄芩、甘草、陈皮、厚朴、苍术(各6g)，加姜、枣煎服。功用：和解少阳，燥湿和胃。主治：湿疟，一身尽痛，手足沉重，寒多热少，脉濡。柴平汤即小柴胡汤与平胃散合方，主治湿疟。湿疟为病，乃素多痰湿，复感外邪，湿痰阻于少阳所致。张景岳说："凡疟疾初作，必多寒热，大抵皆属少阳经病。"用本方和解少阳之邪，燥湿化痰和胃，而治湿疟。

【鉴别】柴平汤即小柴胡汤与平胃散合方，功可和解少阳，燥湿和胃，故适用于湿疟。平胃散功可燥湿健脾，故适用于湿滞脾胃证。

【方歌】平胃散用朴陈皮，苍术甘草姜枣齐，

　　　　燥湿运脾除胀满，调胃和中此方宜。

藿香正气散（《太平惠民和剂局方》）

【组成】大腹皮　白芷　紫苏　茯苓各一两(各5g)　半夏曲　白术　陈皮　姜制厚朴　苦桔梗各二两(各10g)　藿香三两(15g)　炙甘草二两半(12g)

【用法】散剂：共为细末，每次6～9g，生姜、大枣煎汤送服，一日2～3次。汤剂：药量按原方

比例酌定,水煎服,一日 2 次。除散剂、汤剂外,还有藿香正气口服液、藿香正气丸、藿香正气胶囊、藿香正气软胶囊、藿香正气颗粒、藿香正气袋泡剂等制剂用于临床和研究。

【功用】解表化湿,理气和中。

【主治】外感风寒,内伤湿滞证。症见恶寒发热,头痛,脘闷食少,霍乱吐泻,腹胀腹痛,舌苔白腻,脉浮或濡缓,或山岚瘴疟等。

【方解】本方证为外感风寒,内伤湿滞,以致营卫不和,脾胃运化失常所致。由于外感风寒,卫阳被郁,故恶寒发热,头痛,脉浮。湿浊中阻,脾胃升降失常,清浊不分,则霍乱吐泻,脘闷食少,腹胀腹痛。舌苔白腻、脉浮均为表寒里湿之征。治宜解表散寒,芳香化湿,兼以和中理气。

方中重用藿香辛温,其气芳香,既能外散风寒,又能内化湿浊,兼升清降浊而善止吐泻,为君药。紫苏、白芷辛香发散,助藿香解表化湿,为臣药。半夏曲、陈皮燥湿和胃,降逆止呕;白术、茯苓健脾祛湿;厚朴、大腹皮、桔梗行气化湿,畅中消胀,共为佐药。甘草调和诸药,以姜、枣煎汤送服,能调和脾胃与营卫,共为使药。诸药合用,可使风寒外解,湿浊内化,气机通畅,清升浊降,脾胃调和,诸症自愈。

本方的配伍特点:一是解表与疏里同施,升清与降浊互用。二是标本兼顾,扶正祛邪,解表、祛湿、补脾三法合用。本方表里同治,治表为主;升降兼施,以降为主;扶正祛邪,祛邪为主;标本兼顾,治标为主。

本方与平胃散均用厚朴、陈皮、甘草、生姜、大枣,皆能芳香化湿,理气和中,主治湿阻中焦病证。平胃散以辛温香燥的苍术配伍厚朴,佐以陈皮,具有燥湿健脾、行气化湿之效,主治湿滞脾胃证。藿香正气散以辛温芳香的藿香配伍紫苏、白芷解表化湿,具有外散风寒、内化湿浊之效,且配伍厚朴、大腹皮等,行气化湿作用增强,主治外感风寒、内伤湿滞之证。

【临床应用】

1. 辨证要点 本方是治疗外感风寒,内伤湿滞证的常用方剂。以恶寒发热,头痛,呕吐泄泻,脘腹胀痛,舌苔白厚而腻为辨证要点。

2. 临证加减 若风寒表证较重,加荆芥、防风、香薷以辛温解表;中焦湿浊较重,加佩兰,并将白术易为苍术以芳香化浊;食少纳呆明显,加神曲、炒麦芽以健胃消食;内湿化热,舌苔黄腻,加黄连、栀子清热燥湿。

3. 现代运用 常用于治疗夏秋季节性感冒、流行性感冒、胃肠型感冒、急性胃肠炎、消化不良等证属外感风寒,内伤湿滞者。

4. 使用注意 本方对山岚瘴疟及水土不服者可用之,尤以夏秋季表寒里湿者最宜。故湿热霍乱、伤食之吐泻者不宜使用本方。

【方歌】藿香正气大腹苏,甘桔陈苓术朴俱,
　　　　夏曲白芷加姜枣,风寒暑湿岚瘴驱。

第二节 清 热 祛 湿

清热祛湿剂,适用于湿热外感,湿热内盛,及湿热下注所致的湿温、黄疸、热淋和下肢痿痹等证。常用清热利湿、清热燥湿药如茵陈蒿、滑石、薏苡仁、栀子、黄芩、黄连、黄柏等为主组成方剂。代表方如茵陈蒿汤、八正散、三仁汤、甘露消毒丹等。

茵陈蒿汤(《伤寒论》)

【组成】茵陈蒿六两(18g) 栀子十四枚(12g) 大黄二两(6g)

【用法】汤剂：水煎服，一日2次。

【功用】清热，利湿，退黄。

【主治】湿热黄疸证。症见目黄身黄，黄色鲜明，食少呕恶，腹微满，口中渴，小便黄赤，舌苔黄腻，脉滑数或沉实。

【方解】本方证为湿热蕴结肝胆所致。由于湿热壅滞中焦，熏蒸肝胆，胆汁外溢肌肤，则见身目俱黄，黄色鲜明。湿热壅滞中焦，腑气不通，故食少呕恶腹满。口渴，舌苔黄腻，脉滑数或沉实，均为内有湿热之象。治宜清热利湿退黄。

方中重用茵陈蒿清热利湿退黄疸，是治黄疸之要药，为君药。栀子清利三焦，引湿热从小便而出；大黄泻热通便，导湿热从大便而下，共为臣药。三药合用，清利湿热，前后分消，使湿热从二便而出，湿热除则黄疸自愈。

【临床应用】

1．辨证要点　本方是治疗湿热黄疸的常用方剂。以身目发黄，黄色鲜明，舌苔黄腻为辨证要点。无论有无腹满及大便秘结，均可用之。

2．临证加减　若有发热，加板蓝根、黄芩、虎杖等以清热解毒；若恶心呕吐较重，加半夏、竹茹降逆止呕；若胁肋胀痛，加郁金、枳壳、川楝子、木香等以疏肝理气止痛。

3．现代运用　常用于治疗传染性黄疸性肝炎、胆囊炎、胆石症、钩端螺旋体病等证属肝胆湿热蕴结者。

4．使用注意　本方苦寒较甚，所治黄疸是湿热并重的阳黄，因寒湿而致的阴黄证则禁用。

【附方】**茵陈四逆汤**（《卫生宝鉴》）　组成与用法：干姜一两半（6g）　炙甘草二两（6g）　炮附子一枚（9g）　茵陈六两（18g）　水煎凉服。功用：温里助阳，利湿退黄。主治：阴黄。症见黄色晦黯无华，皮肤冷，背恶寒，手足不温，身体沉重，神倦食少，脉紧细或沉细无力。

【鉴别】茵陈蒿汤和茵陈四逆汤都是治疗黄疸证的常用方剂。茵陈蒿汤所治黄疸为阳黄证，是由湿热壅滞中焦，熏蒸肝胆，胆汁外溢肌肤所致，以身目俱黄，黄色鲜明为特征，用药也以清热利湿退黄药为主组方。茵陈四逆汤所治黄疸为阴黄证，是由寒湿壅滞而致，以黄色晦黯无华，皮肤冷，背恶寒，手足不温为特征，用药也以温里助阳和退黄之品药为主。

【方歌】茵陈蒿汤治阳黄，栀子大黄组成方，

栀子柏皮加甘草，茵陈四逆治阴黄。

八正散（《太平惠民和剂局方》）

【组成】车前子　瞿麦　萹蓄　滑石　山栀子仁　炙甘草　木通　大黄面裹煨，去面，切，焙，各一斤（各500g）

【用法】散剂：共为粗末，每次12～15g，灯心煎汤送服。汤剂：用量按原方比例酌定，水煎服，一日2次。除散剂、汤剂外，还有八正合剂、八正散颗粒剂等制剂用于临床和研究。

【功用】清热泻火，利水通淋。

【主治】湿热淋证。症见尿频尿急，尿时涩痛，淋沥不畅，尿色浑赤，甚则癃闭不通，小腹急满，口燥咽干，舌苔黄腻，脉滑数。

【方解】本方证为湿热下注，蕴结膀胱所致。膀胱乃津液之府，由于湿热下注，蕴结膀胱，水道不利，则尿频涩痛，淋沥不畅，甚则癃闭不通，小腹急满。邪热内蕴，津液耗损，故口燥咽干；苔黄腻，脉滑数均为湿热之象。治宜清热利水通淋之法。

方中瞿麦清热利水通淋；木通清心降火，利小肠，共为君药。萹蓄、车前子、滑石清热利湿，通淋利窍，共为臣药。栀子清泄三焦湿热；大黄泄热降火，二者合用使湿热从二便分消，共为佐药。甘草调和诸药，防止苦寒渗利太过，缓急而止茎中作痛；加少量灯心草可导热下行，清热除

烦，共为使药。诸药合用，共奏清热泻火、利水通淋之效。

本方配伍特点是重用苦寒通利之品，清利和清泻两法合用，使湿热从下焦二便，前后分消。本方证的病位虽以下焦膀胱为主，但能清肺之上源，降心火利小肠，泄湿热走大肠，有三焦同治之功，疏凿分消之巧。故原书又以此方治大人、小儿心经邪热所致口舌生疮，咽喉肿痛，烦躁不宁等症。

【临床应用】

1. 辨证要点　本方是治疗湿热淋证的常用方剂。以尿频尿急，尿时涩痛，舌苔黄腻，脉数为辨证要点。

2. 临证加减　若身热，便秘，熟大黄应改为生大黄后下，并加金银花、蒲公英泻火通便，清热解毒；若有血尿，可加小蓟、生地黄、白茅根凉血止血；若尿有沙石，窘迫涩痛，可加金钱草、石韦、海金沙以通淋排石；若尿液混浊者，可加草薢、石菖蒲以分清化浊；若小腹急痛，可加川楝子、青皮以理气止痛。

3. 现代运用　常用于治疗急性膀胱炎、尿道炎、急性前列腺炎、泌尿系结石、肾盂肾炎等证属膀胱湿热者。

4. 使用注意　淋证日久，肾虚气弱者，非本方所宜。孕妇慎用。

本方与小蓟饮子均有滑石、木通、栀子清热泻火，利水通淋，均可用于热淋证。但八正散配伍车前子、瞿麦、萹蓄、灯心草，偏重清热利尿通淋，并佐以大黄泻热通便，引湿热从大便而解，主治湿热蕴结膀胱的湿热淋证，病变部位主要在气分；小蓟饮子用生地黄、小蓟、藕节、蒲黄凉血止血，兼能养阴，主治下焦瘀热，热伤血络的血淋、尿血证，病变部位主要在血分。

【附方】五淋散(《太平惠民和剂局方》)　组成与用法：赤茯苓六两(9g)　当归　生甘草各五两(各7g)　赤芍　栀子各二十两(各15g)　上为细末，每服二钱(6g)，水一盏，煎至八分，空心食前服。功用：清热凉血，利水通淋。主治：湿热血淋，尿如豆汁，溺时涩痛，或尿如砂石，脐腹急痛。

【鉴别】八正散与五淋散所治之证，均属湿热蕴结膀胱。五淋散中重用栀子、赤芍，意在清热凉血，故多用于血淋证；八正散虽亦用栀子，但用量较轻，且与木通、滑石相伍，意在清热通淋，故以治热淋为主。

【方歌】八正木通与车前，萹蓄大黄滑石研，
　　　　草梢瞿麦兼栀子，煎加灯草痛淋蠲。

三仁汤(《温病条辨》)

【组成】杏仁五钱(15g)　飞滑石六钱(18g)　白通草二钱(6g)　白蔻仁二钱(6g)　竹叶二钱(6g)　厚朴二钱(6g)　生薏苡仁六钱(18g)　半夏五钱(10g)

【用法】汤剂：水煎，2次分服。

【功用】宣畅气机，清利湿热。

【主治】湿重于热之湿温病。症见恶寒头痛，午后身热，身重疼痛，面色淡黄，胸闷不饥，舌苔白腻，脉弦细而濡。

【方解】本方证为湿温初起，邪在气分，湿重于热所致。湿温初起，卫阳被湿邪郁遏，故恶寒头痛，身重头痛；湿遏热伏，而午后身热；湿邪阻遏气机，则胸闷不饥；舌苔白腻，脉弦细而滑，均为湿重之象。湿温发病每与脾虚湿停有关，其病位为卫气同病而以气分为主，以湿热阻遏气机为病理特征，其中三焦气化受阻最为关键。治宜宣畅三焦气机，以达祛湿清热之效。

方中杏仁苦辛，宣通上焦肺气；白豆蔻芳香醒脾，行气化湿，宣畅中焦；薏苡仁甘淡，渗利湿热，疏导下焦；三药同用，宣上、畅中、渗下，使湿热从三焦分消，共为君药。半夏、厚朴辛开苦降，除湿消痞，行气除满，为臣药。通草、滑石、竹叶清热利湿，均为佐使药。诸药合用，共奏宣

畅气机、清利湿热之功。由于本方以杏仁宣上、白豆蔻畅中、薏苡仁渗下，使三焦气机通畅，湿热得以分消，故方名为"三仁汤"。

本方配伍特点是配伍用药巧用辛开、苦降、淡渗三法，使湿热从上、中、下三焦分消。

【临床应用】

1. 辨证要点 本方是治疗湿温初起，邪在气分，湿重于热之证的代表方。以头痛身重，午后身热，胸闷不饥，舌苔白腻为辨证要点。

2. 临证加减 若见头痛身重、恶寒等表证较重者，可加藿香、佩兰、淡豆豉等以解表化湿；若热重于湿，身热汗出，小便黄赤，可加黄芩、栀子、茵陈等以清热祛湿。

3. 现代运用 常用于治疗肠伤寒、胃肠炎、肾盂肾炎、布鲁氏菌病以及关节炎等证属湿重于热者。

4. 使用注意 本方宣畅三焦气化功能而祛有形之湿邪，而无形之热自除，提示忌汗、忌下、忌润是治疗湿温初起的三大禁忌。对热重湿轻之湿温病忌用。

【附方】**藿朴夏苓汤**（《感证辑要》） 组成与用法：藿香二钱（6g） 半夏钱半（4.5g） 赤苓三钱（9g） 杏仁三钱（9g） 生薏苡仁四钱（12g） 白豆蔻一钱（3g） 通草一钱（3g） 猪苓三钱（9g） 淡豆豉三钱（9g） 泽泻钱半（4.5g） 厚朴一钱（3g） 水煎服。功用：解表化湿。主治：湿温初起，身热恶寒，肢体倦怠，胸闷口腻，舌苔薄白，脉濡缓。

【鉴别】三仁汤、藿朴夏苓汤二方均为治疗湿温之常用方。藿朴夏苓汤以三仁、二苓配伍藿香，于化气利湿之中兼以疏表，故偏治湿温初起表证明显者。三仁汤以三仁配伍滑石、竹叶，于化气利湿之中佐以祛暑清热，故偏主湿温初起、湿重热轻之证。

【方歌】三仁杏蔻薏苡仁，朴夏白通滑竹伦，
　　　　头痛身重与胸闷，湿温初起法堪遵。

甘露消毒丹（录自《续名医类案》）

【组成】飞滑石十五两（15g） 淡黄芩十两（10g） 绵茵陈十一两（10g） 石菖蒲六两（6g） 川贝母 木通各五两（各5g） 藿香 连翘 白蔻仁 薄荷 射干各四两（各4g）

【用法】散剂：共为极细末，每次6～9g，温开水送服，一日2～3次。丸剂：以神曲糊丸，如小豆大，每次6～9g，温开水化服，一日2～3次。汤剂：水煎2次分服。

【功用】利湿化浊，清热解毒。

【主治】湿温时疫之湿热并重证。症见身热倦怠，肢酸咽痛，颐肿口渴，胸闷腹胀，小便短赤，大便不调，舌苔黄腻，脉濡数。或黄疸，淋浊，吐泻等。

【方解】本方证为湿热时疫，留恋气分，湿热并重，郁蒸不解所致。由于湿热郁蒸，湿遏热伏，故身热倦怠；阻滞气机，则胸闷腹胀；热毒上壅，则咽痛、颐肿；湿热熏蒸肝胆，则发为黄疸；舌苔黄腻，脉濡数，均为湿热内蕴之象。治宜利湿化浊，清热解毒。

方中滑石、茵陈、黄芩三药用量重，其中滑石性寒滑利，清热解暑，利水渗湿；茵陈善清肝胆脾胃之湿热，利胆退黄；黄芩清热燥湿。三药合用则清热利湿之功显著，与湿热并重之病机相符，共为君药。木通清热利湿；贝母、射干化痰散结，消肿利咽；连翘清热解毒；薄荷疏表透热兼利咽喉，共为臣药。藿香、白豆蔻、石菖蒲芳香化浊，宣畅气机，共为佐药。诸药合用，使湿祛热清，气机调畅，诸证得解。

本方在配伍中体现了清热、芳化、利湿三法并用，使湿热之邪从中而化，从小便而利，从肌表而散，且可清热解毒、利咽散结，故能治疗多种湿热病证，因而被王士雄誉为"治湿温时疫之主方"。

【临床应用】

1. 辨证要点 本方是治疗湿温时疫，湿热并重之证的常用方剂。以身热倦怠，口渴尿赤，咽

痛颐肿,舌苔白或微黄,脉濡数为辨证要点。

2. 临证加减　若高热甚者,加石膏、知母以清热泻火;黄疸明显者,重用茵陈蒿,另加栀子、大黄以清利湿热退黄;咽颐肿甚者,加山豆根、板蓝根以解毒消肿利咽。

3. 现代运用　常用于治疗肠伤寒、传染性黄疸性肝炎、胆囊炎、钩端螺旋体病等证属湿热并重者。

4. 使用注意　若湿重于热,或湿已化热,热灼津伤者,本方不宜。

【方歌】甘露消毒蔻藿香,茵陈滑石木通菖,
　　　　芩翘贝母射干薄,湿温时疫是主方。

连朴饮(《霍乱论》)

【组成】制厚朴二钱(6g)　川连姜汁炒　石菖蒲　制半夏各一钱(各3g)　香豉炒　焦栀子各三钱(各9g)　芦根二两(60g)

【用法】水煎温服,一日2～3次。

【功用】清热化湿,理气和中。

【主治】湿热霍乱。症见上吐下泻,脘腹痞闷,心烦躁扰,小便短赤,舌苔黄腻,脉滑数等。

【方解】本方证为湿遏热伏,升降逆乱所致。湿热蕴伏于中,脾失升清,胃失和降,清浊相混,则上吐下泻。湿热阻滞气机,郁蒸胸脘,故胸脘痞闷,心烦躁扰;小便短赤,苔黄腻,脉滑数等,皆湿热之象。治宜清热化湿,畅利气机,升清降浊。

方中用黄连清热燥湿,厚肠止泻;厚朴行气化湿,消痞除闷。二药合用,苦降辛开,使气行湿化,湿去热清,升降复常,共为君药。芦根清热除烦以止呕,半夏燥湿和胃而降逆,石菖蒲芳香辟秽以化浊,三药共为臣药。其中芦根"清降肺胃,消荡郁热,生津止渴,除呕下食,治噎哕懊恼"(《玉楸药解》),有一药多用之妙;半夏配石菖蒲有化湿和中、降逆止呕之长。焦山楂、炒香豉,宣泄胸脘郁热,山栀并能清利三焦,助黄连苦降泄热,为佐药。诸药合而成方,共奏清热化湿,开郁化浊,升降气机之功。

本方是治湿热之邪逆乱中焦所致霍乱的常用方。因其发病急,上吐下泻之剧有挥霍撩乱之势,故名"霍乱"。

本方主用苦降辛开,畅利气机,消胀除满;辅以辛宣芳化,散郁热与化湿浊并行,相得益彰。

【临床应用】

1. 辨证要点　以吐泻烦闷,小便短赤,舌苔黄腻,脉滑数为辨证要点。

2. 临证加减　若腹泻偏重者,加薏苡仁、茯苓、泽泻以利湿止泻;湿热损伤肠道气血,下痢后重者,加木香、白芍以调和气血。

3. 现代运用　常用于治疗急性胃肠炎、肠伤寒、副伤寒、细菌性痢疾等证属湿热蕴伏者。

4. 使用注意　吐泻剧烈而见津亡气脱者,本方不宜;寒湿霍乱者,本方忌用。

【方歌】连朴饮内用香豉,菖蒲半夏焦山栀,
　　　　芦根厚朴黄连入,湿热霍乱此方施。

当归拈痛汤(《兰室秘藏》)

【组成】白术一钱五分(4.5g)　人参去芦　苦参酒炒　升麻去芦　葛根　苍术各二钱(各6g)　防风去芦　知母酒洗　泽泻　黄芩酒洗　猪苓　当归身各三钱(各9g)　炙甘草　茵陈酒炒　羌活各五钱(各15g)

【用法】上㕮咀,每服一两(30g),水煎去渣,食远服。

【功用】利湿清热，疏风止痛。

【主治】风湿热痹证。症见肢节烦痛，肩背沉重，或遍身疼痛，或脚气肿痛，脚膝生疮，苔白腻微黄，脉弦数或濡数等。

【方解】本方证为湿热内蕴，外受风邪，湿热与风邪相搏，或风湿化热，留着于肢体、骨节、筋脉、肌腠之间所致。风邪湿热蕴结于肢节、肌肉，阻滞经络，则肢节烦痛，肩背沉重，遍身疼痛；湿热流注于下，浸淫肌肉，故脚气肿痛，脚膝生疮；苔白腻微黄、脉弦数，乃湿热内蕴之征。本方证病机为湿热与风邪相合，流走经脉，浸淫肌肉，痹阻关节。但本证多迁延难愈，久可内耗气血。故治从祛湿清热，疏风宣痹，益气养血立法。

方中重用羌活、茵陈为君药。羌活祛风胜湿，善除筋骨风湿，通利关节，止肩背关节之疼痛；茵陈清热利湿，舒达阳气。二味相配，有外散内清之妙。臣以猪苓、泽泻利水渗湿，黄芩、苦参清热燥湿，以助君药清热祛湿。佐以白术、苍术益气健脾燥湿，葛根、防风、升麻升阳疏风散湿。人参、当归补气养血，扶正祛邪，防疏散渗利太过而耗损气血，使邪去而气血不伤；知母清热润燥，制方中渗利苦燥伤阴之品。炙甘草助参、术益气健脾，兼调和诸药，为佐使药。全方合用，共奏祛湿清热、疏风止痛之功效，使湿去热清风散，则诸症自愈。

本方体现了李东垣"健脾升阳除湿"的治疗思路。合苦燥、淡渗、散风、升阳除湿于一方，尽其祛湿之力；并佐以益气养血之品，寓扶正于祛邪之中，深得配伍之妙，即湿热内蕴，多源于脾，益气与升阳药相合，则脾旺而清升浊降，热无以伏；风湿热痹阻脉，必伤阴血，是养血益阴与苦辛渗利相伍，不仅无阴柔滋腻之弊，还有防其伤津耗液而顾护阴血之功。

【临床应用】

1. 辨证要点 本方既能祛在里之湿热，也能散肌表之风湿，故全身湿热或风湿热痹痛、疮疡、湿疹、脚气等均可使用，但以湿重热轻者为宜。临床使用当以伴有身重倦怠，舌苔白腻微黄，脉数为辨证要点。

2. 临证加减 兼络脉痹阻，肢节疼甚者，加桑枝、姜黄、海桐皮以祛风通络止痛；湿停关节，肢节沉重肿痛甚者，加防己、木瓜、威灵仙以祛湿宣痹消肿。

3. 现代运用 常用于风湿性关节炎、类风湿关节炎、神经性皮炎、痛风等病属风湿热邪为患者。

4. 使用注意 寒湿痹证者忌用。

【方歌】当归拈痛羌防升，猪泽黄芩葛茵陈；
　　　　二术知苦人参草，疮疡湿热服皆应。

二妙散（《丹溪心法》）

【组成】炒黄柏　苍术（各15g）（原方无用量）

【用法】共为细末，每次6～9g，一日2～3次，温开水或姜汤送服；亦作丸剂，名二妙丸，每次6～9g，一日3次，温开水送服；或作汤剂，水煎服。

【功用】清热燥湿。

【主治】湿热下注证。症见筋骨疼痛，或两足痿软无力，或足膝红肿疼痛，或湿热带下，或下部湿疮，小便短赤，舌苔黄腻。

【方解】本方所治诸证皆为湿热下注所致。湿热流注筋骨，则筋骨疼痛；着于下肢，则足膝肿痛；湿热不攘，筋脉弛缓，则病痿证；湿热下注带脉与前阴，则为带下黄臭；湿热浸淫于下焦，郁滞肌肤，则见阴部湿疮；小便短赤，舌苔黄腻均为湿热之象。治宜清热燥湿。

方中黄柏为君药，取其寒能胜热，苦以燥湿，且善祛下焦之湿热。苍术燥湿健脾，脾健则湿无来源,既内燥脾湿以杜生源之源,又外散湿邪,为臣药。两药相合,标本兼顾,湿热得除,诸症自解。

【临床应用】

1. 辨证要点　本方是治疗湿热下注之痿、痹、脚气、带下、湿疮等证的基础方剂。以小便短赤,舌苔黄腻为辨证要点。

2. 临证加减　若湿热痿证,可加豨莶草、木瓜、萆薢祛湿热强筋骨;若湿热脚气,可加薏苡仁、木瓜、槟榔渗湿降浊;若下部湿疮,可加赤小豆、土茯苓清湿热解疮毒。

3. 现代运用　常用于治疗风湿性关节炎、阴囊湿疹、阴道炎等证属湿热下注者。

4. 使用注意　肝肾阴亏和肺热津伤的痿证不宜使用本方。

【附方】

1. 三妙丸(《医学正传》)　组成与用法:酒炒黄柏四两(12g)　苍术六两(18g)　川牛膝二两(6g)上为细末,面糊为丸,如梧桐子大,每服9g,空腹姜、盐汤下。忌鱼腥、荞麦、热面、煎炒等物。功用:清热燥湿。主治:湿热下注,两脚麻木,或如火烙之热;亦治带下,阴痒湿疮。

2. 四妙丸(《成方便读》)　组成与用法:黄柏　苍术　牛膝　薏苡仁(各12g)(原书无用量)用法同三妙丸。功用:清热利湿,舒筋壮骨。主治:湿热下注,两足麻痿肿痛等症。

【鉴别】三妙丸、四妙丸均是二妙散的附方,都是用于治疗湿热下注之两足麻痿肿痛证的方剂,但各有偏重。三妙丸组方是在二妙散基础上加牛膝,因牛膝能补肝肾,强筋骨,祛风湿,引药下行,故三妙丸兼有补肝肾之功。四妙丸组方是在三妙丸基础上加薏苡仁,因薏苡仁有清利湿热、健脾舒筋之功,故四妙丸利湿清热之功更著。

【方歌】二妙散中苍柏兼,若云三妙牛膝添,

　　　　四妙再加薏苡仁,湿热下注痿痹痊。

第三节　利 水 渗 湿

利水渗湿剂,适用于水湿壅盛所致的蓄水、癃闭、淋浊、水肿、泄泻等证。根据"治湿不利小便,非其治也"的原则,利水渗湿剂多具有通利小便,使水湿从小便排出的作用。常以甘淡利水药如茯苓、泽泻、猪苓等为主组成方剂,代表方如五苓散、猪苓汤、五皮散。

五苓散(《伤寒论》)

【组成】猪苓十八铢(9g)　泽泻一两六铢(15g)　白术十八铢(9g)　茯苓十八铢(9g)　桂枝半两(6g)

【用法】散剂:共为细末,每次6～9g,一日2～3次,温开水送服。服后多饮开水,汗出愈。汤剂:水煎2次分服。除散剂、汤剂外,还有五苓丸、五苓散冲剂(颗粒剂)、五苓散栓剂、五苓胶囊、五苓散浸膏、五苓片等制剂用于临床和研究。

【功用】利水渗湿,温阳化气。

【主治】

1. 蓄水证。症见小便不利,头痛微热,烦渴欲饮,甚则水入即吐,舌苔白,脉浮。

2. 水湿内停。症见水肿,泄泻,小便不利,以及霍乱。

3. 痰饮内停。症见脐下动悸,吐涎沫而头眩,或短气而咳。

【方解】本方是《伤寒论》的方剂,治疗太阳表邪未解,内传太阳之腑,以致膀胱气化不利,而成太阳经腑同病之蓄水证。邪犯太阳,表证未解,则头痛身热,脉浮;邪传太阳之腑,膀胱气化失司,则小便不利;水蓄不化,津液不得输布,故渴欲饮水;小便不利,饮入之水,下无出路,内失转

输,停蓄于中,则水入即吐而成"水逆证";小便不利,则水湿成患,其外溢于肌肤则水肿;下渗肠腑则泄泻;上犯胃腑则呕吐;凌心射肺则短气而咳;上扰清空则头晕目眩。故治宜内行水湿,外散表邪,并助膀胱气化。

方中重用泽泻,取其甘淡性寒,直达肾与膀胱,利水渗湿,兼能清热,为君药。茯苓、猪苓淡渗之品,利水渗湿以助君药利水之力,为臣药。白术健脾燥湿,脾健则水湿得以运化,水津得以四布;桂枝辛温解表,温阳化气,既外解太阳之表邪,又助膀胱之气化,共为佐药。诸药相合,共奏利水渗湿、温阳化气之功。

本方配伍重在淡渗利水,兼以扶脾温阳,原方虽主下焦气化不利的蓄水证,但又用于水湿内盛之水肿、小便不利。对湿盛之泄泻,亦用本方分利小便,湿去泻必止。对痰饮而见脐下动悸且头眩者,用本方利水,则饮去悸眩自愈。霍乱属湿浊而兼表邪者,用本方利湿解表而治之。

【临床应用】

1. 辨证要点 本方是治疗水湿、痰饮内停的代表方剂。有"逐内外水饮之首剂"之称。以小便不利,水肿或泄泻,舌苔白为辨证要点。

2. 临证加减 若水肿兼有表证者,可与越婢汤合用;若水湿壅盛者,可与五皮散合用;泄泻偏于热者,须去桂枝,加车前子、木通以利水清热。

3. 现代运用 常用于治疗急性肠炎、尿潴留、脑积水、梅尼埃病及肾源性水肿、肝源性水肿等病证属水湿或痰饮内停者。

4. 使用注意 由于本方为淡渗利水之剂,中病即止,太过则会出现头晕、目眩、食欲减退等不良反应。湿热或阴虚有热者忌用本方。

病案分析

王某,男,18岁。自觉有一股气从小腹上冲,至胃则呕,至心胸则烦闷不堪,上至头则昏厥、不省人事。少顷,气下行则苏醒,小便少而频数。其脉沉,舌淡嫩,苔白润滑。

辨证:心脾阳虚,气不化津,发为水气上冲之证。水气上冒清阳,故有癫痫发作。脉沉主水,舌淡为心阳虚,小便不利为水气不化。故知此证为水气所致。

病证:水气上冲证。

治法:利水下气,通阳消阴。

方药:五苓散加减。

茯苓30g 泽泻12g 猪苓10g 白术10g 桂枝10g 肉桂3g

服3剂,病发次数见减,小便通利,继服6剂,病除。

(刘渡舟.伤寒论十四讲[M].北京:人民卫生出版社,2013.)

【附方】

1. 四苓散(《明医指掌》) 组成与用法:白术 茯苓 猪苓 泽泻(各9g) 水煎服。功用:渗湿利水。主治:水湿内停证。症见小便赤少,大便溏泄等。

2. 胃苓汤(《丹溪心法》) 组成与用法:五苓散 平胃散(各3g)(原书未注用量) 上合和,姜、枣汤空心服。功用:祛湿和胃,行气利水。主治:水湿内停气滞证。症见水谷不分,泄泻不止,以及水肿,腹胀,小便不利等。

3. 茵陈五苓散(《金匮要略》) 组成与用法:茵陈蒿末十分(4g) 五苓散五分(2g) 上二味合和,先食饮6g,一日3次。功用:利湿退黄。主治:湿热黄疸而属湿多热少者。

【鉴别】四苓散、胃苓汤、茵陈五苓散三方都是五苓散附方,均系在五苓散的基础上变化而来,都有渗湿利水功用。四苓散即五苓散去桂枝,功专淡渗利水,主治水湿内停,小便不利诸证。胃苓汤即平胃散与五苓散合方,功可利水祛湿,行气和胃,最宜用于夏秋之季水湿内盛,气机阻滞的泄泻、水肿等病证。茵陈五苓散由五苓散加入倍量之茵陈而成,具有利湿清热退黄作用,适用于黄疸病属湿多热少,小便不利者。

【方歌】五苓散治太阳府,泽泻白术与二苓,
　　　　温阳化气添桂枝,利便解表治水停。

猪苓汤(《伤寒论》)

【组成】猪苓　茯苓　泽泻　滑石　阿胶各一两(各9g)

【用法】汤剂:水煎服,阿胶另烊化,分3次兑服。除汤剂外,还有猪苓汤颗粒、猪苓汤浸膏剂等制剂用于临床和研究。

【功用】利水渗湿,清热养阴。

【主治】水热互结证。症见小便不利,发热,渴欲饮水,心烦不寐,或咳逆呕恶下利,舌红苔白,脉细数。或热淋、血淋。

【方解】本方证系伤寒之邪传入阳明或少阴,化而为热,与水相搏,而致水热互结。水热内结,气化不利,津液不布,则小便不利,口渴身热;热邪伤阴,阴虚热扰,则心烦不寐;若水气上逆于肺,则为咳逆;中攻于胃,则为呕恶;下渗于大肠,则为下利;气化受阻,热伤血络,则血尿,小便涩痛;舌红,脉细数为阴虚有热之象。故治宜利水渗湿,清热养阴。

方中以猪苓为君,取其入膀胱、肾经,淡渗利水。臣以泽泻、茯苓之甘淡,以助猪苓利水渗湿之力。佐以滑石之甘寒,清热利水通淋;阿胶滋养阴血而润燥,防止渗利之品再伤阴血,并能止血。五药合用,共奏利水渗湿、清热养阴之功。使水湿去,邪热清,阴液复,诸证自愈。

本方配伍的特点是利水渗湿为主,兼施清热养阴,利水而不伤阴,滋阴而不敛邪。

本方与五苓散同为利水渗湿之剂,均有猪苓、茯苓、泽泻,均可治疗水湿内停所致的小便不利、口渴、身热等证,但两方病因病机,迥然有别。五苓散证系表邪未尽,内传太阳之腑,膀胱气化不利,故用泽泻、猪苓、茯苓之利水,配伍桂枝外散表邪,温阳化气;配白术健脾燥湿,而成为温阳化气利水之剂。猪苓汤证则为邪入里化热,水热互结,热伤阴津,故用猪苓、泽泻、茯苓利水渗湿,佐以滑石清热,阿胶养阴,而成为利水清热养阴之剂。

【临床应用】

1. 辨证要点　本方是治疗水热互结,阴虚有热之证的代表方剂。以小便不利,口渴,身热,舌红,脉细数为辨证要点。

2. 临证加减　若治热淋,可加栀子、车前子清热利水通淋;若治血淋,可加白茅根、大蓟、小蓟凉血止血。

3. 现代运用　常用于治疗泌尿系感染、肾炎、膀胱炎等证属水热互结兼阴虚者。

4. 使用注意　阳虚尿少者忌用;内热较盛,阴津大亏者忌用。

【方歌】猪苓汤用猪茯苓,泽泻滑石阿胶并,
　　　　小便不利兼烦渴,利水养阴热亦平。

防己黄芪汤(《金匮要略》)

【组成】防己一两(12g)　黄芪一两一分(15g)　炙甘草半两(6g)　白术七钱半(9g)

【用法】汤剂:加生姜、大枣,水煎2次分服。

【功用】益气祛风，健脾利水。

【主治】气虚之风水或风湿证。症见汗出恶风，身重浮肿，或肢节疼痛，小便不利，舌淡苔白，脉浮。

【方解】本方所治风水或风湿，乃由肺脾气虚，卫气不固，风夹水湿之邪郁于肌表经络之间所致。表虚不固，则汗出恶风；水湿停滞肌腠，则身体重着；苔白脉浮，为风邪在表之象。风邪在外，法当汗解，但其表虚不固，若强汗之，必重伤其表，反招风邪，单纯固表，则风邪不去，水湿不除。因此，必须益气固表与祛风行水并用。

方中以防己祛风除湿，利水消肿；黄芪益脾肺之气，固表行水；两药相伍，祛风不伤表，固表不留邪，且又行水气，共为君药。臣以白术健脾燥湿，与黄芪为伍则益气固表之力更增，与防己相配则祛湿行水之力功倍。甘草甘缓和中，调和诸药；生姜、大枣解表行水，调和营卫，共为使药。诸药相合，共奏益气祛风、健脾利水之效。

【临床应用】

1. 辨证要点　本方为治疗风水、风湿属表虚证的常用方。以汗出恶风，身重浮肿，小便不利，苔白脉浮为辨证要点。

2. 临证加减　若肝脾不和兼有腹痛者，可加白芍以柔肝理脾；若肺气不宣而喘者，可加麻黄少许宣肺平喘；若水湿壅盛腰膝肿甚者，可合五苓散利水消肿；若肢体痹痛者，可加细辛、苍术、薏苡仁以祛风湿止痹痛。

3. 现代运用　常用于治疗慢性肾小球肾炎、心源性水肿、肾源性水肿、风湿性关节炎等证属表虚不固，风湿郁滞于肌表经络者。

4. 使用注意　若水湿壅盛甚者、营卫不和之汗出恶风者，均非本方所宜。本方中的防己以粉防己为宜，不得选用广防己，以免马兜铃酸中毒。

【附方】**防己茯苓汤**（《金匮要略》）　组成与用法：防己三两（9g）　黄芪三两（9g）　桂枝三两（9g）　茯苓六两（18g）　甘草二两（6g）　上五味，以水六升，分温三服。功用：益气温阳利水。主治：卫阳不足之皮水。症见四肢肿，水气在皮肤中，四肢聂聂动者。

【鉴别】防己茯苓汤重在利水渗湿，佐以温阳化气，适用于卫阳不足之皮水；防己黄芪汤重在益气健脾利湿，利水消肿之力稍逊，兼能祛风，适用于气虚之风水或风湿证。

【方歌】防己黄芪金匮方，白术甘草枣生姜，
　　　　汗出恶风兼身重，表虚湿盛服之康。

五皮散（《华氏中藏经》）

【组成】生姜皮　桑白皮　陈橘皮　大腹皮　茯苓皮各等分（各9g）

【用法】共为粗末，每次9g，水煎去渣，不计时候温服；亦可作汤剂，水煎服，一日2次。

【功用】利水消肿，理气健脾。

【主治】水停气滞之皮水证。症见头面四肢浮肿，肢体沉重，心腹胀满，上气喘急，小便不利，苔白腻，脉缓。亦治妊娠水肿。

【方解】皮水乃脾虚湿盛，水溢肌肤所致。脾失健运，水湿内停，溢于肌肤四肢，则头面四肢浮肿，小便不利，肢体沉重；湿停气阻，则心腹胀满；苔白腻，脉缓，均为水湿内停之征。治宜利水消肿，理气健脾之法。

方中茯苓皮甘淡渗利，利水消肿，兼可健脾，为君药。大腹皮下气行水，消胀除满；陈皮理气和胃，醒脾化湿，气行湿行，共为臣药。佐以桑白皮肃降肺气，通调水道，利水消肿；生姜皮和胃宣肺，行水消肿。五药相合，共奏利水消肿、理气健脾之效。五药皆用其皮，有以皮治皮，善行肌腠间之水湿的特点，故名曰"五皮散"。

另《麻科活人全书》载有五皮饮,系本方桑白皮易五加皮而成,其主治与五皮散主治相近,唯稍兼通络祛风之功。

【临床应用】

1. 辨证要点 本方是利水消肿之轻剂,为治皮水的通用方。以全身浮肿,心腹胀满,小便不利为辨证要点。

2. 临证加减 若脾胃虚弱,见疲倦食少,加黄芪、白术等益气健脾;水湿聚甚,见肿著,加猪苓、茯苓以增加利水消肿之力;肺失宣降,上气喘急,加麻黄、葶苈子以宣肺利水。

3. 现代运用 常用于治疗肾炎水肿、心源性水肿、妊娠水肿等证属脾虚湿盛者。

4. 使用注意 本方为渗利治标之剂,不可过服,以免损伤阴血。

【方歌】五皮散用五般皮,陈茯姜桑大腹奇,

　　　　或以五加易桑白,脾虚肤胀此方宜。

第四节　温 化 水 湿

温化水湿剂,适用于脾肾阳虚,气不化水所致的阴水、痰饮、尿浊等证。治宜温阳利水。常以温里助阳、补气健脾、祛湿利水、行气药如干姜、桂枝、附子、茯苓、白术、陈皮、厚朴等为主组成方剂。代表方如苓桂术甘汤、真武汤、实脾散、萆薢分清饮。

苓桂术甘汤(《金匮要略》)

【组成】茯苓四两(12g)　桂枝三两(9g)　白术三两(9g)　甘草二两(6g)

【用法】汤剂:水煎 2 次分服。

【功用】温化痰饮,健脾利湿。

【主治】中阳不足之痰饮。症见胸胁支满,目眩心悸,或短气而咳,呕吐清水痰涎,舌苔白滑,脉弦滑。

【方解】本方证为中焦阳虚,脾失健运,湿聚成饮所致。由于痰饮停于胸胁,上凌心肺,故见胸胁支满,短气而咳,心悸不安。饮邪中阻,清阳不升,则呕吐清涎,头目眩晕。舌苔白滑,脉弦滑,均为内有痰饮之象。根据《金匮要略》"病痰饮者,当以温药和之"的原则,治宜温阳化饮、健脾利湿之法。

方中重用茯苓健脾渗湿,以绝生痰之源,为君药。桂枝温阳化气,温化痰饮,为臣药。白术健脾燥湿,既助茯苓健脾渗湿之功,又与桂枝相配,增强中阳温运之力,为佐药。甘草益气和中,调和诸药,为使药。诸药合用,使脾阳得温,痰饮得化,诸症自愈。

本方配伍特点:主以甘淡渗湿,辅以辛甘温,温阳化饮,是治痰饮病证的重要配伍。

【临床应用】

1. 辨证要点 本方是治疗脾阳不足,痰饮内停证的主要方剂。以胸胁支满,目眩心悸,舌苔白滑为辨证要点。

2. 临证加减 若咳嗽痰多者,加半夏、陈皮以燥湿化痰;若脾气不足,倦怠无力者,可加党参、黄芪等益气健脾;若肢肿、尿少,可加猪苓、泽泻利水消肿。

3. 现代运用 常用于治疗慢性支气管炎、支气管哮喘、心源性水肿、慢性肾小球肾炎等证属阳虚痰饮者。

4. 使用注意 对于痰饮兼有热者,本方不宜使用。

【附方】**肾着汤**(又名甘草干姜茯苓白术汤,《金匮要略》) 组成与用法:甘草二两(6g)　白术

二两(6g) 干姜四两(12g) 茯苓四两(12g) 水煎服。功用：祛寒除湿。主治：肾着病。症见腰部冷痛沉重，饮食如故，口不渴，小便自利，舌淡苔白，脉沉迟或沉缓。

【鉴别】苓桂术甘汤、肾着汤均体现温阳化湿治法，但各有偏重。苓桂术甘汤用茯苓为君，桂枝为臣，以渗湿化饮为主，温复中阳为辅，主治中阳不足之痰饮病；肾着汤以干姜为君，茯苓为臣，以温阳散寒为主，祛湿为辅，主治寒湿下注之肾着病。

【方歌】苓桂术甘是经方，中阳不足痰饮猖，
        悸眩咳逆胸胁满，温阳化饮功效彰。

真武汤(《伤寒论》)

【组成】茯苓三两(9g) 芍药三两(9g) 白术二两(6g) 生姜三两(9g) 附子一枚(9g)

【用法】汤剂：水煎2次分服。除汤剂外，还有真武汤颗粒、真武丸等制剂用于临床和研究。

【功用】温阳利水。

【主治】

1. 脾肾阳虚水泛证。症见小便不利，四肢沉重，甚则腰以下浮肿，畏寒肢冷，或腹痛下利，舌质淡胖，苔白滑，脉沉。

2. 太阳病过汗而致阳虚水泛证。太阳病发汗，汗出后，其人仍发热，心下悸，头眩，身瞤动，振振欲擗地。

【方解】本方证为脾肾阳虚，气化不行，水湿内停所致。水之主在肾，其制在脾，脾肾阳虚不能化气行水，则小便不利；阳虚失于温煦，则畏寒肢冷，四肢沉重疼痛；水饮流注肠间，则下利腹痛；舌质淡胖，苔白滑，脉沉均为阳虚水湿内停之象。太阳病发汗太过，伤阴损阳，经脉失养，轻则身瞤动，重则振振欲擗地。治宜温脾肾之阳气，利水消肿。

方中炮附子大辛大热，温肾暖脾，以化气行水，为君药。白术、茯苓健脾渗湿，脾健则湿运；生姜辛温宣肺，发散水气，并能助附子温阳化气以利水，又能助白术、茯苓健脾以化湿，共为臣药。白芍酸甘之品，敛阴缓急而舒筋止痛，并利小便，且能监制附子、生姜辛热伤阴之弊，为佐药。诸药合用，使脾肾阳复，气化水行，水肿等症得以痊愈。

【临床应用】

1. 辨证要点 本方为温阳利水的基础方剂。以小便不利，肢体沉重或浮肿，苔白脉沉为辨证要点。

2. 临证加减 若咳者，可加干姜、细辛、五味子温肺化饮；若下利较重者，可去白芍，加干姜、益智仁温中止泻；若呕者，可加吴茱萸、半夏温胃止呕。

3. 现代运用 常用于治疗慢性肾炎、心源性水肿、甲状腺功能减退、慢性支气管炎、慢性肠炎、肠结核、梅尼埃病等证属阳虚水湿内停者。

4. 使用注意 湿热内停之小便不利，水肿者忌用本方。

【附方】**附子汤(《伤寒论》)** 组成与用法：炮附子二枚(15g) 茯苓三两(9g) 人参二两(6g) 白术四两(12g) 芍药三两(9g) 水煎服。功用：温经助阳，祛寒除湿。主治：阳虚寒湿证。症见身体骨节疼痛，恶寒肢冷，苔白滑，脉沉细无力。

【鉴别】真武汤与附子汤都是温化水湿之剂，在药物组成上相比，附子汤和真武汤仅一味之差，但附子汤中的白术、附子用量是真武汤中用量的2倍，且去生姜加人参，意在温补而祛寒湿，主治阳虚寒湿内侵所致的身体关节疼痛。而真武汤用生姜不用人参，意在温散而化气行水，主治阳虚水肿。两方温阳虽同，但主治有别。

真武汤方名由来

"真武汤"功在温阳利水，出自张仲景的《伤寒杂病论》。玄武，是代表北方的神兽，在四季中对应冬季，五行属水，与人体当中的肾脏相对应。因避圣祖讳始改玄武为真武。赵羽皇在《古今名医方论》中说："真武一方，为北方行水而设。"真武，北方之水神，"其德惟水"，取镇水的意思。真武汤不但与四象有关，还与古代避讳文化相关。"真武"其实是方剂镇摄水泛功能的体现。

【方歌】真武汤壮肾中阳，茯苓术芍附生姜，
　　　　少阴腹痛有水气，悸眩瞤惕保安康。

实脾散（《重订严氏济生方》）

【组成】炮干姜　炮附子　白术　茯苓　木瓜　姜厚朴　木香　大腹子（槟榔）　草果仁各一两（各6g）　炙甘草半两（3g）

【用法】共为粗末，每次12～15g，加生姜5片、大枣1枚，水煎去渣温服，一日2～3次。亦可改作汤剂，加姜、枣煎服。

【功用】温阳健脾，行气利水。

【主治】脾肾阳虚，水气内停之阴水证。症见肢体浮肿，腰以下肿甚，小便不利，脘腹胀满，四肢不温，口不渴，食少便溏，舌苔白腻，脉沉迟。

【方解】本方所治阴水，是脾肾阳虚，阳不化水，水湿内停所致。阳虚水泛，则肢体浮肿；水为阴邪，其性下趋，故见腰以下肿甚。脾虚湿盛，气机不畅，则脘腹胀满，食少便溏。舌质淡胖，苔白腻，脉沉迟，均为阳虚水湿内盛之象。治宜温阳健脾，行气利水。

方中炮干姜、炮附子温养脾肾之阳，温化水湿，为君药。白术、茯苓健脾燥湿，渗湿利水，为臣药。木瓜酸温，醒脾化湿，并涩津敛液而护阴，厚朴、木香、槟榔、草果仁行气利水，消胀除满，为佐药。甘草益气健脾，调和诸药；生姜、大枣同煎，有健脾和中之意，共为使药。诸药合用，共奏温阳健脾、行气利水之功。本方重在温脾阳以利水，故方名"实脾散"。

本方与真武汤功用和主治相近，均能温补脾肾，助阳利水，用于治疗阳虚阴水证。实脾散的组成即真武汤去芍药，减生姜之量，加炮干姜、厚朴、木香、草果、槟榔、甘草、大枣，又以附子、干姜共同为君，其温脾之功较胜，且能行气化滞，主治阳虚水肿，兼有胸腹胀满者，故实脾散重在暖脾。真武汤则有温阳利水，敛阴柔筋，缓急止痛之功，主治阳虚水停，兼有腹痛或身瞤动者，故真武汤偏于温肾。

【临床应用】

1. 辨证要点　本方为治阳虚阴水证的主要方剂。以身半以下肿甚，胸腹胀满，舌淡苔腻，脉沉迟为辨证要点。

2. 临证加减　若小便不利，水肿甚者，可加猪苓、泽泻增强利水消肿之效；若神疲食少，大便溏泄者，去槟榔，加党参、黄芪益气健脾；若大便秘结者，可加牵牛子通利二便。

3. 现代运用　常用于治疗慢性肾炎、心源性水肿、肝硬化腹水等证属阳虚水肿者。

4. 使用注意　阳水证忌用。

【方歌】实脾苓术与木瓜，甘草木香大腹加，
　　　　草果附姜兼厚朴，虚寒阴水效堪夸。

萆薢分清饮(《丹溪心法》)

【组成】川萆薢　益智仁　石菖蒲　乌药各等分(各9g)

【用法】共为粗末,每次15g,水煎去渣,入盐一捻,食前温服,一日2～3次。亦可作汤剂,入食盐少许,水煎2次分服。

【功用】温暖下元,分清化浊。

【主治】下元虚寒之膏淋、白浊。症见小便频数,混浊不清,白如米泔,稠如膏糊,舌淡苔白,脉沉。

【方解】本方证为肾气不足,下焦虚寒,湿浊下注,肾失固摄所致。由于肾虚失封藏,膀胱失约,则小便频数;肾阳不足,气化无权,清浊不分,则小便混浊,白如米泔,或稠如膏糊。治宜温肾利湿化浊。

方中萆薢善于利湿,分清化浊,是治白浊之要药,为君药。益智仁温肾阳,缩小便,为臣药。乌药温肾祛寒,暖膀胱以助气化;石菖蒲芳香化浊,分利小便,共为佐药。食盐少许为使,取其咸入肾经,直达病所之意。诸药合用,则共奏温暖下元、分清化浊之功。

【临床应用】

1. 辨证要点　本方是治疗虚寒之膏淋、白浊的常用方剂。以小便混浊而频数,舌淡苔白,脉沉为辨证要点。

2. 临证加减　若有虚寒腹痛者,可加肉桂、小茴香温中祛寒;若久病气虚者,可加黄芪、白术益气祛湿;若阳虚形寒肢冷者,可加人参、附子、肉桂、鹿角胶等。

3. 现代运用　常用于治疗乳糜尿、慢性前列腺炎、慢性盆腔炎等证属下焦虚寒,湿浊下注者。

4. 使用注意　对湿热壅盛或纯热无湿之膏淋、白浊不宜使用。

【附方】**萆薢分清饮(《医学心悟》)**　组成与用法:川萆薢二钱(各9g)　炒黄柏　石菖蒲各五分(9g)　茯苓　白术各一钱(各6g)　莲子心七分(4g)　丹参　车前子各一钱五分(各9g)　水煎2次分服。功用:清热利湿,分清化浊。主治:下焦湿热之白浊,小便混浊,尿有余沥,舌苔黄腻等。

【鉴别】萆薢分清饮分别出自《丹溪心法》和《医学心悟》两处,均治白浊,两方都用了萆薢、石菖蒲等利湿化浊之品,但两方同中有异,《丹溪心法》之萆薢分清饮,方中药物组成含小方剂缩泉丸,其药性偏温,故偏于治疗白浊属下焦虚寒证;《医学心悟》之萆薢分清饮,其方中配伍了黄柏、车前子药物等,其药性偏凉,故偏于治疗下焦湿热而致白浊之证。

【方歌】萆薢分清石菖蒲,萆薢乌药益智俱,
　　　　或益茯苓盐煎服,通心固肾浊精驱。

第五节　祛风胜湿

祛风胜湿剂,适用于风湿袭表或风湿侵犯筋骨经络而致头痛身重,腰膝关节疼痛,活动不利等症。治宜祛风除湿,宣痹止痛。常以祛风湿、补肝肾、益气血、活血止痛药如羌活、独活、防风、杜仲、白术、当归、川芎等为主组成方剂。代表方如羌活胜湿汤、独活寄生汤。

羌活胜湿汤(《内外伤辨惑论》)

【组成】羌活　独活各一钱(各9g)　防风　藁本　炙甘草　川芎各五分(各6g)　蔓荆子三分(3g)

【用法】汤剂：水煎服，一日2次。

【功用】发汗祛风，胜湿止痛。

【主治】风湿表证。症见头痛身重，肩背疼痛不可回顾，或腰脊重痛，难以转侧，苔白，脉浮。

【方解】本方证系风湿之邪侵袭肌表所致。由于风湿之邪客于肌表，经气不畅，则头痛身重，腰背疼痛而难以转侧；苔白，脉浮表明风湿之邪在表。治宜发汗祛风，胜湿止痛。

方中羌活、独活辛温发散，周行全身，祛风除湿，宣痹止痛，为君药。防风、藁本祛风胜湿，善止头痛，为臣药。川芎活血行气，祛风止痛；蔓荆子散风湿，止头痛，共为佐药。甘草调和诸药，为使药。诸药合用，则辛散微汗，可使风湿之邪随汗而解，头痛等诸症自愈。

本方与九味羌活汤均用羌活、防风、川芎、甘草祛风除湿，散寒止痛，主治外感风寒湿所致的头身疼痛。但九味羌活汤配伍细辛、苍术、白芷及生地黄、黄芩，解表发汗之力较强，兼清泄里热，主治外感风寒湿表证兼有里热证，症见恶寒发热、头痛无汗、肢体酸楚疼痛而兼有口苦微渴者。羌活胜湿汤配伍独活、藁本、蔓荆子，偏于祛除上下周身之风寒湿邪而治风湿表证，症见头项肩背腰脊重痛，苔白，脉浮者。

【临床应用】

1. 辨证要点　本方为治疗风湿表证的常用方剂。以头痛身重，或肩背、腰脊重痛，苔白，脉浮为辨证要点。

2. 临证加减　若身重，腰痛，寒湿较重时，可加附子、防己等以散寒祛湿。

3. 现代运用　常用于治疗感冒、风湿性关节炎、风湿性肌炎以及神经性头痛等证属风湿表证者。

4. 使用注意　本方以微发其汗为宜，汗后要避风寒。阴血虚弱之体者，忌用本方。

【方歌】羌活胜湿草独芎，蔓荆藁本加防风，
　　　　湿邪在表头腰痛，祛风除湿有殊功。

独活寄生汤（《备急千金要方》）

【组成】独活三两(9g)　桑寄生　杜仲　牛膝　细辛　秦艽　茯苓　肉桂心　防风　川芎　人参　甘草　当归　芍药　干地黄各二两(各6g)

【用法】汤剂：水煎服，一日2次。除汤剂外，还有独活寄生合剂、独活寄生免煎颗粒、独活寄生丸等制剂用于临床和研究。

【功用】祛风湿，止痹痛，益肝肾，补气血。

【主治】肝肾两虚，气血不足之痹证。症见腰膝关节疼痛，屈伸不利，或麻木不仁，畏寒喜温，心悸气短，舌淡苔白，脉细弱。

【方解】本方所治痹证为肝肾两虚，气血不足，风寒湿邪留滞筋骨经络所致。肝肾两虚，筋骨不健；气血不足，筋骨失养；风寒湿邪留滞筋骨经络，故见腰膝关节疼痛，屈伸不利，或麻木不仁。心悸气短，舌淡苔白，脉细弱均为气血不足之象。治宜祛风湿，止痹痛，以治其标实；益肝肾，补气血，以治其本虚。

方中重用独活辛散苦燥，善祛下半身之风寒湿邪，蠲痹止痛，重用为君药。秦艽、防风祛风胜湿；桂心散寒止痛，温通血脉；细辛辛温发散，祛寒止痛，均为臣药。桑寄生、牛膝、杜仲补益肝肾，强壮筋骨；当归、芍药、地黄、川芎养血活血；人参、茯苓、甘草补气健脾，扶助正气，均为佐药。甘草兼可调和诸药为使药。诸药相合，则肝肾得补，气血得充，风寒湿邪得除，则诸症自愈。

本方配伍特点是以祛风寒湿药为主，辅以补肝肾、养气血之品，邪正兼顾，有祛邪不伤正气，扶正不碍祛邪之义。

【临床应用】

1. 辨证要点 本方是治疗风寒湿痹而兼有肝肾、气血不足的常用方剂。以腰膝冷痛,肢节屈伸不利,舌淡苔白,脉细弱为辨证要点。

2. 临证加减 若疼痛较剧者,可加制川乌、制草乌、金钱白花蛇等搜风通络止痛;若寒邪偏盛者,可加附子、干姜温里祛寒;若湿邪偏盛者,可去地黄,加粉防己、薏苡仁、苍术祛湿消肿。

3. 现代运用 常用于治疗慢性风湿性关节炎、慢性腰腿痛、骨质增生症、坐骨神经痛等证属风寒湿痹证而兼有肝肾两虚,气血不足者。

4. 使用注意 湿热痹证,非本方所宜。

【附方】**三痹汤**(《妇人大全良方》) 组成与用法:川续断 杜仲 防风 桂心 细辛 人参 白茯苓 当归 白芍 黄芪 牛膝 甘草各五分(各5g) 秦艽 生地黄 川芎 独活各三分(各3g) 加姜,水煎服。功用:益气养血,祛风胜湿。主治:肝肾亏虚,气血不足之痹证。症见手足拘挛,或肢节屈伸不利,麻木不仁。

【鉴别】三痹汤与独活寄生汤两方都有祛风除湿止痛、补益肝肾气血的功效,主治痹痛证,但独活寄生汤偏于补益肝肾,故多用于腰腿痛等症;三痹汤长于补气宣痹,故多用于手足拘挛、麻木疼痛等症。

【方歌】独活寄生艽防辛,芎归地芍桂苓均,
杜仲牛膝人参草,冷风顽痹屈能伸。

（彭 樱）

? **复习思考题**

1. 祛湿剂的适用范围是什么?怎样正确使用?
2. 试分析平胃散、藿香正气散两方的配伍特点。
3. 三仁汤如何体现三焦分消?
4. 试分析茵陈蒿汤、八正散的功用、主治及配伍意义。
5. 试比较五苓散与猪苓汤,实脾散与真武汤在组成、功用、主治等方面的异同。
6. 羌活胜湿汤与独活寄生汤均能祛风除湿,如何区别使用?

ER 22-3

扫一扫,测一测

第二十三章 祛 痰 剂

学习目标

掌握二陈汤、温胆汤、清气化痰丸、半夏白术天麻汤的组成、功用、主治、方义、组方特点和临床应用。

熟悉小陷胸汤、滚痰丸、贝母瓜蒌散、三子养亲汤的组成、功用、主治及主要配伍意义。熟悉祛痰剂的概念、适用范围、分类及应用注意事项。

了解苓甘五味姜辛汤、定痫丸的功用和主治。

凡以祛痰药为主要组成，具有祛除痰饮作用，治疗各种痰病的方剂，统称为祛痰剂。属于"八法"中的"消法"。

痰病就其范围而言，脏腑经络皆可有之。痰饮阻肺则咳嗽、喘促；痰阻清阳则头痛、眩晕；痰阻于心则胸痛、心悸；痰阻咽喉则为梅核气；痰饮停胃则恶心、呕吐；痰蒙心窍则见中风、痰厥、癫狂、惊痫；痰阻经络肌肉筋骨则发痰核、瘰疬、阴疽等。

痰病就其性质而言，可分为湿痰、热痰、燥痰、寒痰、风痰等五种。湿痰多因脾失健运，聚湿成痰，治宜燥湿健脾化痰；热痰多因火热内盛，灼津为痰，治宜清热化痰；燥痰多因肺燥津亏，虚火炼液为痰，治宜润燥化痰；寒痰多因脾肾阳虚，寒饮内停，或肺寒留饮，治宜温化寒痰；风痰多由痰浊内生，肝风内动，夹痰上扰所致，治宜治风化痰。故本章分为燥湿化痰、清热化痰、润燥化痰、温化寒痰、治风化痰五类。

由于痰饮多由湿聚而成，而湿的产生主要源之于脾，故有"肺为贮痰之器，脾为生痰之源"之说。根据"脾为生痰之源，治痰不理脾胃，非其治也"（《医宗必读》）的原则，在使用祛痰剂时要注意配伍健脾祛湿或酌配益肾之品，以治生痰之源，而图标本同治之功。同时，在祛痰剂中还要配伍理气之品，以助化痰，即"善治痰者，不治痰而治气，气顺则一身之津液亦随气而顺矣"（《丹溪心法》）。由于痰病的范围广，故使用祛痰剂时，应注意辨别痰病的性质，根据痰与其他邪气夹杂的不同，而选择相应的祛痰剂；对于痰流经络、肌腠而致瘰疬、痰核及痰蒙心窍之昏迷者，还要结合疏通经络、软坚散结、豁痰开窍等治法，方可奏效。祛痰剂用药多属行消之品，易伤正气，不宜久服。当表邪未解或痰多者，应慎用滋润之品，以防壅滞留邪，病久不愈。对有咳血倾向或痰黏难咯者，不宜用温热燥烈之祛痰药，以免引起或加重咳血。总之，使用祛痰剂要分清寒热虚实，辨明标本缓急，方能药到病除。

第一节 燥 湿 化 痰

燥湿化痰剂，适用于湿痰证。症见咳嗽痰多，色白易咯，胸脘痞闷，呕恶眩晕，肢体困倦，舌苔白腻，脉缓或滑等。常用燥湿化痰药如半夏、胆南星等为主，配伍健脾祛湿及理气药如白术、茯苓、陈皮等组成方剂。代表方如二陈汤、温胆汤等。

二陈汤(《太平惠民和剂局方》)

【组成】半夏汤洗七次　橘红各五两(各15g)　白茯苓三两(9g)　甘草炙,一两半(4.5g)

【用法】汤剂:上药加生姜7片、乌梅1个,水煎热服,不拘时候。除汤剂外,还有二陈散剂、二陈丸、二陈合剂、二陈分散片和二陈颗粒剂等制剂用于临床和研究。

【功用】燥湿化痰,理气和中。

【主治】湿痰证。症见咳嗽痰多,色白易咯,胸膈痞闷,恶心呕吐,肢体倦怠,不欲饮食或头眩心悸,舌苔白腻,脉滑。

【方解】本方证为脾失健运,湿聚生痰所致。脾为生痰之源,肺为贮痰之器,脾失健运,聚湿生痰,湿痰犯肺,肺失宣降,则咳嗽痰多,色白易咯;湿痰停胃,胃失和降,则恶心呕吐;湿痰阻碍清阳,则头目眩晕;湿痰凌心,则为心悸;湿痰黏腻,阻滞胸膈,气机不畅,则胸膈痞闷;湿痰困脾,运化失司,则肢体倦怠,不欲饮食;舌苔白腻,脉滑也为湿痰证之征。治宜燥湿化痰,理气和中。

方中半夏辛温性燥,善能燥湿化痰,且又降逆和胃,为君药。橘红理气行滞,燥湿化痰,燥湿以助半夏化痰之力,理气可使气顺痰消,为臣药。茯苓健脾渗湿,使脾健湿去,以杜生痰之源;生姜降逆和胃,温化痰饮,既能制半夏之毒,又能助半夏化痰,和胃止呕;少许乌梅收敛肺气,与半夏相伍,散中有收,使痰祛而不伤正,共为佐药。甘草调和药性,健脾和中,为使药。诸药合用,共达燥湿化痰,理气和中之功。方中半夏、橘红以陈久者良,而无过燥之弊,故方以"二陈"为名。

本方配伍特点:燥湿理气祛已生之痰,健脾渗湿杜生痰之源,标本兼顾。

【临床应用】

1. 辨证要点　本方为治疗湿痰的代表方,也为治痰的基础方。以咳嗽痰多,色白易咯,舌苔白腻,脉滑为辨证要点。

2. 临证加减　本方随证加减,可广泛应用于多种痰证。若风痰,可加天麻、僵蚕;热痰,可加黄芩、胆南星、瓜蒌;寒痰,可加干姜、细辛;食痰,可加莱菔子、麦芽、神曲;气痰,可加枳实、厚朴;痰流经络之瘰疬、痰核,可加海藻、昆布、牡蛎等。

3. 现代运用　常用于治疗慢性支气管炎、肺气肿、慢性胃炎、妊娠呕吐、神经性呕吐、梅尼埃病等证属湿痰者。

4. 使用注意　因方中半夏、橘红药性偏燥,故阴虚肺燥及咳血者忌用。

【附方】

1. 导痰汤(《济生方》)　组成与用法:半夏汤洗七次,四两(12g)　天南星炮,去皮　橘红　枳实去瓤,麸炒　赤茯苓去皮,各一两(各6g)　甘草炙,半两(3g)　加生姜10片,水煎食后温服。功用:燥湿祛痰,行气开郁。主治:痰厥证。症见头目眩晕,或痰饮壅盛,时发晕厥,胸膈痞塞,胁肋胀满,头痛吐逆,喘急痰嗽,涕唾稠黏,坐卧不安,舌苔厚腻,脉滑。

2. 涤痰汤(《证治准绳》)　组成与用法:天南星姜制　半夏汤洗七次,各二钱半(各12g)　枳实麸炒　茯苓去皮,各二钱(各10g)　橘红一钱半(7.5g)　石菖蒲　人参各一钱(各5g)　竹茹七分(3.5g)　甘草半钱(2.5g)　加生姜5片,水煎食后温服。功用:涤痰开窍。主治:中风痰迷心窍证。症见舌强不能言,喉中痰鸣,辘辘有声,舌苔白腻,脉沉滑。

【鉴别】导痰汤、涤痰汤皆由二陈汤加减而成,均有燥湿化痰的功用。导痰汤是二陈汤去乌梅,加燥湿化痰之力强的天南星、行气之力强的枳实,故祛痰行气之功均较二陈汤强,而主治痰厥及顽痰所致的痰涎壅盛而兼气滞之证。涤痰汤在导痰汤中又加化湿开窍的石菖蒲、化痰开郁的竹茹、大补元气的人参,较之导痰汤又多开窍扶正之功,是治中风痰迷心窍,舌强不能言的要方。

【方歌】二陈汤用半夏陈,苓草梅姜一并存,

　　　　燥湿化痰兼理气,湿痰阻滞此方珍。

温胆汤(《三因极一病证方论》)

【组成】半夏汤洗七次　竹茹　枳实麸炒去瓤,各二两(各6g)　陈皮三两(9g)　白茯苓一两半(4.5g)　甘草炙,一两(3g)

【用法】汤剂:加生姜5片、大枣1个,水煎,食前服。除汤剂外,还有温胆汤散剂和温胆汤颗粒剂等制剂用于临床和研究。

【功用】理气化痰,清胆和胃。

【主治】胆胃不和,痰热内扰证。症见胆怯易惊,虚烦不宁,失眠多梦,呕吐呃逆,癫痫等,舌苔白腻微黄,脉弦滑或略数。

【方解】本方证多因素体胆气不足,复由情志不遂,胆失疏泄,胃失和降,气郁生痰化热,胆胃不和,痰热内扰所致。胆属木,喜疏泄而恶抑郁,胃属土,主和降而受纳。木可疏土,土助木疏,肝胆疏泄失常,胃气因之失和,胆不和则气郁化热,胃不和则湿聚生痰。痰热内扰,则胆怯易惊,失眠多梦。痰蒙清窍,而发癫痫。胃失和降,则呕吐呃逆。治宜清胆和胃,理气化痰。

方中半夏燥湿化痰,降逆和胃,为君药。竹茹清胆和胃,止呕除烦,为臣药。枳实、陈皮理气化痰,使气顺则痰自消;茯苓健脾渗湿,使湿去则痰消,共为佐药。甘草益脾和中,调和诸药,为使药。煎加生姜、大枣,和脾胃而兼制半夏之毒。诸药合用,共奏理气化痰、清胆和胃之功,可使痰热消而胆胃和,则诸症自解。

本方配伍特点:温凉兼进,不寒不燥。即半夏、陈皮、生姜偏温;竹茹、枳实偏凉。其"温胆"之名,有"温和"之意。

【临床应用】

1. **辨证要点**　本方为治湿痰始有化热之胆胃不和,痰热内扰证的常用方。以惊悸失眠,舌苔白腻微黄,脉弦滑或略数为辨证要点。

2. **临证加减**　若心热烦甚者,加黄连、麦冬、栀子以清热除烦;失眠较重者,加酸枣仁、远志以宁心安神;惊悸者,加珍珠母、生牡蛎、生龙齿以重镇定惊;癫痫抽搐,可加胆南星、钩藤、全蝎以息风止痉。

3. **现代运用**　常用于治疗神经症、急慢性胃炎、慢性支气管炎、梅尼埃病、妊娠呕吐等证属痰热内扰,胆胃不和者。

4. **使用注意**　本方偏于清热祛痰,对于心、肝血虚之烦悸者不宜使用。

病案分析

樊某,女,64岁。2004年5月18日,以"右侧偏瘫1周"来诊,家人代述:就诊前1周,身体左侧突然失去知觉,随后晕倒。经医院CT诊断为脑梗死。有冠心病、糖尿病、心动过缓、高血压病史。问诊:平素痰多,二便正常;望诊:右侧偏瘫,舌淡苔薄白腻;闻诊:语言不清;切诊:六脉缓。血压:170/90mmHg。

辨证:胆失疏泄,胃失和降,气郁生痰化热,痰热内扰,瘀阻脑络而致中风。

病证:痰热内扰,瘀阻脑络。

治法:开郁化痰,益气解痉。

方药:温胆汤加减。

陈皮10g　半夏15g　茯苓20g　甘草10g　枳实15g　竹沥20ml　生姜汁15g　菖蒲15g　胆星10g　三七粉10g　地龙15g　黄芪120g　人参15g　泽泻30g　上方水煎服,1日1剂。用药10剂,语言渐转清楚。在本方基础上加蜈蚣2条,继续服药,1个月后基本能走动。

(宋兴.陈潮祖临证精华[M].北京:人民卫生出版社,2013.)

【方歌】温胆汤中苓半草,枳竹陈皮加姜枣,

虚烦不眠舌苔腻,此系胆虚痰热扰。

第二节 清 热 化 痰

清热化痰剂,适用于热痰证。症见咳嗽痰黄,黏稠难咯,舌红苔黄腻,脉滑数,以及由痰热所致的胸痛、眩晕、惊痫等。常用清热化痰药如瓜蒌、贝母、胆南星等为主,配伍清热泻火、理气之品如黄芩、陈皮等组成方剂。代表方如清气化痰丸、小陷胸汤、滚痰丸等。

清气化痰丸(《医方考》)

【组成】陈皮去白 杏仁去皮尖 枳实麸炒 黄芩酒炒 瓜蒌仁去油 茯苓各一两(各6g) 胆南星 制半夏各一两半(各9g)

【用法】丸剂:上药共为细末,姜汁为丸,每次6g,一日2~3次,温开水送服。亦可作汤剂,加生姜水煎服。除丸剂和汤剂外,还有清气化痰冲剂和清气化痰浓缩丸等制剂用于临床和研究。

【功用】清热化痰,理气止咳。

【主治】热痰证。症见咳嗽,痰稠色黄,咯之不爽,胸膈痞闷,甚则气急呕恶,舌质红,苔黄腻,脉滑数。

【方解】本方证为痰热壅肺,气机不利所致。外邪不解,入里化热,火热犯肺,灼津为痰,痰热互结,肺失清肃,故见咳嗽,痰稠色黄;痰浊阻碍气机,则胸膈痞闷,甚则气急呕恶。治宜清热化痰,理气止咳。

方中胆南星苦凉,清热化痰,为君药。瓜蒌仁甘寒,长于清肺化痰;黄芩苦寒,善能清肺泻火,两药合用,则泻肺火化痰热,以助胆南星治痰热壅闭之功,共为臣药。枳实破气消痞宽胸;橘红理气化痰宽中,使气顺则痰消;茯苓健脾渗湿,使湿去则痰消;杏仁宣肺止咳;半夏燥湿化痰,五药共为佐药。姜汁既可化痰和胃,又解半夏、胆南星之毒,为佐使药。诸药相伍,共奏清热化痰、理气止咳之效,使热清火降,气顺痰消,则诸症自愈。

本方为二陈汤去甘草、乌梅,加胆南星、瓜蒌、黄芩、杏仁、枳实而成,但方中以苦寒之品胆南星为君药,并配伍清肺热之黄芩、化痰热之瓜蒌,而成为清热化痰之剂。其去乌梅者,因痰热壅肺,恐其酸收敛邪,故不可用。去甘草者,因其甘缓壅滞,对痰气不利,故不可用。

知识链接

清气化痰丸之"清气"

清气化痰丸主治痰热之证,以清热化痰为基本治法。《医方集解·除痰之剂》云:"治痰者必降其火,治火者必顺其气。"因痰随气动,气滞则痰阻,气顺则痰消。即《医方考》卷二吴昆所说:"气之不清,痰之故也,能治其痰,则气清矣。""善治痰者,不治痰而治气,气顺则一身之津液亦随气而顺矣"(《丹溪心法》)。故本方名曰清气化痰丸。

【临床应用】

1. 辨证要点 本方为治疗热痰咳嗽的常用方剂。以咳嗽痰稠色黄,苔黄腻,脉滑数为辨证要点。

2. 临证加减 若肺热较盛,身热口渴者,可加生石膏、知母以清泻肺热;痰多气急者,可加

鱼腥草、桑白皮等以清肺降气平喘。

3. 现代运用　常用于治疗肺炎、急慢性支气管炎等证属痰热者。

4. 使用注意　证属脾虚寒痰者不宜使用。

【方歌】清气化痰杏瓜蒌，茯苓枳芩胆星投，

　　　　陈夏姜汁糊丸服，专治肺热咳痰稠。

小陷胸汤（《伤寒论》）

【组成】黄连一两(6g)　半夏洗,半升(12g)　瓜蒌实大者一枚(20g)

【用法】汤剂：水煎温服。

【功用】清热化痰，宽胸散结。

【主治】痰热互结之小结胸证。症见胸脘痞闷，按之则痛，或咳痰黄稠，舌苔黄腻，脉滑数。

【方解】本方证为痰热互结胸脘，气机郁滞不通所致。本方原治伤寒表证误用攻下，邪热内陷，灼液为痰，痰热结于心下的小结胸病。由于痰热互结胸脘，气郁不通，故胸脘痞闷，按之则痛；痰热壅肺，则咳痰黄稠。治宜清热化痰，理气宽胸散结。

方中瓜蒌甘寒滑润，清热化痰，理气宽胸，为君药。黄连苦寒，清热降火；半夏辛燥，化痰降逆，开结消痞，共为臣药，两者合用，一苦一辛，辛开苦降，与瓜蒌相伍，则润燥相得，清热涤痰，其散结开痞之功益著。方仅三药，配伍精当，为治痰热互结，胸脘痞痛之良剂。

【临床应用】

1. 辨证要点　本方是治疗痰热结胸的常用方。对内科杂证属于痰热互结者，亦甚有效。以胸脘痞闷，按之则痛，舌苔黄腻，脉滑数为辨证要点。

2. 临证加减　若兼胁肋疼痛者，可加郁金、柴胡以疏肝止痛；痰稠难咯者，可加胆南星、川贝母以加强化痰之力。

3. 现代运用　常用于治疗急慢性胃炎、胸膜炎、胸膜粘连、急性支气管炎、肋间神经痛等证属痰热互结胸脘者。

4. 使用注意　瓜蒌有缓泻作用，故脾胃虚寒，大便溏薄者，慎重使用。湿痰、寒痰及中虚痞满者，非本方所宜。

【方歌】小陷胸汤连夏蒌，宽胸开结涤痰优，

　　　　膈上热痰痞满痛，舌苔黄腻脉滑数。

滚痰丸（王隐君方，录自《丹溪心法附余》）

【组成】大黄酒蒸　片黄芩酒洗净，各八两(各240g)　礞石一两，捶碎，同焰硝一两，投入小砂罐内盖之，铁线缚定，盐泥固济，晒干，火煅红，候冷取出(30g)　沉香半两(15g)

【用法】丸剂：上药共为细末，水泛为丸，每服8～10g，一日1～2次，温开水送下。除丸剂外，还有礞石滚痰片等制剂用于临床和研究。

【功用】泻火逐痰。

【主治】实热老痰证。症见癫狂昏迷，或惊悸怔忡，或不寐梦怪，或咳喘痰稠，或胸脘痞闷，或眩晕耳鸣，或绕项结核，或口眼蠕动，或骨节猝痛难以名状，或嗳息烦闷。大便秘结，舌苔黄腻，脉滑数有力。

【方解】本方证为实热老痰，久积不去所致。实火熏灼津液，痰热结滞而成实热老痰，黏稠胶固难咯，若久积不去，怪证多端。实热老痰上蒙清窍，则发为癫狂，昏迷；扰动心神，则为惊悸

怔忡,不寐梦怪;内壅于肺,则为咳嗽痰稠,甚则喘息烦闷;留于经络、关节,则为口眼蠕动,或骨节猝痛,或绕项结核;阻塞气机,则胸脘痞闷;痰火上扰,清阳不升,则眩晕耳鸣。治宜荡涤实热,攻逐顽痰。

方中礞石峻猛重坠,善能坠痰下气,平肝镇惊,为君药。大黄苦寒,荡涤实热,泻下通便,使痰火下行自大肠而出,为臣药。黄芩苦寒泻火,清上焦之热,消痰火之源;沉香降逆下气,亦为治痰必先顺气之理,共为佐药。四药相伍,泻火逐痰之力较猛,可使痰积恶物自肠道而下。方名"滚痰",即是速去之意。

【临床应用】

1. 辨证要点 本方是治疗实热老痰之峻剂。以癫狂惊悸,咳痰黏稠,胶固难咯,大便秘结,舌苔黄厚,脉滑数有力为辨证要点。

2. 现代运用 常用于治疗精神分裂症、癫痫、神经症、慢性支气管炎等证属痰火内闭者。

3. 使用注意 因本方药力较峻,凡中气不足,脾肾阳虚者及孕妇等,皆应慎用。

【方歌】滚痰丸用青礞石,大黄黄芩与沉香,
　　　　百病皆因痰作祟,顽痰怪证一扫光。

第三节 润燥化痰

润燥化痰剂,适用于燥痰证。症见咳嗽甚或呛咳,痰稠而黏,咯之不爽,咽喉干燥,声音嘶哑等。常用润肺化痰药如贝母、瓜蒌等为主组成方剂,代表方如贝母瓜蒌散。

贝母瓜蒌散(《医学心悟》)

【组成】贝母一钱五分(5g)　瓜蒌一钱(3g)　天花粉　茯苓　橘红　桔梗各八分(各2.5g)

【用法】汤剂:水煎服。

【功用】润肺清热,理气化痰。

【主治】燥痰咳嗽。症见咳嗽痰稠,咯痰不爽,涩而难出,咽喉干燥,苔白而干。

【方解】本方证多由燥热伤肺,灼津成痰,肺失清肃所致。燥热伤肺,灼津为痰,津伤液少,气道干涩,故见咳嗽,痰稠难咯,涩而难出。治当润肺,清热,化痰。

方中贝母以川贝母为佳,润肺清热,化痰止咳,为君药。瓜蒌润肺清热,理气化痰,为臣药。天花粉润燥生津,清热化痰;橘红理气化痰,使气顺痰消;茯苓健脾渗湿,以杜生痰之源,三药共为佐药。桔梗宣利肺气,化痰利咽,引药入肺,为佐而兼使药。诸药相伍,共奏润肺清热、理气化痰之功,则肺得清润而燥痰自化,宣降有常则咳逆自止。

燥痰咳嗽与阴虚燥咳不同。阴虚者症见干咳少痰或无痰,咽干口燥,甚则伴有阴虚内热之潮热盗汗、五心烦热等症,治宜滋阴润燥之法,如麦门冬汤等。而本方证是以咳痰难出为特点,阴虚内热之象不明显,故治宜清润化痰之法,滋腻之品自当少用,以防助湿生痰,阻碍气机之变。

【临床应用】

1. 辨证要点 本方为治疗燥痰证的常用方剂。以咯痰难出,咽喉干燥,苔白而干为辨证要点。

2. 临证加减 咽喉干燥甚者,可加麦冬、玄参等;声音嘶哑,痰中带血者,可去橘红,加南沙参、阿胶、白及等。

3. 现代运用 常用于治疗肺结核、肺炎、支气管炎等证属于燥痰证者。

4. 使用注意 虚火上炎、肺肾阴虚之干咳、咳血、潮热、盗汗等症,不宜使用本方。

【方歌】贝母瓜蒌花粉研,橘红桔梗茯苓添,
　　　　呛咳咽干痰难出,润燥化痰病自安。

第四节 温 化 寒 痰

　　温化寒痰剂,适用于寒痰证。症见咳痰清稀色白,舌苔白滑,脉沉迟等。常用温肺化痰药如干姜、细辛为主组成方剂,代表方如苓甘五味姜辛汤。

苓甘五味姜辛汤(《金匮要略》)

【组成】茯苓四两(12g)　甘草三两(9g)　干姜三两(9g)　细辛三两(5g)　五味子半升(5g)

【用法】汤剂:水煎温服。

【功用】温肺化饮。

【主治】寒痰或寒饮证。症见咳嗽,咳痰量多,清稀色白,胸膈不快,舌苔白滑,脉弦滑。

【方解】本方证为脾阳不足,寒饮内停,上犯于肺所致。脾阳不足,寒从中生,运化失司,则聚湿成饮。寒饮犯肺而致肺失宣降,故见咳嗽痰多,清稀色白,胸膈不快。治当温阳化饮。

　　方中干姜辛热,既温肺散寒以化饮,又温运脾阳以化湿,为君药。细辛辛温,温肺化饮;茯苓甘淡,健脾渗湿,以杜生痰之源,共为臣药。五味子收敛肺气而止咳,与细辛、干姜相伍,散不伤正,收不留邪,为佐药。甘草和中,调和诸药,为使药。综合全方,温散并行,开合相济,标本兼顾,使寒饮得去,肺气安和,药虽仅五味,但配伍严谨,实为温化寒饮之良剂。

【临床应用】

1. 辨证要点 本方是治疗寒痰证的常用方剂。以咳嗽,痰稀色白,舌苔白滑为辨证要点。

2. 临证加减 若痰多欲呕者,加半夏以化痰降逆止呕;兼有冲气上逆者,加桂枝以温中降冲;咳甚颜面虚浮者,加杏仁宣利肺气而止咳。

3. 现代运用 常用于治疗慢性支气管炎、肺气肿等证属寒饮而咳痰清稀者。

4. 使用注意 证属燥热者慎用。

【附方】冷哮丸(《张氏医通》) 组成与用法:麻黄泡　川乌生　细辛　蜀椒　白矾生　牙皂去皮弦子,酥炙　半夏曲　陈胆星　杏仁去双仁者,连皮尖用　甘草生,各一两(各30g)　紫菀茸　款冬花各二两(各60g)　共为细末,姜汁调神曲末打糊为丸,每遇发时,临卧生姜汤送服6g,虚羸者3g。功用:温肺散寒,涤痰化饮。主治:寒痰壅肺之哮喘。症见背受寒邪,遇冷即发喘嗽,胸膈痞满,倚息不得卧。本方用药较为燥烈,虚人慎用。

【鉴别】苓甘五味姜辛汤与冷哮丸均可温化寒痰。但冷哮丸为涤除寒痰之峻剂,涤痰平喘之力强,多用于寒痰伏肺,遇冷而发哮喘者;苓甘五味姜辛汤重在温肺化饮,主治寒饮停肺,咳痰清稀,胸膈不快者。

【方歌】苓甘五味姜辛汤,温阳化饮常用方,
　　　　半夏杏仁均可入,寒痰冷饮保安康。

三子养亲汤(《皆效方》,录自《杂病广要》)

【组成】白芥子(9g)　苏子(9g)　莱菔子(9g)

【用法】上三味各洗净，微炒，击碎。看何证多，则以所主者为君，余次之。每剂不过三钱，用生绢小袋盛之，煮作汤饮，代茶水啜用，不宜煎熬太过。现代用法：三药捣碎，用纱布包裹，煎汤分服。

【功用】祛痰，降气，消食。

【主治】痰壅气滞证。咳嗽喘逆，痰多胸痞，食少难消，舌苔白腻，脉滑。

【方解】本方原治老人气实痰盛之证。盖年迈中虚，脾运不健，津液不布，每致停食生湿，湿聚成痰。痰浊阻滞，气机壅塞，肺失肃降，则咳嗽喘逆，胸膈痞闷。脾不健运，水谷停滞于胃，加之湿浊困阻，故食少难消。舌苔白腻乃痰证属寒之象，脉滑亦为痰证。据证立化痰消食之法。

方中三子均能温化寒痰，平治咳喘。白芥子长于行气畅膈，搜逐寒痰之伏匿。苏子长于降气行痰，止咳平喘。苏子降气行痰，却不伤气耗气。莱菔子长于消食导滞，行气祛痰。三药皆属消痰理气之品，然白芥子温性略强，苏子降气为长，莱菔子消食独胜。合而用之，可使气顺痰消，食积得化，咳喘自平。临证当观其何证居多，"则以所主者为君"。

本方三药皆为辛温之品，具化痰行气之功。化痰药与消食药为伍，乃本方之配伍特点。然本方无健脾之品，意在治标，若服药得效，则应兼顾其本，否则过事消导，中气愈伤。

思政元素

方剂中的孝道及博爱——三子养亲汤

方药仅三味，皆以"子"为名，且原为老年痰喘而设。亲，指父母，因父母为人伦情之最至者，故曰亲。《孟子·尽心》说："孩提之童，无不知爱其亲者。"此处所说的"亲"，更泛指所有年高的老人。以"子"之药治"老"之病，故名"养亲"。正如韩懋所云："夫三子者，出自老圃，其性度和平芬畅，善佐饮食奉养，使人亲有勿药之喜，是以仁者取焉。老吾老以及人之老，其利博矣。"(《韩氏医通》卷下)取名"三子养亲"，包含了中国孝道尊老爱老和老吾老以及人之老的博爱。

孝是中华文化和其他文化相区别的重要表现。医圣张仲景在《伤寒杂病论·序》中说："上以疗君亲之疾，下以救贫贱之厄，中以保身长全，以养其生。"年轻人自觉承担家庭责任、树立良好家风，强化赡养、扶养老年人的责任意识，形成尊老爱幼的风尚，能促进家庭老少和顺，对当代社会文明建设、弘扬中华民族传统美德、增强民族的向心力有着积极的意义。

【临床应用】

1. 辨证要点　本方主治痰壅气滞证，临证以喘咳痰多色白，食少脘痞，苔白腻为辨证要点。

2. 临证加减　如以食滞脘满为主，则重用莱菔子，酌加枳实、白术、神曲等以助化食行滞；如以气滞气逆为主，则重用苏子，酌加厚朴、杏仁、沉香等以助行气降逆；如以寒痰凝滞为主，则重用白芥子，酌加干姜、细辛、半夏等以助温化寒痰。

3. 现代运用　慢性支气管炎、支气管哮喘、肺气肿等证属寒痰壅盛，肺气不利者，均可用本方化裁治之。

4. 使用注意　本方以温化降气消食为先，意在治标。加之莱菔子、白芥子等开破之力较厚，故体虚脾弱之人，不宜久服，症状稍解，即当标本兼顾。

【方歌】三子养亲祛痰方，芥苏莱菔共煎汤，
　　　　大便实硬加熟蜜，冬寒更可加生姜。

第五节 治 风 化 痰

治风化痰剂，适用于内风夹痰证。症见眩晕头痛，或发癫痫，甚则昏厥，不省人事等，常用化痰药与平肝息风药如半夏、天南星、贝母、天竺黄、天麻、钩藤等配伍组方，代表方如半夏白术天麻汤、定痫丸。

半夏白术天麻汤(《医学心悟》)

【组成】半夏一钱五分(9g)　天麻　茯苓　橘红各一钱(各6g)　白术三钱(15g)　甘草五分(3g)

【用法】汤剂：加生姜 1 片、大枣 2 枚，水煎服。除汤剂外，还有半夏白术天麻精制颗粒剂等制剂用于临床和研究。

【功用】燥湿化痰，平肝息风。

【主治】风痰上扰证。症见眩晕头痛，胸闷呕恶，舌苔白腻，脉弦滑等。

【方解】本方证为脾湿生痰，肝风内动，风痰上扰所致。脾虚失运，聚湿生痰，痰阻清阳，加之肝风内动，风痰上扰清空，则眩晕头痛；痰阻气滞，升降失司，故胸闷呕恶。舌苔白腻，脉弦滑，均为风痰之象。本方证为脾虚不运为本，肝风夹痰为标，属本虚标实。治宜燥湿化痰，平肝息风。

方中半夏燥湿化痰，降逆止呕，为治痰要药；天麻平肝潜阳，息风止眩，为治风要药，有"足太阴痰厥头痛，非半夏不能疗；眼黑头旋，风虚内作，非天麻不能除"(《脾胃论》)之说，故两味共为君药。白术健脾燥湿；茯苓健脾渗湿，脾健湿去，以绝生痰之源，共为臣药。橘红理气化痰，气顺则痰消，为佐药。甘草调药和中，为使药。煎加姜、枣以调和脾胃，生姜兼制半夏之毒。诸药合用，共奏燥湿化痰、平肝息风之效，使风息痰消，眩晕头痛诸症自愈。

本方的配伍特点：标本兼顾，风痰同治，肝脾并调。以燥湿化痰的二陈汤为基础，加入健脾燥湿之白术、平肝息风之天麻，而组成治风化痰之剂。

【临床应用】

1. 辨证要点　本方是治疗风痰上扰之眩晕头痛的常用方。以眩晕，呕恶，舌苔白腻为辨证要点。

2. 临证加减　若眩晕较重者，加僵蚕、胆南星；头痛较重者，加蔓荆子、菊花；湿痰偏盛，舌苔白滑者，加泽泻、桂枝以利湿化饮；若肝经有热，目赤口苦者，可加菊花、夏枯草。

3. 现代运用　常用于治疗耳源性眩晕、神经性眩晕、高血压等证属风痰上扰者。

4. 使用注意　肝肾阴虚，气血不足之眩晕，不宜使用本方。

【方歌】半夏白术天麻汤，苓草橘红枣生姜，
　　　　眩晕头痛风痰证，化痰息风是良方。

定痫丸(《医学心悟》)

【组成】明天麻　川贝母　半夏姜汁炒　茯苓蒸　茯神去木,蒸,各一两(各30g)　胆南星九制者　石菖蒲杵碎,取粉　全蝎去尾,甘草水洗　僵蚕甘草水洗,去咀,炒　真琥珀腐煮,灯草研,各五钱(15g)　陈皮洗,去白　远志去心,甘草水洗,各七钱(各20g)　丹参酒蒸　麦冬去心,各二两(各60g)　辰砂细研,水飞,三钱(9g)

【用法】丸剂：共为细末，用甘草120g煮膏，加竹沥100ml、生姜汁50ml，和匀调药为丸，每次

服 6g,早晚各 1 次,温开水送下。

【功用】豁痰开窍,息风止痉。

【主治】风痰蕴热之痫证。症见忽然发作,眩仆倒地,目斜口歪,口吐白沫,叫喊作声,甚则手足抽搐,舌苔白腻微黄,或脉滑略数。亦可用于癫狂。

【方解】本方证多由风痰蕴热,蒙闭清窍所致。痫证是一种发作性神志异常的疾患。每因情志失调,或劳力过度,饮食不节,导致肝气失和,气机紊乱,风火内动,肝风夹痰随气上逆,壅闭经络,蒙闭清窍,以致突然发痫。治宜豁痰开窍,息风止痉。

方中竹沥善清热滑痰,镇惊利窍;胆南星清火涤痰,镇惊定痫;两药为治痰热惊痫之要药,共为君药。半夏燥湿化痰;陈皮理气化痰;贝母润燥化痰;茯苓健脾渗湿;姜汁和胃化痰,大量化痰之品以助君药涤痰之功;全蝎、僵蚕、天麻息风定搐而解癫痫之痉,均为臣药。丹参、麦冬滋阴清热,活血利窍;石菖蒲、远志开窍化痰,以启神明;琥珀、辰砂、茯神镇惊安神,共为佐药。甘草调和诸药。诸药相合,共奏豁痰开窍、息风止痉定痫之效。

痫证的发作有轻有重,来势有急有缓,病程有短有长。一般初起较轻,反复发作则正气渐衰,痰结日深,愈发愈频,证情逐渐加重。其发作期间,应着重涤痰息风,先治其标。发作之后,则宜健脾养心,补益肝肾,调补气血,缓治其本。本方乃涤痰息风之剂,故适用于由风痰蕴热上扰而致痫证发作者。待其痫证缓解,则须化痰与治本兼顾,并应注意饮食,调摄精神,扶其正气,以收全功。尤其对久病频发者,更须注重调补正气,原方后有"方内加人参三钱尤佳"一语,即是此意。

【临床应用】

1. 辨证要点　本方是治风痰蕴热痫证发作的常用方。以突然仆倒,抽搐吐涎,目斜口歪,脉弦滑为辨证要点。

2. 临证加减　若大便秘结者,可加大黄、芒硝以泻热通便;抽搐不止者,可加钩藤、羚羊角以清热息风。"既愈之后,则用河车丸以断其后"。河车丸即:紫河车一具　茯苓　茯神　远志各一两　人参五钱　丹参七钱　炼蜜为丸,每早开水下三钱(9g)。

3. 现代运用　常用于治疗原发性癫痫、继发性癫痫、重度自主神经功能紊乱等证属风痰蕴热者。

4. 使用注意　脾虚气弱、阴虚阳亢之癫痫者不宜使用本方。

【方歌】定痫二茯贝天麻,丹麦陈远菖蒲夏,
　　　　胆星蝎蚕草竹沥,姜汁琥珀与朱砂。

(夏　丽)

？ 复习思考题

1. 二陈汤方中为何配伍乌梅?

2. 祛痰剂中为何常配以理气药、健脾祛湿之药?

3. 试述半夏白术天麻汤的功效、主治、病机、药物配伍、组方特点。

第二十四章　消散化积剂

　　凡具有消导积滞、消散痈肿、消癥化瘀、消瘿散瘰等作用，用于治疗食积、疮痈、癥积、瘿瘤、瘰疬等病证的方剂，统称消散化积剂。属于"八法"中"消法"的范畴。

　　消法的适用范围比较广泛，根据"坚者削之""结者散之"的治疗原则，凡由气、血、痰、湿、水、食、虫等壅滞而成的积滞痞结，均可以消法治之。"消者，去其壅也，脏腑、经络、肌肉之间，本无此物，而忽有之，必为消散，乃得其平"（《医学心悟》）。

　　按所治病证特点，本章方剂分为消食导滞、消痞化积、消疮散痈、消癥散结四类。消食导滞剂，适用于暴饮暴食，脾胃运化不及所导致的食积证；消痞化积剂，适用于脾胃虚弱，运化无力所导致的食积证；消疮散痈剂，适用于疮疡痈疽病证；消癥散结剂，适用于瘿瘤、瘰疬以及脘腹癥积、痞块等病证。

　　消散化积剂组方，应把握病机变化，辨清寒热虚实，区别兼夹合邪，权衡主次，合理配伍。积滞内停，易致气机运行不畅，气滞则坚积难消，故消导化积剂中常配伍理气之药。脾胃素虚，气血不足等正虚而邪实者，需配伍补益之药，消补兼施，以冀邪去而不伤正。疮痈初期尚未成脓，通消合用，需配伍清热解毒、疏散透表、温里散寒、活血行气等药；疮痈中期脓成难溃，扶正祛邪并用，需配伍益气补血、软坚溃脓之药。癥积、瘿瘤、瘰疬多因气滞血瘀痰凝所致，需要配伍理气行滞、活血散瘀、软坚散结、化痰渗湿等药物。

　　消散化积剂多属缓散之剂，通过逐渐消融，使渐积而成的气血痰滞、痞块癥积等渐消缓散，适用于病势较缓，病程较长，邪气久客，或虚实夹杂的病证。由于癥积、瘿瘤、瘰疬等坚积已成，其消散需假以时日，若用攻下图快利以求速效，则往往积未消而徒伤正气，病反深锢；然消导化积剂毕竟是克伐之剂，故又不宜长期或过量服用，以免损伤正气。疮痈病证要注意阳证与阴证之分，阳证疮痈，热毒犹盛时，忌用温补，以免助热碍邪，而犯"实实"之戒。

第一节　消食导滞

　　消食导滞剂，适用于暴食暴饮，脾胃运化不及所导致的食积证。症见脘腹痞满，嗳腐吞酸，厌食呕逆，腹痛泄泻等。常以消食药如神曲、山楂、麦芽、莱菔子等为主组成方剂，由于食积易阻滞气机，又容易生湿化热，故常配伍理气、化湿、清热之品。代表方如保和丸、木香槟榔丸、枳实导滞丸。

保和丸(《丹溪心法》)

【组成】山楂六两(180g) 神曲二两(60g) 茯苓 半夏各三两(各90g) 连翘 陈皮 莱菔子各一两(各30g)

【用法】丸剂:上药共为末,水泛为丸,每服6~9g,温开水送下。亦可水煎服,用量按原方比例酌定。

【功用】消食和胃。

【主治】食积内停证。症见脘腹痞满胀痛,嗳腐吞酸,恶食呕逆,或大便泄泻,舌苔厚腻,脉滑。

【方解】本方证因饮食不节、暴食暴饮所致。"饮食自倍,肠胃乃伤"(《素问·痹论》)。若饮食过度,食积停于胃脘,中焦气机不畅,则脘腹痞满胀痛;中焦气机受阻,脾胃升降失职,浊阴不降,则嗳腐吞酸,恶食呕逆,清阳不升,则大便泄泻。治宜消食化滞,理气和胃。

方中重用山楂为君,能消一切饮食积滞,尤擅消肉食油腻之积。神曲消食健胃,善化酒食陈腐之积;莱菔子消食下气除胀,长于消谷面痰气之积,共为臣药。三药同用,能消各种饮食积滞。因食积易阻气、生湿、化热,故佐以半夏、陈皮燥湿行气,和胃止呕;茯苓淡渗利湿,健脾止泻;连翘清热散结,防止食积化热。诸药合用,使食积得化,湿去热清,胃气自和,诸症得愈。

【临床应用】

1. 辨证要点 本方为治疗食积的常用方。以脘腹胀满,恶食嗳腐,苔厚腻,脉滑为辨证要点。

2. 临证加减 若食积较重者,加枳实、槟榔消食导滞;脾虚便溏者,加白术健脾燥湿止泻;苔黄脉数者,加黄连、黄芩以清热;大便秘结者,加大黄泻下通便导滞。

3. 现代运用 常用于治疗消化不良、婴幼儿腹泻、急慢性胃炎、急慢性肠炎等证属食积内停者。

4. 使用注意 本方药力较缓,宜于食积之伤胃较轻证。脾虚食滞者不宜单独应用。

病案分析

李某,女,6岁,长沙市人。反复便秘2年,大便5~6日1次,质地硬结,如羊屎状,腹部胀满不适,不欲食,伴扁桃体肿大,舌红,苔薄黄,指纹紫。

辨证:患者便秘,腹部胀满,属饮食积滞,腑气不通。舌红,苔黄属里热。

病证:食积阻滞,腑气不通。

治法:化食消积,行气通便。

方药:保和丸合小承气汤加味。

神曲10g 山楂10g 陈皮10g 炒莱菔子10g 茯苓8g 法半夏6g 连翘10g 厚朴15g 枳实10g 大黄3g 炒麦芽10g 鸡内金10g 甘草6g 5剂,水煎服。

服药后便秘有所好转,大便2~3日1次,质变软,腹胀减轻。(李点.熊继柏医案精华[M].北京:人民卫生出版社,2014.)

【方歌】保和山楂莱菔曲,夏陈茯苓连翘取,
　　　　炊饼为丸白汤下,消食和胃食积去。

木香槟榔丸(《儒门事亲》)

【组成】木香　槟榔　青皮　陈皮　枳壳　莪术烧　黄连各一两(各30g)　黄柏　大黄各三两(90g)　牵牛　香附子炒,各四两(各120g)

【用法】丸剂:共为细末,水泛小丸,每服3～6g,食后生姜汤或温开水下。亦可水煎服,用量按原方比例酌定。

【功用】行气导滞,攻积泄热。

【主治】食滞肠胃,生湿蕴热证。症见脘腹痞满胀痛,大便秘结,或赤白痢疾,里急后重,舌苔黄腻,脉沉实有力。

【方解】本方证为食滞内停,气机壅滞,生湿蕴热所致。胃腑肠道,以通为用,以降为和。饮食不节,内结成滞,气机壅塞,故脘腹痞满,甚或胀痛;湿热内蕴,与积滞互结,致腑气不通,则大便秘结。若湿热郁蒸,积热下迫,伤及肠络则痢下赤白,里急后重。治宜行气导滞,攻积泄热。

方中木香、槟榔行气导滞,善行腑气,消脘腹胀满,除里急后重,共为君药。青皮、香附、陈皮、莪术、枳壳行气止痛,助君药消积导滞;大黄、牵牛攻积泄热,通便导滞,共为臣药。黄连、黄柏清热燥湿,厚肠止痢,共为佐药。诸药合用,行气导滞,除湿泄热,则积滞得下,腑气得通,热随积去,诸证自愈。

《医方集解》之木香槟榔丸有三棱,并用芒硝水为丸,攻积导滞之力较强。

本方与芍药汤均可用于湿热内蕴所引起的痢疾,二者组方用药均配伍了清热燥湿、行气通腑、攻积通便之品。但前者组方使用大队行气药,并重用攻积通便药,旨在通腑消胀,攻下湿热积滞而止痢;后者组方重用芍药、当归养血和血,辅以槟榔、木香行气导滞,黄芩、黄连苦寒燥湿,旨在清热燥湿、调和气血而止痢。

【临床应用】

1. 辨证要点　本方是治疗湿热食积重证的常用方。以脘腹痞满胀痛,大便秘结或赤白痢疾,里急后重,苔黄腻,脉沉实为辨证要点。

2. 临证加减　若腹痛者,加赤芍、白芍以活血养营止痛。

3. 现代运用　常用于治疗急性胃肠炎、急慢性胆囊炎、细菌性痢疾等证属湿热食积者。

4. 使用注意　本方攻下力量强,对年老体弱者慎用。泄泻无积滞者及孕妇,忌用本方。

【方歌】木香槟榔青陈皮,枳柏黄连莪术齐,
　　　　大黄牵牛加香附,热滞泻痢皆相宜。

枳实导滞丸(《内外伤辨惑论》)

【组成】大黄一两(30g)　枳实麸炒,去瓤　神曲炒,各五钱(各15g)　茯苓去皮　黄芩去腐　黄连拣净　白术各三钱(各9g)　泽泻二钱(6g)

【用法】上为细末,汤浸蒸饼为丸,如梧桐子大,每服五十至七十丸,食远,温开水送下。现代用法:共为末,水泛为丸,每服6～9g,食后温开水送服,每日2次。

【功效】消食导滞,清热祛湿。

【主治】湿热食积证。症见脘腹胀痛,下痢泄泻,或大便秘结,小便短赤,舌苔黄腻,脉沉滑有力。

【方解】本方证为积滞内停,气机壅塞,生湿蕴热,湿热食滞互结于肠胃所致。积滞内阻,气机不畅,故见脘腹痞满,甚或胀痛、便秘。食积不消,湿热不化,下迫于肠,则见下痢泄泻、小便短赤。治以消食导滞下积、清热除湿和胃。

方中重用大黄为君药，攻积泻热。枳实为臣，行气消积，君臣相伍，下积热而除胀满，又解气滞之腹满痞痛。黄连、黄芩清热燥湿，厚肠止痢；茯苓、泽泻，利水渗湿，且能止泻；白术健脾燥湿，茯苓、泽泻祛湿，并防大黄、枳实攻积伤正，及黄芩、黄连之苦寒败胃；神曲消食健脾，使食滞消而脾胃和，共为佐药。诸药相伍，使积滞去，湿热清，气机畅，则腹痛泻痢者得之可止，便秘气壅者得之可通。

本方以三黄泻心汤（黄芩、黄连、大黄）、枳术汤为基础，加和胃利湿消导之品而成。以攻下湿热积滞为主，适用于湿热食滞互阻肠胃，不论大便通利与否，皆相适宜。此方用于泄泻、下痢，属通因通用之法。

【临床应用】

1. 辨证要点　本方适用于食积湿热内阻肠胃之证，临床当以脘腹胀痛，大便秘结或下痢泄泻，苔黄腻，脉沉有力为辨证要点。

2. 临证加减　若胀满较重，里急后重者，可酌加木香、槟榔等以理气导滞；热毒较甚，下痢赤热，加服金银花、白头翁；肠阻胃逆，呕吐较甚，加半夏、赭石。

3. 现代运用　本方临床可用于急性肠炎、细菌性痢疾、食物中毒、胃肠功能紊乱及消化不良等证属湿热食积者。

4. 使用注意　泻痢而无积滞或兼脾胃虚弱者，不可妄投。孕妇慎用。

【歌诀】枳实导滞重大黄，芩连白术与茯苓；

泽泻蒸饼糊丸服，湿热积滞此方寻。

第二节　消痞化积

消痞化积剂，适用于脾胃虚弱，运化无力所导致的食积证。症见脘腹痞满，不思饮食，面黄肌瘦，倦怠乏力，大便溏薄等。常选用消食药如山楂、神曲、麦芽等配伍益气健脾药如人参、白术、山药等组成方剂。代表方如健脾丸、枳实消痞丸。

健脾丸（《证治准绳》）

【组成】炒白术二两半(75g)　木香另研　酒炒黄连　甘草各七钱半(各22g)　白茯苓去皮，二两(60g)　人参一两五钱(45g)　炒神曲　炒麦芽　陈皮　砂仁　山楂取肉　山药　肉豆蔻面裹煨热，纸包槌去油，各一两(各30g)

【用法】丸剂：共为细末，糊丸或水泛成小丸，每服6～9g，温开水送下，一日2次。亦可水煎服，用量按原方比例酌定。

【功用】健脾和胃，消食止泻。

【主治】脾虚食积证。症见脘腹痞闷胀满，食少难消，倦怠乏力，大便溏薄，舌苔白腻或微黄，脉虚弱。

【方解】本方证为脾胃虚弱，运化无力，食积内停，生湿化热所致。中焦脾胃，运化受纳，升清降浊，化生气血，为气机之枢。脾胃纳运失常，则食少难消、大便溏薄；食积阻滞气机，生湿化热，则脘腹痞闷胀满，舌苔白腻或微黄；脾虚水谷不化，气血生化不足，则倦怠乏力，脉象虚弱。故本证病机是脾虚在前，为病之本；食积继后，为病之标，实为虚实夹杂之证。治宜健脾与消食并举，标本同治。

方中白术、茯苓重用，健脾渗湿而止泻，为君药。山楂、神曲、麦芽消食和胃，除食积之滞；人参、山药益气补脾，助苓、术健脾之力，共为臣药。木香、砂仁、陈皮化湿止泻，行气消痞，又使全方补而不滞；肉豆蔻涩肠止泻；黄连清热燥湿，防食积生湿化热，皆为佐药。甘草益气和胃，调和诸药，为使药。诸药合用，健脾消食，益气行滞，标本同治，消补兼施。脾健则泻止，食消则胃和，诸症自愈。因方中益气健脾之品居多，且食消脾自健，故方名"健脾丸"。

【临床应用】

1. 辨证要点 本方为治疗脾虚食积之常用方。以脘腹痞闷胀满，食少难消，倦怠乏力，大便溏薄，舌苔白腻或微黄，脉虚弱为辨证要点。

2. 临证加减 若无热兼寒者，去苦寒之黄连，加干姜以温中祛寒；若湿甚者，加泽泻、车前子、苍术以利水渗湿，燥湿健脾。

3. 现代运用 常用于治疗小儿厌食、消化不良、慢性胃肠炎等证属脾虚食滞者。

4. 使用注意 本方为健脾消食之剂，暴饮暴食，饮食不洁而致食积不消，脾胃不虚者，非本方所宜。

【方歌】健脾参术苓草陈，肉蔻香连合砂仁，

　　　　楂肉山药曲麦炒，消补兼施不伤正。

枳实消痞丸(《兰室秘藏》)

【组成】白术　白茯苓　干姜　炙甘草　麦芽曲各二钱(各6g)　厚朴炙,四钱(12g)　枳实　黄连各五钱(各15g)　半夏曲　人参各三钱(各9g)

【用法】丸剂：共为细末，水泛为丸或糊丸，每服6～9g，温开水送服。亦可水煎服，用量按原方比例酌定。

【功用】消痞除满，健脾和胃。

【主治】脾虚气滞，寒热互结证。症见脘腹痞满，纳差食少，倦怠乏力，大便不畅，苔腻微黄，脉弦。

【方解】本方证为脾胃虚弱，湿聚气壅，寒热互结所致。脾虚失运，气机失调，壅塞不通，故见脘腹痞满，纳差食少；气壅湿滞，郁而化热，致寒热错杂，故大便不畅，苔腻微黄；脾气虚弱，气血生化不足，故倦怠乏力。治宜行气消痞，健脾和胃，平调寒热。

方中枳实苦辛微寒，行气消痞，为君药。厚朴苦辛而温，行气消胀，燥湿除满，为臣药。二者合用，以增行气消痞除满之效。黄连苦寒，清热燥湿；半夏曲辛温散结，和胃降逆；干姜辛热，温中祛寒。三味相伍，辛开苦降，平调寒热，以助枳实、厚朴行气消痞除满之功。麦芽甘平，消食和胃；人参、白术、茯苓、炙甘草益气健脾，祛湿和中，共为佐药。炙甘草调和诸药，兼为使药。合而用之，有消痞除满、健脾和胃之功。

本方证为虚实相兼，寒热错杂之证。该方在组方选药上体现了消补兼施，消重于补；辛开苦降，清重于温的特点。

【临床应用】

1. 辨证要点 本方是治疗脾虚气滞，寒热互结之心下痞满证的常用方。以心下痞满、食少倦怠、苔腻微黄为辨证要点。

2. 临证加减 若脾虚甚者，重用人参、白术以增益气健脾之功；偏寒者，减黄连，加重干姜用量，可再加高良姜、肉桂等以助温中散寒之力；胀满重者，可加陈皮、木香等以加强行气消胀之效。

3. 现代运用 常用于治疗慢性胃炎、慢性支气管炎、胃肠神经症等证属脾虚气滞，寒热互结者。

4. 使用注意 饮食积滞纯实证都不宜应用本方。

【方歌】枳实消痞四君先，夏曲麦芽朴姜连，

　　　　脾虚痞满结心下，痞消脾健乐天年。

第三节 消疮散痈

消疮散痈剂，适用于疮疡痈肿病证。阳证疮痈常见局部红肿热痛，发热，口渴，或便秘溲赤，舌红苔黄，脉滑数有力等；阴证疮痈常见漫肿硬结，不红不热，隐隐作痛，神疲恶寒，苔白脉缓等。本类方剂常以清热解毒或温里散寒之药为主组成，随证配伍解表散邪、攻里败毒、祛湿化痰、行气通络、活血散瘀等药味。代表方剂为仙方活命饮、阳和汤、犀黄丸、透脓散、大黄牡丹汤、苇茎汤等。

仙方活命饮（《校注妇人良方》）

【组成】白芷　贝母　防风　赤芍药　当归尾　甘草节　炒皂角刺　炙穿山甲　天花粉　乳香　没药各一钱（各6g）　金银花（25g）　陈皮各三钱（9g）

【用法】汤剂：水煎服，或酒水各半煎，一日3次。

【功用】清热解毒，消肿溃坚，活血止痛。

【主治】阳证痈疡肿毒初起。症见局部红肿焮痛，或身热凛寒，苔薄白或黄，脉数有力。

【方解】本方主治阳证痈疡初起，以局部红肿焮痛为特点。痈疡初起属阳证者，多由热毒壅聚，气滞血瘀所致。热毒壅聚，营卫涩滞，气血阻滞，聚而成形，郁而化热，则患处红肿热痛。风热邪毒较甚，壅滞营卫之间，正邪交争剧烈，则可见发热凛寒之全身症状。舌苔薄白或黄，为毒热初起特征；脉数有力，为正盛邪实，热毒内盛。治当清热解毒，消肿溃坚，活血止痛。

方中金银花甘寒轻清，清热解毒，为治阳证痈疮肿毒之要药，为君药。当归尾、赤芍、乳香、没药、陈皮行气通络，活血化瘀，消肿止痛，共为臣药。白芷、防风辛散疏风透邪，畅通肌表营卫，散结消肿；穿山甲、皂角刺走窜行散，最善通络，溃坚消痈，无脓可溃散，有脓可透脓，为外科痈疡之良药；天花粉、贝母清热化痰排脓，消肿散结消瘀，共为佐药。甘草生用清热解毒，调和诸药为使药。加酒煎药是借酒力通行周身，助药力直达病所。诸药合用，共奏清热解毒、消肿溃坚、活血止痛之功。

本方以清热解毒、消肿溃坚、活血止痛为主，配以疏邪透表、行气化痰、调畅营卫诸法，较全面地体现了外科阳证内治消法的配伍特点。故被《古今名医方论》赞："此疡门开手攻毒之第一方也。"

【临床应用】

1. **辨证要点**　本方为治疗外科阳证疮疡肿毒初起的代表方。以局部红肿焮痛，或伴全身恶寒发热，脉数有力为辨证要点。

2. **临证加减**　若毒热重，红肿甚者，加蒲公英、连翘、紫花地丁、野菊花等（五味消毒饮），以加强清热解毒之功用；若大便秘结者，加大黄以通腑泻热，帮助痈疡消散；若大热而津伤重者，可去白芷、陈皮之辛燥，重用天花粉，并加玄参以清热生津，消肿散结。临床上可根据痈疡所在部位的不同，分别加引经药以速达病所，如在头部加川芎，颈项加桔梗，胸部加瓜蒌皮，胁部加柴胡，腰背加秦艽，上肢加姜黄，下肢加牛膝，以增强疗效。

3. **现代运用**　常用于治疗蜂窝织炎、深部脓肿、化脓性扁桃体炎、急性乳腺炎及其他外科疾病等属阳证疮疡者。

4. **使用注意**　本方用于阳证疮疡未溃之前，若痈疡已溃，本方不宜使用。脾胃虚弱，气血不足者应慎用本方。阴证疮疡者忌用本方。

【附方】

　　1.五味消毒饮(《医宗金鉴》)　组成与用法:金银花三钱(20g)　野菊花　蒲公英　紫花地丁　紫背天葵子各一钱二分(各15g)　水一盅,煎八分,加无灰酒半盅,再滚二三沸时,热服。被盖出汗为度。功用:清热解毒,消散疔疮。主治:疔疮初起,发热恶寒,疮形如粟,坚硬根深,状如铁钉,以及痈疡疖肿,红肿热痛,舌红苔黄,脉数。

　　2.四妙勇安汤(《验方新编》)　组成与用法:金银花　玄参各三两(各90g)　当归二两(30g)　甘草一两(15g)　水煎服。一连十剂。药味不可少,减则不效,并忌抓擦为要。功用:清热解毒,活血止痛。主治:热毒炽盛之脱疽。症见患肢黯红微肿灼热,溃烂腐臭,疼痛剧烈,或见发热口渴,舌红脉数。

　　【鉴别】仙方活命饮、五味消毒饮、四妙勇安汤三方均以清热解毒,散结消痈为主,为治阳证痈疡的常用方剂。仙方活命饮为一切痈疡未溃通用之方,配伍全面,清热解毒之中更有疏风、活血、通络、软坚、溃散之功。五味消毒饮重在清热解毒,清解之力优于仙方活命饮,适用于火毒壅结较重之疔毒的治疗;四妙勇安汤则专为毒热凝结之脱疽而设,集解毒、活血、养阴于一方,以药少量大,其力专一,连用取效为特点。

　　【方歌】仙方活命金银花,防芷归陈草芍加,
　　　　　　贝母花粉兼乳没,山甲皂刺酒煎佳。

阳和汤(《外科证治全生集》)

　　【组成】熟地黄一两(30g)　鹿角胶三钱(9g)　麻黄五分(2g)　白芥子炒,研,二钱(6g)　肉桂去皮,研粉,一钱(3g)　炮姜炭五分(2g)　生甘草一钱(3g)

　　【用法】汤剂:水煎服。除汤剂外,还有丸剂、胶囊等制剂用于临床和研究。

　　【功用】温阳补血,散寒通滞。

　　【主治】阴疽证。症见患处皮色不变,漫肿无头,酸痛无热,口不渴,舌淡苔白,脉沉细或迟细。或流注、痰核、贴骨疽、脱疽、鹤膝风等证属阴寒证者。

　　【方解】本方证为素体阳虚,营血不足,寒凝痰滞所致。阳虚血弱,肢体失养,复感外寒,寒凝痰聚,气滞血瘀,痹阻于肌肉、筋骨、血脉,故局部肿势弥漫,皮色不变,酸痛无热,口淡不渴。舌淡苔白,脉沉细皆为虚寒之象。治宜温阳补血,散寒通滞。

　　方中熟地黄甘温,大补营血,填精补髓;鹿角胶温肾壮阳,生精补髓,强壮筋骨;二药合用,养血温阳,以治其本,共为君药。肉桂、姜炭温阳散寒,通利血脉,共为臣药。白芥子辛温,善治皮里膜外之痰,用以通络散结;麻黄少而用之,辛温达卫,开泄腠理,以散肌表腠理之寒凝,共为佐药。生甘草解毒和中,调和诸药,为使药。诸药相合,共奏温阳补血、散寒通滞之功,使营血充,阳气布,寒痰消,阴霾除,故以"阳和汤"名之。

　　本方的配伍特点:温补与宣通并用。以鹿角胶、熟地黄之滋补与姜、桂、芥、麻之宣通相伍,

补而不滞,温而不燥。既能温阳补血,又能祛痰通络,有扶正祛邪,标本同治之功。

【临床应用】

1. 辨证要点 本方为治疗阴疽的常用方。以患处皮色不变,漫肿无头,酸痛无热,口不渴,舌淡苔白,脉沉细或迟细为辨证要点。

2. 临证加减 若气虚不足者,麻黄用量宜轻,再加党参、黄芪等甘温补气;阴寒重者,可加附子温阳散寒,改肉桂为桂枝,加强温经通滞作用。

3. 现代运用 常用于治疗肌肉深部脓疡、慢性骨髓炎、骨膜炎、慢性淋巴结炎、血栓闭塞性脉管炎、类风湿关节炎、骨结核、腹膜结核等证属阳虚血弱,阴寒凝滞者。

4. 使用注意 阳证疮疡,或阴虚生热,或疽已溃破者,不宜使用本方。

【附方】

1. 中和汤(《证治准绳》) 组成及用法:人参 陈皮各二钱(各6g) 黄芪 白术 当归 白芷各一钱半(各5g) 茯苓 川芎 皂角刺炒 乳香 没药 金银花 甘草各一钱(各3g) 水酒各半煎服。功用:补气透托,和血消散。主治:痈疡证属半阴半阳之间,似溃非溃,漫肿微痛,淡红,不热等元气不足之证。

2. 小金丹(《外科证治全生集》) 组成与用法:白胶香 地龙 制草乌 五灵脂 木鳖各制末,一两五钱(各150g) 没药去油 乳香去油 归身各净末,七钱五分(各75g) 麝香三钱(15g) 墨炭一钱二分(12g) 以糯米粉一两二钱,和入诸末,为厚糊,捣捶为丸,如芡实大。此一料为二百五十丸,晒干忌烘,固藏,临用热陈酒送服一丸,醉盖取汗。如流注等证,将溃及溃者,当以十丸均作五日服完,以杜流走不定,可绝增入者。但丸内有五灵脂,与人参相反,不可与有参之方药同日服用。功用:祛痰除湿,化瘀通络,消肿散结。主治:寒湿痰瘀所致的流注、贴骨疽、痰核、瘰疬、乳岩、横痃等病,初起肤色不变,硬肿作痛者。

【鉴别】 阳和汤、中和汤和小金丹都是可用于治疗外科痈疽阴证初起之方剂。阳和汤是温阳补血与化痰散结并用,主治阳虚血亏,寒凝痰滞所致的阴疽证;中和汤是补气透托,活血消散并用,主治元气不足,半阴半阳之痈疡阴证;小金丹之药力较阳和汤药更为峻猛,对体实者相宜,正虚者不可用,孕妇忌用。

【方歌】 阳和熟地鹿角胶,姜炭肉桂麻芥草,

温阳补血散寒滞,阳虚寒凝阴疽疗。

犀黄丸(《外科证治全生集》)

【组成】犀黄三分(15g) 麝香一钱半(75g) 乳香 没药各去油,研极细末,各一两(各500g) 黄米饭一两(500g)

【用法】上药用黄米饭捣烂为丸,忌火烘,晒干,陈酒送下三钱。患生上部,临卧服,下部,空心服。现代用法:以上四味,除牛黄、麝香外,另取黄米350g,蒸熟烘干,与乳香、没药粉碎成细粉;将牛黄、麝香研细,与上述粉末配研,过筛,混匀。用水泛丸,阴干,即得。

【功效】解毒消痈,化瘀散结。

【主治】火郁痰凝,血瘀气滞之乳癌、横痃、痰核、流注、小肠痈等。

【方解】本方主治乳癌、横痃、痰核、流注、小肠痈等,其病虽异而病因却一,皆因气火内郁,痰浊内聚,渐致痰火壅滞,气血凝结而成,故其治当以清热解毒,化痰散结,活血祛瘀为法。

方中犀黄(即牛黄)味苦性寒,气味芳香,长于清热解毒,化痰散结,为君药。麝香辛香走窜,活血散结,通经活络为臣药,君、臣二药合用,相得益彰,俾化痰散结,消肿溃坚力著。乳香、没药活血散瘀,消肿止痛;黄米饭(为丸)以调养胃气以护中,使攻邪而不伤正;以陈酒送服,取其宣通血脉以助药力,共为佐药。全方配伍,既能清热解毒以消痰火,又能活血化瘀以消肿止痛。

制方特点为方中牛黄配伍麝香，两药一寒一温，合而用之，牛黄得麝香之辛窜，则化痰之力尤著；麝香得牛黄之寒凉，则辛窜而无助热之虑，故解毒、化痰、散结效著。全方药物配伍，突出以清热解毒药与豁痰散结药为主，活血祛瘀药为辅，以达到清解热毒，痰化瘀散肿消的目的。

本方所治之乳癌，乃发生在乳房处坚硬如石的肿块，为痰瘀互结而致；瘰疬，即发生于颈部，结核累累如贯珠之状者，多为肝气郁结，痰火凝结，结聚而成；痰核，指体表局限性包块，多因脾弱不运，湿痰流聚而成；流注，是发于肌肉深部的多发性脓肿，为邪毒结滞不散，气血凝滞而致；横痃，指梅毒发于腹股沟者。本方所治虽异，但病机均属火郁痰瘀，热毒壅结。

【临床应用】

1. 辨证要点 本方常用于体表或体内痈疡肿毒，临床使用当以体质尚实，舌质偏红，脉滑数等为辨证要点。

2. 临证加减 本方中药物多辛香走窜，不宜作汤煎服。

3. 现代运用 常用于淋巴结炎、乳腺囊性增生、乳腺癌、多发性脓肿、骨髓炎等疾病属火郁痰凝，血瘀气滞者。

4. 使用注意 本方辛香走窜，破血散结力强，故脓溃外泄，或溃后脓水淋漓属气血皆虚者需慎用。孕妇或阴虚火旺者，禁用。

【附方】

1. 醒消丸（《外科证治全生集》） 组成及用法：乳香 没药末，各一两（各30g） 麝香一钱五分（4.5g） 雄精五钱（15g） 共研和，取黄米饭一两捣烂如末，再捣，为丸，如萝卜子大，晒干，忌烘，每服三钱，热陈酒送服，醉盖取汗，酒醒痈消痛息。功用：活血散结，解毒消痈。主治：一切红肿痈毒。

2. 蟾酥丸（《外科正宗》） 组成及用法：蟾酥二钱，酒化（6g） 轻粉五分（1.5g） 枯矾 寒水石煅 铜绿 乳香 没药 胆矾 麝香各一钱（各3g） 雄黄二钱（6g） 蜗牛二十一个（21只） 朱砂三钱（9g） 以上各为末，称准，于端午日午时在净室中先将蜗牛研烂，再同蟾酥和研稠黏，方入各药，共捣极匀，丸如绿豆大，每服三丸，用葱白五寸（嚼烂），吐于男左女右手心，包药在内，用无灰热酒一茶盅送下，被盖如人行五、六里，出汗为效，甚者再进一服。功用：解毒消肿，活血定痛。主治：疔疮、发背、脑疽、乳痈、附骨、臀腿等疽，及一切恶疮。

【鉴别】犀黄丸、醒消丸和蟾酥丸均有解毒散结、活血消肿之功，均可用于疔疮痈疽。犀黄丸清热解毒之力较强，并能化痰散结，散瘀消肿，用治气火内郁，痰瘀内结之乳癌等。醒消丸以雄精易犀黄，性偏温燥，清热化痰力减，而解毒消痈力胜，用治痈疡红肿疼痛而未破者为宜。蟾酥丸以毒攻毒，解毒消散，祛瘀之力较强，痈疽皆可应用。

【歌诀】犀黄丸内用麝香，乳香没药与牛黄；

　　　　乳岩横痃或瘰疬，正气未虚均可尝。

透脓散（《外科正宗》）

【组成】生黄芪四钱（12g） 穿山甲一钱，炒末（6g） 川芎三钱（9g） 当归二钱（9g） 皂角针一钱五分（6g）

【用法】水二盅，煎一半服，随病前后服，临服入酒一杯亦可（水煎服，临服入酒适量亦可）。

【功效】益气养血，托毒溃脓。

【主治】气血不足，痈疮脓成难溃证。症见疮痛内已成脓，不易外溃，漫肿无头，或酸胀热痛。

【方解】"脓之来，必由气血"（《外科证治全生集》）。疮疡痈疽，化脓外溃，为正胜邪却之兆，邪毒可随脓外泄。如果正气不足，气血衰弱，则化脓缓慢，即内脓已成，也难以速溃，故见漫肿无头，或酸胀热痛。本方证属气血亏虚，脓成难溃，故治宜补益气血、活血化瘀、溃坚排脓为法，以扶助正气，透脓托毒，使毒邪外泻，以免内陷。

方中黄芪甘而微温，生用长于大补元气而托毒排脓，故前人称之为"疮家之圣药"，为君药。当归养血活血；川芎活血行气，化瘀通络，两药与黄芪相伍，既补益气血，扶正以托毒，又通畅血脉，使气血充足，血脉通畅，则可鼓营卫外发，生肌长肉，透脓外泄，共为臣药。穿山甲、皂角刺善于消散穿透，可直达病所，软坚溃脓；加酒少许，宣通血脉，以助药力，均为佐药。诸药合用，共奏托毒透脓、益气养血之效。

【临床应用】

1. 辨证要点 本方适用于气血不足，痈疮脓成难溃证。临床当以疮痈脓成而体虚无力外溃，舌淡，脉细弱为辨证要点。

2. 临证加减 若气血虚甚不易溃脓外出者，宜加党参、白术；若阳虚寒甚而脓出清稀者，宜加肉桂心、鹿角片以温阳托毒。

3. 现代运用 本方主要用于多种化脓性疾病属于气血不足，脓成难溃者。

4. 注意事项 肿疡初起或未成脓者，忌用本方。

【附方】**托里透脓汤**(《医宗金鉴》) 组成及用法：人参 白术土炒 穿山甲炒，研 白芷各一钱(各3g) 升麻 甘草节各五分(各1.5g) 当归二钱(6g) 生黄芪三钱(9g) 皂角刺一钱五分(4.5g) 青皮五分，炒(1.5g) 水三盅，煎一盅。病在上部，先饮煮酒一盅，后热服此药；病在下部，先服药后饮酒；疮在中部，药内兑酒半盅，热服。功用：扶正祛邪，托里透脓。主治：痈疽已成未溃。

【鉴别】《外科正宗》透脓散、托里透脓汤两方同有扶正祛邪之功，力在补养气血，托毒溃脓，同治痈疡脓成难溃之证。透脓散以黄芪补气配伍行气活血、软坚溃脓之川芎、当归、穿山甲、皂角刺，益气和血与消散通透并用。托里透脓汤是以人参、白术、黄芪、甘草、当归、升麻益气养血配伍穿山甲、皂角刺、白芷以活血通经，托毒溃脓。其特点是益气升陷与托里透脓并用，其补气力较强，达到补气生血的目的，略配升阳举陷之品，使气充陷升，有利于脓透毒泄，主治气血亏损，不能托毒外出所致痈疽已成未溃者。

【歌诀】透脓散治毒成脓，芪归山甲皂刺芎；

程氏又加银蒡芷，更能速奏溃破功。

大黄牡丹汤(《金匮要略》)

【组成】大黄四两(12g) 牡丹一两(9g) 桃仁五十个(12g) 冬瓜子半升(30g) 芒硝三合(9g)

【用法】汤剂：诸药先煎，去渣，再入芒硝微煎，顿服。除汤剂外，还有大黄牡丹汤合剂用于临床和研究。

【功用】泻热破瘀，散结消肿。

【主治】肠痈初起。症见右下腹疼痛拒按，甚则局部肿痞，或右侧腿足屈而不伸，伸则痛甚，或时时发热、恶寒、自汗，舌苔黄腻，脉滑数。

【方解】本方证为肠中湿热郁蒸，气血凝聚所致。湿热郁蒸，气血凝聚，结于肠中，肠络不通，不通则痛，故右少腹疼痛拒按，甚则局部肿痞，右侧腿足屈而不伸，伸则痛甚。肠痈初成，气血郁滞，营卫失和，则见时或发热、恶寒、自汗。舌苔黄腻，脉滑数为湿热之征。故治宜泻热破瘀，消肿散结。

方中大黄苦寒攻下，荡涤肠中湿热郁结，且能活血化瘀以通滞，是治热结瘀滞之内痈证的良药；桃仁苦平，破血散瘀，与大黄配伍，破瘀泻热，共为君药。芒硝咸寒，泻下软坚散结，与大黄合用能荡涤实热而速下；牡丹皮辛苦微寒，凉血化瘀消肿，善疗痈疮，同为臣药。冬瓜子甘寒滑利,清肠利湿,排脓消痈,善治内痈,为佐药。诸药合用,共奏泻热破瘀、散结消肿之功,使肠中湿热血瘀得以祛除,则肠痈自愈。

【临床应用】

1. 辨证要点　本方为治肠痈初起,尚未成脓或脓成未溃的常用方剂。以少腹疼痛拒按,右足屈而不伸,舌苔黄腻,脉滑数为辨证要点。

2. 临证加减　若热毒较重者,加蒲公英、金银花、败酱草、紫花地丁以加强清热解毒之力;若血瘀较重者,加赤芍、乳香、没药以活血化瘀;若腹胀者,加木香、厚朴、枳壳以行气消胀。

3. 现代运用　常用于治疗急性单纯性阑尾炎、阑尾脓肿、肠梗阻、盆腔炎、输卵管结扎后感染等属湿热郁蒸,血瘀气滞者。

4. 使用注意　重型急性化脓性或坏疽性阑尾炎、阑尾炎合并腹膜炎、婴儿急性阑尾炎、妊娠期阑尾炎合并腹膜炎等,均不宜使用本方;此外,老人、孕妇、体质虚弱者,也应慎用。肠痈属于寒湿瘀滞者,亦非本方所宜。

【方歌】金匮大黄牡丹汤,桃仁瓜子芒硝裹,

　　　　肠痈初起腹按痛,苔黄脉数服之康。

苇茎汤(《古今验录方》,录自《外台秘要》)

【组成】苇茎切,二升,以水二斗,煮取五升,去滓(60g)　薏苡仁半升(30g)　冬瓜子(原为瓜瓣,半升24g)　桃仁三十枚(9g)

【用法】汤剂:水煎服,一日3次。

【功用】清肺化痰,逐瘀排脓。

【主治】肺痈。症见身有微热,咳嗽痰多,甚则咳吐腥臭脓血,胸中隐隐作痛,咳则痛增,舌红苔黄腻,脉滑数。

【方解】本方证是由热毒壅肺,痰瘀互结之肺痈所致。风热邪毒入肺,或嗜食辛辣厚味,内生积热,热毒壅结于肺,与瘀血搏结,肉腐血败,酝酿而成痈化脓,故见咳吐腥臭脓血;风热之邪伤于肺卫,营卫失和而身有微热;邪热阻肺,肺失宣降,痰自内生,故见咳嗽痰多;痰热瘀血互阻胸中,肺络不通,气机阻滞不畅,而胸中隐隐作痛。舌红苔黄腻,脉滑数,正是痰热内壅,瘀热互结之征。治宜清肺化痰,逐瘀排脓。

方中苇茎,甘寒轻浮,有宣透之性,主入肺经,且其茎"中空,专于利窍,善治肺痈,吐脓血臭痰"(《本经逢原》),既善于清泄肺热而疗痈,又能宣利肺窍而化痰排脓,为治肺痈之要药,故为君药。冬瓜子长于涤痰排脓,清热利湿,因其性滑,脓未成者用之可化痰,脓已成者用之可排脓,为治痈排脓要药,为臣药。君臣相伍,清肺涤痰排脓之力更强。桃仁活血行滞,散瘀消痈,滑肠通下,与冬瓜子相伍,可使瘀热从大便而解,瘀去痈消;薏苡仁甘淡微寒,上清肺热而排脓,下通三焦而利湿,使湿热之邪从小便而解,湿去而痰不生,痰去则痈可消,共为佐药。药虽仅四味,但配伍严谨,共奏清热化痰、逐瘀排脓之功。

本方中瓜瓣,前人认为"瓜瓣即甜瓜子"(《张氏医通》)。后世常以冬瓜子代瓜瓣,现代临床通用冬瓜子。方中苇茎,因受药源所限,近年多用芦根代替苇茎。

【临床应用】

1. 辨证要点　本方为治疗痰热瘀血壅肺所致肺痈的基础方。无论肺痈之将成或未成,有无脓均可使用。以胸痛、咳嗽,吐腥臭脓痰,舌红苔黄腻,脉数为辨证要点。

2. 临证加减　若肺痈脓未成者,症见胸满疼痛,咳嗽气急,咳吐浊痰,呈黄绿色,可加金银花、鱼腥草、连翘等以增强清热解毒之功;脓已成者,症见咳吐大量脓痰,腥臭异常,或带脓血,可加贝母、甘草、桔梗以增强化痰排脓之效。

3．现代运用　常用于治疗肺脓肿、大叶性肺炎、支气管炎、百日咳属痰热瘀血，互结于肺者。

4．使用注意　正气虚弱者慎用本方。

【方歌】苇茎汤方出千金，桃仁薏苡冬瓜仁，
　　　　肺痈痰热兼瘀血，化浊排脓病自宁。

第四节　消瘿散结

消瘿散结剂，适用于瘿瘤、瘰疬以及脘腹癥积、痞块等病证。瘿瘤、瘰疬多因气滞血瘀痰凝所致，常症见颈项或腋胯结块，或肿或痛，触之肿硬。癥积、痞块多由寒热痰食与气血相搏聚而不散，日久而成，常症见脘腹癥积，两胁痞块，脘闷不舒，攻撑胀痛，饮食减少，形体消瘦等。常配伍理气行滞、活血散瘀、软坚散结、化痰渗湿等药物，如枳实、青皮、桃仁、三棱、半夏、茯苓、鳖甲、昆布等。代表方如海藻玉壶汤、消瘰丸、桂枝茯苓丸、鳖甲煎丸等。

海藻玉壶汤（《外科正宗》）

【组成】海藻　贝母　陈皮　昆布　青皮　川芎　当归　半夏制　连翘　甘草节　独活各一钱（各3g）　海带五分（1.5g）

【用法】水二盅，煎八分，量病上下，食前后服之。现代用法：水煎服。

【功效】化痰软坚，消瘿散结。

【主治】气滞痰凝之瘿瘤。瘿瘤初起，或肿或硬，皮色不变者。

【方解】瘿瘤多因情志内伤，肝脾不调，气滞痰凝，发于喉结两旁，聚而成块，随吞咽而上下移动。"夫人生瘿瘤之症，非阴阳正气结肿，乃五脏瘀血、浊气、痰滞而成。"（《外科正宗》）。瘿瘤"初起自无表里之症相兼，但结成形者，宜行散气血；已成无痛无痒，或软或硬色白者，痰聚也，行痰顺气"（《外科正宗》）。本病证病机为肝脾不调，气滞痰凝，由气及血，气血结聚而成，故以化痰软坚，行气活血为治。

方中海藻、昆布、海带化痰软坚，消散瘿瘤，为君药。青皮、陈皮疏肝理气；当归、川芎活血调营，四味相合，活血理气以助消瘿散结，共为臣药。佐以独活宣通经络；连翘清热解毒，消肿散结，俱为佐药。甘草调和诸药，为方中使药。综合成方，共收化痰软坚、行气活血、消瘿散结之功。

本方海藻、昆布、海带为治瘿瘤之专药，软坚散结，配以行气活血之品，使气顺则痰消，血行则结散。方中海藻、甘草同用，属七情中"相反"配伍，乃配伍禁忌。但古方治瘿瘤常用两者配伍，临床未见有明显的毒副反应，其应用机制还有待进一步研究和观察。

【临床应用】

1．辨证要点　本方有化痰软坚，消散瘿瘤的作用，临床不仅用于瘿瘤初起，凡痰凝气滞者均可使用。当以颈部瘿瘤，或肿或硬，肤色不变为辨证要点。

2．临证加减　若肿块坚硬者，可加赤芍、露蜂房、牡蛎；阴虚内热，咽干苔少，加玄参、天花粉；内蕴热毒，舌红苔黄，加山慈菇、忍冬藤；痰湿内阻，舌苔厚腻，加茯苓、南星；脾虚食少，加白术、党参。

3．现代运用　本方主要用于甲状腺瘤、单纯性甲状腺肿、甲状腺囊肿等疾病的早期增生阶段。

4．注意事项　本方多用于瘿瘤早期阶段，若长期服用（3～6个月）无效者，应考虑手术治

疗。服药期间,宜"先断厚味、大荤,次宜绝欲虚心"。

【歌诀】海藻玉壶贝带昆,翘草半夏与青陈;

　　　　川芎独活当归合,化痰散瘿消瘤结。

消瘰丸(《医学心悟》)

【组成】贝母去心,蒸　玄参蒸　牡蛎煅,醋研,各四两(各120g)

【用法】丸剂:上药为蜜丸,每次9g,一日2～3次,温开水送服;亦可作汤剂,水煎服,用量按原方比例酌减。

【功用】清热化痰,软坚散结。

【主治】痰火凝结之瘰疬、痰核。症见颈项结核,累如串珠,久不消散,或伴潮热盗汗,咽干,舌红,脉弦滑。

【方解】本方证多因肝肾阴亏,肝火郁结,虚火灼津为痰,痰火凝结而成。痰火凝结,聚于颈项,故见颈项结核,累如串珠;阴虚内热,则见潮热盗汗,咽干等症。治宜清热化痰,软坚散结,兼滋阴降火。

方中贝母以浙贝母为佳,性味苦寒,清热化痰,开郁散结,为君药。牡蛎宜生用,味咸微寒,软坚散结,兼能益阴潜阳,为臣药。玄参苦甘咸寒,滋阴降火,兼能软坚,为佐药。三药合用,咸寒清润,共奏清热化痰、软坚散结之功,可使热清痰化,坚结消散,瘰疬、痰核自消。

【临床应用】

1. 辨证要点　本方是治疗瘰疬、痰核的常用方剂。以瘰疬不消,舌红,脉弦滑为辨证要点。

2. 临证加减　若肿块大而坚硬,宜重用牡蛎,酌加海藻、昆布、夏枯草以化痰散结;若痰火较盛,宜重用贝母,酌加瓜蒌、海蛤粉以清热化痰;若阴虚火旺,宜重用玄参,酌加生地黄、知母、黄柏以滋阴降火;若兼肝郁胁痛,可加柴胡、香附、青皮以疏肝解郁。

3. 现代运用　常用于治疗淋巴结炎、颈淋巴结核和单纯性甲状腺肿等病证属肝肾阴亏,痰火郁结者。

4. 使用注意　服药期间,忌食辛辣刺激食物。

【方歌】医学心悟消瘰丸,贝母牡蛎玄参选,

　　　　颈生瘰疬因痰火,消痰散结可渐安。

桂枝茯苓丸(《金匮要略》)

【组成】桂枝　茯苓　丹皮去心　桃仁去皮尖,熬　芍药各等分(9g)

【用法】蜜丸:炼蜜和丸,每丸重3g,每日食前服1丸(3g),无效,可加至3丸(9g)。亦可作汤剂水煎服。除丸剂、汤剂外,还有桂枝茯苓胶囊、桂枝茯苓丸颗粒剂、桂枝茯苓浓缩丸等剂型用于临床和研究。

【功用】活血化瘀,缓消癥块。

【主治】瘀阻胞宫证。症见妇人素有癥块,妊娠漏下不止,或胎动不安,血色紫黑晦黯,腹痛拒按,或经闭腹痛,或产后恶露不尽而腹痛拒按,舌质紫黯或有瘀点,脉沉涩。

【方解】本方原治妇人素有癥块,致妊娠胎动不安或漏下不止之证。证由瘀阻胞宫所致。瘀血癥块,停留于胞宫,冲任失调,胎元不固,则胎动不安;瘀阻胞宫,阻遏经脉,以致血溢脉外,故见漏下不止、血色紫黑晦黯;瘀血内阻胞宫,血行不畅,不通则痛,故腹痛拒按等。治宜活血化瘀,缓消癥块。

方中桂枝辛甘而温,温通血脉,以行瘀滞,为君药。桃仁味苦甘平,破血祛瘀,与桂枝相配以

化瘀消癥，为臣药；牡丹皮、芍药味苦而微寒，既可活血以散瘀，又能凉血以清退瘀久所化之热，芍药并能缓急止痛；茯苓甘淡平，渗湿祛痰，健脾益胃，扶助正气，以助消癥之功，均为佐药。丸以白蜜，甘缓而润，以缓诸药破泄之力，是以为使。诸药合用，共奏活血化瘀、缓消癥块之功，使瘀化癥消，诸症皆愈。

本方配伍特点有二：一为既用桂枝以温通血脉，又佐牡丹皮、芍药以凉血散瘀，寒温并用，则无耗伤阴血之弊。二为漏下之症，采用行血之法，体现通因通用之法，俾瘀块得消，血行常道，则出血得止。

原书对本方的服法规定极为严格，每日服兔屎大一丸，不知加至三丸，可见本方用量极轻，祛瘀之力甚为缓和，用于妇女妊娠而有瘀血癥块者，只能渐消缓散，不可峻攻猛破。若攻之过急，则易伤胎元，临证运用，切当注意。《妇人大全良方》以本方更名为夺命丸，用治妇人小产，子死腹中而见"胎上抢心，闷绝致死，冷汗自出，气促喘满者"。《济阴纲目》将本方改为汤剂，易名为催生汤，用于妇人临产见腹痛、腰痛而胞浆已下时，有催生之功。

【临床应用】

1. 辨证要点　本方为治疗瘀血留滞胞宫，妊娠胎动不安，漏下不止的常用方。以少腹有癥块，血色紫黑晦黯，腹痛拒按为辨证要点。对于妇女行经不畅、闭经、痛经及产后恶露不尽等证属瘀阻胞宫者，亦可用本方加减治之。

2. 临证加减　若瘀血阻滞较甚，可加丹参、川芎等以活血祛瘀；若疼痛剧烈者，宜加延胡索、蒲黄、五灵脂等以活血止痛；气滞者，加香附、乌药等以理气行滞。

3. 现代运用　常用于治疗子宫肌瘤、子宫内膜异位症、卵巢囊肿、输卵管卵巢炎、慢性盆腔炎等证属瘀血留滞者。

4. 使用注意　孕妇确有瘀血癥块方可应用本方。用治子宫肌瘤时，应严格掌握剂量，以防止祛瘀太过而伤阴血。

【方歌】金匮桂枝茯苓丸，桃仁芍药和牡丹，
　　　　等分为末蜜丸服，缓消癥块胎可安。

鳖甲煎丸（《金匮要略》）

【组成】鳖甲炙，十二分（90g）　乌扇烧　黄芩　鼠妇熬　干姜　大黄　桂枝　石韦去毛　厚朴　紫葳　阿胶各三分（各22.5g）　柴胡　蜣螂熬，各六分（各45g）　芍药　牡丹　䗪虫熬，各五分（各37g）　蜂窠炙，四分（30g）　赤硝十二分（90g）　桃仁　瞿麦各二分（各15g）　人参　半夏　葶苈各一分（各7.5g）

【用法】丸剂：取灶下灰1.5kg，黄酒5kg，浸灰内滤过取汁，煎鳖甲成胶状，其余22味共为细末，将鳖甲胶放入炼蜜中，和匀为小丸，如梧桐子大，每服3g，一日3次。

【功用】行气活血，祛湿化痰，软坚消癥。

【主治】疟母、癥瘕。症见疟疾日久不愈，胁下痞块，以及癥瘕积聚，腹中疼痛，肌肉消瘦，饮食减少，时有寒热，或女子月经闭止等。

【方解】本方原治疟母结于胁下，现在常用于治腹中癥瘕。疟母的形成，多因为疟疾日久，导致正气逐渐衰弱，气血运行不畅，寒热痰湿之邪与气血相搏结，聚积成形，留于胁下所致。癥瘕也属气滞血凝，两者的形成原因相近，所以均可用本方治疗。

方中鳖甲软坚散结，入肝络而搜邪，又能咸寒滋阴，原方在制剂过程中用了灶下灰和清酒，灶下灰消癥祛积，清酒活血通经，三者共制成煎，混为一体，共奏活血化瘀、软坚消癥之效，为君药。用赤硝破坚散结；大黄攻积祛瘀；䗪虫、蜣螂、鼠妇、蜂窠、桃仁、紫葳、牡丹皮破血逐瘀，辅助君药以加强软坚散结的作用；再用厚朴舒畅气机；瞿麦、石韦利水祛湿；半夏、乌扇（即射干）、

葶苈祛痰散结；柴胡、黄芩清热疏肝；干姜、桂枝温阳以除痰湿，共为臣药。以人参、阿胶、白芍补气养血，使全方攻邪而不伤正，为佐药。诸药合用，共奏行气活血、祛湿化痰、软坚消癥之功。

本方的配伍体现了寒热并用，攻补兼施，升降结合，气血津液同治的特点。

【临床应用】

1. 辨证要点　本方适用于疟母、癥积因寒热痰湿之邪与气血相搏而成者。以胁下癥块，触之硬痛，推之不移，舌黯无华，脉弦细为辨证要点。

2. 临证加减　若肝郁气滞者，加延胡索、枳壳以疏肝理气；小便短少者，加车前子、通草以利水渗湿；湿热内盛者，加茵陈、栀子以清热祛湿；肝肾阴虚者，加麦冬、生地以滋补肝肾。

3. 现代运用　本方主要用于血吸虫病肝脾肿大、慢性肝炎、迁延性肝炎、肝硬化，以及腹腔肿瘤而有上述表现者。

4. 使用注意　本方药力较强，不宜大量久服。癥积而正气大亏者慎用。孕妇忌服。

【方歌】鳖甲煎丸疟母方，䗪虫鼠妇及蜣螂，

蜂窠石韦人参射，桂朴紫葳丹芍姜，

瞿麦柴芩胶半夏，桃仁葶苈和硝黄，

疟疾日久胁下硬，癥消积化保安康。

（曾姣飞）

扫一扫，测一测

?　　复习思考题

1. 消散化积剂与泻下剂均能攻积导滞，二者如何区别运用？

2. 保和丸和健脾丸均能消食，通过其组成配伍说明两方的使用原则。

3. 仙方活命饮主治阳证痈疡肿毒初起，方中配伍白芷、防风，并加酒煎的意义是什么？

4. 阳和汤证的病因病机是什么？

第二十五章 驱 虫 剂

PPT课件

知识导览

凡以驱虫药为主要组成，具有驱虫、杀虫或安蛔等作用，用于治疗人体寄生虫病的方剂，统称为驱虫剂。

本类方剂主要适用于寄生在人体消化道的蛔虫、蛲虫、绦虫、钩虫等寄生虫病。其成因多为饮食不洁，虫卵随饮食入口，进入肠道而引起。其共同的临床表现是脐腹疼痛，时发时止，虽痛而能食，面色萎黄，或青或白，或生白斑，或见赤丝，或夜寐龂齿，或胃脘嘈杂，呕吐清水，舌苔剥落，脉乍大乍小等。若失治、误治，迁延日久，气血渐耗，脏腑渐虚，则呈现肌肉消瘦，饮食不思，精神萎靡，目黯视弱，毛发枯槁，肚腹胀大，青筋暴露的疳积之证。另外，因其虫的种类不同而又有特殊之表现，如耳鼻作痒，唇内有红白点，巩膜上有蓝斑是蛔虫之见症；肛门作痒是蛲虫之独有症状；便下白色虫体节片是绦虫特征；嗜食异物，面色萎黄，浮肿为钩虫所致；蛔虫钻入胆道，则会出现呕吐蛔虫，右上腹钻顶样疼痛，阵发阵止，手足厥冷等蛔厥症状。

驱虫剂常以乌梅、槟榔、雷丸、鹤虱、使君子、苦楝根皮等为主组成。代表方剂如乌梅丸、肥儿丸、化虫丸等。

使用驱虫剂应注意：一是服药期间忌油腻食物，以空腹服为宜；二是使用驱虫剂前，应先做粪便检查，辨其虫类，明确诊断，以便正确选用，有的放矢；三是因驱虫药大多有毒，用量不宜过大，以免伤正或中毒；四是有些驱虫药具有攻伐伤正之作用，对年老、体弱者及孕妇等应慎用或禁用；五是服驱虫药后，应注意调理脾胃而善后；六是服驱虫药后，应观察大便内有无虫体排出，若驱绦虫，还应观察其头节是否排出，以确定药效。

乌梅丸（《伤寒论》）

【组成】乌梅三百枚（30g）　细辛六两（3g）　干姜十两（9g）　黄连十六两（6g）　当归四两（6g）　附子炮，去皮，六两（6g）　蜀椒炒香，四两（5g）　桂枝六两（6g）　人参六两（6g）　黄柏六两（6g）

【用法】丸剂：乌梅用醋浸一宿，去核打烂，和余药打匀，烘干或晒干，研成细末，加蜜制丸，每服9g，一日1～3次，空腹温开水送下。亦可作汤剂，用量按原方比例酌减。

【功用】温脏安蛔。

【主治】蛔厥证。症见腹痛阵发，心烦呕吐，时发时止，常自吐蛔，手足厥冷。亦治久痢、久泻。

【方解】本方是治疗胃热肠寒之蛔厥证的主方。蛔虫喜温而恶寒，善于钻孔。蛔虫寄生于肠内，久不得去，渐伤气血，气伤阳虚则内寒生于下，血耗阴虚则内热蕴于上，形成胃热肠寒、上热

243

下寒之寒热错杂的病理特点，肠寒不利于蛔虫生存，则其扰动不安，上窜而腹痛，烦闷，呕吐，甚则吐蛔；由于蛔虫起伏无时，蛔动则发，蛔伏则止，故其证时发时止；疼痛剧烈时，气机逆乱，阴阳之气不相顺接，乃致手足厥冷而发为蛔厥。本证的主要病机是寒热错杂，蛔虫上扰。故治宜和调寒热，温脏安蛔。

根据柯琴"蛔得酸则静，得辛则伏，得苦则下"的治疗原则，方中重用味酸之乌梅，加之米醋渍后，取其酸能安蛔，先安其动扰，则蛔静痛止，为君药。蜀椒、细辛味辛性温，辛可伏蛔，温可温脏暖肠，为臣药。黄连、黄柏味苦性寒，苦下蛔虫，寒清上热；附子、桂枝、干姜皆辛热之品，温脏而祛下寒，并可制蛔；人参、当归补气养血，扶助正气，均为佐药。以蜜为丸，甘缓和中。诸药合用，共奏温脏安蛔之功。

本方配伍特点是酸、辛、苦并用，以酸安蛔为主，辛伏、苦下为辅，以治标急。寒热并用，温脏为主，以治病本。全方邪正兼顾，阴阳调和，而缓蛔虫之厥逆。

本方所治久痢、久泻，亦属正气虚弱，寒热错杂而致。故以乌梅酸涩，收敛涩肠止泻痢；黄连、黄柏苦寒，清热燥湿止泻痢，附子、干姜、桂枝、花椒、细辛皆辛热之品，温脾暖肾；人参、当归甘温，益气补血而扶正气。全方温清涩补，寒热平调，能使正气恢复，虽久痢、久泻，亦可痊愈。

【临床应用】

1. 辨证要点　本方为治疗寒热错杂，蛔虫内扰之蛔厥证的代表方剂。以腹痛时作，烦闷呕吐，常自吐蛔，手足厥冷为辨证要点。本方亦可用于寒热错杂，正气亏虚之久痢、久泻。

2. 临证加减　本方以安蛔为主，杀虫力较弱，故可酌情加使君子、苦楝根皮、槟榔等以加强杀虫驱虫作用；腹痛重时可加木香、川楝子以理气止痛；呕吐甚时，可加半夏、生姜以降逆止呕；下寒不重时，可减干姜、附子用量；上热不重时，可减黄连、黄柏用量；正气不虚者，可去人参、当归。

3. 现代运用　常用于治疗肠蛔虫症、胆道蛔虫症、慢性肠炎、慢性细菌性痢疾、肠易激综合征等证属寒热错杂，正气不足者。

4. 使用注意　对于蛔虫证属湿热者，本方禁用。

【方歌】乌梅丸用细辛桂，黄连黄柏及当归，
　　　　人参椒姜加附子，清上温下又安蛔。

病案分析

张某，男，36 岁，教师。1972 年秋，因胃脘疼痛前来诊治。据其胃痛半月，喜得温按，舌苔薄白，认为系脾胃虚寒，投黄芪建中汤 5 剂，罔效。复诊时，患者除胃脘疼痛外，并有嘈杂吞酸，食则不舒，四肢不温等症。细观其舌，舌边红，苔白中黄。脉来弦细。

辨证：患者胃痛半月，喜得温按，嘈杂吞酸，食则不舒，四肢不温。舌边红，苔白中黄。与乌梅丸寒热错杂的辨证要点相符，该病案可辨证如下：

病证：脾胃虚寒而肝有郁热。

治法：治宜泄肝安胃，温其胃寒而清其肝热。

方药：乌梅丸。

乌梅 9g　川椒 3g　细辛 3g　干姜 4.5g　制附子 4.5g　桂枝 6g　黄连 1.5g　黄柏 3g　党参 9g　当归 9g

患者服药 5 剂，胃痛随即消失，吞酸、嘈杂等症亦瘥。随访至 1974 年 7 月，胃痛未复发。

（连建伟．历代名方精编[M]．杭州：浙江科学技术出版社，1987.）

肥儿丸(《太平惠民和剂局方》)

【组成】神曲炒,十两(300g) 黄连去须,十两(300g) 肉豆蔻面裹煨,五两(150g) 使君子去皮(壳),五两(150g) 麦芽炒,五两(150g) 槟榔细锉,晒,二十个(120g) 木香二两(60g)

【用法】丸剂:共为细末,鲜猪胆汁和为小丸,开水调化,空腹服,每次3g,一日2次。3周岁以内小儿药量酌减。或炼蜜为丸,温水吞服。

【功用】杀虫消积,健脾清热。

【主治】虫积脾虚内热证。症见面黄体瘦,肚腹胀满,发热口臭,大便稀溏等。

【方解】本方证乃虫积成疳,脾胃虚弱,运化无力,积滞化热所致。虫积日久,气血渐耗,影响脾胃功能,气血生化不足,故面黄体瘦;虫积食滞,气机郁阻,故见腹胀;积久化热,谷气腐坏,而见发热口臭;脾失健运,水湿内生,下行肠腑,故大便稀溏。治宜杀虫消积,健脾清热。

方中使君子杀虫化积,健脾消疳,为君药。槟榔助使君子杀虫消积,并可导滞下行,驱虫外出;肉豆蔻芳香健脾,并可涩肠止泻,共为臣药。伍以神曲、麦芽消食导滞,健脾和中;黄连清泄积滞内蕴之热;木香辛香行气,消胀止痛,共为佐药。更用猪胆汁以和药为丸,配合黄连以加强清泻积热之力。诸药合用,虫积得驱,食积得化,脾虚得健,内热得清,气血渐旺,诸症自消。本方原治小儿虫积成疳,待药后虫去而体渐增肥,故名"肥儿丸"。

【临床应用】

1. 辨证要点 本方是治疗虫积成疳,脾虚内热之证的常用方。以面黄体瘦,肚腹胀痛,发热口臭为辨证要点。

2. 临证加减 若脾胃气血亏虚较明显,神疲食少者,可加党参、炒白术、山药等以健运脾胃,化生气血;兼积热伤津而烦躁口干者,可加知母、石斛以养阴清热。

3. 现代运用 常用于治疗小儿蛔虫症、小儿慢性消化不良等证属虫积食滞,脾虚内热者。

4. 使用注意 本方杀虫消积力量强,健脾益胃之功稍逊,故要注意驱虫后的调补。

【方歌】肥儿丸内用使君,豆蔻香连曲麦槟,
　　　　猪胆为丸空腹下,虫疳食积一扫清。

化虫丸(《太平惠民和剂局方》)

【组成】胡粉(即铅粉)炒,五十两(1 500g) 鹤虱去土,五十两(1 500g) 槟榔五十两(1 500g) 苦楝根去浮皮,五十两(1 500g) 白矾枯,十二两半(370g)

【用法】丸剂:共为细末,以面糊为小丸如麻子大。每次服6g,一岁小儿服1.5g,一日1次,空腹时米汤送下。

【功用】驱杀肠中诸虫。

【主治】肠道虫积证。症见发作时腹中疼痛,往来上下,其痛甚剧,呕吐清水,或吐蛔虫。

【方解】本方为治疗肠道各种寄生虫的常用方,如蛔虫、蛲虫、绦虫等。肠中诸虫或因脏腑虚实寒热失调,或因饮食不节,苦酸辛咸偏嗜而扰动不安。虫动则腹痛阵作,往来上下;虫多则疼痛剧烈;诸虫上扰,胃失和降,则呕吐清水;若为蛔虫内扰,则可吐蛔。故治疗原则为驱虫杀虫。

方中鹤虱苦辛平,有小毒,可驱杀诸虫;苦楝根苦寒有小毒,既可驱杀蛔虫、绦虫,又可缓解腹痛;槟榔辛苦温,既可驱杀姜片虫、绦虫,又使全方借其缓泻之力促使虫体排出;枯矾酸寒收涩,可解毒伏虫;铅粉有毒,可杀虫化虫。

本方配伍特点:汇集诸多驱虫杀虫药于一方,药专而力雄,故可驱杀多种肠道寄生虫。

另在《医方集解》中也有化虫丸一方,其药物组成增加了使君子、芜荑两味药,其驱虫作用比本方更强。

知识链接

化虫丸应用源流

化虫丸始见于《太平惠民和剂局方》卷十,原书记载其主治证甚详:"小儿疾病多有诸虫,或因脏腑虚弱而动,或因食甘肥而动,其动则腹中疼痛,发作肿聚,往来上下,痛无休止,亦攻心痛,叫哭合眼,仰身扑手,心神闷乱,呕哕涎沫,或吐清水,四肢羸困,面色青黄,饮食虽进,不生肌肤,或寒或热,沉沉默默,不得知病之去处,其虫不疗,则子母相生,无有休止,长一尺则害人。"明确指出该方专治诸虫,且小儿常用,至今仍被视为驱虫之代表方,临床一直沿用。焦树德曾在《方剂心得十讲》中介绍:"我常用本丸治疗儿童食积,虫瘸,消化不良,体热面黄,肢瘦腹大,肚腹胀满,发焦目暗,口臭齿枯等症。可用焦三仙,乌梅煎汤送丸药。"不仅如此,在选药方面,本方驱虫与行气泻下药相配,对后世医家很有参考意义。继《太平惠民和剂局方》之后,据《中医方剂大辞典》收载,名为化虫丸者多至24首,其中由本方衍化而成的有9首。

【临床应用】

1. 辨证要点 本方为治疗肠道诸虫的通剂,尤以治疗蛔虫为佳。以腹痛时作,呕吐或吐蛔为辨证要点。

2. 临证加减 若虫积而致腑气不通,腹痛剧而不便者,可加用大黄煎水送服化虫丸。

3. 现代运用 常用于肠道蛔虫、蛲虫、绦虫、姜片虫等诸多种寄生虫的驱杀。

4. 使用注意 本方药品毒性较大,用量要严格把握。不宜久服、多服;年老体弱者要慎用,孕妇忌用。本方使用后要调补脾胃,恢复元气,若虫未尽,可隔一周后再服。

【方歌】化虫丸中用胡粉,槟榔鹤虱苦楝根,

少加枯矾面糊丸,专治虫病未虚人。

(刘 闯)

? 复习思考题

1. 使用驱虫剂应注意什么?

2. 分析乌梅丸的组方结构。

3. 比较肥儿丸、化虫丸的功用、主治病证、方药配伍之异同。

第二十六章 涌 吐 剂

PPT课件

知识导览

学习目标

熟悉瓜蒂散组成、功用、主治。熟悉涌吐剂的概念、适用范围及应用注意事项。了解救急稀涎散的功用和主治。

凡以涌吐药为主要组成，具有涌吐痰涎、宿食、毒物等作用，以治疗痰厥、食积、误食毒物的方剂，统称为涌吐剂。涌吐剂是以"其高者，因而越之"（《素问·阴阳应象大论》）的原则而立法，属于"八法"中的"吐法"。

涌吐剂是通过呕吐使停蓄于咽喉、胸膈、胃脘的痰涎、宿食、毒物从口中吐出，达到祛除病邪的目的。涌吐剂对中风、癫狂、喉痹所致痰涎壅盛，阻塞咽喉，呼吸急迫，痰声如锯等症，有通关豁痰，令痰涎排出，缓解病情的作用；对宿食停滞胃脘，胸闷脘胀，时时欲吐不能者，有因势利导，催吐宿食的作用；对误食毒物，毒物尚留胃中者，有迅速催吐，紧急排出毒物的作用；对干霍乱吐泻不得，中焦气机阻塞，上下不通者，有开通气机，解除窒塞的作用。总之，涌吐剂适用于痰涎、宿食、毒物等停蓄于上焦，病势上趋，病情急迫急需吐出之证。

使用涌吐剂，要首先辨明患者的体质、病情的缓急。由于涌吐剂是攻伐、治标之剂，其作用迅猛，易伤胃气，易耗津液，故应中病即止，勿使过剂。年老体弱者、孕妇及妇女产后均应慎用。若服后呕吐不止者，可服姜汁少许，或服用冷粥、凉开水以止之。倘吐仍不止者，则应根据所服吐药的不同而施解救，如服瓜蒂散而吐不止者，可服麝香0.03～0.06g，或丁香末0.3～0.6g解之；服三圣散而吐不止者，可用葱白汤解之。若吐后气逆不止，宜予和胃降逆之剂止之。若药后不吐者，则以翎毛或手指探喉，亦可多饮开水等，以助其吐。服药得吐后，须令患者避风，以防吐后体虚而感外邪。同时要注意调理脾胃，食以稀粥自养，切勿骤进油腻及不易消化之物，以免重伤胃气。随着医学的不断进步和发展，吐法多被洗胃、吸痰等其他治疗方法所取代，加之吐法的禁忌证较多，患者难以接受，其使用范围越来越小。但吐法是中医常用治法之一，简便易行，在方剂分类上有一定的代表性，故涌吐剂仍为方剂学的一部分。

瓜蒂散（《伤寒论》）

【组成】瓜蒂熬黄，一分（3g）　赤小豆一分（3g）

【用法】将瓜蒂、赤小豆研细末和匀，每服1～3g，以淡豆豉9g煎汤送服。如急救催吐，药后可用洁净羽毛控喉取吐。

【功用】涌吐痰涎宿食。

【主治】痰涎、宿食壅滞胸脘证。症见胸中痞硬，烦懊不安，欲吐不出，气上冲咽喉不得息，寸脉微浮。

【方解】本方所治为痰涎壅滞胸中，或宿食停积上脘之证。由于痰涎或宿食阻塞，气机被遏，故胸中痞硬，烦懊不安，欲吐不出，气上冲咽喉不得息；寸脉微浮为邪气在上之征。治当因势利导,采用涌吐痰食法治疗。

方中瓜蒂味苦性寒,有较强的催吐作用,善于涌吐痰涎宿食,为君药。赤小豆味酸性平,能祛湿除烦满,为臣药。君臣相配,酸苦涌泄,相须相益,可增强催吐之力。佐以淡豆豉,既可安中护胃,在涌吐之中顾护胃气,又能宣解胸中气机,利于涌吐。三药合用,涌吐痰涎宿食,宣越胸中气机,使壅滞胸脘之痰涎、宿食一吐得出,胸痞懊侬诸症自解。

本方配伍特点是药用酸苦相配,意在"酸苦涌泄"。

【临床应用】

1. 辨证要点　本方为涌吐法之首要方剂。以胸脘痞硬,烦懊不安,欲吐出为快为辨证要点。

2. 临证加减　痰湿重者,可加白矾以助涌吐痰湿;痰涎壅塞者,酌加菖蒲、郁金、半夏以开窍化痰;风痰盛者,可加防风、藜芦以涌吐风痰。

3. 现代运用　常用于治疗暴饮暴食导致的急性胃炎、口服毒物的早期、精神分裂症、精神抑郁等病证属于痰食壅滞胸脘者。

4. 使用注意　本方中瓜蒂苦寒有毒,易于伤气败胃,用量不宜过大,应中病即止。对年老体弱、孕妇、产后及有吐血史者,均应慎用本方。对于非形气俱实者、宿食或毒物已离胃入肠,痰涎不在胸膈者,均应禁用本方。

病案分析

张某,男,39岁。因平素性情暴躁,更加思虑过度,经常失眠,后遂自言自语,出现精神失常状态,有时咆哮狂叫,有时摔砸杂物,嬉笑怒骂,变动无常。如此情况延续月余,家中杂物摔砸已尽,渐至见人殴打,因此锁闭室中,不敢令其出屋。

辨证:患者主要表现为精神错乱,系痰涎蒙闭清窍,与瓜蒂散辨证要点相符,该病案可辨证如下:

病证:痰涎壅滞胸脘。

治法:涌吐痰涎。

方药:瓜蒂散。

瓜蒂10g　豆豉10g　赤小豆30g

连进两剂,其呕吐黏涎三次,毫不见效。后因房门锁开,乘机窜出,竟将邻人殴伤,并将所有杂物尽行砸碎,因此家中苦闷,无法维持。余因与患者之子相交素深,遂不顾一切地予大剂瓜蒂散,煎汤顿服。服后隔半小时即开始作呕,连续两昼夜共20余次,尽属黏涎,自呕吐开始便不思饮食。一天后现周身困顿不欲活动,困睡之第三天忽然清醒,后以豁痰通窍安神之剂,调理而愈。(熊曼琪.伤寒论[M].北京:人民卫生出版社,2000.)

【方歌】瓜蒂散中赤小豆,豆豉汁调酸苦奏,
　　　　逐邪涌吐功最捷,胸脘痰食服之瘳。

救急稀涎散(《圣济总录》)

【组成】猪牙皂角如猪牙,肥实不蛀者,削去黑皮,四挺(30g)　白矾通莹者,一两(30g)

【用法】散剂:共为细末,每服2~3g,温开水送服,得吐即止。

【功用】开窍涌吐。

【主治】痰涎壅盛之中风闭证。症见喉中痰声辘辘,气闭不通,心神瞀闷,四肢不收;或倒仆不省,或口角歪斜,脉滑实有力。亦治喉痹。

【方解】本方证为痰涎壅盛气闭所致。痰涎壅盛,阻塞气道,故见喉中痰声辘辘;痰蒙蔽心窍,阻塞脉络,气闭不通,故见心神瞀闷,或倒仆不省;筋脉失养,故四肢不收或口角歪斜。脉滑实有力为痰涎壅盛之征。治当先除痰涎,再图调治。

方中皂角辛能开窍,咸能软坚,善涤垢腻之浊痰;白矾酸苦涌泄,能化解顽痰,并有开闭催吐之功。两药合用,有稀涎催吐、开窍通关的功用。

本方功用侧重于稀涎通窍,涌吐之力较弱。由于本方能稀痰为涎,便于痰浊涌吐而出,又多用于中风闭证属病情较急者。

【临床应用】

1. 辨证要点 本方可用于中风痰闭证初起。以喉中痰声辘辘,气闭不通,心神瞀闷,人事不省,脉滑实有力为辨证要点。

2. 临证加减 中风可加藜芦以涌吐风痰;喉痹可加黄连、巴豆解毒利咽。

3. 现代运用 常用于治疗白喉并发喉痹,以及气厥、痰厥等。

4. 使用注意 用本方通关急救,待痰涎排出,神志清醒之后,便不需续进,应随证调治。本方用量宜轻,以痰出适量为度,不可令大吐。中风脱证禁用本方。

知识链接

张从正与《儒门事亲》

张从正,字子和,号戴人,理论上力倡攻邪,临证中善于攻下,被后世称为"攻下派"。张从正的"攻邪论",对补泻关系强调泻,对攻邪与扶正关系强调攻邪。他认为无论是在天之邪(风寒暑湿燥火),还是在地之邪(雾露雨雹冰泥),或是水谷之邪(亦称人邪:酸苦甘辛咸淡),这些致病因素,都非人体所素有的。一经致病,就要攻治,病去则止,不必尽剂,更不可迷信补药。攻邪的方法,以《伤寒论》的汗、下、吐三法为基础;凡风寒诸邪病在皮肤间、经络内的,可用汗法;凡风痰宿食,病在胸膈或上脘的,可用吐法;凡寒湿痼冷,或热客下焦等在下的疾病,可用下法。他对汗吐下三法应用的范围很广,《儒门事亲》载:凡是灸、蒸、渫、洗、熨、烙、针灸、砭射、导引、按摩等解表之法,都是汗法;凡能引涎、豁痰、催泪、喷嚏等上行之法,都是吐法;凡能催生、下乳、磨积、逐水、破经、泄气等下行之法,都是下法。张从正拓展了三法的应用,积累了新经验。

【方歌】稀涎皂角与白矾,痰浊壅阻此斩关,
　　　　中风痰闭口不语,涌吐通关气自还。

(刘 闯)

? **复习思考题**

1. 试述涌吐剂的含义及其应用、注意事项。
2. 瓜蒂散中为何要配伍淡豆豉?

扫一扫,测一测

第二十七章　中　成　药

中成药在我国有着悠久的历史,是中医药学的重要组成部分之一。到目前为止,经批准生产的中成药已达 9 000 多种,治疗范围遍及临床各科,其中不少品种已为广大群众所熟知乐用。由于中成药具有疗效好、服用方便、不良反应少等优点,因而在国内外很受欢迎。

所谓中成药,是指以中药材为原料,在中医药理论指导下,按规定处方和标准制成一定剂型的现成药物。中成药便于贮藏、携带,随时可以取用,因此,中成药既可供医生治病使用,亦可由有一定医药知识的患者自行购用。

虽然中成药大多都是沿用传衍继承的成方制备而成,但是其使用还是有别于方剂的。为了使中成药能发挥应有的疗效,掌握一些有关中成药的基本知识,是非常必要的。

第一节　中成药发展过程

中成药形成和发展的历史相当悠久。其发展的历史轨迹是和方剂学的形成与发展是一致的。但由于中成药有其独特的规律,现已经形成了一门综合性应用学科。所以,中成药的发展历史又有自己的特点。

中成药的起源和中药的起源一样,都和疾病的发生密切相关。早在原始社会时期,我们的祖先就已发现药物并用以治病。最初,只是使用单味药,通过长期实践,认识到运用多味中药组成复方治病具有更多的优越性,于是逐渐产生了方剂。同时,人们在应用药物或方剂时,发现通过简单的加工,如捣汁或捣碎服用,能达到更好的治疗效果,并且相互传习,推广应用,这种简单的加工方法,可以看作是中成药最早的孕育阶段。

夏、商、周时期,由于有了比较发达的农业,我们的祖先开始用谷物酿酒。人们在酿酒和饮酒的同时,还用酒来制药,做成酒剂治病。酒剂和洗剂相继在这一时期出现,药物的粉碎加工也由“吸咀”进步到两石相磨等,这些都说明中成药在这一时期有了进一步发展。1973 年在湖南长沙马王堆汉墓中发现的《五十二病方》中,就已有中成药的记载。据有关方面考证,该书是战国时期的医学著作,由此可知,中成药起源于战国时期。

秦、汉、晋、隋、唐时期,是中成药发展的重要时期。在我国现存最早的医学经典著作《黄帝内经》中,收载成方 13 首,其中 10 种成药具备了丸、散、膏、丹、酒醴等剂型。东汉著名医家张仲景撰写的《伤寒杂病论》,有“方书之祖”之称,其中《伤寒论》中收方 112 首(不含重复方及有方无药者),成药 11 种,如五苓散、抵当丸、理中丸、乌梅丸、麻子仁丸等,《金匮要略》中收方 262 首(含重复方及杂疗方),成药 50 余种,剂型有丸、散、软膏、栓、糖浆及脏器制剂等 10 余种,如散剂

（文蛤散等）、丸剂（理中丸等）、肛门栓剂（蜜煎导方）、灌肠剂（猪胆汁方）等，还有酒剂（红蓝花酒）、煎膏剂（大乌头煎方等）、熏剂（雄黄熏方等）、滴耳剂（捣薤汁灌方）、滴鼻剂（救猝死方）、吹鼻剂（皂荚末吹鼻方）、外用散剂（头风摩散方）、舌下散剂（桂屑着舌下方）、软膏剂（小儿疳虫蚀齿方）、阴道栓剂（蛇床子散温阴中坐药方）等。《伤寒杂病论》对成药的制备、中药修治炮制等都有论述，系统地总结了我国古代各种药剂制备成就。晋代葛洪著《肘后备急方》，收载了大量简、便、廉、验的有效方剂，主张将药物加工成一定的剂型，贮之以备急用，使中成药又有了进一步的发展。书中增加了干浸膏、铅硬膏、浓缩丸、蜡丸、尿道栓、饼、丹等剂型。首次将中成药列专章论述，第一次使用了"成剂药"这一名词术语。唐代医药学家孙思邈所著《备急千金要方》《千金翼方》收集 7 000 余首方剂，成药众多，其中磁朱丸、紫雪、定志丸及孔圣枕中丹等至今仍沿用不衰。王焘著《外台秘要》，载方 6 800 余首，其中"乞力伽丸"（即苏合香丸）长于芳香开窍，理气止痛，用治心绞痛卓有成效，现代研制的"冠心苏合丸""苏冰滴丸"均源于此方。唐代孙思邈、王焘不仅收集了大量的成方，并对中成药生产工艺进行了完善，推动了中成药的发展。

宋、金、元时期，中成药制备已官方化，药事管理上分工更加明确。宋代太医局设立了"熟药所"经营制药和售药，以后又扩大为"惠民和剂局"。由于宋代发明了活字印刷术，这就加速和扩大了医药学知识的传播，我国现存最早的成药药典《太平惠民和剂局方》，就是由宋代官方组织编写的。该书每方之后除详列主症和药物外，对药物炮制法和药剂制备方法也有较详细的论述，是我国最早的国家制药规范。书中一些著名成方如牛黄清心丸、至宝丹、藿香正气散等，至今仍是临床常用的中成药。此外，《圣济总录》《小儿药证直诀》等也都记载了大量的成药。金元时期出现了医学四大家，他们在创立学术流派的同时，也创制了许多中成药。如刘河间的防风通圣散、六一散，李东垣的朱砂安神丸，张子和的木香槟榔丸、禹功散，朱丹溪的大补阴丸、越鞠丸等。

明、清、民国时期，是中成药发展的经验总结时期。明代的《普济方》，收载成方 61 739 首，书中许多是成药制剂，并将外用膏药、丹药、药酒列成类篇介绍。《本草纲目》载药 1 892 种，附方 11 096 首，还收载近 40 种中成药剂型。另外，《证治准绳》《外科正宗》《医宗金鉴》等著作中都记载有大量成药，同时对成药的制剂、应用、质量等也十分重视，尤其是《外科正宗》收载中成药 211 种，部分中成药如冰硼散、如意金黄散等一直沿用至今。清代，温病学派兴起，创制了银翘散、安宫牛黄丸等一系列温热急症的有效急救成药，促进了中成药的发展，至今仍广泛应用于临床。民国时期由于西方医药传入中国，西化之风愈演愈烈，中医中药受到歧视和摧残，中成药自然也谈不上发展。

中华人民共和国成立后，特别是 1985 年国家卫生部颁布了《药品管理法》与《中成药生产规范》之后，中成药的研究走上了科学化、标准化的道路，在剂型改进、复方研究、生产销售等方面都有了日新月异的发展。中成药的剂型除了继承传统剂型并改进工艺以提高质量外，为使中成药发挥更大效用，并考虑到运输、贮存和用药的方便，又研制了一些新的成药剂型，既提高了药物疗效，又丰富了临床用药的内容，且节约了原药材。新剂型种类有：片剂，如复方丹参片、银翘解毒片等；肌内注射剂，如黄芪注射液、银黄注射液、复方当归注射液等；静脉注射液，如丹参注射液等；粉针剂，如注射用天花粉针等；冲剂，如感冒退热冲剂、排石冲剂等；膜剂，如止痛膜剂等；口服液，如人参蜂王浆、生脉散口服液等；橡皮膏，如伤湿止痛膏等；气雾剂，如芸香油气雾剂等。此外，国家高度重视开发中成药新药，通过化裁、精简、筛选古方，研制出许多疗效确切的新方。目前，国家已把中成药新药的研制与开发列为重点，加快中医药现代化进程，加大创新力度，研制和生产大量拥有知识产权的中成药新药是我国中药事业面临的迫切任务。

总之，中成药是历代医药学家在广泛实践的基础上逐步发展成熟的，它不仅极大地丰富了中医学的内容，还为全人类的医疗保健事业发挥着不可磨灭的作用。

第二节 中成药使用知识

中成药大多是从方剂成方中衍生、制备而成,其临床的使用和方剂一样,都是以中医药理论为基础,四诊合参,辨证施治。但由于中成药又有自身的特点,所以,了解一些中成药的使用知识亦属必要。

一、中成药的分类

目前中成药的分类方法大多按功用、主治、剂型分类。

(一)按功用分类

如解表类、泻下类、清热类等,此分类法概念清晰,便于学习掌握中成药知识,并能降低售药差错所带来的危害,本教材采用了此分类法。

(二)按病证分类

如感冒类、咳嗽类等,此分类法便于临床医生临床应用。

(三)按剂型分类

如散剂、蜜丸类、药酒类等,此分类法突出了剂型特点,便于中成药的贮藏保管,在中成药的仓库保管中多采用此分类法。

(四)按临床科属分类

如内科、外科、妇科、儿科、五官科及其他科分类,此分类法突出了科别分类,便于临床医生使用。

(五)按笔画顺序分类

如一画 一厘金、一捻金;二画 二冬膏、二母宁嗽丸。此种通用的分类法,便于查阅。如《中华人民共和国药典》。

二、中成药的配伍应用

由于中成药是按照固定处方制备的,有一定的治疗范围,而临床病情常常是错综复杂的,有时单用一种中成药治疗照顾不到全面病情,还需要与其他中成药、药引、汤药等配合使用。

(一)中成药与中成药配伍

根据辨证论治的需要,可将两种或两种以上中成药配伍应用,以增强疗效,减少偏性和副作用,扩大治疗范围。其配伍原则大致如下:

1. 相辅配伍 将功用相近的中成药合用,以扩大治疗范围和增强疗效的配伍方法。如归脾丸和十全大补丸合用,不仅可以治疗气血不足、心脾两虚致心悸失眠,而且还可兼治气血不足之皮肤紫斑。

2. 相须配伍 将功用不同的中成药合用,以治疗不同性质疾病的一种配伍方法。如藿香正气散和保和丸合用,治疗外感暑湿、内伤饮食较重者。

3. 相制配伍 将两种或两种以上中成药合用,使彼此互相制约的一种配伍方法。如长期服用青娥丸可以加服二至丸。

(二)中成药与药引配伍

药引又称引药,是某些中药方剂不可忽略的组成部分。由于药引有引药归经、增强疗效、调和诸药以及矫味等作用,故其与中成药适当配合,每可收到相得益彰的效果。其常用的药引有:

1. 大枣　补中益气，养血宁神。适用于脾胃虚弱，中气不足等证。如治疗脾虚腹泻可用大枣汤送服健脾丸或理中丸。

2. 生姜　温中止呕，解表止咳。适用于外感风寒，胃寒呕吐。如治疗风寒感冒可用姜葱汤送服九味羌活丸。

3. 红糖　补血，散寒，祛瘀。适用于产后病。如治产后乳汁不下，用红糖水送服下乳涌泉散。

4. 黄酒、白酒　温通经脉，发散风寒。适用于风寒湿痹证及跌打损伤。如用黄酒或白酒送服小活络丹，送服七厘散。

5. 芦根　清热，生津，止渴。适用于外感风热感冒及小儿麻疹初起。如用芦根汤送服银翘解毒丸治疗风热感冒。

（三）中成药与汤药的配伍

1. 中成药与汤药同服　对于因含贵重药或挥发性成分的中成药，因不宜同饮片一起入煎剂，可以用汤药送服或化服中成药。如治疗高热、神昏、抽搐，可用清瘟败毒饮（汤药）配安宫牛黄丸或紫雪同服。

2. 中成药与汤药交替服用　这是指同种处方组成的成药与汤剂交替使用。如白天服汤药，晚上服中成药；或根据病情先服汤药治其急，后服成药以巩固疗效。

3. 中成药与饮片同煎　为了促使中成药内服后尽快吸收起效，可将中成药装入布袋或直接与饮片同煎。

（四）中成药与西药配伍

中西药合理配伍，固然可以增强疗效，但因中西药分属两个截然不同的医疗体系，不兼通中西医药知识的医生和患者，切勿盲目将中西药配伍使用，以免引起不良后果。

三、中成药的用法

中成药的用法包括给药途径、用药时间、用药方法。

（一）给药途径

不同的给药途径会发生不同的治疗效应。因机体的不同组织对药物的吸收性能不同，对药物的敏感性亦有差异，甚至有的药物必须以某种特定途径给药，才能发挥治疗作用，因此，临证用药须根据病情、病位选择给药途径，而给药途径是通过剂型来体现的。一般病情，口服有效，不考虑注射给药，避免中成药注射剂引起的不良反应；危重急需抢救的患者，则多采用注射给药；冠心病心绞痛的患者多舌下给药（如复方丹参滴丸）；气管炎、哮喘患者可采取气雾吸入疗法；口腔、鼻腔、眼、阴道、肛肠疾病多采用黏膜给药；皮肤病变多外用给药；对婴幼儿某些全身性疾病，可选择直肠给药。

（二）用药时间

1. 无特殊规定的一般口服中成药，一日量分 2～3 次，于早、晚或早、中、晚饭后 0.5～1 小时各服一次。

2. 补益的中成药宜饭前服，但补阴药宜晚上 18—20 时一次服，补阳药宜在早上 6—8 时服，以此保持药效与人体阴阳、脏气节律的消长一致。

3. 危急重症使用中成药必须及时，为了保证药力持续发挥，可将所需药量酌情分次给予或不拘时数服用。

4. 镇静安神的中成药应在睡前 1～2 小时服用。

5. 截疟药应在发作前 3～5 小时给予。

6. 祛痰制酸中成药宜饭前服。

7. 消食及对胃有刺激的中成药均宜饭后服。

8. 外用一般一日换药1次,外搽药一般一日外搽2～3次,硬膏及橡皮膏可2～3天换1次。

(三)用药方法

1. 内服

(1)送服:又称吞服,即用水或药引将成药经口送入体内。此法适用于片剂、丸剂、散剂、冲剂、膏剂、酒剂、胶囊剂、丹剂等。送服药物时,要注意服药的姿势和送药的饮水量,一般以站立服药,饮水量超过100ml为佳。同时还要注意:大蜜丸宜掰成小块吞服;肠溶片剂整粒吞服,不可压碎;液体药剂宜摇匀后服;止咳、润喉的药液服后不必用水送服,使其在咽喉、食管挂一薄层效果更好。某些疾病若出现服药后呕吐,可先饮生姜汁少许或用生姜片擦舌之后然后服药。

(2)调服:即用糖水、乳汁或温开水将成药调成糊状后服用。此法适用于小儿和不能吞咽的患者。散剂直接倒入口中用水送服容易呛入气管,一般宜调成糊状。蜜丸、水丸为了加快吸收,也可压碎调成糊状服。

(3)含化:系将成药含于口中,使缓缓溶解,再慢慢咽下。如治咽喉病的六神丸即属此法。

(4)炖服:阿胶等胶剂常用开水或黄酒炖化后服。

2. 外用

(1)涂撒患处:即运用外用油膏、外用散剂、药液等成药在洗净患处后涂一薄层。

(2)吹布患处:即用纸卷成直径为2～3mm的小管,一端挑少许药粉,一端对准耳内、咽喉或牙龈等病灶将成药粉直接吹入。

(3)贴患处:大膏药微热烘软后贴患处,小膏药、橡胶膏直接贴患处或规定部位。

(4)纳入腔道:是将栓剂按医嘱纳入肛门或阴道的一种外治法。

(5)其他外用方法:尚有滴耳、点眼等。

3. 注射

注射有皮下、肌内、静脉、穴位注射之分,按西药注射法要求严格使用。

四、中成药选用和保管

(一)中成药的选用

1. 了解所选的药品 是指要了解所选药品的组成、功用和适应证。而不能仅仅以药品名称,作为选用药品的依据。

2. 辨证选药 是指按照中医药理论进行辨证分型,按证情选择药品。而不能仅仅以病名,作为选用药品的依据。如治疗感冒病,如果不分风寒和风热,都选用"感冒退热冲剂",那就会使风寒引起的感冒,治疗效果不好。

3. 危急病症要有医生指导 对于急重病症,如高热不退、剧烈腹痛、神昏抽搐等,应尽快到医院诊治。

(二)中成药的保管

1. 药品要妥善存放 中成药要存放在阴凉、干燥、通风的地方,避免日光直射、高温、潮湿及小儿误拿误吃误用。已经启用的瓶装中成药应注意按瓶签说明保管。

2. 检查药品生产批号和有效期 购用、保管中成药时,要注意检查药品生产批号(国产药品生产批号通常为六位数,前二位为年,中间二位为月,最后二位为日期,如"200115",系2020年1月15日生产)和有效期(药品的有效期是指药品在规定的贮藏条件下质量能够符合规定要求的期限),原则上超过有效期或已到失效期的中成药,一般不能再用。虽然药品在有效期内,但遇有发霉变质现象,也不得应用。

3. 明确药品的名称和规格 贮藏中成药一定要有标签,写清药名、规格,不可凭记忆无标签地存放。对名称、规格有疑问的药品,切勿贸然使用,以免发生意外。

4. 其他方面 由于糖浆剂、口服液、合剂等易发霉、发酵变质，开瓶后及时用完；未用完的最好放入冰箱内。瓶装成药用多少取多少，以免污染。对瓶装液体成药更应注意，只能倒出，不宜再往回倒入，更不宜将瓶口直接对嘴服用。

知识链接

中成药通用名原则

2017 年国家食品药品监督管理总局印发《中成药通用名称命名技术指导原则》，确定了中成药通用名称 3 大原则："科学简明，避免重名"原则；"规范命名，避免夸大疗效"原则；"体现传统文化特色"原则。国家食品药品监督管理总局在同时公布的"关于《中成药通用名称命名技术指导原则》的说明"中指出，已上市中成药的名称中包含了人名、地名、企业名称等，一些形成了品牌，享誉国内外的药品，可不更名；来源于古代经典名方的各种中成药制剂也不予更名。

第三节 常用中成药

为了适应非处方药制度的实施，帮助医生和患者简明、快捷地了解中成药的组成、功用、主治、服用等信息，本教材特选择性地介绍部分临床常用且疗效肯定的中成药，共 110 种。所入选的成药，既有使用频率较高的经典传统品种，也有代表目前中成药发展水平的国家一、二、三类新药。兹以简表（表 27-1）的形式对 110 种常用中成药的有关内容加以介绍。

表 27-1 常用中成药简表

方名	功用	主治	组成	用法和用量	剂型
维 C 银翘片	辛凉解表	流行性感冒而致发热，头痛，咳嗽等	金银花、连翘、薄荷、桔梗、维生素 C 等	口服，每片含维生素 C49.5mg，每次 4～6 片，一日 3 次	片剂
感冒退热颗粒	清热解毒	呼吸道感染，急性扁桃体炎，咽喉炎	连翘、拳参、大青叶、板蓝根等	口服，每袋 18g，每次 1～2 袋，一日 3 次	颗粒
九味羌活颗粒	解表除湿	恶寒发热，无汗，头痛口干，肢体酸痛	羌活、防风、苍术、细辛、白芷、川芎、黄芩、地黄等	口服，每袋 15g，每次 5g，一日 2～3 次	颗粒
正柴胡饮颗粒	解表止痛 疏风散热	风寒感冒初起，恶寒发热，无汗头痛，鼻塞等	柴胡、陈皮、防风、芍药等	口服，每袋 3g，每次 3g，一日 3～4 次	颗粒
三九感冒灵胶囊	解热镇痛	感冒引起的头痛发热，鼻塞流涕，咽喉肿痛等	三叉苦、金盏银盘、野菊花、岗梅、对乙酰氨基酚、氯苯那敏等	口服，每粒 0.5g，每次 2 粒，一日 3 次，小儿减量或遵医嘱	胶囊
小青龙颗粒	解表化饮 止咳平喘	外寒内饮，恶寒发热，无汗，咳喘痰稀	麻黄、桂枝、白芍、干姜、细辛、半夏、五味子等	口服，每袋 13g，每次 1 袋，一日 3 次	颗粒
乙肝宁颗粒	调气健脾 滋肾养肝 利胆清热	慢性迁延性肝炎，慢性活动性肝炎	黄芪、茵陈、白芍、何首乌、牡丹皮、丹参、川楝子、白花蛇舌草等	口服，每袋 17g，每次 1 袋，一日 3 次	颗粒

续表

方名	功用	主治	组成	用法和用量	剂型
便秘通	健脾益气 润肠通便	脾虚或脾肾两虚而致便秘	白术、枳壳、肉苁蓉等	口服,每瓶 20ml,每次 20ml,一日 2 次,可加蜜冲服	口服液
穿心莲片	清热解毒 凉血消肿	风热感冒所致咽肿,咳嗽或痈肿	穿心莲浸膏	口服,每片 0.105g,每次 1～2 片,一日 3～4 次	片剂
板蓝根颗粒	清热解毒 凉血利咽 消肿	扁桃体炎,腮腺炎,肝炎,小儿麻疹	板蓝根	口服,每袋 10g,每次 5～10g,一日 4 次	颗粒
山海丹胶囊	活血通络	心脉瘀阻之胸痹	三七、海藻、葛根、灵芝草、山羊血等	口服,每粒 0.5g,每次 5 粒,一日 3 次	胶囊
三九胃泰胶囊	消炎止痛 理气健胃	浅表性胃炎、糜烂性胃炎、萎缩性胃炎等各类型慢性胃炎	三叉苦、九里香、白芍、生地黄、木香等	口服,每粒 0.5g,每次 2～4 粒,一日 2 次	胶囊
三七胶囊	散瘀止痛 消肿定痛 活血化瘀	咯血、吐血、衄血、便血、崩漏及外伤出血	三七根粉	口服,每粒 0.3g,每次 6～8 粒,一日 2 次	胶囊
山楂精降脂片	消食化滞	高脂血症,冠心病,肥胖症,心律不齐	北山楂	口服,每片 60mg,每次 1～2 片,一日 3 次	片剂
小儿智力糖浆	调补阴阳 开窍益智	小儿轻微脑功能障碍综合征	龟甲、龙骨、远志、雄鸡、石菖蒲等	口服,每支 10ml,每次 10～15ml,一日 3 次	糖浆
小金丹	散结消肿 化瘀止痛	阴疽初起,肿硬作痛。多发性脓肿,淋巴结核,淋巴结炎	天然麝香、乳香、没药等	口服,每粒 0.6g,每次 0.6g,一日 2～3 次	丸剂
消咳喘	止咳,平喘,祛痰	感冒咳喘	满山红	口服,每瓶 100ml,每次 10ml,一日 3 次	糖浆
脂必妥片	活血化瘀 健脾消食	各型高脂血症	红曲等	口服,每片 0.35g,每次 3 片,一日 3 次	片剂
川贝枇杷糖浆	清热宣肺 止咳化痰	外感风热或肺热咳嗽	川贝母、枇杷叶、杏仁、桔梗、薄荷等	口服,每瓶 150ml,每次 10ml,一日 3 次。小儿酌减	糖浆
仁丹	清热开窍 祛暑解毒	中暑而症见烦躁头晕,恶心呕吐,胸闷腹痛,或晕车晕船	儿茶、砂仁、滑石、甘草、木香、桂皮、丁香、樟脑、龙脑、薄荷、小茴香等	口服,每 10 丸重 0.115g,每次 10～15 丸,不拘时间	水丸
十滴水	健胃 祛风 止痛	中暑而症见头晕,恶心呕吐,腹痛腹泻。以及绞肠痧	大黄、樟脑、桂皮、干姜、辣椒、薄荷油、小茴香等	口服,每支 5ml,每次 2～5ml,小儿酌减	酊剂
午时茶颗粒	解表和中 消食化痰	外感风寒,内停食积所致寒热咳嗽,腹胀吐泻	茶叶、藿香、白芷、紫苏、山楂、陈皮、六曲、川芎、麦芽、厚朴等	口服,每袋 6g,每次 1 袋,一日 1～2 次,开水泡代茶饮	颗粒

续表

方名	功用	主治	组成	用法和用量	剂型
小儿惊风散	镇惊息风	小儿惊风,抽搐神昏	全蝎、僵蚕、雄黄、朱砂、甘草等	口服,每袋1.5g,周岁小儿一次1.5g,一日2次;周岁以内小儿酌减	散剂
双黄连口服液	辛凉解表清热解毒	外感风热引起的发热、咳嗽、咽痛,及病毒或细菌感染而致的呼吸道、肺部疾病	金银花、黄芩、连翘等	口服,每支10ml,每次10ml,一日3次	口服液
元胡止痛片	理气,活血,止痛	气滞血瘀胃痛、胁痛及痛经等	延胡索、白芷	口服,每片0.26g,每次4~6片,一日3次	片剂
风油精	祛风,兴奋,止痒	伤风感冒,头痛眩晕,皮肤瘙痒,蚊虫叮咬	薄荷油、桉叶油、樟脑等	每瓶3ml,外用涂搽患处	搽剂
乳癖消胶囊	软坚散结活血消痈清热解毒	乳癖结块,乳痈初起,乳腺囊性增生病及乳腺炎前期等	鹿角、三七、海藻、玄参、红花、蒲公英、鸡血藤等	口服,每粒0.32g,每次5~6粒,一日3次	胶囊
开胸理气丸	理气宽胸消积导滞	气郁不舒、停食停水引起的胸膈痞满,脘腹胀痛,饮食减少等	木香、陈皮、厚朴、三棱、莪术、槟榔、猪牙皂、牵牛子等	口服,每100粒重6g,每次6g,一日2次。年老体弱者减半	丸剂
木香顺气丸	行气化湿健脾和胃	湿浊阻滞气机所致的胸膈痞满,脘腹胀痛,呕吐,恶心,嗳气纳呆	木香、砂仁、香附、槟榔、陈皮、枳壳、苍术、青皮等	口服,每50粒重3g,每次6~9g,一日2~3次	丸剂
伤科接骨片	散瘀,活血,止痛	跌打损伤,筋伤骨折,瘀血肿痛	红花、土鳖虫、朱砂、马钱子粉、没药、三七、冰片、自然铜、乳香等	口服,每片0.33g,一次4片;十岁至十四岁儿童一次3片,一日3次	片剂
附子理中丸	温中健脾	脾胃虚寒,脘腹冷痛,呕吐泄泻,手足不温	附子、党参、白术、干姜、甘草等	口服,每丸4.5g,每次1丸,一日3次	丸剂
护肝片	疏肝理气健脾消食	慢性肝炎,迁延性肝炎,早期肝硬化	保肝浸膏、五味子浸膏、猪胆膏粉等	口服,每片0.35g,每次4片,一日3次	片剂
儿康宁	益气健脾和中开胃	儿童身体瘦弱,消化不良,食欲不佳	党参、黄芪、白术、麦冬等	口服,每支10ml,每次10ml,一日3次	糖浆
复方丹参片	活血化瘀理气止痛	胸中憋闷,心绞痛	丹参浸膏、冰片、三七等	口服,每片0.32g,每次3片,一日3次	片剂
灭澳灵片	清热解毒益肝补肾	急慢性乙型肝炎及乙肝表面抗原健康携带者	板蓝根、刺五加、金银花、冬虫夏草等	口服,每片0.25g,每次4片,一日3次	片剂
克银丸	清热解毒祛风止痒	血热风燥型银屑病	北豆根、玄参、白鲜皮、土茯苓等	口服,每袋10g,每次1袋,一日2次	丸剂

续表

方名	功用	主治	组成	用法和用量	剂型
桑菊感冒片	疏风清热宣肺止咳	风热感冒初起，头痛，咳嗽，咽痛	桑叶、菊花、连翘、薄荷、杏仁、桔梗、甘草、芦根等	口服，每片 0.6g，每次 4～8 片，一日 2～3 次	片剂
生脉饮	益气生脉养阴生津	气阴两亏之心悸，气短，脉微，自汗	党参、麦冬、五味子等	口服，每支 10ml，每次 10ml，一日 3 次	口服液
安神补脑液	生精补髓增强脑力	神经衰弱，失眠健忘，头痛	鹿茸、何首乌、淫羊藿、干姜、甘草、大枣等	口服，每支 10ml，每次 10ml，一日 2 次	口服液
强力天麻杜仲胶囊	散风活血舒筋止痛	中风引起的筋脉掣痛，肢体麻木，行走不便，腰腿酸痛，头痛，头昏	天麻、杜仲、何首乌、附子、独活、玄参、当归、牛膝、槲寄生等	口服，每粒 0.2g，每次 4～6 粒，一日 2 次	胶囊
心可舒片	活血化瘀行气止痛	气滞血瘀型冠心病或高血压、高血脂等引起的心绞痛，头晕及心律失常	三七、丹参、木香、葛根、山楂等	口服，每片 0.62g，每次 4 片，一日 3 次	片剂
参麦注射液	益气固脱养阴生脉	气阴两虚型的休克、冠心病、病毒性心肌炎、慢性肺心病、粒细胞减少症	红参、麦冬	每支 5ml，肌内注射，每次 2～4ml，一日一次。静脉滴注，1 次 10～60ml	针剂
痔速宁片	止血止痛解毒退肿收缩痔核	内外痔疮，混合痔疮，肛裂	白蔹、五倍子、槐花、黑豆、猪胆膏	口服，每片 0.18g，一次 4 片，一日三次	片剂
龙牡壮骨颗粒	强筋壮骨和胃健脾	治疗和预防营养不良性的佝偻病，软骨病等	龙骨、牡蛎、龟甲、黄芪、白术等	口服，每袋 5g，每次 1 袋，每日 3 次，具体用量详见说明	颗粒
当归注射液	活血止痛	腰腿痛，痛经，小儿麻痹后遗症	当归	每支 2～5ml(5%) 肌内注射，每日 1 次，一次 2ml	针剂
当归养血膏	益气补血活血调经	体弱羸瘦，面色萎黄，月经不调	当归、党参、川芎、阿胶等	口服，每瓶 100ml，每次 10ml，一日 3 次	膏剂
复方阿胶浆	补血益气	气血两虚之头晕目眩，心悸失眠，食欲不振及白细胞减少和贫血	阿胶、党参、山楂等	口服，每支 20ml，每次 20ml，一日 3 次	糖浆
季德胜蛇药片	清热解毒消肿止痛	各种毒蛇、毒虫咬伤	重楼、干蟾衣、蜈蚣、地锦草等	口服，每片 0.4g，首次 20 片，每隔 6 小时续服 10 片	片剂
冻可消搽剂	辛温驱寒活血化瘀	冻疮肿痛	辣椒、干姜、樟脑、冰片、冬绿油等	每瓶 40ml，外用，取适量涂搽于患处，一日 1～2 次	搽剂
正红花油	消炎消肿止血止痛排毒通络	心腹诸痛，四肢麻木，腰酸背痛，扭伤瘀肿，烫烧伤等	白油、桂油、樟油、血竭、水杨酸甲酯等	每瓶 20ml，外用，涂搽患处，每日 4～6 次	搽剂

续表

方名	功用	主治	组成	用法和用量	剂型
壮腰健肾丸	壮腰健肾养血祛风湿	肾亏腰痛，膝软无力，小便频数，遗精滑泄，风湿骨痛，神经衰弱	狗脊、千斤拔、桑寄生、鸡血藤、金樱子、牛大力等	口服，每丸9g，每次1丸，一日2~3次	丸剂
补中益气丸	补中益气升阳举陷	脾胃虚弱，中气下陷所致体倦乏力、食少腹胀、久泻脱肛、子宫脱垂	黄芪、党参、白术、茯苓、当归、柴胡、升麻、陈皮、甘草等	口服，每丸9g，每次1丸，一日3次	丸剂
消炎利胆片	清热，祛湿，利胆	急性胆囊炎，胆管炎	穿心莲，溪黄草，苦木	口服，每片0.25g，每次6片，一日3次	片剂
刺五加片	益气健脾补肾安神	脾肾阳虚之体虚乏力、食欲不振、腰膝酸痛、失眠多梦	刺五加	口服，每片0.26g，每次2~3片，一日2次	片剂
金匮肾气丸	温补肾阳	肾阳不足之腰膝酸冷、肢体浮肿、小便不利或反多	地黄、山茱萸、山药、茯苓、牡丹皮、泽泻、附子、肉桂等	口服，每丸6g，每次1丸，一日2次	丸剂
明目地黄丸	滋肾养肝明目	肝肾阴虚之目涩畏光、视物模糊、迎风流泪	熟地黄、山萸肉、山药、茯苓、牡丹皮、泽泻、枸杞子、菊花等	口服，浓缩丸每8丸相当于原生药3g，每次8~10丸，一日3次	丸剂
知柏地黄丸	滋阴降火	阴虚火旺之潮热盗汗、耳鸣遗精、小便短赤	熟地黄、山茱萸、山药、茯苓、牡丹皮、泽泻、黄柏、知母	口服，每100丸重4克，每次8丸，一日3次	丸剂
复方热敷散	调和气血温筋通络消炎止痛	关节、韧带等挫伤，及骨退行性病引起疼痛等	艾叶、干姜、川芎、红花、独活、侧柏叶等	外用，贴敷患处，每袋5g，一次1袋或数袋	散剂
骨刺片	散风祛寒舒筋活血通络止痛	颈、胸、腰椎、跟骨等骨关节增生性疾病	党参、三七、马钱子等	口服，每片0.5g，每次3片，一日3次	片剂
温胃舒颗粒	温胃养胃行气止痛助阳暖中扶正固本	慢性胃炎、萎缩性胃炎引起胃脘冷痛，嗳气,畏寒等	党参、白术、山楂、黄芪、肉桂、砂仁等	口服，每袋5g，每次10g，一日3次	颗粒
养胃舒颗粒	滋阴养胃	慢性胃炎	党参、白术、黄精、陈皮、山药、玄参、北沙参、菟丝子等	口服，每袋10g，每次10~20g，一日2次	颗粒
急支糖浆	清热化痰宣肺止咳	急性支气管炎，感冒咳嗽，慢性支气管炎急性发作	鱼腥草、金荞麦、四季青、枳壳等	口服，每瓶200ml，每次20~30ml，一日3~4次	糖浆
养血生发胶囊	养血补肾祛风生发	斑秃，全秃，脂溢性脱发，病后、产后脱发等	地黄、天麻、当归、木瓜、川芎、何首乌等	口服，每粒0.5g，每次4粒，一日2次	胶囊
前列康	清热生津解毒消痈	前列腺炎和增生引起的尿急、尿频、尿痛、尿潴留	天然植物花粉	口服，每片0.57g，每次4~6片，一日3次	片剂

续表

方名	功用	主治	组成	用法和用量	剂型
消渴丸	滋胃养阴益气生津	气阴两虚型消渴症引起的血糖升高,多饮、多尿、多食、消瘦	黄芪、地黄、天花粉、格列本脲	口服,每10丸重2.5g,每次5～10丸,一日2～3次	丸剂
黄连上清片	清热通便散风止痛	头痛,暴发火眼,牙齿疼痛,口舌生疮,大便秘结,小便黄赤	黄连、大黄、黄芩、川芎、连翘等	口服,每片0.26g,每次6片,一日2次	片剂
益母草膏	活血调经	闭经,痛经以及产后瘀血腹痛	益母草	口服,每瓶250g,每次10g,一日2次	膏剂
黄氏响声丸	利咽开音清热化痰消肿止痛	咽部急慢性炎症引起暗哑及声带息肉等	蝉蜕、贝母、胖大海等	口服,每丸0.133g,每次6丸,一日3次	丸剂
金嗓子喉宝	疏风清热解毒消肿利咽止痛	咽喉肿痛,声音嘶哑,急性咽炎,喉炎等	青果、薄荷、罗汉果等	含服,每片2g,每次1片,一日6次	片剂
清喉咽颗粒	养阴清咽解毒	急慢性咽喉炎,上呼吸道感染	地黄、玄参、连翘等	口服,每袋18g,每次1袋,一日4次	颗粒
银黄口服液	清热解毒	上呼吸道感染,急性扁桃体炎,咽喉炎	金银花、黄芩	口服,每支10ml,每次10～20ml,一日3次	口服液
感冒清热颗粒	疏风散寒兼以清热	外感风寒而症见恶寒发热,头痛身疼,鼻流清涕,咳嗽咽干	荆芥、薄荷、防风、柴胡、紫苏叶、葛根、桔梗、杏仁等	口服,每袋3g,每次1袋,一日2次	颗粒
藿香正气水	解表化湿理气和中	外感风寒,内伤湿滞致头痛恶寒、脘腹胀满、呕吐泄泻	藿香、苍术、厚朴、陈皮、白芷、茯苓、半夏等	口服,每支10ml,每次5～10ml,一日2次	酊剂
六神丸	清热解毒消肿止痛	白喉,咽喉肿痛,单双乳蛾,喉风,烂喉丹痧,痈疽疔疮	牛黄、麝香、冰片、珍珠、雄黄、蟾蜍	化服或含服,每1000粒重3.125g,每次5～10粒,一日1～2次	丸剂
冰硼散	清热解毒消肿止痛	咽喉疼痛,牙龈肿痛,口舌生疮	冰片、硼砂、朱砂、玄明粉	吹敷患处,每瓶3g,每次少量,一日多次	散剂
片仔癀	清热解毒消肿止痛	急慢性肝炎,牙龈肿痛,咽喉肿痛及炎症所致发热疼痛等	麝香、牛黄、蛇胆、田三七等	内服或外用,具体使用请遵医嘱	丸剂
如意金黄散	消肿止痛清热解毒	疮疡肿痛,丹毒流注,跌仆损伤	姜黄、大黄、黄柏、白芷、苍术、天花粉等	外用,每袋9g,调敷患处	散剂
石淋通片	清热利尿排石	石淋,肾盂肾炎,胆囊炎	金钱草	口服,每片0.12g,每次5片,一日3次	片剂
牛黄上清丸	清热泻火祛风止痛	上中焦热盛症见口舌生疮,头痛眩晕,牙龈肿痛,风火赤眼,便秘	牛黄、大黄、黄连、黄芩、栀子、石膏、连翘等	口服,每丸6g,每次1丸,一日2次	丸剂
石斛夜光丸	滋阴补肾清肝明目	肝肾两亏,阴虚火旺之视物昏花、内障目黯	石斛、枸杞子、人参、熟地黄、决明子等	口服,每50丸重3克,每次6g,一日2次	丸剂

续表

方名	功用	主治	组成	用法和用量	剂型
玉泉丸	滋肾养阴 生津止渴	肾阴虚及肺胃火盛伤阴之消渴，口渴易饥多食多尿	地黄、葛根、五味子、天花粉	口服，每10丸重1.5g，每次9g，一日4次	丸剂
脑立清丸	重镇潜阳 醒脑安神	肝阳上亢致头目眩晕、头痛脑胀，或中风半身不遂	磁石、牛膝、半夏、冰片、薄荷、赭石等	口服，每丸0.11g，每次10丸，一日2次	丸剂
乌鸡白凤丸	补益气血 调经止带	气血两虚，身体瘦弱，腰膝酸软，月经不调，崩漏，带下量多	乌鸡、人参、黄芪、鳖甲、当归、鹿角胶等	口服，每袋6g，每次1袋，一日2次	丸剂
养胃颗粒	养胃健脾 理气和中 消除胃胀	慢性萎缩性胃炎	党参、黄芪、白芍、香附、陈皮、山药等	口服，每袋5g，每次15g，一日3次	颗粒
云南白药	活血散瘀 止血止痛	跌打损伤，瘀血肿痛，外伤出血，心胃疼痛	略	口服，每瓶4g，每次0.2～0.3g，或外用止血	散剂
跌打丸	活血祛瘀 消肿止痛	跌打损伤，筋断骨折，瘀血肿痛，闪腰岔气	三七、当归、白芍、红花、桃仁、乳香等	口服，每丸3g，每次1丸，一日2次	丸剂
大活络丹	祛风扶正 活络止痛	中风偏枯，痿痹，痰厥，流注	草乌、全蝎、龟甲、威灵仙、白花蛇等	口服，每丸3g，每次1丸，一日2次	丸剂
木瓜丸	祛风散寒 活络止痛	风寒湿痹，四肢麻木，周身疼痛，腰膝无力	木瓜、当归、川芎、白芷、牛膝、制川乌、草乌等	口服，每10丸重1.8g，每次30丸，一日2次	丸剂
鼻炎片	清热散风 消肿通窍	鼻渊，时流浊涕，眉棱骨痛	辛夷、白芷、防风、荆芥、苍耳子、野菊花等	口服，每片0.5g，一次2片，一日3次	片剂
史国公药酒	祛风除湿 活血止痛 祛风除湿 养血活络	风湿痹痛，关节、肌肉疼痛，或外伤疼痛 风寒湿痹，四肢麻木，骨节酸痛，半身瘫痪	川乌、草乌、白芷、山奈、马钱子等 鳖甲、牛膝、桑寄生、当归、红花、羌活、独活、续断、鹿角胶等	7cm×10cm，外用，贴于患处，2～3天一次 口服，每瓶450g，每次15～30g，一日2～3次	贴膏 酒剂
七厘散	止痛 活血散瘀 止痛止血	跌打损伤，闪腰岔气，骨折筋伤，创伤出血	血竭、麝香、冰片、乳香、没药、红花、朱砂、儿茶等	口服，每瓶40g，一次2/3～1瓶，一日1～3次；外用，调敷患处	散剂
复方血栓通胶囊	活血化瘀，益气养阴	血瘀兼气阴两虚证的视网膜静脉阻塞，以及血瘀兼气阴两虚的稳定性劳累型心绞痛	三七、黄芪、丹参、玄参	口服，每粒0.5g，每次1～1.5g，一日3次	胶囊
足光粉	杀虫止痒	各型手足癣	苦参、水杨酸等	外用，每袋40g，每次1袋，一日1次浸泡患处	粉剂
中风回春片	活血化瘀 舒筋通络	中风偏瘫，口眼歪斜，半身不遂，肢体麻木等	川芎、红花、丹参、蜈蚣、地龙 全蝎、白花蛇、土鳖虫等	口服，每片0.3g，每次4～6片，一日3次	片剂

续表

方名	功用	主治	组成	用法和用量	剂型
人参再造丸	祛风化痰活血通络	中风口眼歪斜，半身不遂，手足麻木、疼痛、拘挛，言语不清	人参、乌蛇、肉桂、当归、丁香、沉香、血竭、三七、冰片等	口服，每丸3g，每次1丸，一日3次	丸剂
抗病毒口服液	清热祛湿凉血解毒	风热感冒，瘟病发热，以及呼吸道感染，流感，腮腺炎	石膏、芦根、生地黄、知母、藿香、连翘、板蓝根等	口服，每支10ml，每次1支，一日3次	口服液
健脾颗粒	健脾开胃	脾胃虚弱，脘腹胀满，食少便溏	党参、白术、枳实、山楂、麦芽、陈皮等	口服，每袋5g，每次10g，一日2次，小儿一次2.5～5g，一日2次	颗粒
妇康胶囊	补气、养血、调经	气血两亏，体虚无力，月经不调，经期腹痛	益母草、延胡索、阿胶、当归、人参、熟地黄、白芍、川芎、白术等	口服，每粒0.4g，每次5粒，一日3次	胶囊
抗骨增生丸	补肾强骨利气止痛	增生性脊椎炎，颈椎病，骨质增生	熟地黄、狗脊、牛膝、莱菔子、肉苁蓉、鸡血藤、女贞子等	口服，每丸3g，每次1丸，一日3次	丸剂
连花清瘟胶囊	清瘟解毒宣肺泄热	流感热毒袭肺证	连翘、金银花、炙麻黄、炒苦杏仁、石膏、板蓝根、绵马贯众、鱼腥草等	口服，每粒0.35g，每次4粒，一日3次	胶囊
金花清感颗粒	疏风宣肺清热解毒	感时邪引起的发热，恶寒轻或不恶寒，咽红咽痛，鼻塞流涕，口渴，咳嗽或咳而有痰等，舌质红，苔薄黄，脉数。适用于各类流感	金银花、浙贝母、黄芩、牛蒡子、青蒿等	口服，每袋6g，一次1袋，一日2次，连服3～5日，或遵医嘱	颗粒
羚羊清肺颗粒	清肺利咽除瘟止嗽	肺胃热盛，感受时邪，身热头晕，四肢酸懒，咳嗽痰盛，咽喉肿痛，鼻衄咳血，口干舌燥	浙贝母、桑白皮、桔梗、枇杷叶、苦杏仁、金果榄、金银花、大青叶、栀子、黄芩、板蓝根、羚羊角粉等	口服，每袋6g，一次1袋，一日3次	颗粒
宣肺败毒颗粒	宣肺祛湿清肺解毒	肺中湿毒蕴积所导致流行性感冒。症见发热，胸闷气喘，腹胀，咳嗽，咳少量黄痰，便秘等	麻黄、石膏、苍术、广藿香、青蒿、虎杖、薏苡仁、芦根、葶苈子、杏仁等	口服，每袋6g，一次1袋，一日3次，或遵医嘱	颗粒
化湿败毒颗粒	化湿解毒宣肺泄热	湿毒侵肺所致的疫病，症见发热、咳嗽、乏力、胸闷、恶心、肌肉酸痛、咽干咽痛、食欲减退、口中黏腻不爽等	麻黄、广藿香、石膏、炒苦杏仁、法半夏、厚朴、麸炒苍术、炒草果仁、茯苓、黄芪、赤芍、葶苈子、大黄、甘草	口服，每袋5g，一次2袋，一日2次；或遵医嘱	颗粒

续表

方名	功用	主治	组成	用法和用量	剂型
金莲清热颗粒	清热解毒利咽生津止咳祛痰	外感热证。症见发热，口渴，咽干，咽痛，咳嗽，痰稠。及流行性感冒、上呼吸道感染见有上述证候者	金莲花、大青叶、生石膏、知母、生地黄、玄参、苦杏仁(炒)	口服，每袋5g，成人一次1袋，一日4次；小儿1岁以下每次半袋，一日3次；1～15岁每次半至1袋，一日4次	颗粒
疏风解毒胶囊	疏风清热解毒利咽	急性上呼吸道感染属风热证。症见发热恶风，咽痛，头痛，鼻塞，流浊涕，咳嗽等	虎杖、连翘、板蓝根、柴胡、败酱草、马鞭草、芦根、甘草	口服，每粒0.52g，一次4粒，一日3次	胶囊
清热解毒口服液	清热解毒	热毒壅盛所致的发热面赤、烦躁口渴、咽喉肿痛，流感、上呼吸道感染见上述证候者	石膏、金银花、玄参、地黄、连翘、栀子、甜地丁、黄芩、龙胆、板蓝根、知母、麦冬	口服，每支10ml，一次10～20ml，一日3次	口服液
荆防颗粒	发汗解表散风祛湿	风寒感冒，头痛身痛，恶寒无汗，鼻塞清涕，咳嗽白痰	荆芥、防风、羌活、独活、柴胡、川芎、枳壳、茯苓、桔梗、甘草	口服，每袋15g，一次1袋，一日3次	颗粒
栀子金花丸	清热泻火凉血解毒	肺胃热盛，口舌生疮，牙龈肿痛，目赤眩晕，咽喉肿痛，大便秘结	栀子、黄连、黄芩、黄柏、大黄、金银花、知母、天花粉	口服，每袋9g，一次9g，一日1次	丸剂

（姬水英）

？　复习思考题

1. 简述中成药的概念及特点。
2. 中成药剂型制作应考虑哪些因素？

ER 27-3

扫一扫，测一测

附录一
主要参考书目

1. 国家药典委员会. 中华人民共和国药典[M]. 北京：中国医药科技出版社，2020.
2. 王义祁. 方剂学[M]. 4版. 北京：人民卫生出版社，2018.
3. 赵宝林，陆鸿奎. 实用方剂与中成药[M]. 2版. 北京：中国医药科技出版社，2021.
4. 赵宝林，易东阳. 中药调剂技术[M]. 2版. 北京：中国中医药出版社，2018.
5. 李冀，左铮云. 方剂学[M]. 5版. 北京：中国中医药出版社，2021.
6. 全世建. 方剂学[M]. 4版. 北京：人民卫生出版社，2021.
7. 谢鸣. 方剂学[M]. 北京：人民卫生出版社，2004.
8. 邱德文，冯泳，邹克杨. 现代方剂学[M]. 北京：中医古籍出版社，2006.
9. 邓中甲. 方剂学[M]. 北京：中国中医药出版社，2004.
10. 赵体浩. 方剂学[M]. 北京：学苑出版社，2002.
11. 段富津. 方剂学[M]. 上海：上海科学技术出版社，1996.
12. 陈潮祖. 中医治法与方剂[M]. 4版. 北京：人民卫生出版社，2003.
13. 黄泰康. 中成药学[M]. 北京：中国医药科技出版社，1996.
14. 詹正嵩. 实用中成药手册[M]. 北京：人民军医出版社，1996.

附录二
方 名 索 引

复习思考题答案要点

模拟试卷

《方剂学》教学大纲